Altwein · Urologie

ENKE REIHE ZUR AO[Ä]

UROLOGIE

Herausgegeben von Jens E. Altwein und Günther H. Jacobi

unter Mitarbeit von

M. Hartmann	K.-F. Klippel
H. Heidler	K.-H. Kurth
J. Joost	E. Petri

2., völlig neu bearbeitete Auflage

567 Einzeldarstellungen, 94 Tabellen

Ferdinand Enke Verlag Stuttgart

Professor Dr. med. Jens E. Altwein
Chefarzt an der Urologischen Abteilung, Krankenhaus der Barmherzigen Brüder,
Romanstraße 93, D-8000 München 19

Professor Dr. med. Günther H. Jacobi
Leitender Oberarzt der Urologischen Klinik und Poliklinik der
Johannes Gutenberg-Universität, Langenbeckstraße 1, D-6500 Mainz

CIP-Kurztitelaufnahme der Deutschen Bibliothek

Urologie / hrsg. von Jens E. Altwein u. Günther H.
Jacobi. Unter Mitarb. von M. Hartmann ... –
2., völlig neu bearb. Aufl. – Stuttgart : Enke, 1986.
  (Enke-Reihe zur AO, (Ä))
  ISBN 3-432-89932-7

NE: Altwein, Jens E. [Hrsg.]; Hartmann, Michael [Mitverf.]

Wichtiger Hinweis

Medizin als Wissenschaft ist ständig im Fluß. Forschung und klinische Erfahrung erweitern unsere Kenntnisse, insbesondere was Behandlung und medikamentöse Therapie anbelangt. Soweit in diesem Werk eine Dosierung oder eine Applikation erwähnt wird, darf der Leser zwar darauf vertrauen, daß Autoren, Herausgeber und Verlag größte Mühe darauf verwandt haben, daß diese Angabe genau dem Wissensstand bei Fertigstellung des Werkes entspricht. Dennoch ist jeder Benutzer aufgefordert, die Beipackzettel der verwendeten Präparate zu prüfen, um in eigener Verantwortung festzustellen, ob die dort gegebene Empfehlung für Dosierungen oder die Beachtung von Kontraindikationen gegenüber der Angabe in diesem Buch abweicht. Eine solche Prüfung ist besonders wichtig bei selten verwendeten Präparaten oder solchen, die neu auf den Markt gebracht worden sind.

Geschützte Warennamen (Warenzeichen) werden nicht besonders kenntlich gemacht. Aus dem Fehlen eines solchen Hinweises kann also nicht geschlossen werden, daß es sich um einen freien Warennamen handelt.

1. Auflage 1979

© 1979, 1986 Ferdinand Enke Verlag, P.O. Box 1304, D-7000 Stuttgart 1 – Printed in Germany
Satz und Druck: Druckerei Laupp & Göbel, D-7400 Tübingen 3
Schrift 9/10 Punkt Times, System 3 Linotype

Geleitwort zur 2. Auflage

Für das Stoffgebiet Urologie werden nur wenige preisgünstige Lehrbücher mit häufigen Neuauflagen dem Trend, aktuelles Wissen auf hohem Niveau zu vermitteln, gerecht.

Auf den ersten Blick erscheint daher das vorliegende, an der Approbationsordnung orientierte Buch, gemessen an dem „Gegenstand Urologie" umfangreich. Manches darin Enthaltene ist jedoch für den Studenten lediglich Rekapitulation von bereits in anderen Fächern Erlerntem. Die bewußt fachübergreifend gewählte Darstellung ermöglicht eine zwanglose Ergänzung und einen detaillierten Überblick über die geforderten urologischen Spezialkenntnisse.

Aus der Analyse der im Rahmen spezieller urologischer Lehrveranstaltungen gestellten Fragen und Antworten wurde der didaktische Stil dieses Buches entwickelt. Das umfangreiche instruktive Bildmaterial erfüllt die Forderungen nach einer schnellen Problemerfassung.

Meinem Geleitwort zur ersten Auflage 1979 ist nur wenig hinzuzufügen, es sei denn, daß der berufliche Konkurrenzkampf in den vergangenen 7 Jahren noch härter wurde als prognostiziert. In zunehmendem Maße sind Ärzte für Allgemeinmedizin und Internisten mit urologischen Krankheitsbildern befaßt, wozu die Ultraschalluntersuchung und die Tumornachsorge entscheidend beigetragen haben.

Die vorliegende zweite, völlig überarbeitete Auflage wird nicht nur diesem Trend gerecht, sie ist erstmals auch als „Einstiegswerk" für den in Weiterbildung Begriffenen gedacht. Die heute bereits obligate Facharztprüfung zwingt den jungen urologischen Assistenzarzt mehr als früher, seine theoretischen Spezialkenntnisse programmatisch zu erarbeiten.

So verbleibt es mir, meinen ehemaligen Mitarbeitern den gleichen Erfolg zu wünschen, den die erste Auflage erzielte.

Prof. Dr. *R. Hohenfellner*
Direktor der Urologischen Klinik und Poliklinik der Johannes Gutenberg-Universität Mainz

Vorwort zur 2. Auflage

Als 1979 die erste Auflage und 1980 ein erster durchgesehener Nachdruck der URO-LOGIE in der ENKE-Reihe zur AO(Ä) erschien, haben wir nicht damit gerechnet, daß in so kurzer Zeit eine zweite, völlig überarbeitete Auflage notwendig würde. Weiterhin waren wir überrascht, daß unser Buch nicht nur als Lehrbuch zum Verarbeiten urologischer Vorlesungen, Praktika und von urologischen Studenten im Praktischen Jahr benutzt wurde, sondern ebenso Assistenten in der urologischen Weiterbildung, ja sogar Kollegen fachübergreifender Nachbardisziplinen als praktische Nachschlagehilfe diente.

Aus dieser Erkenntnis und aus einer Vielzahl praktischer Hinweise aus Leserkreisen entstand diese zweite Auflage, die aus folgenden zwei Hauptgründen völlig überarbeitet wurde.

Zum einen bedingten einschneidende Innovationen der letzten Jahre wie z. B. die Etablierung moderner diagnostischer bildgebender Systeme sowie der stetige Wandel urologischer Therapiekonzepte – man denke hier nur an die Behandlung des Nierensteinleidens oder der erektilen Dysfunktion – eine zum Teil grundlegenden Umänderung.

Zum anderen mußte dem Wunsch Vieler entsprochen werden, auch dem in Weiterbildung stehenden examinierten Mediziner ausreichendes Spezialwissen für seine berufliche Anfangsphase zu vermitteln.

Dabei galt all unsere Mühe, das Grundkonzept – nämlich die Darstellung entsprechend des GK 3 für den Zweiten Abschnitt der Ärztlichen Prüfung – beizubehalten.

Dem Verlag und seinen Mitarbeitern, insbesondere Frau *Heft,* gebührt unser besonderer Dank.

J. E. Altwein   *G. H. Jacobi*

Vorwort zur 1. Auflage

Entwicklung und Fortschritt des Fachgebietes Urologie werden durch 3 deutschsprachige und 12 ausländische Zeitschriften belegt. Selbst „Horizontalspezialisten" geraten beim Versuch Schritt zu halten, in Bedrängnis. „Vertikalspezialisten", die sich intensiv Detailfragen widmen, gewannen die Oberhand. Der Gegenstandskatalog für den Zweiten Abschnitt der Ärztlichen Prüfung (GK 3) entsprach diesem Trend. Seine Gliederung der Urologie erfolgte in 15 lernziel- und praxisbezogene Themenkreise. Überschneidungen der Themenkreise nach Art der Vennschen Diagramme wurden dann in Kauf genommen, wenn ein Gegenstand aus unterschiedlichen Aspekten behandelt werden mußte. Die enge textliche Verwebung wurde durch häufige Kreuzreferenzen verdeutlicht.

Die Darstellung dieses Textes folgt im wesentlichen dem GK 3 Urologie, dessen Überschriften übernommen wurden. Der Wandel des urologischen Fachgebietes forderte aber eine weitergehende stoffliche Unterteilung. Dadurch bleibt auch der Text unabhängiger von Änderungen des GK. Der Band soll aber auch jenseits des Staatsexamens dem Arzt Anleitung und Hilfe bei der Erkennung, Einordnung und Behandlung von Erkrankungen des Urogenitalsystems sein.

Mir bleibt der Dank an alle Mitarbeiter dieses Buches. Die Zeichnungen wurden mit außerordentlicher Sorgfalt und großem Einfühlungsvermögen von Frau *Renate Drews* (Wiesbaden) angefertigt. Frau Dr. *I. Greinacher* half bei der Zusammenstellung der Röntgenbilder des Kindesalters, und Prof. Dr. *G. Hutschenreiter* stellte die Ultraschallbilder zur Verfügung. Besonderer Dank gebührt Frau Dr. *M. Kuhlmann,* die stets beratend bei der Entstehung dieses Bandes mitgewirkt hat, und dem Ferdinand Enke Verlag für Ausstattung und Preiskalkulation.

Jens E. Altwein

ichnis

...ann
...teilung,
...urg,
...burg 70

...t Heidler
...rzt der Urologischen Abteilung
...n See,
...illerstr. 22, A-5700 Zell am See

Univ. Doz. Dr. med. *Jörg Joost*
Oberarzt an der Universitätsklinik
für Urologie,
Anichstr. 35, A-6020 Innsbruck

Prof. Dr. med. *Karl-Friedrich Klippel*
Chefarzt der Urologischen Abteilung,
Allgemeines Krankenhaus Celle,
Siemensplatz 4, D-3100 Celle

Priv. Doz. Dr. med. *Karl-Heinz Kurth*
Chef de Clinique, Afdeeling Urologie,
Erasmus Universität Rotterdam,
Postbus 1738, NL-3002 Rotterdam

Priv. Doz. Dr. med. *Eckhard Petri*
1. Oberarzt der Frauenklinik,
Städtische Krankenanstalten,
Dr.-Ottmar-Kohler-Straße 2,
D-6580 Idar-Oberstein

Inhalt

1 Pathomechanismen, allgemeine Symptomatologie un[d] Prinzipien der Therapie (G. H. Jacobi) . . . .

1.1	**Tubuläre Schäden**	1
1.1.1	Entzündliche Nephro-Tubulopathien	2
1.1.2	Obstruktive Nephro-Tubulopathie	2
1.1.2.1	Mineralstoffwechselstörungen als Folge der Nephro-Tubulopathie	3
1.2	**Niereninsuffizienz**	4
1.2.1	Pathogenese des Nierenversagens	5
1.2.2	Ätiologie des akuten Nierenversagens	6
1.2.3	Klinische Zeichen des akuten Nierenversagens	8
1.2.4	Terminales chronisches Nierenversagen	9
1.2.5	Antibiotikatherapie bei Niereninsuffizienz	10

1.3	**Störungen des Harntransportes** (J. E. Altwein) . . .	1[0]
1.3.1	Ätiologie und Pathogenese .	11
1.3.2	Rückwirkungen auf das Nierenparenchym und die ableitenden Harnwege . . .	12
1.3.3	Pathophysiologie	12
1.3.4	Lokalisation	18
1.3.5	Symptomatik	18
1.3.6	Therapie	19
1.4	**Renale Hypertonie**	19
1.5	**Nierenbeteiligung bei nicht renalen Erkrankungen** . . .	24
1.5.1	Gefäßerkrankungen	24
1.5.2	Analgetikanephropathie . .	25
1.5.3	Gichtnephropathie	25
1.5.4	Renaler Befall bei lymphatischen Systemerkrankungen	25
	Weiterführende Literatur .	26

2 Urologische Leitsymptome (G. H. Jacobi) 27

2.1	**Veränderte Harnausscheidung**	27
2.1.1	Urinbeschaffenheit	27
2.2	**Miktionsstörungen**	28
2.2.1	Dysurie	28
2.2.2	Gestörter Miktionsablauf .	29
2.3	**Hämaturie**	30
2.3.1	Diagnostik bei Makrohämaturie	31
2.3.2	Ätiologie und Abklärung der Mikrohämaturie	31
2.4	**Schmerz**	31
2.4.1	Prinzipien der Schmerzperzeption und -leitung	32
2.4.2	Die nervöse Versorgung des Urogenitalsystems . . .	33
2.4.3	Der Parenchymschmerz . .	33

2.4.4	Schmerzen an urogenitalen Hohlorganen	33
2.4.5	Spezielle urologische Schmerzformen und Pathomechanismus	33
2.4.5.1	Nieren-Ureterkolik	33
2.4.5.2	Schmerzen bei entzündlichen Nierenerkrankungen .	36
2.4.5.3	Schmerzen beim Nierentrauma	36
2.4.5.4	Schmerzen bei Nierentumor	37
2.4.5.5	Schmerzen bei Uretererkrankungen	37
2.4.5.6	Blasenschmerzen	37
2.4.5.7	Schmerzen bei Erkrankungen der Prostata	37
2.4.5.8	Schmerzen des Hodens und Nebenhodens	37

2.4.5.9   Uncharakteristische Schmerzbilder bei urologischen Anomalien 38
2.4.5.10   Urologische „Kreuzschmerzen" 38

2.5   **Begleiterscheinungen urologischer Erkrankungen** . . 39

Weiterführende Literatur . 39

3   Urologische Diagnostik *(G. H. Jacobi)* 40

3.1   **Bakteriologische und klinisch-chemische Untersuchungen** 40
3.1.1   Harn 40
3.1.1.1   Gewinnung der Urinprobe . 40
3.1.1.2   Qualitative Harnuntersuchung 41
3.1.1.3   Quantitative Harnuntersuchung 44
3.1.1.4   Semiquantitative Harnuntersuchung 44
3.1.1.5   Harnfärbemethode 44
3.1.1.6   Bakterienkultur und Antibiogramm 46
3.1.1.7   Bakteriologische Diagnose der Urogenitaltuberkulose . 46
3.1.2   Serumdiagnostik 46
3.1.3   Sekrete der ableitenden Harnwege 48
3.2   **Bildgebende diagnostische Verfahren: Uroradiologische Diagnostik, Sonographie, CT und NMR** 49
3.2.1   Allgemeine urologische Röntgendiagnostik 50
3.2.1.1   Abdomenübersicht 50
3.2.1.2   Ausscheidungsurogramm . 52
3.2.2   Spezielle urologische Röntgendiagnostik 54
3.2.2.1   Weitere diagnostische Verfahren 59
3.2.2.1.1   Renovasographie (Nierenangiographie) 59

3.2.2.1.2   Kavographie 61
3.2.2.1.3   Lymphographie 61
3.2.2.1.4   Andere Röntgenverfahren . 61
3.2.2.1.5   Anhang: Kontrastmittel (KM) 61
3.2.2.1.6   Anhang: Physiologische Abläufe beim Ausscheidungsurogramm 62
3.2.2.1.7   Ausscheidungsurogramm beim Nierenversagen . . . 62
3.2.2.2   Sonographie 63
3.2.2.3   Computer-Tomographie (CT) 67
3.2.2.4   Kernspintomographie (syn.: NMR- oder MR-Tomographie) 70
3.3   **Transurethrale Diagnostik** . 70
3.3.1   Katheter 70
3.3.2   Katheterismus 71
3.3.3   Endoskopie 73
3.4   **Punktionsverfahren** 74
3.5   **Funktionsdiagnostik** 76
3.5.1   Nuklearmedizinische Nierendiagnostik 76
3.5.1.1   Seitengetrennte [131]Jod-Hippuran-Clearance 76
3.5.1.2   Sequenzszintigramm mit Isotopennephrogramm (ING) 77
3.5.1.3   Statische Nierenszintigraphie 78

Weiterführende Literatur . 78

4   Urologische Therapie *(J. E. Altwein)* 80

4.1   **Nierenentfernung** 80
4.1.1   Spezielle Untersuchungsmethoden vor der Nephrektomie 80
4.1.2   Nephrektomie wegen arteriellen Bluthochdrucks . . . 81

4.1.3   Bilaterale Nephrektomie . 82
4.1.4   Nephrektomie aus vitaler Indikation 82
4.1.5   Kontraindikationen zur Nephrektomie 83
4.1.6   Nierenteilresektion 83

4.1.7 Versicherungsrechtliche Beurteilung der posttraumatischen oder operativen Einnierigkeit 86

4.2 Plastische Operationen . . 87
4.2.1 Voraussetzung für eine plastische Korrektur von Engen der ableitenden Harnwege 87
4.2.2 Möglichkeiten plastischer Korrekturen von Engen der ableitenden Harnwege . . . 89

4.3 Harnableitung 96
4.3.1 Temporäre supravesikale Harnableitung 96
4.3.2 Permanente supravesikale Harnableitung 100
4.3.2.1 Ureterosigmoideostomie . 100
4.3.2.2 Harnableitung mit Hilfe eines isolierten Darmsegmentes 103
4.4 Endoskopische Eingriffe . . 108
4.5 Physikalische Behandlung . 111

Weiterführende Literatur . 112

5 Fehlbildungen (J. E. Altwein) 114

5.1 Nierenanomalien 114
5.1.0 Allgemeine Symptomatologie 114
5.1.0.1 Numerische Nierenanomalien 115
5.1.0.2 Form-Größe-Anomalien der Nieren 116
5.1.0.3 Zwergniere 119
5.1.0.4 Lageanomalien 120
5.1.0.5 Strukturanomalien . . . 120
5.1.0.6. Doppelniere 126
5.1.1 Diagnostische Möglichkeiten 126
5.1.1.1 Szintigraphie 126
5.1.2 Therapie 127

5.2 Harnleiter 127
5.2.1 Diagnostik 133
5.2.2 Therapie 135
5.3 Blase und Harnröhre . . . 135
5.3.0.1 Embryologie des Ekstrophie-Epispadie-Komplexes . 135
5.3.0.2 Symptome der Blasenekstrophie 136
5.3.0.3 Kloakenekstrophie 137
5.3.0.4 Urachuspersistenz 137
5.3.0.5 Blasendivertikel 137
5.3.1 Diagnostik 138
5.3.2 Therapie 139
5.4 Prostata und Samenblasen . 140

Weiterführende Literatur . 141

6 Entzündungen (G. H. Jacobi) 142

6.1 Unspezifische Entzündungen 143
6.1.1 Niere und Nierenhüllen . . 144
6.1.1.1 Pyelonephritis 144
6.1.1.1.1 Klinik der akuten Pyelonephritis 146
6.1.1.2 Chronische Pyelonephritis . 148
6.1.1.2.1 Klinik der progredienten chronischen Pyelonephritis . 150
6.1.1.3 Die abszedierende Pyelonephritis 151
6.1.1.4 Die akute Pyonephrose . . 152
6.1.1.5 Pyelonephritis-Sonderformen 153
6.1.1.6 Nierenkarbunkel und paranephritischer Abszeß . . . 153

6.1.1.7 Pyelitis, Ureteritis 154
6.1.2 Blase 155
6.1.2.1 Morphologische Spielformen der Zystitis 157
6.1.2.2 Klinik der Zystitis 158
6.1.2.3 Therapie 159
6.1.2.4 Bioptische Abklärung . . . 159
6.1.3 Prostata, Samenblasen und Harnröhre 160
6.1.3.1 Symptomatologie 160
6.1.3.2 Therapie und Verlauf . . . 161
6.1.3.3 Die chronische Prostatitis . 161
6.1.3.4 Granulomatöse Prostatitis . 165
6.1.3.5 Urethritis 165
6.1.4 Hoden und Nebenhoden . . 167
6.1.5 Anhang: Hospitalismus . . 169

6.2	**Spezifische Entzündungen** .	169
6.2.1	Urogenitaltuberkulose . . .	169
6.2.1.1	Pathogenese	169
6.2.1.2	Stadien der Nierentuber-	
	kulose	170
6.2.1.3	Kontagiosität	172
6.2.1.4	Symptomatologie	172
6.2.1.5	Diagnostik	172
6.2.1.6	Therapie	175
	Weiterführende Literatur .	175

7 Tumoren *(K. H. Kurth, J. E. Altwein, G. H. Jacobi)* . . . 176

7.1	**Allgemeine Diagnostik** . .	176
7.2	**Nierenparenchym**	177
7.2.1	Nierenzellkarzinom („Hypernephrom")	177
7.2.2	Metastasierung	177
7.2.3	Symptomatik	179
7.2.4	Diagnostik	180
7.2.5	Therapie	182
7.3	**Nierenbecken und Harn-leiter**	186
7.3.1	Symptomatik	186
7.3.2	Diagnostik	187
7.3.3	Therapie	190
7.4	**Blase**	191
7.4.1	Ätiologie	192
7.4.2	Alters- und Geschlechtsver-teilung	192
7.4.3	Stadieneinteilung	192
7.4.4	Symptome	195
7.4.5	Diagnostik	195
7.4.6	Begleiterscheinungen . . .	198
7.4.7	Therapie	199
7.5	**Harnröhre**	201
7.6	**Penis**	203
7.6.1	Ätiologie	204
7.6.2	Klinik	204
7.6.3	Therapie	206
7.7	**Hoden**	207
7.7.1	Häufigkeit und Altersver-teilung der Hodentumoren .	207
7.7.2	Metastasierungsroute . . .	207
7.7.3	Klinische Symptome	208
7.7.4	Diagnostik und Stadienein-teilung	209
7.7.5	Differentialdiagnose	213
7.7.6	Therapie	213
7.7.7	Prognose	217
7.8	**Nebenhoden, Samenstrang** .	217
7.9	**Prostata**	217
7.9.1	Benigne Prostatahyper-plasie (BPH)	217
7.9.1.1	Hormonelle Ätiologie . . .	217
7.9.1.2	Anatomie der Prostata . . .	220
7.9.1.3	Pathophysiologie	220
7.9.1.4	Klinische Symptome	221
7.9.1.5	Diagnostik	222
7.9.1.5.1	Körperliche Untersuchung .	222
7.9.1.5.2	Sonographie	222
7.9.1.5.3	Laboruntersuchungen . . .	223
7.9.1.5.4	Radiologische Untersu-chungen	223
7.9.1.5.5	Instrumentelle Untersu-chungen	224
7.9.1.6	Differentialdiagnose	224
7.9.1.7	Komplikationen und Begleiterscheinungen . . .	225
7.9.1.8	Therapie	226
7.9.1.8.1	Operative Behandlung . . .	228
7.9.1.8.2	Komplikationen der Pro-stataoperation	228
7.9.2	Prostatakarzinom	229
7.9.2.1	Stadieneinteilung des Pro-statakarzinoms	230
7.9.2.2	Klinische Symptome des Prostatakarzinoms	230
7.9.2.3	Diagnostik	232
7.9.2.3.1	Körperliche Untersuchung .	232
7.9.2.3.2	Bioptische Untersuchung .	232
7.9.2.3.3	Laboruntersuchungen . . .	232
7.9.2.3.4	Röntgenologische Untersu-chungsmethoden	234
7.9.2.3.5	Nuklearmedizinische Unter-suchungen	235
7.9.2.4	Therapie	235
7.9.2.5	Vorsorgeuntersuchung . .	240
	Weiterführende Literatur .	240

8 Urolithiasis *(J. Joost)* 242

8.1	**Steinarten**	242	8.6.1	Symptomatik	253
8.2	**Epidemiologie, Ätiologie**		8.6.2	Diagnostik	253
	und Pathogenese	243	8.6.3	Differentialdiagnose	254
8.2.1	Krankheiten, bei denen die		8.6.4	Maßnahmen zur Nieren-	
	Bildung kalziumhaltiger			steinentfernung	254
	Steine häufig ist	244	**8.7**	**Harnleiterstein**	258
8.2.2	Idiopathische Nephrolithia-		8.7.1	Symptomatik	258
	sis	246	8.7.2	Diagnostik	259
8.2.3	Krankheiten, die zur Harn-		8.7.3	Differentialdiagnose	259
	säuresteinbildung führen .	246	8.7.4	Therapie	260
8.3	**Formale und kausale Gene-**		**8.8**	**Blasenstein**	261
	se	248	8.8.1	Ätiologie	261
8.3.1	Wie stellt man sich das		8.8.2	Symptomatik	261
	Wachstum eines Steines		8.8.3	Diagnostik	262
	vor? (Formale Genese) . .	249	8.8.4	Therapie	262
8.4	**Röntgendiagnostik**	250	**8.9**	**Litholyse**	262
8.5	**Prophylaxe**	251			
8.6	**Nierenstein**	253		Weiterführende Literatur .	263

9 Verletzungen *(K. H. Kurth)* 265

9.1	**Verletzungsarten**	265	9.3.4	Diagnostik der Harnröh-	
9.2	**Symptomatik**	269		rentraumen	278
9.2.1	Symptomatik des Nieren-		**9.4**	**Therapie**	279
	traumas	269	9.4.1	Niere	280
9.2.2	Symptomatik der Harnlei-		9.4.2	Ureter	281
	terverletzung	270	9.4.3	Blase	281
9.2.3	Symptomatik des Blasen-		9.4.4	Genitale und Harnröhre . .	282
	traumas	271	9.4.4.1	Behandlung der hinteren	
9.2.4	Symptomatik der Harnröh-			intrapelvinen Harnröhren-	
	renverletzung	271		verletzung	282
9.3	**Diagnostik**	272	9.4.4.2	Therapie der vorderen ex-	
9.3.1	Diagnostik der Nierentrau-			trapelvinen Urethraverlet-	
	men	272		zung	283
9.3.2	Diagnostik der Uretertrau-		**9.5**	**Prognose**	284
	men	277			
9.3.3	Diagnostik der Blasentrau-			Weiterführende Literatur .	285
	men	277			

10 Nebenniere *(G. H. Jacobi)* 286

10.1	**Operable Erkrankungen** . .	286	10.1.2	Therapie	296
10.1.1	Diagnostik	287		Weiterführende Literatur .	297

11 Andrologie *(H. Heidler, G. H. Jacobi)* 298

11.1	Erektionsstörungen (Erektile Dysfunktion; ED)	298	11.3	Sterilisierung des Mannes .	308
11.2	Fertilitätsstörungen	299	11.4	Anhang: Induratio penis plastica (Peyronie'sche Erkrankung)	310
11.2.1	Ätiologie	301			
11.2.2	Diagnostik	303			
11.2.3	Therapie	304		Weiterführende Literatur .	310

12 Urologische Erkrankungen im Kindesalter *(K. F. Klippel, J. E. Altwein)* 311

12.1	Besonderheiten der Symptomatik	311	12.6	Therapie von Abflußstörungen	325
12.2	Kongenitale Fehlbildungen	312	12.7	Mißbildungen von Blase und Urethra	325
12.2.1	Fehlanlagen der Nieren . .	312			
12.2.2	Perinatale Urologie	312	12.7.1	Blasenekstrophie	325
12.2.3	Harnstauungsniere	314	12.7.2	Epispadie	327
12.2.3.1	Hydrokalix-Megakaliose .	314	12.7.3	Urachusanomalien	328
12.2.3.2	Subpelvine Harnleiterstenose	314	12.7.4	Hypospadie	328
			12.7.5	Urethralprolaps	329
12.2.4	Megaureter	315	12.7.6	Urethraldopplungen	330
12.3	Blasenentleerungsstörungen	316	12.7.7	Urethrale Agenesie und Atresie	330
12.3.1	Ursachen von Blasenentleerungsstörungen	316	12.7.8	Urethraldivertikel	331
12.3.2	Folgen von Blasenentleerungsstörungen für die oberen Harnwege	319	12.8	Störung der Sexualdifferenzierung (Intersex)	331
			12.9	Phimose	334
12.3.3	Behandlungsmöglichkeiten der Harnabflußstörungen im Bereich des kindlichen Blasenhalses und der Harnröhre	320	12.10	Lageanomalien des Hodens	334
			12.11	Enuresis	338
			12.12	Tumoren	339
			12.12.1	Wilms Tumor (Nephroblastom)	340
12.4	Vesikoureteraler Reflux . .	320	12.12.2	Neuroblastom	342
12.4.1	Anatomie	320	12.12.3	Rhabdomyosarkom der Blase	343
12.4.2	Physiologie	320			
12.4.3	Klinik	322	12.12.4	Kindliche Hodentumoren .	345
12.4.4	Antirefluxoperation	323	12.13	Harnsteinleiden (J. Joost) .	345
12.5	Ureterozele	325		Weiterführende Literatur .	346

13 Urologische Erkrankungen der Frau *(E. Petri)* 347

13.1	Erkrankungen der Niere und der ableitenden Harnwege	347	13.1.3	Verletzungen unter der Entbindung	349
13.1.1	Entzündungen	347	13.2	Urologische Folgeerscheinungen gynäkologischer und geburtshilflicher Eingriffe	350
13.1.2	Erkrankungen der Harnwege in der Schwangerschaft .	348			

13.2.1	Verletzungen	350	13.3.7	Reizblase	355
13.2.2	Harnabflußstörungen	351	13.3.8	Differentialdiagnose bei	
13.2.3	Harnwegsinfektionen	352		Erkrankungen der Urethra	355
13.3	**Erkrankungen der weibli-**		13.3.9	Ausdehnung gynäkologi-	
	chen Blase und Harnröhre	352		scher Tumoren auf den	
13.3.1	Mißbildungen	352		Harntrakt	355
13.3.2	Zystitis	353	**13.4**	**Inkontinenz**	357
13.3.3	Interstitielle Zystitis	354	13.4.1	Ätiologie	357
13.3.4	Radiozystitis	354	13.4.2	Diagnostik	357
13.3.5	Zytostatika-Zystitis	354	13.4.3	Therapie	358
13.3.6	Blasenendometriose	354		Weiterführende Literatur	360

14 Neurogene Blasenentleerungsstörungen *(H. Heidler)* .. 361

14.1	**Definition, Symptomatik**	361	14.2.2	Allgemeine urologische	
14.1.1	Die normale Blasenentlee-			Untersuchung	368
	rung	361	14.2.3	Urodynamische Funktions-	
14.1.2	Die neurogen gestörte Bla-			diagnostik	368
	senentleerung	362	**14.3**	**Therapie**	371
14.1.3	Die neurogen gestörte Re-		14.3.1	Konservative Therapie	371
	servoirfunktion	362	**14.4**	**Pflege der neurogenen**	
14.1.4	Ursachen der neurogenen			**Blase**	372
	Störungen	363		Weiterführende Literatur	374
14.2	**Diagnostik**	368			
14.2.1	Anamnese	368			

15 Urologische Notfallsituationen *(M. Hartmann)* 375

15.1	**Harnverhaltung – Anurie**	375	15.3.4	Hodentorsion	389
15.1.1	Harnverhaltung	375	15.3.5	Akute Hydrozele	391
15.1.2	Anurie	377	15.3.6	Inkarzerierte Leistenhernie	392
15.1.3	Akute tubuläre Nekrose		15.3.7	Hämatozele	392
	(ATN)	381	15.3.8	Tumor	392
15.2	**Steinkolik**	382	**15.4**	**Paraphimose**	392
15.2.1	Differentialdiagnose	383	**15.5**	**Hämaturie**	393
15.2.2	Therapie der Steinkolik im		15.5.1	Diagnostische Maßnahmen	394
	Anfall	385	15.5.2	Ursachen, Folgen und The-	
15.3	**Akutes Skrotum (Hoden-**			rapie	395
	schwellung)	385	**15.6**	**Urosepsis**	395
15.3.1	Akute Epididymitis	386	**15.7**	**Priapismus**	399
15.3.2	Orchitis	387	**15.8**	**Zusammenfassung**	402
15.3.3	Hodenabszeß	389		Weiterführende Literatur	402

Sachregister 403

1 Pathomechanismen, allgemeine Symptomatologie und Prinzipien der Therapie (GK 3-1)

G. H. Jacobi

Das Nephron – kleinste Funktionseinheit der Niere

1.1 Tubuläre Schäden

Das Nephron ist die kleinste Funktionseinheit der Niere und übernimmt – entsprechend deren vier Partialfunktionen *Filtration* (Glomerulum), *Sekretion* und *Reabsorption* (proximaler und distaler Tubulus) sowie *Abtransport* (Sammelrohr) – die Bereitung des Endharns (Abb. 1-1)

Einerseits lassen sich einige wichtige urologische Symptome auf Folgen von Tubulusschäden, also direkt auf die Funktionseinschränkung des Nephrons, zurückführen; andererseits können primär den unteren Harntrakt betreffende urologische Erkrankungen direkte Ursachen funktioneller und morphologischer Veränderungen des renalen Tubulusapparates sein, so daß qualitative und quantitative Störungen der Harnbereitung resultieren.

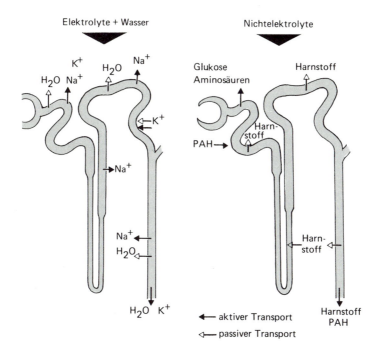

Abb. 1-1 Elektrolyt- und Wasserverschiebungen im Tubulusapparat entsprechend den vier Partialfunktionen (links) und Transport der Nichtelektrolyte (rechts): Reabsorption von Glukose und Aminosäuren, Sekretion von *Paraaminohippursäure* (PAH), Diffusion von Harnstoff.

Wichtigste Ursachen tubulärer Schäden als Folge urologischer Erkrankungen sind:

a) Entzündungen
   - chronische Pyelonephritis sui generis,
   - Reflux-Nephropathie.
b) Harnwegsobstruktionen durch
   - Konkremente,
   - Tumoren,
   - Strikturen,
   - Mißbildungen,
   - funktionelle Störungen.

1.1.1. Entzündliche Nephro-Tubulopathien

Die grobhöckrige, schrumpfende Vernarbung der chronisch pyelonephritisch veränderten Niere spiegelt den feingeweblichen Umbau wider: als bakterielle oder interstitielle Form mit perivaskulären Infiltraten, interstitieller Fibrose und Schädigung des Tubulusapparates mit Dilatation, abgeflachten Epithelien und Nekrosen. Die Pathogenese der Pyelonephritis ist im Kapitel 6 (Entzündliche Erkrankungen des Urogenitaltraktes) abgehandelt. Als pathophysiologisch bedeutsam erwiesen sich immunologische Vorgänge im Niereninterstitium nach bakterieller Infektion sowie im Gefolge von Autoimmunerkrankungen wie *Sjögren-Syndrom* oder disseminierter *Lupus erythematodes*. Die chronische Pyelonephritis führt zur Degradation des Parenchyms und damit zur Änderung der Antigenität mit Bildung gewebsspezifischer Autoantikörper, so daß die fortschreitende tubuläre Schädigung unterhalten wird.
Weitere Pathomechanismen beinhalten: Zerstörung essentieller enzymhaltiger Zellorganellen des Niereninterstitiums und Tubulusapparates durch nephrotrope Keimstämme; Auflösung von Zellmembranen durch bakterielle Hämolysine mit nachfolgender Zellautodigestion; auf die Nierenzelle gerichtete, hoch toxische LipidA-Komponenten des Endotoxins. Charakteristisch für den interstitiellen und tubulären Prozeß sind folgende, im Verlauf einer chronisch

fortschreitenden Pyelonephritis auftretenden Störungen:

1. *Tubuläre Partialfunktionsstörungen*
   a) Abnahme der Konzentrierungsfähigkeit,
   b) Abnahme der Ionenreabsorption („Salzverlustniere", „Kaliumverlustniere"),
   c) Kalziumverlust und Phosphatstau (sekundärer Hyperparathyreoidismus),
   d) Störung der H^+-Ionensekretion (Azidose).
2. *Filtrationsschwäche* für Schlackenstoffe (Kreatinin, Harnstoff → Azotämie) anfangs noch als „kompensierte Retention" mit nur leicht erhöhtem Serumkreatinin bei bereits deutlich eingeschränkter endogener Kreatinin-Clearance.
3. *Globale Niereninsuffizienz* mit Übergang in Urämie.

1.1.2 Obstruktive Nephro-Tubulopathie

Der obstruktiven Tubulopathie liegen Harnabflußstörungen (vgl. Tab. 1-1) zugrunde. Neben einer Erhöhung der arteriellen Nierenperfusion durch Abnahme des renalen Gefäßtonus kommt es im Gefolge einer obstruktionsbedingten Druckerhöhung im Ureter zu einer entsprechenden Drucksteigerung im Tubulusapparat mit Abnahme der glomerulären Filtrationsrate (GFR). Die Schädigung auf zellulärer Ebene besteht am Tubulusapparat in einer Veränderung der Zellpermeabilität mit Veränderungen des Reabsorptionsvermögens (Abb. 1-2) der Tubulus-Epithelien (Abnahme der Transportkapazität). Hierdurch kommt es im Rahmen der fortschreitenden Niereninsuffizienz zu folgenden *Störungen des Wasser- und Elektrolythaushaltes:*

● Natriumverlust,
● Zunahme der Clearance freien Wassers,
● Verminderung der maximalen Urinkonzentrierung,
● Sekretionsschwäche für hypotonen Urin (Verdünnungsschwäche),

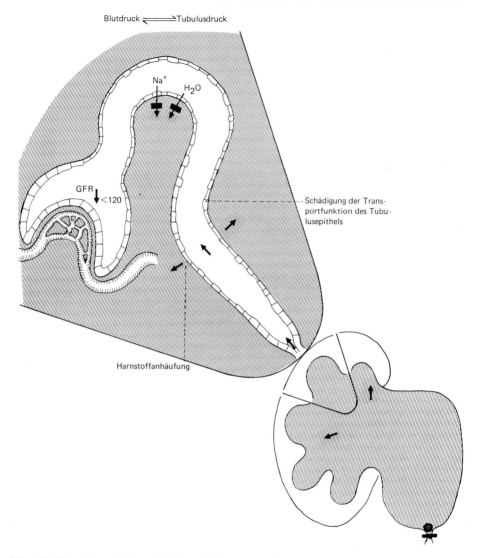

Blutdruck ⇌ Tubulusdruck

Na⁺ H₂O

GFR ↓<120

Schädigung der Transportfunktion des Tubulusepithels

Harnstoffanhäufung

Abb. 1-2 Obstruktionsbedingte Tubulusschädigung: 1. Tubuläre Drucksteigerung → Dilatation → Schädigung der Transportfunktion (Na^+, H_2O). 2. Abnahme des effektiven Filtrationsdruckes → Abfall der GFR.

● Verminderung der Harnansäuerung,
● Ausscheidungsschwäche für Ammoniak.

Auf den Gesamtorganismus bezogen, resultiert eine empfindliche Störung des ,,Milieu interne", eine metabolische Azidose (hyperchlorämisch, hyperkaliämisch) und Hyponatriämie infolge osmotischer Diurese mit Veränderungen des extra- und intrazellulären Volumens (zelluläre Hydratation, hypotone Dehydratation) und Retention to-

xischer harnpflichtiger Substanzen (Azotämie).

1.1.2.1 Mineralstoffwechselstörungen als Folge der Nephro-Tubulopathie

Kalzium

Nur etwa die Hälfte des Plasmakalziums unterliegt der glomerulären Filtration und wird entweder in ionisierter oder nicht-dissoziierter Salzform fast vollständig tubulär reabsorbiert. Bei der idiopathischen Hyperkalziurie ist die tubuläre Reabsorption von Kalzium gestört, ohne daß eine Kalziumverarmung des Blutes eintritt. Hierfür ist eine kompensatorische Kalziummobilisation aus dem Skelett-System mit Demineralisation des Skelettes verantwortlich.

Natrium

Für Natrium, das unter normalen Verhältnissen zu 99% aus dem Primärharn reabsorbiert wird, besteht kein Transportmaximum. Die Feinregulation der Kochsalzrückgewinnung steht unter dem Einfluß des Mineralokortikoids Aldosteron über das Renin-Angiotensin-Reglersystem. Entziehen sich die Tubuluszellen dieser hormonellen Steuerung, so entsteht das klinische Bild der „Salzverlustniere" mit dem Ausscheiden großer (bis zu 30 g/Tag) Kochsalzmengen. Aus osmotischen Gründen kommt es zu einer Polyurie mit hypotoner Dehydratation. Die Fähigkeit der Niere zur Harnkonzentrierung und Verdünnung ist abhängig von der Steuerung durch das antidiuretische Hormon des Hypophysen-Hinterlappens (Adiuretin). Dabei bedeutet die Urinkonzentrierung für die Niere eine größere osmotische Leistung als die Verdünnung. Im Verlaufe einer Niereninsuffizienz geht das Konzentrierungsvermögen zuerst verloren. Das normale spezifische Gewicht des Harns schwankt zwischen 1016 und 1025 und kann nach Dursten bis auf 1040 (= 1320 mosm/l) ansteigen, nach einem „Wasserstoß" (Trinken von 1 l Tee) bis auf 1005 abfallen. Unter Verdünnungsleistung produziert die Niere einen wasserähnlichen, hellen Urin: *Wasser-Diurese*. Bleibt das spezifische Gewicht des Urins auch nach Dursten oder Trinken konstant bei Werten um 1010, so liegt eine *Isosthenurie* vor. Bei geringerer Funktionseinbuße mit einer noch mäßigen Konzentrierungsleistung (bis 1020) oder Verdünnungsleistung (bis 1008) liegt eine *Hyposthenurie* vor. Bei fortschreitendem Verlust der Nierenfunktion liegt im Endstadium eine *Isosthenurie* mit *Oligurie* vor.

Harnsäure

Wird bei vermehrt glomerulär filtrierter Harnsäure die maximale tubuläre Transportkapazität überschritten, so kommt es auf dem Boden einer Hyperurikämie zu einer Urikosurie (primäre Gicht, Hämoblastosen, vermehrter Zellzerfall durch Zytostatika). Die unbehandelte *Hyperurikosurie* führt zu folgenden schweren Veränderungen der Harn-Hohlraumwege:

- Harnsäureauskristallisation proximal in den Tubuli,
- Mikrolithen mit tubulärem Rückstau,
- Nephrolithiasis,
- Uratverstopfung.   distal

Die sogenannte *Gichtnephropathie* beinhaltet die interstitielle Nephritis, die entzündungsbedingte Schrumpfniere, den renoparenchymatösen Hochdruck und schließlich die chronische Niereninsuffizienz (s. S. 9).

1.2 Niereninsuffizienz (GK 3-1.1)

Terminologie von Veränderungen der Urinproduktion

Die Menge des pro Zeiteinheit ausgeschiedenen Urins ist im Sinne eines Bilanzproblems primär abhängig von der Nierenfunktion, sekundär vom Hydratationszustand des Organismus. Die durchschnittliche tägliche Harnbereitung beträgt 1000-1200 ml. Urinmengen von weniger als 500 ml pro Tag bezeichnet man als *Oligurie*; Urinmengen von weniger als 100 ml pro Tag als *Anurie*; keine Urinproduktion als *komplette Anurie* und Urinmengen über 2 l pro Tag als *Polyurie*.

Der Oligurie und Anurie liegen verschiedene Pathomechanismen zugrunde:

- Absinken der glomerulären Filtration (Glomerulopathien),
- tubuläre Prozesse,
- interstitielle Prozesse,
- urologisch bedingte Oligo-Anurie: Totale infrarenale Obstruktion, obstruktive Uropathie.

Die Polyurie im Verlaufe eines Nierenversagens wird durch eine Verschiebung des glomerulo-tubulären Gleichgewichtes in den noch funktionstüchtigen Nephronen hervorgerufen. Das Haarnadel-Gegenstromprinzip ist außer Kraft, die Harnkonzentrierung unterbleibt, es bildet sich eine *Zwangspolyurie* aus: Die Niere wird gezwungen, die Gesamtheit der harnpflichtigen, osmotisch aktiven Substanzen über das noch verbliebene, zahlenmäßig reduzierte Nephronensystem loszuwerden. Kommt es nach Behebung einer Obstruktion der unteren Harnwege im Verlaufe eines postrenalen Nierenversagens zu einer dramatischen Harnproduktion (6-8 l pro Tag), so spricht man von einer postobstruktiven *Entlastungspolyurie*. Diese kann mit einem beträchtlichen Verlust von Mineralien *(Salzverlustniere)* einhergehen und bedarf intensivmedizinischer Überwachung.

1.2.1. Pathogenese des Nierenversagens (GK 3-1.1.1)

Das Versiegen der filtrativen und tubulosekretorischen Nierenfunktion kann je nach dem zeitlichen Ablauf in ein *akutes, chronisches* oder *terminales* Nierenversagen unterteilt werden. Die verschiedenen Theorien der Pathogenese beruhen auf zwei prinzipiellen Möglichkeiten:

1. Primär intakte Glomerula – weitgehend erhaltene glomeruläre Filtration, aber passive Rückdiffusion des Glomerulumfiltrates durch den zerstörten Tubulusapparat in das Interstitium und die Blutbahn. Dieser Pathomechanismus wird unterstützt durch die Tatsache, daß beim akuten Nierenversagen im Urogramm eine nephrographi-

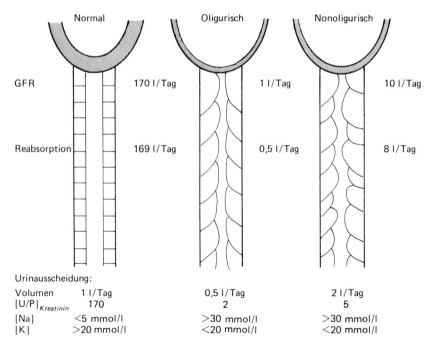

Abb. 1-3 Pathophysiologie der oligurischen und „nonoligurischen" Form der akuten Tubulusnekrose (ATN) mit unterschiedlichem Tubulusschaden.
1. Oligurische ATN: Urinvolumen 50% der GFR → Urin/Plasma [U/P] Kreatininverhältnis nur 2;
2. Nonoligurische ATN: noch 8 von 10 l Glomerulumfiltrat können tubulär reabsorbiert werden; es erscheint ein scheinbar normales Volumen (hier 2 l/Tag) als Endharn. Hier ist die Elektrolytverschiebung der Indikator der Schwere des Nierenversagens.

sche Phase sichtbar wird, d. h. Kontrastmittel wird glomerulär filtriert, ohne später im Endharn, d. h. im Hohlraumsystem, zu erscheinen.

2. Primäres Versiegen der glomerulären Filtration aufgrund einer morphologischen und funktionellen Schädigung des renalen Mikrogefäßsystems.

Der erstgenannte mögliche Pathomechanismus wird unterstrichen durch die Tatsache, daß fast allen Formen des akuten Nierenversagens als morphologisches Substrat die Tubulusnekrose (Abb. 1-3) zugrunde liegt. Bei der *Tubulusnekrose* handelt es sich um einen schnell (akute Tubulusnekrose) oder langsam verlaufenden Untergang von Tubulusepithelien mit Zelldesquamation. Nekrotisches Zellmaterial verlegt die Kanälchenlichtung und führt zu einer Schädigung mit Permeabilitätsänderung der Basalmembran. Weitere Folgen sind interstitielles Ödem und Gefäßkompression mit konsekutiver Abnahme der glomerulären Filtration. Minderdurchblutung und Nephrotoxine führen schließlich zum Vollbild der *glomerulo-tubulären Globalinsuffizienz* mit verminderter Urinproduktion (Oligo-Anurie) und Retention harnpflichtiger Substanzen (Azotämie).

Die Erhöhung der harnpflichtigen Substanzen beinhaltet Reststickstoff-Substanzen und aromatische Schlackenstoffe. Praktisch wichtig ist das Serumkreatinin als empfindlichster Parameter, von großem prognostischem Aussagewert das Serum-Kalium. Ist die Harnproduktion noch nicht vollständig versiegt, so finden sich im Urin Epithelzylinder, Erythrozyten und Leukozyten infolge erhöhter Diapedese sowie Eiweiß. Obwohl die Azotämie als Clearanceproblem vorwiegend von der Größe des Glomerulumfiltrates bestimmt wird, können, wie bei der akuten Tubulusnekrose, auch tiefere, d. h. nicht mehr sekretorisch aktive Abschnitte des Nephrons ursächlich beteiligt sein. Beim Serum-Kreatininanstieg infolge distaler Harnwegsobstruktion (postrenales Nierenversagen) mit Rückstau liegt eine sogenannte „Reabsorptionsazotämie" vor.

1.2.2 Ätiologie des akuten Nierenversagens

Man unterscheidet drei Formenkreise des akuten Nierenversagens (s. Abb. 15-4, S. 379):

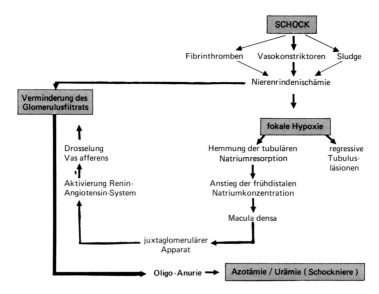

Abb. 1-4 Pathophysiologie des prärenalen Nierenversagens. Die *Hypovolämie* führt entweder direkt über eine Verminderung der GFR oder indirekt über einen *hypoxiebedingten* Tubulusschaden zum Nierenversagen.

1. Prärenales Nierenversagen
2. Renales Nierenversagen
   → „Internistisches Nierenversagen"
3. Postrenales Nierenversagen
   → „Urologisches Nierenversagen".

Das postrenale Nierenversagen kann entweder durch eine komplette Obstruktion auf Ureterebene (bds. Verschluß), auf Blasenhalsebene oder auf Harnröhrenebene verursacht sein.

Morphologisch kann das akute Nierenversagen unter folgenden Bildern ablaufen:

● Akute Tubulusnekrose
● Akute Glomerulonephritis
● Akute bilaterale Pyelonephritis, Papillennekrose
● Bilaterale Nierenrindennekrose
● Bilaterale massive Nierenembolie

A. Prärenales Nierenversagen

1. Hypovolämie: z. B. traumatischer Schock (Abb.1-4), Endotoxin-Schock (Urosepsis), anaphylaktischer Schock, profuse Durchfälle oder anhaltendes Erbrechen.
2. Ischämie: z. B. Nieren-Gefäßverschluß bei Embolie, Thrombose der Nierenvenen oder traumatischer Nierenstielabriß.
Das mitunter nach länger andauernden Operationen bei kardiovaskulär gefährdeten Patienten auftretende, passagere, postoperative Nierenversagen ist meist Folge eines intra- oder postoperativen Blutdruckabfalles mit vorübergehender Nierenischämie.
Außerdem können ausgedehnte Gewebsdestruktionen, wie sie bei größeren Muskulaturverletzungen oder Verbrennungen vorgefunden werden, durch intravasale Hämolyse oder Freisetzung von Myoglobin ein akutes, prärenales Nierenversagen hervorrufen. Hierbei kommt es zu einer plötzlichen Verlegung der Nierentubuli durch Hämoglobin und Myoglobin und nachfolgender Tubulusnekrose („Crush-Niere").
Das akute Nierenversagen als Folge eines *TUR-Syndroms* ist prärenaler Genese. Beim TUR-Syndrom handelt es sich um eine schwerwiegende Störung des Wasser- und Elektrolythaushaltes: Bei Verwendung isotoner Spülflüssigkeiten im Rahmen der *t*ransu*r*ethralen *R*esektion (= TUR) der benignen Prostatahyperplasie kann es durch Kapselperforation und Eröffnung der großen Venenplexus zur intravasalen Einschwemmung kommen. Im weiteren Verlauf entsteht eine *hypotone Hyperhydratation* (Wasserintoxikation, Hyponatriämie, metabolische Azidose), die in schweren Fällen bis zu Schockzuständen mit akutem Nierenversagen führt. Der Anästhesist erkennt dieses Resektionssyndrom an Nausea, Unruhe, Blässe, Bradykardie und initialem Blutdruckanstieg. Die Elektroresektion wird sofort abgebrochen. Zur Reduzierung der Einschwemmung werden während der TUR ein Diuretikum sowie prophylaktisch *NaCl* gegeben und außerdem die Grenze der Resektionsdauer auf 60 Minuten festgelegt.

B. Renales Nierenversagen

Toxische Einflüsse wie Tetrachlorkohlenstoff, Chloroform, Toluol, Schlangen- und Pilzgifte sowie entzündliche Noxen (z. B. Urosepsis) können zu einer direkten Schädigung der Tubuli oder Glomerula führen (s. GK „Innere Medizin").
Eine besondere Form des renalen Funktionsverlustes ist die *fokale Glomerulosklerose*. Diese Glomerulopathie wird bei unilateraler Agenesie der Niere, frühkindlicher Nephrektomie oder unilateraler chronischer Pyelonephritis beobachtet und auf die Hyperperfusion und Hyperfiltration der verbleibenden Nephrone zurückgeführt (*Brenner* 1982). Nach der Pubertät muß der Nephronenverlust erheblich sein, um eine fokale Glomerulosklerose der Restniere nach sich zu ziehen. Bei Lebendspendern einer Niere wurde dies im Laufe einer 20jährigen Kontrolle nicht beobachtet (*Tapson* 1985).

C. Postrenales Nierenversagen

Jede bilaterale, akute, nicht überwindbare Obstruktion der ableitenden Harnwege kann über einen Harnstau mit Volumen- und Druckbelastung des renalen Tubulusapparates zum Nierenversagen führen. Von den drei möglichen postrenalen Ebenen der Obstruktion (Ureter, Blasenhals, Harnröhre) ist die akute Einengung beider Ureteren (Abb. 1-5) sowie des Blasenausganges am

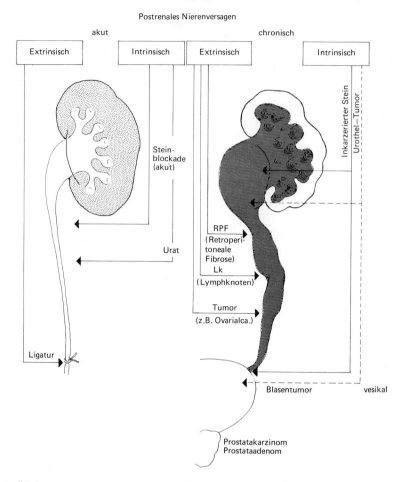

Abb. 1-5 Ätiologie und urographisches Erscheinungsbild des postrenalen Nierenversagens. Akut: im Urogramm nur nephrographische Phase, Hohlraumsystem nicht dargestellt; *chronisch:* im Urogramm Stauungsniere mit dilatiertem, kontrastmitteldichtem Hohlraumsystem; Höhe der chronischen Obstruktion erkennbar: Nierenbecken-Ureter-Blasenebene.

häufigsten (s. Kapitel 1.3 „Störungen des Harntransportes"). Häufigste Ursache eines akuten postrenalen Nierenversagens auf Ureterebene ist die bilaterale Ureterokklusion durch Harnsäurekonkremente und -ausgüsse: *Uratverstopfung.*

1.2.3 Klinische Zeichen des akuten Nierenversagens

Das Kardinalsymptom des akuten Nierenversagens ist die plötzliche Reduktion der Harnausscheidung *(oligurische Phase).* Die Oligurie kann, muß aber nicht in eine komplette Anurie übergehen.

Wird noch Urin ausgeschieden, so liegt eine Isosthenurie vor. Klinisch treten Inappetenz, Nausea, Erbrechen und evtl. Hypertonie auf; der Patient wird somnolent. Mit zunehmender Intoxikation durch die Azotämie und Störung des Elektrolyt- und Säure-Basen-Haushaltes (Hyperkaliämie, Hyponatriämie, metabolische Azidose) werden die den ganzen Organismus erfassenden Zeichen der *Urämie* manifest:

- *ZNS*: Urämische Enzephalopathie, Koma, neuromuskuläre Übererregbarkeit.
- *Herz*: AV-Block, Kammerflimmern bis zum Herzstillstand, urämische Perikarditis.
- *Lunge:* Pneumonie, Pleuritis, ,,Fluidlung".
- *Magen-Darmtrakt:* Gastroenteritis, Durchfälle.

1.2.4 Terminales chronisches Nierenversagen (GK 3-1.1.2)

Das akute Nierenversagen kann, falls eine restitutio ad integrum wegen der Schwere und des Ausmaßes der primären Schädigung des Nephron-Apparates nicht eintritt, in eine chronisch-progrediente Verlaufsform übergehen. Dies ist besonders der Fall, wenn die Niere durch entzündliche Prozesse oder vaskuläre Veränderungen (Hochdruck, Arteriosklerose) vorgeschädigt ist oder andere begünstigende Faktoren wie Diabetes mellitus, Hyperurikämie oder Analgetika-Abusus vorliegen. Eine häufige Ursache der chronisch-progressiven Niereninsuffizienz ist allerdings die fortschreitende, destruierende Entzündung auf dem Boden einer chronischen Pyelonephritis (s. S. 148). Neben den die chronische Pyelonephritis begünstigenden und unterhaltenden Faktoren wie Harnabflußstörungen des unteren Traktes (s. S. 11), vesikoureteraler Reflux, Mißbildungen, Urolithiasis, iatrogene Fremdkörper (Nephrostomie) können Prozesse, die eine progrediente Rarefizierung des intakten Nierenparenchyms hervorrufen, eine chronische Niereninsuffizienz induzieren: multiple Nierenzysten, Zystennieren, Tumor in einer Einzelniere oder Tuberkulose einer Einzelniere.

Das klinische *Syndrom* der chronischen Niereninsuffizienz beinhaltet neben der Azotämie und den Wasser-, Elektrolyt- und Säure-Basen-Störungen folgende Begleiterscheinungen.

- Anämie,
- renale Osteodystrophie,
- gastrointestinale Störungen,
- neuromuskuläre Störungen,
- kardiopulmonale Störungen.

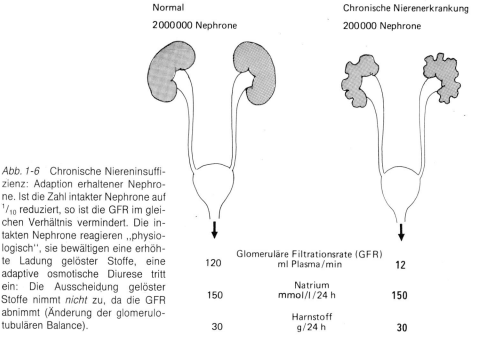

Normal
2 000 000 Nephrone

Chronische Nierenerkrankung
200 000 Nephrone

Abb. 1-6 Chronische Niereninsuffizienz: Adaption erhaltener Nephrone. Ist die Zahl intakter Nephrone auf $^1/_{10}$ reduziert, so ist die GFR im gleichen Verhältnis vermindert. Die intakten Nephrone reagieren ,,physiologisch", sie bewältigen eine erhöhte Ladung gelöster Stoffe, eine adaptive osmotische Diurese tritt ein: Die Ausscheidung gelöster Stoffe nimmt *nicht* zu, da die GFR abnimmt (Änderung der glomerulotubulären Balance).

120	Glomeruläre Filtrationsrate (GFR) ml Plasma/min	12
150	Natrium mmol/l/24 h	150
30	Harnstoff g/24 h	30

Entsprechend der Hypothese des *„intakten Nephrons"* reagieren die noch erhaltenen funktionstüchtigen Nephrone mit einer adaptiven Erhöhung der glomerulären Filtration. Da hierdurch eine erhöhte Konzentration harnpflichtiger Substanzen im Primärharn dieser gesunden Nephrone erscheint, antwortet das noch erhaltene Tubulussystem mit einer verminderten Wasserreabsorption – die Bedingungen einer osmotischen Diurese entstehen (Abb. 1-6). Die Polyurie bei chronischer Niereninsuffizienz ist also nicht nur Folge der geschädigten Nephrone, sondern ebenso Ausdruck der kompensatorischen Funktionssteigerung verbliebener funktionstüchtiger Parenchym-Anteile. In diesem Stadium der Kompensation können insuffiziente Nieren mitunter mehrere Jahre (Kreatinin im Serum 4-6 mg%; SI = 354-530 µmol/l) verharren. Erst wenn diese erhöhte glomerulo-tubuläre Balance nicht mehr aufrechterhalten werden kann, tritt der Übergang in eine *terminale Niereninsuffizienz* ein; Hämodialyse oder Nierentransplantation werden zur Lebenserhaltung notwendig.

Bei der Auswahl chronisch niereninsuffizienter Patienten zur Hämodialyse oder Nierentransplantation sind folgende Kriterien zu beachten:

Chronische Hämodialyse
● Limitierende Grunderkrankungen (Diabetes, Hypertonie, Malignom, Tuberkulose);
● Allgemeiner Gesundheitszustand (Mobilität, Hautinfektionen, periphere Gefäßsituation);
● Lebenserwartung, Alter;
● Möglichkeit der Heim-Dialyse (Beruf, Intelligenz, häusliche Situation, Ehepartner, Möglichkeit ärztl. Überwachung);
● freie Kapazität von Dialysezentren;
● Grad der Rehabilitation.

Nierentransplantation
● Grunderkrankung, Lebenserwartung, Alter;
● Absolute oder relative Limitationen (akute Mykosen, Tbc, Malignome, Oxalurie, Zystinurie, therapierefraktäre Hypertonie);
● Vorausgehende bilaterale Nephrektomie (renale Hypertonie, Anomalien von Nie-

renbecken und Ureter, Hydronephrose, polyzystische Nierendegeneration);
● Anatomie und Funktion der Blase und' des unteren Harntraktes;
● Verfügbarkeit eines Transplantationszentrums (Operation, präoperatives „Matching", Nachbehandlung);
● Spendernieren (Lebendspender, Kadaverniere).

1.2.5 Antibiotikatherapie bei Niereninsuffizienz

Für Penizilline und Kephalosporine mit großer therapeutischer Breite kann in der Regel eine Niereninsuffizienz bis zu einem Plasmakreatinin von etwa 2,5 mg/dl unberücksichtigt bleiben. Aminoglykoside sollten auch dosisreduziert nur ausnahmsweise, d. h. mit enger Indikationsstellung, bei Niereninsuffizienz angewendet werden. Generell können alle Antibiotika bis zu einem Kreatinwert von 1,5 mg/100 ml (SI: 132 µmol/l) normal dosiert werden, bei höheren Werten ist Nitrofurantoin gefährlich; andere vorwiegend harnantiseptische Antibiotika werden abnehmend wirksam. Im Einzelfalle ist eine strenge Dosisanpassung (höchste empfohlene Dosis, Dosisintervall) an die GFR nach entsprechenden Tabellen (*Höffler* 1984) notwendig.

1.3 Störungen des Harntransportes* (GK 3-1.2)

Ist der Harnabfluß zwischen der Papillenspitze und dem Meatus urethrae gestört, liegt eine *obstruktive Uropathie* im weitesten Sinne vor. Die Behinderung kann mechanisch oder funktionell sein. Beispiele sind: Der eingeklemmte Harnleiterstein *(mechanisch-intrinsisch)*, Zusammenschnürung des Harnleiters bei der retroperitonealen Fibrose *(mechanisch-extrinsisch)* und die neurogene Blasenentleerungsstörung *(funktionell)*. Die obstruktive Uropathie wird durch

---

* J. E. Altwein

Harnstauung und Harnwegsinfekt kompliziert. Sie ist ein zentrales Problem in der Urologie.

1.3.1 Ätiologie und Pathogenese (GK 3-1.2.1)

Die Palette der Ursachen ist zu gliedern in *kongenitale* und *erworbene* Harnentlee-rungsstörungen (Tab. 1-1). Darüber hinaus unterscheidet man zweckmäßigerweise zwischen *supravesikalen, vasikalen und infravesikalen Harnentleerungsstörungen.* Bei supravesikaler Obstruktion kommt es zum Harnrückstau in nur eine Niere; eine Abflußstörung im oder unter dem Blasenniveau wirkt sich auf beide Nieren aus. Es gilt die Regel, je näher zur Niere eine Abflußbehinderung lokalisiert ist, um so kürzer ist der Zeitraum bis zur Entwicklung einer hydronephrotischen Nierenatrophie.

Tabelle 1-1 Einteilung der Harnentleerungsstörungen

Sitz	Entstehung	Ursache
Supravesikal	kongenital	Subpelvine Stenose hoher Ureterabgang Hufeisenniere retrokavaler Ureter V.ovarica dextra-Syndrom primärer Megaureter vesikoureteraler Reflux Ureterozele, Ureterektopie
	erworben	Stein (Papille, Koagel) urothelialer Tumor tuberkulöse Ureterstriktur postoperative Ureterstriktur radiogene Ureterstriktur extrinsische Ureterkompressionen (Morbus Ormond, Tumoren)
Vesikal	kongenital	neuropathische Blase
	erworben	radiogene Schrumpfblase interstitielle Zystitis Blasenstein
Infravesikal	kongenital	Blasenhalsstenose Urethralklappen Utrikuluszyste Meatusstenose Harnröhrenstenose Urethraldivertikel Phimose
	erworben	radiogene Harnröhrenstriktur posttraumatische Harnröhrenstriktur Harnröhrentumor Prostatahyperplasie Prostatakarzinom

1.3.2 Rückwirkungen auf das Nierenparenchym und die ableitenden Harnwege (GK 3-1.2.1)

Eine akute Abflußbehinderung führt zur Harnstauungsniere, eine Krankheitsbezeichnung für einen *reversiblen* Prozeß mit Ektasie des Harnleiters und des Nierenhohlsystems. Im Ausscheidungsurogramm hängt die Kontrastmittelausscheidung der betroffenen Seite gegenüber der gesunden Niere nach (Abb. 1-7). Der Parenchymmantel, der das Nierenbeckenkelchsystem umgibt, ist noch normal breit, d. h. 1,5-2,5 cm.

Der chronische Verschluß des Harnleiters führt zur *irreversiblen* ischämischen Atro-

phie (nicht Druckatrophie) des Nierenparenchyms. Die Ursache hierfür ist ein Spasmus präglomerulärer Gefäße. Dieser wird durch ein vasoaktives Prostaglandin ausgelöst (*Huland* und Mitarb., 1983). Es besteht zwar auch eine Nierenbecken-Kelch-Ektasie wie bei der akuten Abflußbehinderung, aber die Sekundärkelche sind kolbig deformiert und meist unregelmäßig begrenzt. Pathologisch-anatomischer Endzustand ist die Hydronephrose mit Rarefizierung des Nierenparenchyms, das bis zu einer papierdünnen Hülle aufgebraucht sein kann (Abb. 1-8; Typ C).

Die chronische Obstruktion der harnableitenden Wege endet im Nierenversagen infolge des Stauungsdruckes und der Urinstase, die eine chronisch-destruktive Pyelonephritis begünstigt (Abb. 1-8; Typ D).

Im *Urogramm* wird das Ausmaß der Harnstauung der postobstruktiven renalen Parenchymschädigung nach *Smellie* (Abb. 1-8) und das Ausmaß der Harnstauung nach *Emmett* (Abb. 1-9) klassifiziert.

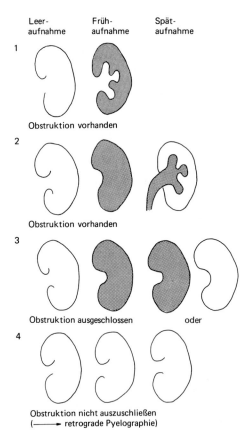

Leer-
aufnahme   Früh-
aufnahme   Spät-
aufnahme

1

Obstruktion vorhanden

2

Obstruktion vorhanden

3

Obstruktion ausgeschlossen   oder

4

Obstruktion nicht auszuschließen
(——→ retrograde Pyelographie)

Abb. 1-7 Urographische Bildfolge bei Fahndung nach einer Obstruktion.

1.3.3 Pathophysiologie

Die pathophysiologischen Auswirkungen der Harnentleerungsstörung auf die Niere werden als *obstruktive Nephropathie* bezeichnet (Abb. 1-10).

Die Niere verfügt über instrinsische autoregulatorische Mechanismen, die eine Auswirkung von systemischen Blutdruckschwankungen auf die renale Durchblutung bis zu einem bestimmten Ausmaß vermeiden. Ist die Urinpassage im Ureter verlegt, wird das Vas afferens maximal weitgestellt, so daß die Durchblutung in Nierenrinde und Mark zunimmt. Mit fortschreitender Ureterblockade sinkt die Nierendurchblutung wieder unter die Präobstruktionswerte ab. Nach 5wöchiger Ureterobstruktion ist die Nierendurchblutung auf 22 ml/min (normal 138 ml/min) abgesunken. Die Beseitigung einer derartigen 5wöchigen Ureterblockade führt zum Ansteigen der Nierendurchblutung auf 75 ml/min (innerhalb von 2-3 Wochen). Offenbar spielt bei der ischämischen Atrophie nach vollständiger Ureterobstruktion ein durch das Prostaglandin Thromboxan α_2-be-

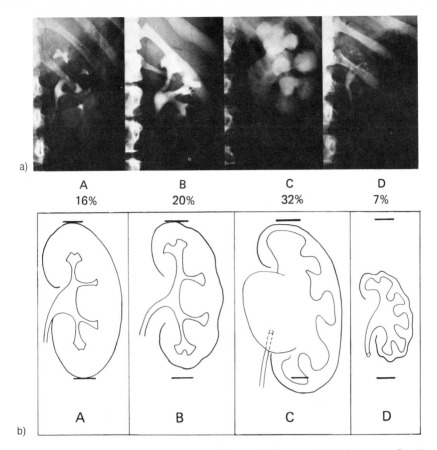

Abb. 1-8 Klassifikation entzündlich-obstruktiver Nierenschädigungen in Anlehnung an *Smellie*.

a) Urogramm-Montage und Häufigkeitsverteilung am Beispiel der Reflux-Nephropathie im Erwachsenenalter.

b) Schemazeichnung. A = geringe radiomorphologische Vernarbung; B = ausgeprägte Vernarbung; C = Stauungsniere; D = Schrumpfniere (Endstadium).

dingter Gefäßspasmus eine Rolle. Therapeutisches Prinzip ist der Einsatz von Prostaglandin-Synthetase-Hemmern (Imidazol). Durch Druck-Flußuntersuchungen nach Nierenbeckenpunktion ist dessen Druckverhalten nach Harnleiterverlegung bekannt (*Whitaker* 1973). Bei gleichem intravesikalem Druck nimmt zunächst in der Phase der akuten Obstruktion der intrapyelische Druck deutlich zu, wobei die GFR fällt. In der chronischen Phase sistiert die Nierenfiltration und der intrapyelische Druck sinkt (Abb. 1-11); bei bilateralem Auftreten resultiert Anurie.

Obstruktion und Blutdruck

Die akute Ureterobstruktion verursacht einen Anstieg der Reninsekretion (s. Abb. 1-16, S. 20). Die Beziehung zwischen Harnabflußstörung und Aktivierung des Renin-Angiotensin-Aldosteron-Systems mit Blutdruckanstieg ist nur teilweise geklärt. Offenbar wirkt die Harnstauung auf die Nierentubuli fort. Im proximalen Tubulus wird vermehrt Natrium resorbiert, und es resultiert im distalen Tubulus ein relativer Natriummangel im Bereich der Macula densa. Dieser Reiz ist offenbar spezifisch für die Renin-

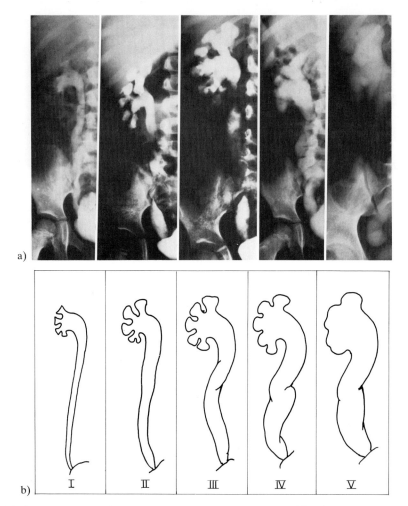

a)

b)   I   II   III   IV   V

Abb. 1-9 Klassifikation der Harnstauungsniere in Anlehnung an *Emmett*. a) Urogramm-Montage. – b) Schemazeichnung.

ausschüttung. Nach länger dauernder Stauung hört diese postobstruktiv vermehrte Renin-Sekretion auf.

Glomeruläre Filtration

Eine Ureterokklusion bewirkt einen Druckanstieg in den Nierentubuli und somit eine Abnahme der glomerulären Filtration. Nach 24stündiger Ureterligatur sinkt die glomeruläre Filtrationsrate auf 50% des Ausgangswertes. 3 Wochen nach Aufhebung der Ureterligatur ist die glomeruläre Filtrationsrate wieder auf $^2/_3$ des Wertes vor der Ure-

terligatur angestiegen. Die Entfernung der Gegenniere verkürzt diese 3wöchige Erholungszeit *(Prinzip der renalen Counterbalance).*

Tubulusfunktion während der Obstruktion

Die Urinosmolalität der akut obstruierten Niere steigt mit zunehmendem Ureterdruck unter einer Wasser- und Kochsalzdiurese. Überschreitet der Ureterdruck 40 cm H_2O (SI: 4 kPa), dann wird der intrarenale osmotische Druckgradient aufgehoben. Mikropunktionsstudien, mit denen allerdings nur

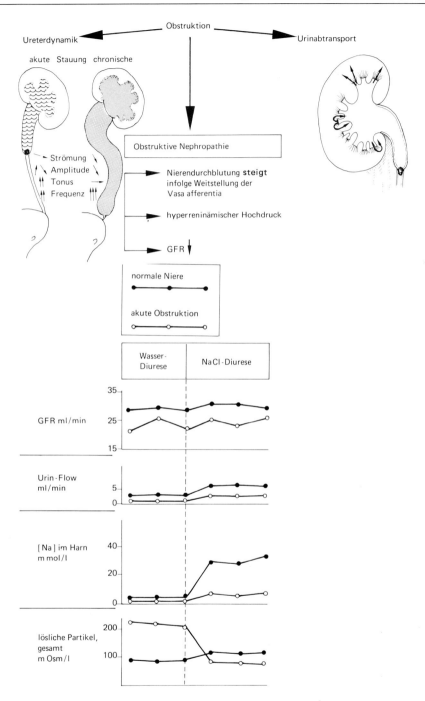

Abb. 1-10 Auswirkung der Obstruktion auf Ureterdynamik (s. a. Abb. 1-13), Nierenfunktion (obstruktive Nephropathie) und Urinabtransport (s. a. Abb. 1-15).

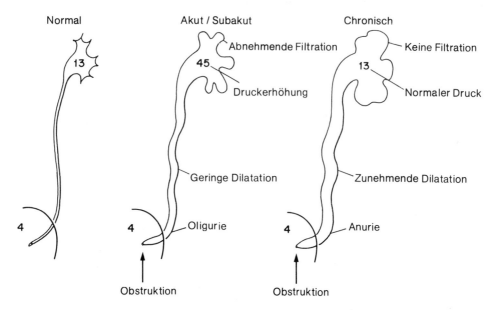

Abb. 1-11 Druckverhalten im Pyelon bei akuter, subakuter und chronischer Obstruktion. Der intravesikale Druck bleibt konstant (Drucke in cm H_2O).

oberflächliche Nephrone untersucht werden können, zeigten, daß unter Ureterdrucken bis 50 cm H_2O (SI: 4,9 kPa) das Absinken der glomerulären Filtrationsrate mit einem Anstieg der proximalen Tubulusresorption beantwortet wurde. Demnach bleibt bei partiellem Ureterverschluß die glomerulo-tubuläre Balance erhalten. Möglicherweise ist hierfür ein Ansteigen der tubulären Transitzeit unter Obstruktionsbedingungen verantwortlich.

Chronischer, teilweiser Ureterverschluß führt zur Produktion eines Urines von größerer Osmolalität der erkrankten im Vergleich zur nicht erkrankten Seite. Die glomeruläre Filtrationsrate auf der obstruierten Seite sinkt weniger ab als das tubuläre Transportmaximum von PAH (ein Maß der proximalen Tubulusfunktion), so daß ein verhältnismäßig größerer Anteil des Ultrafiltrates den distalen Tubulus erreicht (Überlaufphänomen).

Somit ist nicht die geänderte glomeruläre Filtrationsrate Hauptursache für die eingeschränkte Konzentrationsfähigkeit, sondern die *Schädigung der distalen Tubulusfunktion* als Folge des erhöhten intrapelvinen Druckes mit ischämischer Schädigung.

Beim Kranken, der eine chronische, partielle Abflußbehinderung hat, besteht klinisch eine Polyurie, die einen Diabetes insipidus simulieren kann; denn ADH wirkt nicht auf den distalen Tubulus. Weitere Teilstörungen sind:

● eingeschränkte Konzentrationsfähigkeit,
● eingeschränkte Azidifikation und
● erniedrigte Ammoniumausscheidung (unter Ammoniumchloridbelastung).

Tubulusfunktion nach der Obstruktion

Je länger die Obstruktion anhält, um so größer ist die Funktionsschädigung. Bereits nach einer 5minütigen Ureterobstruktion wurde im Tierexperiment für die nachfolgenden 4 Stunden eine eingeschränkte Osmolalität gefunden. Besonders auffallend ist eine eingeschränkte Natrium- und Wasserreabsorption in der Henleschen Schleife, die bis zu einem 2fachen Anstieg der Natrium-Belastung für den distalen Tubulus führt. Es resultiert eine postobstruktive Salzverlustniere mit Kaliurese und Natriurese. Außer dem Salzverlust ist auch die vermehrte Wasserausscheidung (hypotone Polyurie) typisch für die *postobstruktive Diurese*. Eine

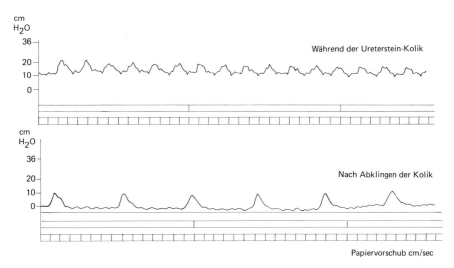

Abb. 1-12. Erhöhter Basisdruck und gesteigerte Kontraktionsrate ohne Anstieg der Kontraktionsamplitude während einer Ureterstein-Kolik. Normale Ureteraktivität nach Abklingen der Kolik.

Eindämmung der Wasserausscheidung mit ADH ist weder während der Obstruktion noch nach Beseitigung der Obstruktion möglich. Ursache für diese postobstruktive Salz- und Wasserdiurese ist ein Verlust des intrarenalen Osmogradienten zwischen Kortex und Papillenspitze. In der Folge kann das Haarnadel-Gegenstrom-Prinzip nicht mehr wirksam werden.

Rückwirkung auf den Ureter

Die Auswirkungen der Ureterblockade können radiologisch (s. S. 14) und urorheomanometrisch erfaßt werden. Anhand von Druck- und Flowveränderungen lassen sich die Auswirkungen der Ureterabflußbehinderung besonders gut beschreiben (Abb. 1-12). Unter Verwendung des Zystoskops kann ein Urorheomanometer (entspricht einem Charr. 5-Ureterenkatheter) zur Messung in den Harnleiter eingeführt werden. Der Druck wird elektromanometrisch und der Flow anhand der Wärmeabgabe von einer Heizspirale im Sondenkopf registriert, wobei die abgegebene Wärmemenge eine Funktion der Flußgeschwindigkeit ist.

Jeder akute Steinverschluß mit Koliken zeigt eine Blockade des Harnflow bei erhöhtem Basisdruck (Tonus) und erhöhter Frequenz

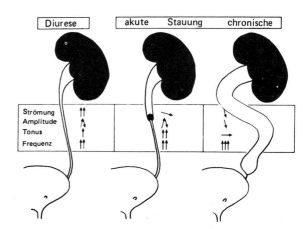

Abb. 1-13 (Aus: *W. Lutzeyer* und *H. Melchior,* Ureterdynamik, Georg Thieme Verlag, Stuttgart, 1971).

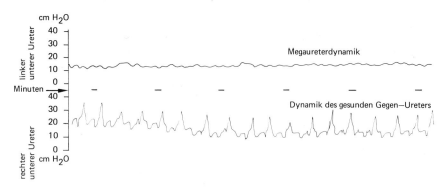

Abb. 1-14 Druckmeßkurve eines Megaureters mit minimaler Aktivität im Vergleich zur Aktivität des gesunden Gegenureters.

ohne Veränderung der Amplitude der peristaltischen Welle (Abb. 1-13). Bei langdauernder Obstruktion mit urographisch nachweisbarer Megasierung des Harnleiters und Hydronephrose zeigt der Ureter einen deutlichen Rückgang von Flow, Amplitude und Wandspannung. Die Frequenz kann gesteigert sein (Abb. 1-14). Bei vollständiger Ureter-Ligatur ist der Ureterflow aufgehoben; von der blockierten Niere wird aber weiter Harn gebildet, der auf vier verschiedenen Routen abtransportiert wird (Abb. 1-15).

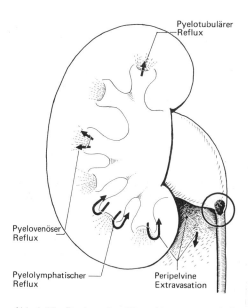

Abb. 1-15 Routen des Harnabtransportes bei akuter Steinblockade. Eine peripelvine Extravasation tritt als Folge einer Fornixruptur ein.

1.3.4 Lokalisation

Prädelektionsstellen für Abflußhindernisse der ableitenden Harnwege sind Ureterabgang, Gefäßkreuzungsstelle, transmuraler Ureterabschnitt, Blasenausgang, Beckenboden und Meatus.

1.3.5 Symptomatik (GK 3-1.2.2)

Leitsymptom der akuten Harnleiterblockierung, meist durch einen Stein oder Blutkoagel, ist die Kolik, nach deren Abklingen noch dumpfe oder ziehende Schmerzen im Bereich des kostovertebralen Winkels bestehen (Nierenkapselspannung). Die Art der Schmerzausstrahlung läßt die Lage des Hindernisses vermuten. Hodenschmerzen treten vorwiegend bei hochsitzendem Hindernis auf. Bei Blasennähe werden die Beschwerden in die Skrotalhaut bzw. die Vulva fortgeleitet. Hat beispielsweise der Stein den transmuralen Ureterabschnitt erreicht, empfindet der Patient stechende Schmerzen in der Glans penis bzw. Klitoris mit begleitendem Harndrang.

Bei vorübergehender Einklemmung klingen die Schmerzen in wenigen Minuten oder erst nach Stunden oder Tagen (Dauer-Koliken) ab. Die Schmerzintensität verläuft wellenförmig. Vegetative Begleitsymptome sind Nausea, Erbrechen und Darmmotilitätsstörungen (Subileus). Die reflektorische Anurie ist selten. Eine Mikrohämaturie ist obligat, eine Makrohämaturie tritt bei Steinkoliken jedoch nur in einem Drittel der Fälle auf.

Der Kranke ist unruhig, sucht Schmerzlinderung durch Bewegung im Gegensatz zum Patienten mit Peritonitis. Die Haut ist blaß bis livide, kalt und schweißig. Das Nierenlager ist druck- und klopfschmerzhaft. Gelegentlich läßt sich auch ein Druckschmerz im Bereich des Ureterverlaufes auslösen. Abwehrspannung im ipsilateralen Ober- und Mittelbauch kann hinzutreten. Darmgeräusche sind spärlich oder fehlen, und es läßt sich ein tympanitischer Klopfschall hervorrufen.

Symptome der chronischen Harnentleerungs- beziehungsweise Harntransportstörung sind: diffuse, dumpfe Flanken- oder Oberbauchschmerzen sowie Druckdolenz im kostovertebralen Winkel. Eine längere Vorbehandlung unter der Annahme einer Diskopathie oder Ischialgie ist bis zur urographisch gesicherten Diagnose keinesfalls selten (Differentialdiagnose des Kreuzschmerzes, Tab. 2-2, S. 38). Gastrointestinale Begleitsymptome, wie Nausea, allgemeines Krankheitsgefühl, Meteorismus oder Obstipation täuschen eine Erkrankung der Abdominalorgane (Ulcus duodeni, Cholezystopathie oder Adnexitis) vor.

Die partielle und intermittierende Harnstauung verursacht pyelonephritische Fieberschübe, zuweilen mit Schüttelfrost und stechenden Schmerzen durch vermehrte Nierenkapselspannung. Mikrohämaturie und Dysurie kennzeichnen die Phase des Harninfektes. Im Vordergrund stehen Miktionsbeschwerden und verleiten zur Diagnose rezidivierende Zystitis.

Bei der Untersuchung läßt sich über der betroffenen Niere ein diskreter Druck- und Klopfschmerz auslösen. Bei schlanken Patienten und ausgeprägter Hydronephrose ist die Niere zu tasten. Selten ist für kurze Zeit eine Erhöhung des systolischen und diastolischen Blutdrucks nachweisbar.

Die Abflußstörungen werden kompliziert durch:

1. Urosepsis mit oder ohne Endotoxin-Schock (s. S. 395);
2. Fornixruptur mit Urinextravasation (s. S. 34);
3. Hochdruckentstehung über eine Aktivierung des Renin-Angiotensin-Aldosteron-Systems (s. S. 20);
4. Steinbildung (s. S. 243).

1.3.6. Therapie (GK 3-1.2.3)

Bei kompletter Obstruktion einer Niere ist die Funktion noch nach 3 Wochen reversibel, wie Untersuchungen nach Ureterligatur zeigen. Nach Beseitigung des Hindernisses entwickelt sich eine *salzverlierende Niere*, die mehrere Liter Harn pro 24 Stunden bildet. Bei normaler kontralateraler Niere ist die Erholung der entlasteten Niere schlechter als bei geschädigter Gegenniere (renale Counterbalance-Theorie von *Hinman*).

Die Behandlung der spezifischen Ursachen von Abflußstörungen ist in den jeweiligen Kapiteln angegeben.

1.4 Renale Hypertonie (GK 3-1.3)

Die mögliche renale Genese der *Hochdruckkrankheit* (= chronische Erhöhung des diastolischen Blutdruckes; WHO) gewann allgemein Anerkennung durch die klassische Versuchsanordnung von *Goldblatt*, in der dieser 1934 nachweisen konnte, daß einseitiges Abklemmen der Nierenarterie eine Hypertonie hervorruft, die nach Entfernung der Niere rückläufig ist. Die Hypothese der ischämieinduzierten arteriellen Hypertonie wurde danach durch klinische Beobachtungen einer Blutdrucknormalisierung nach Entfernung einer *entzündlich* oder *vaskulär* geschädigten, ischämischen Niere bestätigt.

Der Stellenwert der renalen Hypertonie im Rahmen der Gesamtheit möglicher Hypertonieformen ergibt sich aus Tabelle 1-2.

Pathophysiologie

Die renale Hypertonie ist als Entgleisung des normalen *Renin-Angiotensin-Aldoste-*

Tabelle 1-2 Einteilung der chronischen Hypertonien

A) Primäre (essentielle) Hypertonie
B) Sekundäre Hypertonieformen
1. *Renale Hypertonie*
   a) *Intrarenale Erkrankungen:*
      chronische Pyelonephritis
      chronische Glomerulonephritis
      diabetische Glomerulosklerose
      (Kimmelstiel-Wilson-Syndrom)
      Zystennieren
      chronische interstitielle Nephritis
   b) *ein- oder doppelseitige Nierenarterien-*
      stenose
   c) *Seltenere Nierenerkrankungen:*
      Nierenamyloidose
      Plasmozytomniere
      Wegenersche Granulomatose der Nieren
      Nierenbeteiligung der Kollagenosen
      (Lupus erythematodes, Periarteriitis no-
      dosa)
      Reninbildender Nierentumor (primärer
      Reninismus)
   d) *Hochdruck bei Harnabflußstörungen:*
      Hydro- und Pyonephrose
      Strikturen bzw. Kompression des Ureters
      Prostatahyperplasie
      Nephro- und Urolithiasis

2. *Kardiovaskuläre Hypertonie:* Aortenisthmus-
   stenose
3. *Endokrin bedingte Hypertonieformen:*
   a) *Überfunktionszustände der Nebennieren-*
      rinde
      Vermehrte Bildung von *Cortisol*
      (Cushing-Syndrom)
      Vermehrte Bildung von *Aldosteron*
      (primärer Aldosteronismus)
      Vermehrte Bildung von *Desoxycortico-*
      steron
      11β-Hydroxylasemangel
      17α-Hydroxylasemangel
   b) *Überfunktionszustände des Nebennieren-*
      marks
      Vermehrte Bildung von *Katecholaminen*
      Phäochromozytom und -blastom
      sog. Pseudophäochromozytom
      Nebennierenmarkhyperplasie

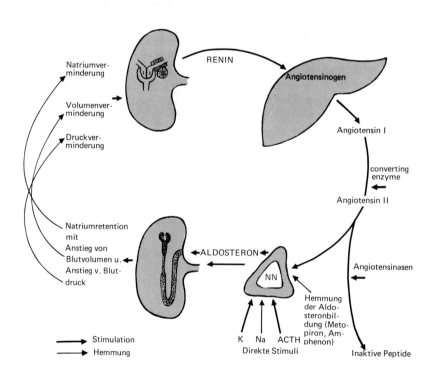

Abb. 1-16 Renin-Angiotensin-Aldosteron Regelkreis (RAA-System) → Normotonie + Normovolämie.

ron-Mechanismus (RAA-System) aufzufassen, der a priori der Aufrechterhaltung eines suffizienten Kreislaufs (Normotonie und Normovolämie) dient (Abb. 1-16). *Renin*, ein Glykoprotein der α_2-Globulinfraktion, wird im juxtaglomerulären Apparat der Niere gebildet und wandelt in der Leber *Angiotensinogen* (Tetradekapeptid) *in Angiotensin I (Dekapeptid)* um. Durch Abspaltung von 2 Aminosäuren durch eine ubiquitäre Plasmapeptidase („Converting-enzyme") entsteht das Oktapeptid *Angiotensin II*. Angiotensin II hat zwei blutdruckaktive Komponenten:

1. Starke vasopressorische Wirkung (ca. das 40fache des Norepinephrins).

2. Wichtigster Stimulator der adrenalen Aldosteronsekretion. Aldosteron ruft über eine vermehrte Natriumretention eine Vermehrung des Blutvolumens hervor.

Die Dysregulation der Reninausschüttung bei Nieren-Ischämie verläuft über Druck- und Volumenrezeptoren (Barorezeptoren) des juxtaglomerulären Apparates und über einen Elektrolytfühler an der Macula densa des distalen Tubulus, wo dieser an seinem aufsteigenden Schenkel das Glomerulum erneut berührt (Abb. 1-17).

Über beide Rezeptorsysteme wird immer dann der Stimulus für die vermehrte Freisetzung von Renin gegeben, wenn der Körper

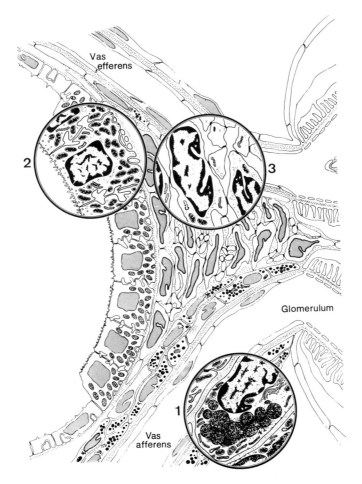

Abb. 1-17 Der juxtaglomeruläre Apparat besteht aus drei Zellkomplexen: den *epitheloiden Zellen* (1), der *Macula densa* (2) und den *Goormaghtigh-Zellen* (3). Die epitheloiden Zellen, in denen Renin synthetisiert wird, befinden sich im präglomerulären Gefäßabschnitt (*Peter* 1983).

(in diesem Falle die ischämische Niere) durch Hypovolämie sowie Hypotonie (und Salzverlust) bedroht ist (s. Abb. 1-16).

Damit wird die von der erkrankten Niere in die Vena renalis ausgeschiedene Reninmenge zum wichtigsten Parameter für die Diagnose der renalbedingten Hypertonie, oder anders ausgedrückt, für die Frage, ob bei Hypertonie eine gleichzeitig bestehende einseitige Nierenerkrankung als Hypertonieursache anzusehen ist (Reninlateralisation).

Hochdruck bei einseitiger Nierenerkrankung

Unilaterale, hypertoniewirksame Nierenerkrankungen sind für den Urologen insofern von Bedeutung, als solche Hochdruckformen *operativ heilbar* sind. Pathophysiologisch ist eine Einteilung in *parenchymatöse* und *vaskuläre* Nierenveränderungen und ischämische Nierenschäden auf dem Boden von *Harnabflußstörungen* als Hypertonieursache möglich.

Die ischämische Niere ruft hervor:

- verminderte Urinproduktion,
- verminderte Natriumkonzentrierung,
- erhöhte Konzentrierung des Urinkreatinins,
- vermehrte Reninproduktion.

Einseitige hochdruckwirksame Parenchymveränderungen sind:
- Pyelonephritische Schrumpfniere (Hypertonie in 40% durch Nephrektomie heilbar);
- Chronische interstitielle Nephritis (40% mit Hypertonie);
- Zystennieren (bis zu 70% mit Hypertonie);
- Nierentuberkulose;
- „Page-Niere" (perirenales Hämatom; radiogene, konstriktive Perinephritis);
- Nierentumoren (Nierenzellkarzinom, Wilms Tumor, Reninom).

Die „Page-Niere"

Sie nimmt zwischen der renoparenchymatösen und renovaskulären Hypertonieform insofern eine Sonderstellung ein, als defini-

tionsgemäß die Haupt-Nierengefäße frei durchgängig sind, ischämiewirksame Veränderungen der intrarenalen Hämodynamik jedoch durch Kompression oder Konstriktion der Niere bedingt sind. Die Nieren-Kompression ruft zunächst eine kortikale Ischämie mit erniedrigtem arteriellem und venösem Druck hervor und vermindert somit die glomeruläre Perfusion. Die Hypertonie tritt in Abhängigkeit von der zugrundeliegenden Ursache innerhalb von Stunden bis Jahren nach der Nieren-Kompression auf.

Vorkommen

- Stumpfes Trauma mit sich organisierendem subkapsulärem oder perirenalem Hämatom,
- traumatisches oder postoperatives, chronisches pseudozystisches Extravasat (Urinom),
- spontanes, perirenales Hämatom (Tumor, Angiomyolipomatose, Periarteriitis nodosa),
- konstriktive, perinephritische Fibrose (nach Bestrahlungstherapie).

Diagnose

- Urogramm: abgeflachte Nierensilhouette, Verdrängung des Nierenbeckenkelchsystems;
- Angiographie: perirenale Gefäßdarstellung, Haupt-Nierengefäße intakt;
- Ultraschall: perirenal echoverstärkte Zone.

Therapie

In mehr als der Hälfte der Fälle kann die Hypertonie durch Nephrektomie oder Drainage und Evakuation der angesammelten Flüssigkeit (Dekompression) oder durch Dekortikation der Nieren-Einscheidung chirurgisch geheilt werden.

Hormonaktive Nierentumoren

Die häufigsten reninsezernierenden Nierengeschwülste sind der Juxtaglomerularzelltumor (*Reninom;* primärer Reninismus) und der *Wilms Tumor* des Kindes. Vereinzelt wurden auch reninaktive *Nierenzellkarzino-*

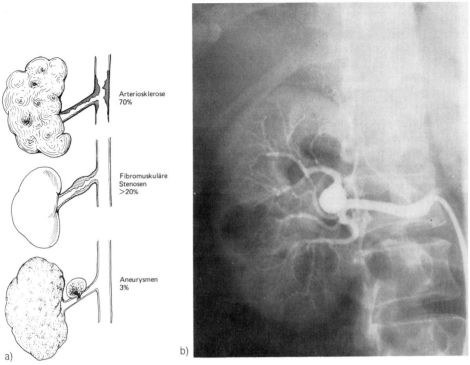

Arteriosklerose
70%

Fibromuskuläre
Stenosen
>20%

Aneurysmen
3%

a)   b)

Abb. 1-18 a) Verschiedene Ursachen der renovaskulären Hypertonie mit mikroskopischer Nierenveränderung; in ca. 2,5% sind kongenitale Mißbildungen, Embolien oder Kompression von außen ätiologisch. – b) Nierenarterienaneurysma der rechten Seite bei 39jährigem Patienten mit art. Hypertonie und um den Faktor 2,1 erhöhtem Nierenvenen-Renin rechts (= Reninlateralisierung).

me beschrieben, bei denen nach Tumornephrektomie eine Normalisierung des Blutdruckes eintrat.

Nicht alle Hypernephrom-Patienten mit gleichzeitiger arterieller Hypertonie (ca. 30%) reagieren nach Tumornephrektomie mit einer Normalisierung des Blutdruckes. Die Hochdruckkrankheit ist in solchen Fällen als selbständig anzusehen.

Einseitige, hochdruckwirksame, vaskuläre Nierenveränderungen (Abb. 1-18)

● Nierenarterienstenose (Abb. 1-18 a),
● Nierenembolie mit Infarkt,
● Nierenvenenthrombose,
● Nierenarterienaneurysmen (Abb. 1-18 b),
● Gefäßkomprimierende Nephroptose.

Tabelle 1-3 Ätiologien von Nierenarterienstenosen (Sammelstatistik nach *Heberer* und *Eigler*; n = 574)

Arteriosklerotische Stenosen	71,3%
Fibröse Dysplasien	22,5%
Aneurysmen	2,7%
Hypoplasien	1,5%
idiopathische Thrombosen	1,1%
Kompression von außen	0,5%
Embolien	0,4%

Die Ätiologie von Nierenarterienstenosen zeigt nach einer Sammelstatistik von *Heberer* und *Eigler* (1969) eine überwiegende Prädominanz arteriosklerotischer Stenosen (Tab. 1-3). Die chirurgische Erfolgsquote ist bei der fibrösen, anlagebedingten Dysplasie größer als bei der arteriosklerotischen Nierenarterienstenose. Je nach endarterieller Lokalisation lassen sich Intima-, Media- und subadventitielle Fibroplasien sowie fibromuskuläre Hyperplasien unterscheiden. Charakteristisch ist das Auftreten in der ersten Lebenshälfte.

Bei jedem zweiten Patienten mit Nierenarterienstenose ist 2-3 Querfinger lateral des Nabels ein Stenosegeräusch auskultierbar.

Abklärung

Die hämodynamische (also hypertensive) Wirksamkeit der Nierenarterienstenose, wie auch anderer einseitiger Nierenveränderungen mit Hochdruck, wird in erster Linie durch die seitengetrennte Renin-Aktivität im Nierenvenenblut bestimmt. Ist die Renin-Konzentration in der Vene der betroffenen Niere mindestens um den Faktor 1,5 gegenüber der kontralateralen Seite erhöht, so wird von einer Hochdruckwirksamkeit ausgegangen und die Operationsindikation gestellt. Die Operationsindikation kann erleichtert werden, falls durch Gabe des kompetitiven Angiotensin II-Antagonisten *Saralasin* der Hochdruck signifikant senkbar ist.

Hochdruckwirksame Harnabflußstörungen

In Frage kommen:

– Hydronephrose (subpelvine Stenose),
– Strikturen des Ureters,
– retrokavaler Ureter und andere Ureter-Kompressionen,
– vesikoureteraler Reflux.

Bei 30% aller chronischen Harnabflußstörungen wird eine begleitende arterielle Hypertonie beobachtet.

Bei allen *plötzlich* auftretenden Druckerhöhungen des Ureter-Nierenbeckenkelch-Systems (z. B. blockierender Ureterstein) antwortet der Ureter kompensatorisch mit einer Zunahme der Peristaltik-Frequenz und Erhöhung des Wandtonus, so daß noch bei Druckerhöhungen im Hohlraumsystem um das 10- bis 15fache der Norm die glome-

ruläre Filtrationsrate nahezu unverändert bleibt. Dies ist nur durch eine Druckerhöhung in der vorgeschalteten, afferenten Strombahn möglich, und es kommen die renininitiierten bluthochdruckwirksamen Mechanismen bei der plötzlich auftretenden Harnobstruktion nicht in Gang. Bei Versagen der Autoregulations-Mechanismen (falls Filtrationsdruck = Nierenbecken-Ureterdruck) wird die Niere stumm.

Über die chirurgischen Möglichkeiten der einseitig bedingten Hypertonie siehe Kapitel 4, S. 81.

[Blasenfunktion (GK 3-1.4), s. S. 361]

1.5 Nierenbeteiligung bei nicht renalen Erkrankungen

Differentialdiagnostisch bedeutsam sind für den Urologen eine Reihe von Nierenerkrankungen, die entweder im Rahmen einer Systemerkrankung die Nieren miterfassen oder sich vorzugsweise dort manifestieren, ohne daß der genaue Pathomechanismus zwischen auslösender Noxe und renaler Manifestation bekannt wäre.
Urologischerseits hervorstechendes Merkmal ist in der Mehrzahl der Fälle die urographisch *,,kleine Niere"*.

1.5.1 Gefäßerkrankungen

Arteriosklerose und Arteriolosklerose

→ Niere klein, Narbeneinziehungen, arterielle Hypertonie, Niereninsuffizienz, Veränderungen bds.

Arteriolonekrose (maligne Nephrosklerose)

→ Niere etwas verkleinert, junge Patienten; geht schnell in die Urämie über, arterielle Hypertonie.

Glomerulosklerose Kimmelstiel-Wilson

→ Niere normal groß; bei Diabetes mellitus; einhergehend mit Hypertonie, eventuell nephrotisches Syndrom; im Urogramm flaue KM-Ausscheidung. Niereninsuffizienz progredient.

Periarteriitis nodosa

→ Niere klein mit knotiger Oberfläche (Narbenherde), Sklerose; maligne Hypertonie; spontane Nierenruptur möglich; Urämie.

Amyloidose

→ Niere meist groß (,,weiße Amyloidniere") oder selten ,,gelbe Amyloidschrumpfniere"; Tubulusatrophie, Niereninsuffienz, eventuell mit nephrotischem Syndrom.

Eklampsie-Niere bei EPH-Syndrom

→ Beidseitiger Nierenbefall durch toxische Glomerulonephrose im Gefolge einer Schwangerschaftstoxikose; Rindennekrosen, nephrotisches Syndrom, Hypertonie.

1.5.2 Analgetikanephropathie

Die Existenz einer isolierten ,,*Phenazetinniere*" ist bisher nicht erwiesen.

Fakten

Chronische Zufuhr phenazetinhaltiger *Analgetika-Mischpräparate* mit Aminophenazonderivaten, Barbituraten, Coffein, Codein und Paracetamol geht mit schweren Nierenschädigungen auf dem Boden einer primär chronischen, interstitiell-destruierenden Pyelonephritis mit Ausbildung von Papillennekrosen einher → chronische Niereninsuffizienz. Reiner Phenazetinabusus ist nicht üblich. In Ländern ohne Konsum von Aminophenazonderivaten werden Nierenschädigungen trotz hohen Phenazetinverbrauchs nicht beobachtet.
Die analgetikabedingte Nierenschädigung wird nur nach chronischer Einnahme von analgetischen *Misch*präparaten beobachtet, so daß eine Co-Pathogenese, nicht aber Phenazetin selbst, als Noxe angenommen werden kann. Analgetikaabuser erkranken auch signifikant häufiger an Nierenbeckentumoren.

● *Fazit:* Nur analgetisch wirksame Monopräparate verordnen!

1.5.3 Gichtnephropathie

Vorkommen

Das chronische *Hyperurikämie-Urikosurie-Syndrom* entsteht auf dem Boden entweder einer familiär gehäuften Stoffwechselerkrankung (primäre Gicht) oder sekundären Harnsäureausscheidungsstörung (Tumoren, Zytostatika-Therapie). Bei der primären Gicht kommt es in 80% der Fälle zu einer autoptisch gesicherten Nierenbeteiligung (80% Pyelonephritis, 10% abakterielle interstitielle Nephritis, 10% infizierte Nephrolithiasis oder Amyloidose). Die Gichtniere, nicht die ossäre Verlaufsform der Gicht, diktiert die Prognose des Leidens *Gichtnephropathie:*

Interstitielle Nephritis
↓
Papillennekrose
↓
Schrumpfniere
↓
Renoparenchymatöser Hochdruck
↓
Chronische Niereninsuffizienz.

1.5.4 Renaler Befall bei lymphatischen Systemerkrankungen

Lymphome, Leukosen

Es handelt sich hier meist um metastatischen Befall im Stadium der Generalisation: z. B.: Hodgkin-Niere, Leukämie-Niere. Die Nieren sind vergrößert, tumorähnlich deformiert, das Nierenbeckenkelchsystem teils bizarr verdrängt und die exkretorische Nierenfunktion geschädigt.

Plasmozytom-Niere

Vom Myelom gebildete pathologische Eiweißkörper (Paraproteine, hier: sogenannte leichte Ketten; Bence-Jones-Proteine) werden glomerulär filtriert: Mesangiale Glomerulopathie → kompakte Zylinder in den Tubuli → interstitielle Nephritis → Niereninsuffizienz. Insgesamt lassen sich beim Plasmozytom im Stadium der urämischen Nephropathie bis zu 70% typische morphologische Veränderungen verifizieren.

Weiterführende Literatur

Bennett, W. H., G. A. Porter, S. P. Bagby, W. J. McDonald: Medikamentöse Therapie bei Nierenkrankheiten. Enke, Stuttgart 1981

Brenner, B. M., T. W. Meyer, T. H. Hofstetter: The role of hemodynamically mediated glomerular injury in the pathogenesis of progressive glomerular sclerosis in aging, renal ablation, and intrinsic renal disease. New Engl. J. Med. 307 (1982) 652

Boyarsky, S., P. Labay: Ureteral Dynamics. Pathophysiology, Drugs, Surgical Implications. Williams & Wilkins, Baltimore (USA) 1972

Emmett, J. L.: Urinary stasis: The obstructive uropathies, atony and neuromuscolar dysfunction of the urinary tract. In: Emmett, J. L. (Hrsg.) Clinical Urography. Band 1, 2. Aufl. W. B. Saunders, Philadelphia 1964 p. 308

Goldblatt, H., J. Lynch, R. F. Hanzal, W. W. Summerville: Studies on experimental hypertension. I. The production of persistent elevation of systolic blood pressure by means of renal ischemia. J. Exp. Med. 59 (1934) 347

Heberer, G., F. W. Eigler: Operative Therapie bei arterieller Hypertonie. In: R. Heintz, H. Losse (Hrsg.) Arterielle Hypertonie. Thieme, Stuttgart 1969

Hinman sr., F.: Renal Counterbalance. Arch. Surg. 12 (1926) 1105

Höffler, D.: Pharmakotherapie bei chronischer Niereninsuffizienz. Therapiewoche 34 (1984) 6583

Huland, H., D. Gonnermann, H. P. Leichtweiß: Die Wirkung von Prostaglandin-Synthese-hemmern auf den Gefäßspasmus hydronephrotischer Nieren nach kompletter Ureterligatur: Eine physiologische Voraussetzung, die Reversibilität hydronephrotischer Nierenschädigung zu testen. Akt. Urol. 14 (1983) 109

Kaufman, J. J.: Management of Renovascular Hypertension. The Urologic Clinics of North America. Band 2. W. B. Saunders, Philadelphia 1975

Kröpelin, T.: Pathologie und Radiologie von Hochdruck- und Nierenkrankheiten. Thieme, Stuttgart 1977

Lutzeyer, W., H. Melchior: Ureterdynamik. Thieme, Stuttgart 1971

Novick, A. C.: Renal Transplantation. The Urologic Clinics of North America. Band 10. W. B. Saunders, Philadelphia 1983

Novick, A. C.: Renal Vascular Disease. The Urologic Clinics of North America. Band 11. W. B. Saunders, Philadelphia 1984

Peter, St.: Persönliche Mitteilung 1983

Ross, J. A., P. Edmond, I. S. Kirkland: Behaviour of the Human Ureter in Health and Disease. Churchill Livingstone, Edinburgh – London 1972

Sieberth, H.-G.: Nephrologie für Urologen. In: Hohenfellner, R., E. J. Zingg (Hrsg.) Urologie in Klinik und Praxis. Band II. Thieme, Stuttgart 1983 p. 1262

Siegenthaler, W.: Klinische Pathophysiologie. 4. Aufl. Thieme, Stuttgart 1979

Smellie, J. M., I. C. Normand: Bacteriuria, reflux and renal scarring. Arch. Dis. Child. 50 (1975) 581

Straffon, R. A.: Renal Transplantation. The Urologic Clinics of North America. Band 4. W. B. Saunders, Philadelphia 1977

Tapson, J. S., R. Wilkinson: Management of unilateral chronic pyelonephritis. J. Roy. Soc. Med. 78 (1985) 278

Weiss, R. M.: Clinical implications of ureteral physiology. J. Urol. 121 (1979) 401

Whitaker, R. H.: Methods of assessing obstruction in dilated ureters. Br. J. Urol. 45 (1973) 15

Williams, D. I., G. D. Chisholm: Scientific Foundations of Urology, Band I und II. 2. Aufl. William Heinemann Medical Books Ltd., London 1982

Ziegler, M., G. J. Mast: Urologische Aspekte der renalen Hypertonie. In: Rosenthal, J. (Hrsg.) Arterielle Hypertonie. Springer, Heidelberg 1980

2 Urologische Leitsymptome (GK 3-2)

G. H. Jacobi

2.1 Veränderte Harnaus- scheidung (GK 3-2.1)

Die pathologischen Abweichungen der Harnmenge werden als Anurie, Oligurie und Polyurie bezeichnet.

Organische Nierenschäden (akute tubuläre Nekrose s. S. 381), akute Glomerulonephritis (s. GK ,,Innere Medizin"), terminales Nierenversagen, Entgleisung des Wasser- und Elektrolythaushaltes (Überwässerung, hypotone Dehydratation; s. GK ,,Innere Medizin") und die obstruktive Uropathie sind zugleich Ursache und Wirkung der Oligurie. Die urologisch wichtigste Form der Polyurie ist die postobstruktive Diurese.

2.1.1 Urinbeschaffenheit (Abb. 3-2, s. S. 42)

Die *Urinfarbe* spiegelt Zusammensetzung und Konzentration des Harns wider; die ,,Urinbeschau" gehört zum ältesten Diagnostikum in der Urologie. ,,Gesunder" Urin ist hell- bis dunkelgelb, klar und ändert seine Farbe je nach Hydratationszustand des Organismus oder Konzentrationsfähigkeit der Nieren.

Nach Abkühlen des Urins kommt es zur Präzipitation von Salzen, die sich in gesättigter Lösung befinden; dieser so entstandene Bodensatz ist belanglos. Die Harnfarbe kann durch Hämoglobin rot, Ikterus braun oder Ausscheidung von medikamentös zugeführten Farbstoffkomponenten (z. B. Flavin in Vitaminpräparaten, Azofarbstoff im Pyridium®) verändert sein. Das intensive Harnkolorit bei Fieberzuständen wird lediglich durch die Antidiurese infolge temperaturbedingten Schwitzens hervorgerufen.

Ist der frisch gelassene Urin trüb, so können Beimengung von Schleim, Eiter, Fibrin,

Zelldetritus, Prostatasekret (Spermaturie) oder eine Phosphaturie (bei alkalischem pH) dafür verantwortlich sein. Die wichtigste Veränderung der Urintransparenz ist durch die Hämaturie bedingt. Auch vermehrte Ausscheidung von Eiweiß (Proteinurie) oder Leukozyten (Leukozyturie) verändern das Aussehen des Urins.

Erythrozyturie

Der Gesunde scheidet täglich etwa 1 Million Erythrozyten im Harn aus (2 Erythrozyten pro mikroskopisches Gesichtsfeld). Für die Quantifizierung der Erythrozyturie (Mikrohämaturie) ist die Kammerzählung aufschlußreicher. Eine Erythrozyturie kann Symptom einer Glomerulonephritis, einer Urotuberkulose, eines ruhenden Nierenkelchsteines oder eines papillären Blasentumors sein. Die Erythrozyturie bedarf einer nephrologisch-urologischen Abklärung.

Im Phasenkontrastmikroskop werden heute Erythrozyten glomerulären und urothelialen Ursprungs unterschieden (sogenannte Erythrozyten der ,,langen Wanderung").

Leukozyturie

Während der Erythrozyturie Entzündung, Tumor oder Fremdkörper zugrunde liegen, sind Leukozyturien durchweg entzündlicher Natur. Bei allen akuten Harnwegsinfekten ist die Leukozyturie obligat. Auch bei der Urethritis, Prostatovesikulitis werden vermehrt Leukozyten im Harn beobachtet. Die massive Leukozyturie bei fehlendem Keimwachstum auf konventionellen Nährböden (,,sterile Pyurie") ist pathognomonisch für eine Urogenitaltuberkulose.

Proteinurie

Eiweißkörper mit einem Molekulargewicht < 69 000 (freies Hämoglobin; Bence-Jones-Proteine beim Plasmozytom) passieren den gesunden Nierenfilter: Glomeruläre Proteinurie. Ist die Permeabilität der Glomerula durch entzündliche, toxische oder immunpathologische Einflüsse erhöht, so erscheinen auch größere Eiweißkörper im Endharn.
Die Unterbrechung des venösen Abflusses bei der Nierenvenenthrombose bedingt die *hypoxämische Proteinurie*. Infolge des Zellzerfalls begleitet eine Albuminurie die Erythrozyt-, Leukozyt- und Bakteriurie.

Zylindrurie

Harnzylinder sind Ausgüsse der distalen Tubuli und Sammelrohre. Voraussetzung für ihre Bildung ist das Vorhandensein von Zellen und Eiweiß. Mikroskopisch werden im wesentlichen hyaline Zylinder (Eiweiß) und granulierte Zylinder (Eiweiß, Erythrozyten, Leukozyten oder Epithelien) unterschieden. Der gehäufte Nachweis von Zylindern im Harn geht also meistens mit einer Proteinurie oder Leukozyturie einher.

Bakteriurie s. Kapitel 6

2.2 Miktionsstörungen (GK 3-2.1)

Miktionsbeschwerden geben bereits erste Hinweise auf die Natur einer urologischen Erkrankung (Tab. 2-1).

2.2.1 Dysurie

Dieser Überbegriff subsumiert die unangenehme bis schmerzhafte Miktion. Von *Algurie* spricht man bei schmerzhaftem Urinieren, z. B. im Verlaufe akuter Entzündungen des unteren Harntraktes. Treten die Schmerzen vorwiegend gegen Ende der Miktion, also bei der Entleerung der letzten Harnportion auf, so spricht dies für entzündliche Veränderungen des Blasentrigonums und des Blasenhalses: *terminale Algurie*.
Ist die Miktionsfrequenz am Tage erhöht, so liegt eine *Pollakisurie* vor. Beträgt bei einem durchschnittlichen Blasenfassungsvermögen von 350-400 ml beim Mann und 400-450 ml bei der Frau unter normalen Diuresebedingungen das Miktionsintervall 4-6 Stunden, so kann dies bei Pollakisurie bis auf Minuten verkürzt sein (Entzündungen des unteren Harntraktes; Prostatahyperplasie).
Die *Nykturie* benennt gehäufte Miktionen bei Nacht, etwa im Stadium I der Prostatahyperplasie. Die nächtliche Polyurie bei de-

Tabelle 2-1 Beschreibung der urologischen Symptomatik

Algurie	– Schmerzen bei der Miktion
Dysurie	– erschwerte, schmerzhafte Miktion
Pollakisurie	– gehäufte Miktionsfrequenz (dagegen Polyurie – vermehrtes Harnvolumen)
Enuresis	– Einnässen, d. h. intermittierender, unwillkürlicher Harnabgang
Fäkalurie	– Stuhlbeimengung zum Harn
Pneumaturie	– Luftbeimengung zum Urin
Hämaturie	– Blutbeimengung zum Urin
Harninkontinenz	– unwillkürlicher, nicht unterdrückbarer Harnabgang
Drang-Inkontinenz	– schmerzhafter, gehäufter Harndrang mit nicht unterdrückbarem Harnabgang
Imperativer Harndrang	– zwanghaftes, nicht unterdrückbares Miktionsbedürfnis
Nykturie	– nächtliche Miktionshäufigkeit
Strangurie	– heftigste, mit krampfartigen Blasenschmerzen einhergehende Miktion

kompensierter Herzinsuffizienz mit Flüssigkeitseinlagerung während des Tages imponiert gleichfalls als Nykturie.

Bei Zystitis, Urethritis und Prostatitis tritt schon bei geringer Blasenfüllung ein *imperativer Harndrang* auf, der nicht zu unterdrükken ist. Die abnorm reagierende Blase erzwingt eine Miktion noch auf dem Wege zur Toilette (Drang-Inkontinenz). Ist dieser Zustand mit starken Blasenschmerzen, Krämpfen oder Blasentenesmen verbunden, leidet der Patient an einer *Strangurie*. Sie ist Zeichen einer tiefgreifenden Entzündung des Detrusormuskels, z. B. bei der interstitiellen Zystitis, der radiogenen Zystitis oder der Bilharziose.

2.2.2 Gestörter Miktionsablauf

Beim Gesunden wird entsprechend eines bestimmten Dehnungsreizes der Harnblase auf nervalem Wege die Blasenentleerung rasch eingeleitet und mit einer Flußrate von 20-30 ml/sec in 10-15 sec restharnfrei abgeschlossen (Uroflowmetrie). Der Symptomenkomplex: *abgeschwächter Miktionsstrahl, verzögerter Miktionsbeginn* und *verlängerte Miktion* weisen auf eine subvesikale Obstruktion hin, wie sie am typischsten bei der noch kompensierten Prostatahyperplasie vorliegt.

Gewöhnlich wird zusätzlich über Nachträufeln von Harn nach dem Urinieren geklagt

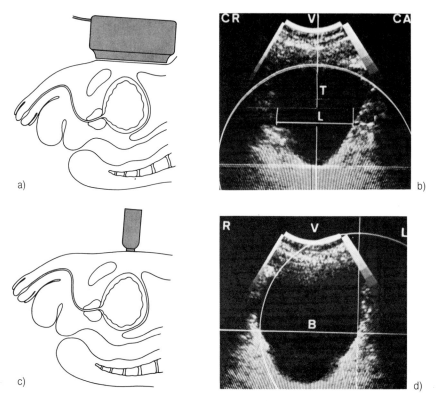

a) b)

c) d)

Abb. 2-1 Sonographische Restharnbestimmung. Das Blasenvolumen nach der Miktion wird aus den longitudinalen [a) und b)] und transversalen [c) und d)] Ultraschallschnittbildern in Anlehnung an die Rotationsellipsoidformel (Tiefe T × Länge L × Breite B × 0,52) berechnet. Der Restharn beträgt im Beispiel: 8,5 (T) × 6,6 (L) × 8,4 (B) × 0,52 = 245 ml. Rageth et al. (1982) ermitteln den Restharn anhand eines Nomogramms aus der größten longitudinalen und transversalen Fläche. CR = kranial; CA = kaudal; V = ventral; R, L = rechts, links.

oder der Patient hat das Gefühl der unvollständigen Blasenentleerung: *Restharn* (Abb. 2-1). Der Restharn ruft eine Pollakisurie, der stasebedingte Harninfekt eine Algurie hervor.

Bei der *Palmurie* ist der Harnstrahl zwar kräftig, aber gespalten oder fächerförmig verbreitert, infolge von Strikturen oder Entzündungen der vorderen Harnröhre sowie Veränderungen am Meatus urethrae (Entzündung, Stenose, Condylomata acuminata).

Von einer *zweizeitigen Miktion* spricht man, wenn nach dem Urinieren erneut Harndrang mit Entleerung einer zweiten Urinportion auftritt. Das zweite Harnvolumen kann aus einem Blasendivertikel oder nach vesiko-ureteralem Reflux aus dem oberen Harntrakt stammen (renaler Restharn). Die mehrzeitige Blasenentleerung wird zur konservativen Therapie des Refluxes verordnet (Doppelmiktion).

Der *unterbrochene Harnstrahl*, die stakkatoartige Miktion, wird hervorgerufen durch Blasensteine, die im Verlauf der Miktion zeitweise den Blasenausgang verlegen, oder abgehende Harnröhrenkonkremente. Auch andere subvesikale Störfaktoren der normalen Urodynamik (Detrusor-Sphinkter-Dyssynergie) und Blasenentleerung wie Fremdkörper, Harnröhrentumoren oder -divertikel (Ventilwirkung) erzeugen einen unterbrochenen Harnstrahl.

Hat der Patient lediglich das Gefühl eines unterbrochenen Strahls, ohne daß der Harnflow sistiert, so kann dies durch Luftblasen hervorgerufen werden: Die *Pneumaturie* kann erstes und einziges Symptom einer vesiko-intestinalen Fistel, meist als entzündliche, tumorbedingte oder radiogene Kommunikation zwischen Harnblase und Colon sigmoideum sein.

Das Vorliegen einer solchen Fistel ist offensichtlich bei gleichzeitiger Durchmischung des Urins mit Stuhlbestandteilen: *Fäkalurie*.

Harnverhaltung (GK 3-2.2)

Der akute Harnverhalt steht am Ende der obstruktiven Harnabflußstörung (erhöhter Sympathikotonus; s. S. 375). Die chronische Harnretention führt zur Überlaufblase. Wegen des ständigen, unwillkürlichen Einnässens entsteht der Eindruck einer Harninkontinenz (Ischuria paradoxa = wenig Urinabgang bei großem Angebot).

Harninkontinenz (Tab. 13-1, s. S. 356)

Der unwillkürliche, unkontrollierbare Harnabgang wird als *Inkontinenz* bezeichnet. Die anatomische oder nervale Insuffizienz des Blasenverschlusses (z. B. extrasphinktere Ureterektopie oder Sphinkterläsion nach Beckenfraktur) verursacht die komplette Inkontinenz.

Sammelt sich während der normalen Miktion in einem infravesikalen Hohlraum Urin (z. B. Harnröhrendivertikel), der im Miktionsintervall ohne willkürliche Beeinflussung nach außen entleert wird, so entsteht die temporäre Inkontinenz.

Streßinkontinenz (s. S. 357), Enuresis (s. S. 338).

2.3 Hämaturie (GK 3-2.3)

Die *Makrohämaturie* ist nicht nur eines der augenfälligsten urologischen Leitsymptome, sondern gleichzeitig ein Alarmsignal. Ist die gesamte Harnportion blutig, so spricht man von einer *totalen* Makrohämaturie, ansonsten von einer *initialen* oder *terminalen* Makrohämaturie.

Die schmerzhafte Makrohämaturie ist in erster Linie bedingt durch eine Urolithiasis. Die typische Kolik ist uretersteinverdächtig; ein Nierenbeckenstein (beweglich) ruft dumpfe Schmerzen des Nierenlagers mit rezidivierenden, weniger dramatischen Hämaturien (intermittierend nur Erythrozyturie) hervor. Die schmerzhafte, intermittierende Miktion mit rezidivierender Hämaturie kennzeichnet den nicht abgangsfähigen Blasenstein.

Die Makrohämaturie mit Kolik ist nicht ausschließlich steinbedingt. Blutende Nierentumoren können durch Bildung abgangsfähiger Blutkoagel ebenfalls typische Ureterkoliken hervorrufen.

Eine zweite Gruppe schmerzhafter Hämaturien ist entzündlicher Art: hämorrhagische Zystitis (Bakterien, Fremdkörper, Zytostatika) und die akute Urethritis.

Die zystitische Hämaturie ist terminal; bei der Urethritis wird eine initiale Blutbeimengung beobachtet.

Schwerste Blutungen in den Harntrakt werden gelegentlich in der Blase retiniert. Eine derartige *Blasentamponade* (s. S. 401) muß umgehend über einen Resektoskopschaft entleert werden.

2.3.1 Diagnostik bei Makrohämaturie

Patienten mit schmerzloser Hämaturie sollten sofort zystoskopiert werden (s. S. 394): vesikale Blutung oder Seitenlokalisation bei supravesikaler Blutung durch Beobachtung blutigen Urinabganges aus einem Ureterostium. Steht eine supravesikale Blutungsquelle fest, so wird die Röntgendiagnostik der Niere und des Nierenbecken-Ureter-Systems unverzüglich in die Wege geleitet. Läßt bei schmerzhafter Hämaturie der Schmerzcharakter (Ureterkolik) eine Urolithiasis vermuten, so wird in der akuten Kolik mit einer Abdomenübersichtsaufnahme nach einem spontan schattengebenden Konkrement gefahndet. Der ipsilaterale Nierenschatten erscheint vergrößert. Erst im kolikfreien Intervall wird das Urogramm durchgeführt (s. S. 52).

Die Zystoskopie schließt sich nach Abklingen der Schmerzen oder hämorrhagischen Zystitis an. Besondere Aufmerksamkeit verdient bei der Zystoskopie im Rahmen einer Hämaturie ein Blasendivertikel als Blutungsquelle. Blutungen aus dem Divertikel sind suspekt auf Tumor, Stein oder Entzündung und müssen durch direkte Inspektion des Divertikels, unter Umständen in Narkose, abgeklärt werden.

Trotz des augenfälligen Symptoms Makrohämaturie liegen die beobachteten Intervalle zwischen erstem Auftreten und diagnostischer Abklärung (,,Diagnoseverschleppung") oft bei mehreren Monaten. Primär konservative ,,Therapie"-Versuche mit Antibiotika oder Hämostyptika sind bei allen Formen der Massenblutung ohne gezielte Diagnostik *streng kontraindiziert*.

2.3.2 Ätiologie und Abklärung der Mikrohämaturie

Die kontrollkonstante (positiver Sangur®-Test), in der Kammer ausgezählte Mikrohä-

maturie ist renaler Genese, falls röntgenologische oder endoskopische Untersuchungen das Harnabflußsystem als Quelle ausgeschlossen haben. Wichtig ist die Phasenkontrastmikroskopie zur Unterscheidung von Erythrozyten renalen (dysmorph) und urothelialen Ursprungs (eumorph). Urologischerseits können kleine Kelchsteine, nichtschattengebende Steine, ein durch Entzündung alteriertes Urothel, eine Tuberkulose von Niere, Ureter oder Blase oder papilläre Tumoren verantwortlich sein. Sind vermehrt Urat- oder Oxalatkristalle ohne manifeste Urolithiasis im Harnsediment nachweisbar, so sollte die rezidivierende Erythrozyturie Anlaß für eine metabolische Abklärung des Harnsäure-, Kalzium- oder Oxalatstoffwechsels sein.

Nach röntgenologischer Abklärung (die Notwendigkeit der Angiographie ist umstritten) ist eine Glomerulitis oder Glomerulonephritis wahrscheinlich (Serumdiagnostik, Nierenbiopsie).

2.4 Schmerz (GK 3-2.4)

Der Schmerz ist häufigstes Leitsymptom urologischer Erkrankungen. Schmerz tritt im Urogenitalsystem vor allem dann auf, wenn parenchymatöse Organe durch Entzündung oder Tumor gedehnt werden oder Hohlorgane durch Stein, Blutkoagel oder Tumor verlegt sind. Dem Ureterschmerz ist eine spastische Komponente zu eigen. Eine Schmerzdifferenzierung (lokale und pathologische Zuordnung des Schmerzes) setzt genaue Kenntnisse des Krankheitsbildes und der anatomischen Organnachbarschaft voraus. Hierbei ist der Schmerz*charakter* (scharf, dumpf, in Attacken, brennend, pochend) und die Schmerz*ausstrahlung* von hohem diagnostischem Wert. Für die Beurteilung der Schmerz*quantität* und *-qualität* sind die Art und Weise sowie Gestik, mit der der Patient über seine Schmerzen Auskunft gibt, sowie seine Sprache wichtig.

In diesem Zusammenhang ist die psychische Ausgangssituation des Patienten für die Wertigkeit der Schmerzäußerungen zu beachten.

2.4.1 Prinzipien der Schmerzperzeption und -leitung

Die Schmerzperzeption erfolgt in den sensiblen Nervenendigungen oder in den subsynaptischen Bezirken der Dentriten. Es existieren spezifische Schmerzrezeptoren, deren Noxe chemischer, thermischer oder mechanischer Natur sein kann. Spezifische Stoffwechselveränderungen, die der Noxe folgen, sind die Freisetzung von Histamin und Plasmakininen. Die Erregungsleitung geht über die Neuriten des peripheren Neurons und Spinalganglions zum Hinterhornzellapparat des Rückenmarks, kreuzt auf die Gegenseite über das Halsmark, Medulla oblongata zum Thalamus (tractus spinothalamicus) und weiter zum Hypothalamus und der Großhirnrinde.

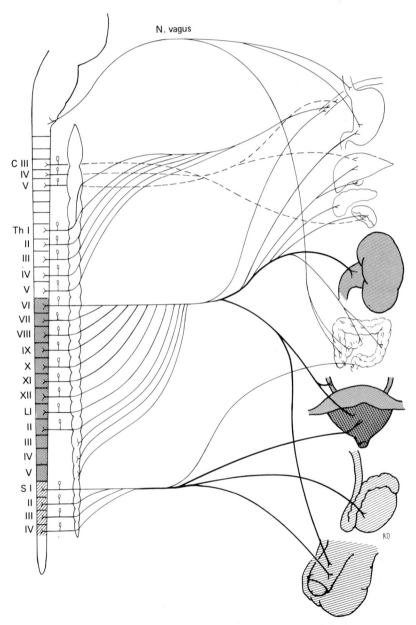

Abb. 2-2 Graphische Darstellung der sensiblen Versorgung des Urogenitaltraktes.

2.4.2 Die nervöse Versorgung des Urogenitalsystems (Abb. 2-2)

Autonome Versorgung

Niere, Ureter und Hoden ↔ Nn. Splanchnici
Detrusor ↔ Ggl. Hypogastricum inferior (S II bis IV)
Trigonum + terminaler Ureter ↔ Ggl. Mesentericum inferior (Th XII bis L III)
Penis, Skrotum ↔ Ggl. Mesentericum inferior + Ggl. Hypogastricum inferior.

Sensible Versorgung

Niere, Ureter, Penis, Skrotum ↔ Th VI bis L V
Detrusor ↔ Th VI bis L V + S I bis S IV
Trigonum, Hoden, Penis, Skrotum ↔ S I bis S IV

2.4.3 Der Parenchymschmerz

Durch rasche Volumenzunahme eines parenchymatösen Organs mit straffer Organkapsel (Niere, Hoden) durch entzündliches Ödem oder expansiven Tumor entsteht ein Kapseldehnungsschmerz, der auf Nachbarstrukturen, an der Niere auf das Peritoneum und Oberbauchorgane (vgl. Abb. 2-4, S. 35), am Hoden auf den Nebenhoden und Samenstrang übertragen wird. Die intraparenchymatöse Druckerhöhung drosselt die Sauerstoffversorgung: Ischämieschmerz mit Anhäufung saurer Stoffwechselprodukte, Histamin und Bradykinin.

2.4.4 Schmerzen an urogenitalen Hohlorganen

Entzündung oder Fremdkörper (Urolithiasis) verursachen Spasmen der Hohlorgane (Nierenbecken-Kelch-System, Ureter, Blase). Diese Schmerzen gleichen dem Ischämieschmerz der Skelettmuskulatur. Verminderte Durchblutung mit erhöhtem anaeroben Stoffwechsel bewirken eine relative Ischämie. Die Schmerzen treten rhythmisch als Krämpfe (Kontraktionen der glatten Muskulatur) auf und imponieren am Nierenbecken-Kelch-System oder Ureter als *Kolik*.

2.4.5 Spezielle urologische Schmerzformen und Pathomechanismus

2.4.5.1 Nieren-Ureterkolik (vgl. GK 3-1.2.2)

Konkremente, Blutkoagel bei Nierenparenchym- oder -beckentumoren, abgelöste Tumorpartikel sowie abgestoßene Nierenpapillen lösen dieses typische und gewöhnlich leicht zu deutende Schmerzbild aus. Die Hälfte aller Steine geht mit Koliken einher. Große, inkarzerierte Konkremente verursachen nach mehreren frustranen Koliken keine Schmerzen mehr. Kleinste Steine gehen auch unbemerkt ab. Die Kolik setzt akut ohne Prodromalsymptome ein. Es handelt sich um einen scharfen, stechenden Schmerz, der wellenartig abläuft. Die Steinkolik beginnt im Bereich des Nierenlagers (kostovertebraler Winkel). Bei Nierenbeckenkonkrementen kann die Kolik auf diesen Bereich begrenzt bleiben.

Große, unbewegliche Nierenbecken- oder Kelchsteine sowie Nierenbeckenausgußsteine rufen lediglich ein dumpfes, unangenehmes Organgefühl hervor, das sich im Liegen verstärkt. Besteht ein Mißverhältnis zwischen Partikelgröße und Ureterkaliber, so kehren die Koliken in Minutenabständen wieder. Diese Dauerkolik kann Tage anhalten; gelegentlich treten Fieberschübe hinzu.

Bei beweglichen, abgehenden Steinen verläuft der Kolikschmerz entlang des Ureters. Über nervale Reflexbahnen und entsprechend der nervösen Mitversorgung (Uretermuskulatur ↔ M. Cremaster; intramuraler Ureter und M. Detrusor ↔ Urethralmuskulatur) projizieren sich Kolikschmerzen in die ipsilaterale Genitalregion.

Nicht selten ist die gesamte betroffene Flanke, die Leistengegend und die Oberschenkelinnenseite schmerzhaft. Durch Mitreizung des Psoasmuskels wird dieser kompensatorisch entspannt, das Bein in der Hüfte in Schonbeugung gehalten.

● Koliken bei *hohen* Uretersteinen strahlen in den Samenstrang und Hoden aus, der sehr berührungsschmerzhaft und retrahiert ist. In einzelnen Fällen wird diese „Kolik-Testalgie" als unangenehmer empfunden als die eigentliche Ureterkolik.

● Wird die Kolik im *mittleren* Harnleiterabschnitt ausgelöst, so erscheint die ipsilaterale Skrotalhaut hyperästhetisch, der Hoden- und Kremasterschmerz fehlt. Bei der Frau erfolgt die Schmerzausstrahlung entsprechend in die Labia majora und den Mons pubis.

● Ist das Konkrement in den *intramuralen* Ureterabschnitt eingedrungen oder befindet es sich bereits im Ostium, so projizieren sich die Schmerzen in die vordere Harnröhre bis in die Glans penis sive Klitoris. Die Schmerzen sind stechend und brennend, begleitet von imperativem Harndrang mit Pollakisurie wie bei der Urethritis oder Urozystitis.

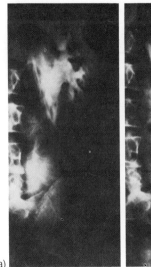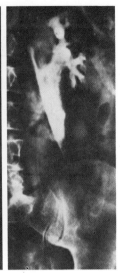

a)   b)

Abb. 2-3 31jähriger Patient mit seit 3 Tagen heftigen Ureterkoliken links bei Oxalatsteindiathese. Urogramm während der Kolik – a) Kontrastmittelextravasation perihilär durch Fornixruptur. – b) 30 min. Bild: Extravasat fließt entlang des M. Psoas nach kaudal.

Die Schmerzausstrahlung im Verlauf einer Kolik lokalisiert das Konkrement. „Erfahrene" Steinbildner mit mehreren Steinabgängen in der Anamnese können beispielsweise dem Arzt angeben, der Stein sei „ganz kurz vor der Blase".

Mechanik der Steinaustreibung

Die spastische Kontraktion des Ureterabschnittes hält das Partikel fest. Dieses wird durch die Kolik also nicht nach kaudal propulsiert. Mit Nachlassen der Ureterspastik bewegt sich das Konkrement im dilatierten Ureter mit Hilfe des proximal während des Spasmus aufgestauten Urins.

Die kolikbedingte totale Harnleiter-Obstruktion selbst bei kleinen, a priori nicht total blockierenden Steinen verbietet die Kontrastmittelinjektion; denn die durch das Röntgenkontrastmittel ausgelöste osmotische Diurese steigert plötzlich den Druck im Nierenbecken-Kelch-System: Gefahr einer Fornix-Ruptur mit Extravasation (Abb. 2-3).

Begleitsymptome der Nierenkolik

Im akuten Kolikanfall ist der Patient unruhig, rastlos und versucht durch Änderung der Körperhaltung ein Nachlassen der Spas-

a) Oberbauch

Krankheit	Schmerzcharakteristik
Gallenkolik	krampfartig, unerträglich im rechten Oberbauch, evtl. Ausstrahlung in die rechte Schulter
Ulcus ventriculi	scharf umschrieben im Epigastrium, bohrend, stechend, dumpf
Pankreatitis	schwerer Vernichtungsschmerz, gürtelförmig zum Rücken ausstrahlend

b) Unterbauch und kleines Becken

Krankheit	Schmerzcharakteristik
akute Appendizitis	anfangs diffus, später mit punctum maximum über dem McBurneyschen Punkt rechts, Loslaßschmerz
M. Crohn	krampfartig, schubweise
Divertikulitis	Druckschmerz im linken Unterbauch
Adnexitis	kontinuierlich, in das Sakrum ausstrahlend
Tubargravidität	anfallsartig, Krescendo-Schmerz, nach Ruptur nachlassend

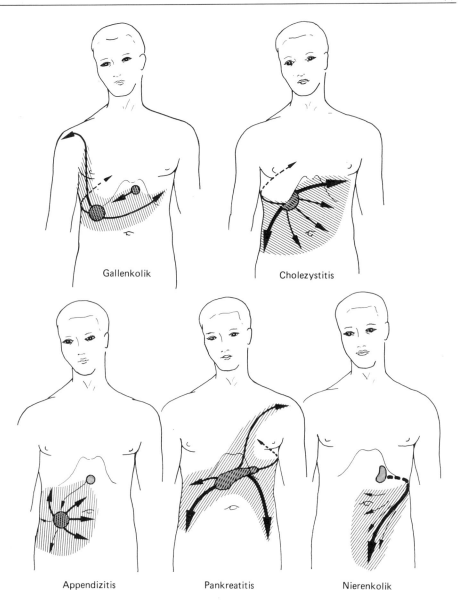

Gallenkolik

Cholezystitis

Appendizitis

Pankreatitis

Nierenkolik

Abb. 2-4 Differentialdiagnose des Ober- und Mittelbauchschmerzes unter Berücksichtigung der Schmerzausstrahlung.

men zu erreichen. Die Nachbarschaft zum Peritoneum erklärt die Peritonealreizung: Erbrechen, Nausea, Darmatonie mit Obstipation und Meteorismus. Kollapszustände mit kaltem Schweiß, Blutdruckabfall, frequentem, flachem Puls und blaß-fahlem Hautkolorit sind Folge der vaso-vagalen Fehlreaktion. Fieber, Schüttelfrost, Oligurie und zunehmender, dumpfer Nierenkap-

seldehnungsschmerz kündigen die Steininkarzeration an. Die Koliken werden dann „frustran".

Differentialdiagnose der Nieren-Ureterkolik

Schmerzen im Bereich des Oberbauchs, Unterbauchs oder kleinen Beckens können eine Ureterkolik imitieren (s. S. 34 unten; Abb. 2-4).

2.4.5.2 Schmerzen bei entzündlichen Nierenerkrankungen

a) Pyelonephritis

Der spontane, dumpfe Dauerschmerz projiziert sich in den Kostovertebralwinkel oder strahlt (bei akuter Pyelonephritis) in den Oberbauch oder die Nabelgegend aus (Abb. 2-4). Die Reizung der Psoas-Faszie drückt sich in der Hüft-Schonbeugung aus. Das Nierenlager ist druck- und klopfschmerzhaft.

b) Nierenkarbunkel, paranephritischer Abszeß

Schmerzcharakter und Lokalisation ähneln der akuten Pyelonephritis, der Verlauf ist jedoch dramatischer. Lage des Eiterherdes und Ausdehnung in den Nierenhüllen bestimmen die Schmerzausstrahlung (Abb. 2-5):
nach kaudal →
Schonbeugung der Hüfte (Abb. 2-5 b)
nach dorsal →

fokus-konkave Lordosierung der Wirbelsäule;
nach kranial →
Diaphragma-Hochstand oder
nach medio-ventral →
Peritonealreizung.
Der akute paranephritische Abszeß verursacht Rötung und Parästhesien des entsprechenden Dermatoms. Chronische, abgekapselte paranephritische Abszesse können erstaunlich schmerzarm verlaufen.

2.4.5.3 Schmerzen beim Nierentrauma (s. S. 269)

Nach leichten stumpfen Traumen besteht häufig nur eine Abwehrspannung im Bereich des Oberbauches, aber in der Mehrzahl der Fälle sind die Schmerzen ausgeprägt (Verletzungen des Nierenparenchyms mit Spannung der Nierenkapsel) bis hin zur schweren Kolik (Passage von Koageln durch den Ureter).
Nach Nierenberstungstraumen mit retroperitonealem Hämatom ist der Verunfallte im Schock. Bei Ansprechbarkeit werden Flankenschmerzen,

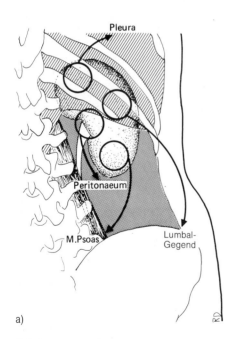
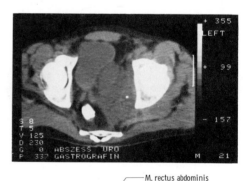
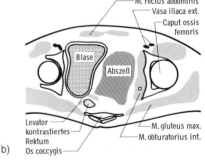

Abb. 2-5 a) Effekt der Schmerzausstrahlung beim paranephritischen Abszeß.
b) ausgedehnter paranephritogener Senkungsabszeß im kleinen Becken, die Harnblase ist nach rechts verlagert.

Atemschmerzen (Rippenfrakturen) oder Schmerzen durch peritoneale Reizung (akutes Abdomen) angegeben.

2.4.5.4 Schmerzen bei Nierentumor (Tab. 7-4, s. S. 179)

Der tumorbedingte Nierenschmerz ist dumpf, diffus oder ein uncharakteristisches Druckgefühl im Oberbauch. Voluminöse Tumoren führen zu Verdrängungsschmerzen im Oberbauch (Magenschmerzen, Defäkationsbeschwerden). Akute Schmerzattacken sind Folge von Tumorblutungen mit Volumenzunahme und Nierenkapseldehnung oder Abgang von Koageln oder Tumorpartikeln.

2.4.5.5 Schmerzen bei Ureter- erkrankungen

Bei der retroperitonealen Fibrose (M. Ormond) mit bindegewebiger Umscheidung größerer Ureteranteile sind die Schmerzen stauungsbedingt. Heftige uncharakteristische diffuse Schmerzen im Rücken verschleiern die Diagnose („Kreuzschmerzen"; Tab. 2-2, s. S. 38).

2.4.5.6 Blasenschmerzen

Allen pathologischen Veränderungen der Blase gemeinsam sind Miktionsbeschwerden von der Dysurie bis zur Strangurie. Die akute Zystitis begleitet ein suprasymphysärer Spontan- oder Druckschmerz. Große infiltrierende Blasentumoren rufen einen Füllungsschmerz oder wehenartigen Dauerschmerz hervor. Die radiogene (nach Bestrahlung gynäkologischer Tumoren, Rektum- und Prostatakarzinomen) oder fibrotische (Tuberkulose, interstitielle Zystitis, Bilharziose) Schrumpfblase (Abb. 6-10; s. S. 156) verursacht schwerste Miktionsbeschwerden (auch Blasentenesmen), Drang-Inkontinenz (s. S. 356) und ein dauerndes Blasen-„Organgefühl".

2.4.5.7 Schmerzen bei Erkrankungen der Prostata

a) Akute Prostatitis und Prostataabszeß

Das Ödem mit Kapseldehnung bemerkt der Patient als perineales Druck- und Völlegefühl (Defäkationsschmerz). Dysurie mit gehäuftem Harndrang, stechendem Ejakulationsschmerz (Dyspareunie) sowie dumpfe Schmerzen tief im kleinen Becken vervollständigen das Schmerzmosaik. Beim Prostataabszeß fällt eine spastische Kontraktion des Analsphinkters auf.

b) Prostatopathie

Dieses Krankheitsbild ohne exakte nosologische Definition, über das nicht selten psychisch stigmatisierte jüngere Patienten klagen, ist von uncharakteristischen, teils ziehenden, stechenden, pochenden oder brennenden Schmerzen am Damm, in der Blase, der Harnröhre oder am Penis begleitet (s. S. 161).

c) Prostatakarzinom und -hyperplasie

Die nichtentzündliche Vergrößerung der Prostata ruft an der Prostata selbst gewöhnlich keine Schmerzen hervor. Die Schmerzen beim akuten Harnverhalt (Harnsperre) und der Blasentamponade sind ischämische Schmerzen des M. Detrusor vesicae durch Überdehnung.

2.4.5.8 Schmerzen des Hodens und Nebenhodens

Die Hoden reagieren selbst bei Betastung schon normalerweise mit einer gewissen Druckempfindlichkeit, da die Tunica albuginea Abkömmling des schmerzsensiblen Peritoneums ist. Entsprechend klagen Patienten mit Orchitis über eine heftige Druck- und Berührungsschmerzhaftigkeit (Testalgie). Die langsame Volumenzunahme des Hodens (Tumorwachstum) wird als Schweregefühl bemerkt (s. S. 209). Seine plötzliche Volumenzunahme (z. B. Hodentumor-Einblutung nach Bagatelltraumen) macht sich in ziehenden Schmerzen bemerkbar. Direkte Hodentraumen rufen Vernichtungsschmerzen (vaso-vagale Fehlreaktion) hervor.

Der Nebenhoden ist bei Epididymitis druckschmerzhaft, die Skrotalhaut empfindlich auf Berührung, gerötet und geschwollen. Von vergleichbarer Intensität ist der Ischämieschmerz des torquierten Hodens (s. S. 390). Wie beim hämorrhagischen Infarkt intraperitonealer Organe kann der Patient kollaptisch sein, es besteht Übelkeit und Erbrechen.

Das Prehnsche Zeichen ist bei der Hodentorsion negativ, d. h. bei Anhebung des Skrotums wird keine Schmerzlinderung verspürt. Bei der akuten Epididymitis ist das

Prehnsche Zeichen positiv (s. Differentialdiagnose „akutes Skrotum" S. 386).

Schmerzen bei Varikozele sind uncharakteristisch, ziehend und strahlen in die Leiste
und den Unterbauch aus. Sie sind teils ischämischer Natur, teils durch Zug und Kompression der Samenstrangnerven bedingt.
Der Schmerz klingt in horizontaler Lage ab
(Differentialdiagnose: Hernia inguinalis in-
cipiens).

Mittelbauch lokalisiert. Der Retroflexionsschmerz
der Hufeisenniere (Rovsingsches Zeichen) ist
selten.

Endometriosen des Harnleiters oder der Harnblase (versprengte Endometriumkeime) folgen
dem Menstruationszyklus mit periodischer, partieller Harnleiterobstruktion, uncharakteristischen Beschwerden oder zyklischer Hämaturie

Das *V. ovarica dextra-Syndrom* (s. S. 348) kann je
nach Grad der Ureterobstruktion unklare Schmerzen im rechten Mittelbauch mit Ausstrahlung in die
rechte Flanke hervorrufen.

2.4.5.9 Uncharakteristische Schmerz-
bilder bei urologischen
Anomalien (Tab. 2-2)

Die *Nephroptose* („Wander- oder Senkniere")
ruft durch Zug an den Nierenstielgefäßen oder
bei passagerem Harnstau infolge Ureterabknik-
kung uncharakteristische Mittelbauchschmerzen
hervor, die in horizontaler Lage abklingen. Die
ptotische Niere selbst schmerzt nicht.

Hufeisen- oder Beckennieren (s. S. 117) lösen durch
ihre atypische Lokalisation mitunter einen ständigen Kompressionsreiz auf die benachbarten retroperitonealen Nervenplexus aus. Die Schmerzen
sind uncharakteristisch und werden diffus in den

2.4.5.10 Urologische „Kreuz-
schmerzen" (Tab 2-2)

Häufig wird über chronische Kreuzschmerzen geklagt; diese sind zwar selten pathognomonisch, zwingen aber dennoch zur Suche
nach einer obstruktiven Uropathie (s. S. 10),
nach retroperitonealen Tumoren, lymphogenen Metastasen (Prostata-, Blasen- und
Hodentumor), entzündlichen Tumeszenzen
und Wirbelsäulenmetastasen (Nierenzellkarzinom, Prostatakarzinom, Abb. 7-48 a,
s. S. 234).

Tabelle 2-2 Urologische Ursachen des gleichbleibenden Organschmerzes mit Projektion in die
Kreuzbeinregion

1. *Stauung*
   Ruhende Kelch- oder Beckensteine
   Nierenbeckenkelchausgußstein
   Harnleitersteineinklemmung
   Harnleiterkompression
   Blasenentleerungsstörung mit Rückstauung

2. *Anomalien*
   Hufeisen- und Beckenniere
   Wander- oder Senkniere

3. *Entzündung*
   Pyelonephritis
   Nierenkarbunkel, Paranephritis
   Chronische Prostatitis bzw. Prostatopathie

4. *Tumor*
   Nierenzellkarzinom
   Zystennieren
   Nierenzyste
   Nebennierentumor
   Retroperitoneale Fibrose
   Vertebrale oder regionäre Metastasen

2.5 Begleiterscheinungen urologischer Erkrankungen (GK 3-2.5)

Die ,,paraurologischen" Symptome im Zusammenhang mit Entzündung, Malignomen und dem Nierenversagen wurden in den entsprechenden Kapiteln besprochen.

Mitreaktion anderer Organsysteme bei urologischen Erkrankungen

a) Der reno-intestinale Reflex: Entsprechend der teilweise gemeinsamen autonomen und sensiblen Versorgung der intestinalen und urogenitalen Organe (vgl. Abb. 2-2; s. S. 32) kommt es zu Mitreaktionen der Baucheingeweide bei urologischen Erkrankungen, die neben Schmerzausstrahlung auch Funktionsänderungen derselben auslösen können (z. B. Kolik und Darmatonie).

b) Die Nachbarschaft der rechten Niere zur rechten Kolonflexur, Duodenum, Pankreaskopf, Leber, Gallenblase und Ductus choledochus, der linken Niere zum Pankreasschwanz, Magen, zur Milz und linken Kolonflexur erklärt wechselseitige Reaktionen: Sekundäre retroperitoneale Fibrose mit Uretereinscheidung infolge Pankreastumoren; Ureterummauerung bei Kolonkarzinomen, entzündliche reno-duodenale oder -kolonische Fisteln. Auch bei Traumen (Milz- und Nierenruptur) und intraoperativen Läsionen (Nephrektomie mit Duodenaleröffnung) wirkt sich die enge Organbeziehung aus.

c) Das prärenale Peritoneum parietale wird bei entzündlichen Nierenprozessen, Hämatom oder Urinextravasation gereizt. Die ausgelöste abdominelle muskuläre Abwehrspannung imitiert intraabdominelle Erkrankungen wie peptisches Ulkus, Cholezystopathie oder Appendizitis.

Weiterführende Literatur

Abdominelle Leitsymptome, eine differentialdiagnostische Betrachtung. C. H. Boehringer Sohn, Ingelheim 1964

Bähren, W.: Computertomographie des männlichen Beckens – Anatomie, Indikationen, Grenzen der Methode. Wehrmed. Mschr. 25 (1981) 442

Blandy, J.: Lecture Notes on Urology. London 1976

Bodner, H.: Diagnostic and Therapeutic aids in Urology. C. C. Thomas, Springfield (USA) 1975

Carlton, C. E.: Initial evaluation, including history, physical examination, and urinalysis. In: Campbell's Urology. 5. Aufl. Band 1. W. B. Saunders, Philadelphia 1986 p. 276

Marberger, H.: Diagnostik – Anamnese, klinische Untersuchung, endoskopische Untersuchung. In: Alken, C. E., W. Staehler (Hrsg.) Klinische Urologie. Thieme, Stuttgart 1973 p. 7

Melzack, R.: Pain Measurement and Assessment. Raven Press, New York 1983

Rageth, J. C., K. Langer: Ultrasonic assessment of residual urine volume. Urol. Res. 10 (1982) 57

Resnik, M. I.: Advances in laboratory and intraoperative diagnostic techniques. The Urologic Clinics of North America, Band 6. W. B. Saunders, Philadelphia 1979

Twycross, R. G., S. A. Lack: Symptom Control in far Advanced Cancer: Pain Relief. Pitman Publishing, London 1983

West, P. J.: Office Urology. The Urologic Clinics of North America, Band 7. W. B. Saunders, Philadelphia 1980

3 Urologische Diagnostik (GK 3-3)

G. H. Jacobi

3.1 Bakteriologische und klinisch-chemische Untersuchungen (GK 3-3.1) (s. a. GK 2 „klinische Chemie")

3.1.1 Harn (GK 3-3.1.1)

Die Urinanalyse ist die bedeutendste und nach der diagnostischen Aussage aufschluß-reichste routinemäßige Labor-Suchmethode urologischer Erkrankungen. Sie ist nur dann von optimaler Aussagekraft, wenn der Urin sachgemäß gewonnen, in frischem Zustand analysiert und unter Einschluß aller diagnostischer Parameter untersucht wird.

3.1.1.1 Gewinnung der Urinprobe

Die Harngewinnung hat unter der Maxime weitestgehender Asepsis für den Patienten und unter Ausschluß einer sekundären Verunreinigung der Urinprobe zu erfolgen.

Verfahren
- Spontanmiktion
- Spontanmiktion im Mittelstrahlverfahren
- Blasenkatheterismus
- suprapubische Blasenpunktion.

Bei Kleinkindern erfolgt die Harngewinnung am zweckmäßigsten durch sterile Einmal-Plastikklebebeutel. Vorher ist die Genitalregion mit einem gewebefreundlichen Feindesinfektionsmittel zu reinigen.
Beim Mann reicht nach Glans-Desinfektion in der Regel der Mittelstrahlurin. Die 1. Harnportion wird verworfen und die 2. Portion in das saubere Spitzglas gegeben. Die 1.

Harnportion enthält Bestandteile der Harnröhre (Bakterien, Leukozyten, Erythrozyten und Epithelien), die 2. Harnportion entspricht dem Inhalt des Blasenreservoirs.
Die von Nephrologen geforderte Blasenpunktion ist für die urologische Routine überflüssig. Die getrennte Gewinnung der beiden Urinproben *(2-Gläser-Probe)* ist differentialdiagnostisch auswertbar: Pathologische Beimengungen der Harnröhre finden sich in der 1. Harnportion; haben sie ihren Ursprung in der Blase oder im oberen Harntrakt, erscheinen sie in der 2. Urinprobe. Besteht der Verdacht einer chronischen Prostatitis, so wird die 2-Gläser-Probe zur *3-Gläser-Probe* erweitert (Abb. 3-1). Nach der 2. Urinprobe wird, bei nicht vollständig entleerter Blase, die Prostata massiert, so daß eventuelle pathologische Bestandteile in die prostatische Harnröhre gelangen (Exprimat-Ausstrich). Dann wird die Blase vollständig in ein 3. Glas entleert, in dem dann hauptsächlich die pathologischen Bestandteile der Prostata erscheinen (Abb. 6-16; s. S. 164).
Bei der Frau liegt aus anatomischen Gründen stets eine Kontamination des Meatus urethrae mit Keimen des vulvoanalen Bereichs vor. Daher erfolgt die Harngewinnung am zweckmäßigsten durch sterilen Einmal-Katheterismus in ein käuflich erhältliches, steril verpacktes, geschlossenes Auffangsystem.
Für die Verlaufskontrolle der chronischen Pyelonephritis und nach infravesikalen plastisch-rekonstruktiven Eingriffen ist die suprapubische Blasenpunktion indiziert. Relative Kontraindikationen sind Schwangerschaft, größere gynäkologische Tumoren und ausgedehnte Narbenverhältnisse im Unterbauch.

Etwa 2 cm oberhalb der Symphyse (s. A. 15-3, S. 378) wird nach Hautdesinfektion streng in der Mittellinie mit einer 10 cm langen bis 1 mm dikken Nadel und aufgesetzter Rekordspritze senk-

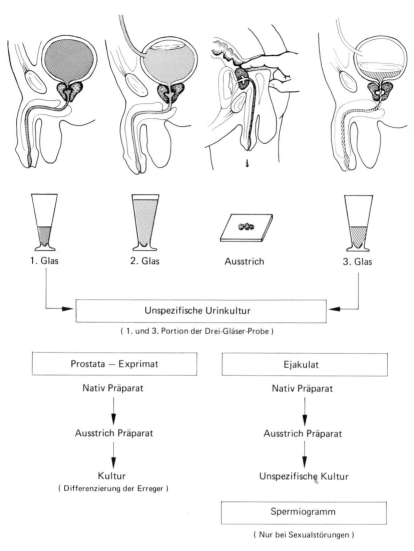

1. Glas   **2. Glas**   **Ausstrich**   **3. Glas**

Unspezifische Urinkultur

(1. und 3. Portion der Drei-Gläser-Probe)

Prostata — Exprimat	Ejakulat
Nativ Präparat	Nativ Präparat
Ausstrich Präparat	Ausstrich Präparat
Kultur (Differenzierung der Erreger)	Unspezifische Kultur

Spermiogramm

(Nur bei Sexualstörungen)

Abb. 3-1 Technik der 3-Gläser-Probe und Verarbeitungsweg der Proben. Indikation: chronische Prostatitis; Urethritis-Syndrom; Verdacht auf spezifische Infektionen des unteren Harntraktes; Impotentia generandi.

recht eingegangen, Urin aspiriert und die Nadel rasch herausgezogen. Zur Vermeidung einer Urinextravasation durch den Stichkanal sollte danach die Blase völlig entleert werden.

3.1.1.2 Qualitative Harnuntersuchung

Basisuntersuchung ist die mikroskopische Betrachtung des Sediments des zentrifugierten Harnes. Der Überstand wird verworfen, das Sediment aufgeschüttelt, auf einen Objektträger aufgetropft und die Formelemente bei 400facher Vergrößerung mit dem Mikroskop identifiziert (Abb. 3-2).

Der unbearbeitete Nativharn wird bewertet, wenn nur eine geringe Urinmenge zur Verfügung steht (Pädiatrie) oder es im Rahmen einer Verlaufskontrolle auf die Beurteilung zahlenmäßig stark vertretener Zellen (Leukozyten, Erythrozyten) ankommt.

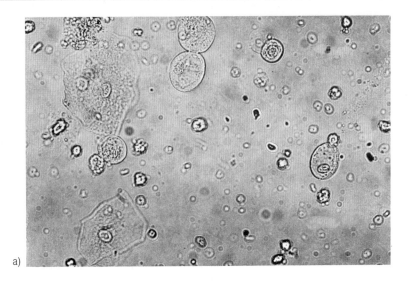

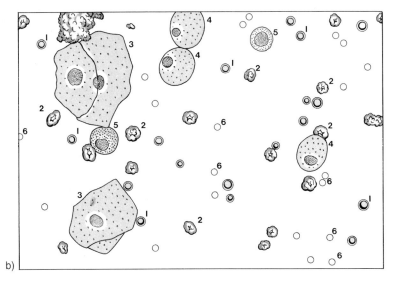

Abb. 3-2a) und b) Ungefärbtes Harnsediment mit verschiedenen Epithelien, einzelnen Leukozyten und wenigen, nur flau zur Darstellung kommenden Erythrozyten sowie mehreren Bakterien (Orientierung s. Schemazeichnung). In der linken Bildhälfte drei große Plattenepithelien. Oben und rechts insgesamt drei Rundepithelien, die deutlich kleiner als Plattenepithelien sind. Außerdem zwei Nieren- oder Tubulusepithelien, die nicht viel größer sind als Leukozyten, sich aber durch einen runden, relativ großen Kern auszeichnen. – Akuter Harnwegsinfekt. Vergrößerung 312,5fach.

1 Erythrozyten
2 Leukozyten
3 Plattenepithelien
4 Rundepithelien
5 Nierenepithelien
6 Bakterien

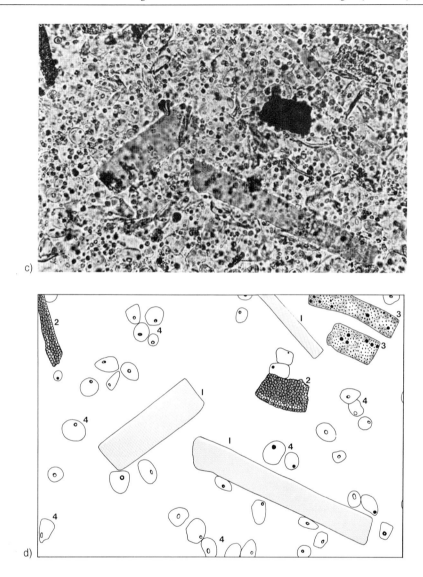

Abb. 3-2 c) und d) Ungefärbtes Harnsediment mit mehreren verschieden breiten und verschieden langen Wachszylindern, einem schmalen Erythrozytenzylinder in der linken oberen Ecke, einem kurzen, dichter gepackten Erythrozytenzylinder in der Bildmitte und einem kurzen sowie einem etwas längeren granulierten Zylinder in der rechten oberen Ecke (s. Schemazeichnung). Den Hintergrund des Bildes nehmen vor allem massenhaft Rund- und Plattenepithelien sowie Erythrozyten und Leukozyten ein. – Finalstadium einer chronischen Glomerulonephritis mit Urämie. Vergrößerung 125fach.
1 Wachszylinder
2 Erythrozytenzylinder
3 Granulierte Zylinder
4 Rund- und Plattenepithelien
(aus: *R. Heintz* und *S. Althoff. Pathologische Harnsedimente,* Thieme Verlag 1976).

3.1.1.3 Quantitative Harnuntersuchung

Für Verlaufsbeobachtungen oder zur Verifizierung durch Sedimentuntersuchung festgestellter Erythrozyturien (Glomerulonephritis, Nierentuberkulose) hat die Auszählung der ausgeschiedenen Zellzahl pro Zeiteinheit Bedeutung. Nach der vereinfachten *Addis-Count*-Methode werden alle Zellen einer 3stündigen Harnsammelperiode in der Fuchs-Rosenthal-Kammer ausgezählt:

$$\frac{\text{Zellzahl}}{\text{min}} = \frac{\text{Zellzahl} \times 1000 \times \text{Urinmenge in ml}}{180 \text{ min}}$$

Für die Kammerzählung sollte der Urin konzentriert und sauer sein, um die Autolyse der Erythrozyten zu reduzieren.

Normalwerte: Erythrozyten $< 2000/\text{min}$
               Leukozyten $< 4000/\text{min}$

3.1.1.4 Semiquantitative Harnuntersuchung

In der urologischen Praxis spielen halbquantitative Schnelltests eine große Rolle. Der Patient kann sofort über Art und Menge pathologischer Harnbestandteile informiert werden. Die Teststäbchen, auf denen die entsprechenden Reagentien in fester Form aufgetragen sind, werden mit Urin benetzt und geben nach einem definierten Zeitintervall einen ablesbaren, standardisierten Farbumschlag (Tab. 3-1). Bei pathologischem Befund schließt sich eine quantitative Laborbestimmung an. Wegen der einfachen Handhabung sind sie als *Screening-Test* geeignet.

3.1.1.5 Harnfärbemethode

Zur differenzierten Darstellung von Leukozyten, Harnzylindern verschiedener Zusam-

Tabelle 3-1   Schnelltest-Systeme in der Urologie

Fahndung nach	Test	Prinzip
Blut im Urin	Sangur-Test®	Hydroxyperoxyd-Oxydation
Bakterien im Urin	Combur⁹-Test®	Nitrat-Reduktion
Leukozyten im Urin		Esterasehemmung
Urin-pH		Indikatorpapier
Eiweiß im Urin		Eiweiß-Farbindikator
Glukosurie		Oxydase-Peroxydase-Methode
Keton im Urin		Legal-Probe
Urobilinogen im Urin		Azofarbstoffreaktion
Bilirubin im Urin		Bindung an Diazoniumsalz
Blut im Urin		wie Sangur-Test®
Blut im Stuhl	Haemoccult®	Guajac-Probe
Keimzahl im Urin	Uricult®; Uripret®-K	Doppel-Agar-Anzüchtung
Erregeridentifizierung im Urin	Uripret®-G	„Bunte Nährbodenreihe"
Sensibilitätsbestimmung von Harn-Keimen	Uripret®-S	Antibiotika-Testring
Gonokokken im Urethralsekret	Microcult®-GC	Selektiv-Nährboden und Cytochrom-Oxydase-Farbnachweis
Candida im Urethralsekret	Microstix®-Candida Mycoslide®	Mikrobiologischer Test

mensetzung, Fettbeimengungen, Epithelien, Pilzen, Bakterien und Salzen stehen spezielle Harnfärbeverfahren zur Verfügung (z. B. Methylenblau, Gram, Eosin).

Urologisch wichtig ist die Untersuchung auf säurefeste Stäbchen durch die *Ziehl-Neelsen-Färbung* (Direktpräparat, s. GK 2 „Klinische Chemie") bei Verdacht auf eine Urogenitaltuberkulose und die *harnzytologische Untersuchung* bei Verdacht auf Tumor oder zur postoperativen Verlaufskontrolle der ableitenden Harnwege nach Urotheltumor.

Harnzytologische Untersuchung

Exfoliativzytologisch werden folgende Epithelarten dargestellt:

- Plattenepithelien: Äußeres Genitale, distale Harnröhre;
- Übergangsepithelien: Nierenbecken bis zur proximalen Harnröhre;
- Nieren- oder Tubulusepithelien: Nierenparenchym.

Eine einwandfreie zytologische Beurteilung ist nur an Zellen möglich, die frei von sekundären Veränderungen sind. Eine milde Diurese, die durch entsprechend zugeführte Trinkmengen gefördert werden kann, steigert die Ausbeute an gut erhaltenen Zellen im Urin. Wenig Sinn hat es, den ersten Morgenurin zu verwenden, da sicher ein großer Teil der Zellen sich schon mehrere Stunden

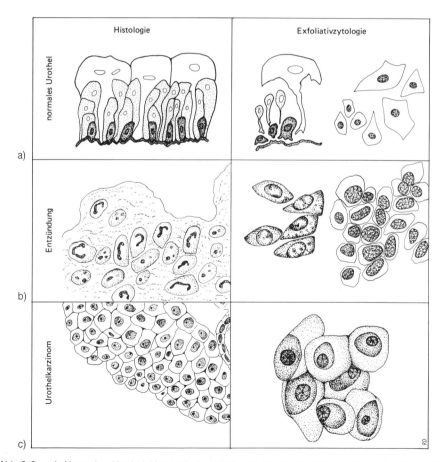

Abb. 3-3   a) *Normales* Urothel histologisch (links) und in der Ausstrichzytologie (rechts) – b) bei *Entzündung:* vermehrt Urothelien, gelapptkernige und polymorphkernige Granulozyten. – c) histologisches (links) und zytologisches Bild (rechts) bei *Urothelkarzinom.* Zellbild mit Polymorphie, Anisozytose, Mitosen, Epithelaggregation.

im Urin befand und postvitale Veränderungen an den Zellen aufgetreten sind.

Der Urin wird am Untersuchungsort gewonnen, durch Millipore filtriert oder, falls dieser spezielle Filter nicht zur Verfügung steht, bei 2000 Umdrehungen/min 10 Minuten zentrifugiert. Der Überstand wird abpipettiert und das Zentrifugat in einem zurückbelassenen Urinrest von 0,5 ml aufgeschwemmt. Von dieser Suspension wird ein Tropfen auf einen Objektträger gegeben und mittels eines 2. Objektträgers ausgestrichen. Mit einem handelsüblichen Fixationsspray wird der Ausstrich fixiert. Nach der Trocknungszeit von ca. 10 Minuten kann das Material an das nächste zytologische Institut versandt werden.

Der vermehrte Nachweis von Urothelien deutet auf eine Entzündung (Abb. 3-3 b), Polymorphie, Anisozytose und Mitosen auf ein Urothelkarzinom hin (Abb. 3-3 c).

Klassifikation nach Papanicolaou:

Pap. I + II   = Unauffälliger Befund
Pap. III   = Verdächtiger Befund
           (kontrollbedürftig);
Pap. IV + V = Urothelkarzinom.

3.1.1.6 Bakterienkultur und Antibiogramm

Bei Entzündungsverdacht wird ein Teil der steril gewonnenen Urinprobe zur Bakterienkultur verwandt. Bei der allgemein gebräuchlichen Uricult®-Methode (Tab. 3-1; s. S. 44) wird ein steril verpackter, mit Nährboden überzogener Spezialträger mit Urin übergossen und 24 Stunden inkubiert. Bei positivem Ausfall kann die Keimtypen- und Resistenzbestimmung durchgeführt werden (Antibiogramm, Uripret®-Test). Keimzahlen > 100 000 pro ml entsprechen einer signifikanten Bakteriurie (Harnwegsinfektion mit therapeutischen Konsequenzen).

3.1.1.7 Bakteriologische Diagnose der Urogenitaltuberkulose

Die fehlende bakteriologische Verifizierung der Tuberkulose bei klinischem oder röntgenologischem Verdacht verzögert die adäquate Therapie in hohem Maße. Zur mykobakteriologischen Untersuchung des Urins stehen zur Verfügung:

Methode	untere Nachweisgrenze
● Mikroskopie	10^4-10^5 Keime/ml
● Tuberkulose-Kultur	10^2-10^3 Keime/ml
● Tierversuch	10-500 Keime/ml

Damit besitzt der Tierversuch zwar die höchste Sensitivität (= positive Fallfindungsrate), aber die Sensitivität der Tuberkulose-Kulturen erreicht auch etwa 85%. In der Praxis werden daher an drei aufeinanderfolgenden Tagen jeweils etwa 100 ml Morgenurin steril aufgefangen; es werden drei Kulturen und nur noch ein Tierversuch angelegt (*Rodeck* 1982). Bei diesem wird der fraglich tuberkelbakterienhaltige Harn Meerschweinchen intraperitoneal injiziert. Nach 8 Wochen werden die Tiere auf tuberkulöse Herde untersucht. Eine Tuberkulostatika-Resistenzbestimmung wird gleichfalls vorgenommen. Die hohe Trefferquote der Tierversuche gestattet, sie nur noch ergänzend zur Kultur anzuwenden. Besonders wenn die morgendliche Harnprobe steril gewonnen, die Proben bei Kühlschranktemperatur gelagert und dann im gekühlten Zustand in das bakteriologische Labor transportiert und dort sorgfältig aufgearbeitet (Homogenisierung, Abtöten von Begleitflora) werden, ist die Kultur-Sensitivität ausreichend. Lediglich die mikroskopische Untersuchung der nach Ziehl-Neelsen gefärbten Tuberkelbakterien hat nur eine Treffsicherheit von 60%, da saprophytäre Mykobakterien etwa aus dem Smegma praeputii nicht unterschieden werden können. Das Ergebnis der Bakterioskopie liegt im Gegensatz zur Kultur schon am nächsten Tag vor – ihr wichtigster Vorzug.

3.1.1.8 Harnsteinanalyse (GK 3-3.1.2), s. S. 242

3.1.2 Serumdiagnostik

Serumparameter zu folgenden Differentialdiagnosen sind urologisch bedeutsam:

1. Nierenfunktionsstörungen,
2. renale Hypertonie,
3. spezifische und unspezifische Entzündungen,
4. Neoplasien,
5. metabolische Störungen und Harnsteinleiden,
6. Hormonstörungen (Hypophyse, Hoden und Nebenniere).

Ad 1: Kreatinin-, Harnstoff- und Clearancebestimmungen (Abb. 3-4).
Ad 2: Reninbestimmung im selektiv gewonnenen Nierenvenenblut.
Ad 3: Leukozyten, Differentialblutbild, Hämoglobin, BSG;
  – Serumdiagnostik bei Lues;
  – Serumdiagnostik bei Glomerulonephritis (Antistreptolysintiter, C-reaktives Protein, Rheumafaktor);
  – Serumdiagnostik bei Bilharziose.
Ad 4: BSG, Elektrophorese, Blutbild, Immunglobuline;
  – *Nierenzellkarzinom*: Quick, alkalische Phosphatase, γGT, Elektrophorese, Serum-Kalzium, Thrombozyten, Fibrinogen;
  – *Prostatakarzinom*: Alkalische, saure und Prostata-Phosphatase (= PAP, s. S. 48 u. 232).

Für die Verlaufskontrolle unter Therapie: PAP und PSA (prostataspezifisches Antigen) als Tumormarker, Testosteron.
  – *Hodentumoren:* α-Fetoprotein und β-HCG als Tumormarker sowie LH, FSH und Testosteron.
Ad 5: Kalzium, Phosphat, Parathormon, Kalzitonin, Harnsäure, Säure-Basen-Haushalt (Astrup).
Ad 6: LH, FSH, Prolaktin;
  – Testosteron, Östradiol;
  – ACTH;
  – Dexamethason-Test;
  – 11-Desoxycortisol;
  – Adrenalin, Noradrenalin;
  – Aldosteron;
  – Renin, Angiotensin.

Serumdiagnostik durch Radioimmunoassay (RIA)

Käuflich erhältliche Radionuklid-markierte Hormonantikörper (z. B. markierte LH-, FSH- oder Testosteron-Antikörper) werden mit dem Patientenserum zusammengebracht (Abb. 3-5). Das im Patientenserum vorhandene LH, FSH oder Testosteron reagiert als Antigen. Je größer der Serum-Antigengehalt, um so ausgeprägter der Immunkomplex, ein Maß für die LH-, FSH- oder Testosteronkonzentration im Patientenserum.

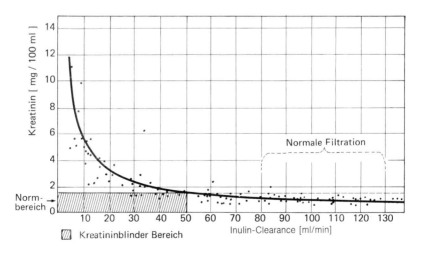

Abb. 3-4 Korrelation zwischen Plasma-Kreatinin und Inulin-Clearance; bei einem Kreatininanstieg auf nur 1,5 mg/100 ml kann die Inulin-Clearance (Maß für GFR) bereits auf 50 ml/min (30-50% der Norm je nach Alter) abgesunken sein. Die Clearanceuntersuchung erfaßt diesen „Kreatinin-blinden Bereich".

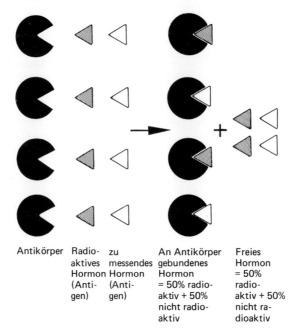

| Antikörper | Radio-aktives Hormon (Anti-gen) | zu messendes Hormon (Anti-gen) | An Antikörper gebundenes Hormon = 50% radio-aktiv + 50% nicht radio-aktiv | Freies Hormon = 50% radio-aktiv + 50% nicht ra-dioaktiv |

Abb. 3-5 Prinzip des Radioimmunoassay (RIA). Radiomarkiertes Hormon (AG) konkurriert mit dem zu messenden Hormon (Patientenserum) um eine AG-AK-Reaktion und zusätzlich inkubiertem, bekanntem Quantum von spezifischem Antikörper (Gewinnung nach Tierimmunisierung). Aus gebundenen und freien, radiomarkierten und nativen Hormonfraktionen errechnet sich die zu bestimmende Hormonkonzentration im Patientenserum. *Heute:* automatisierte, käufliche „RIA-kits".

Die Verfügbarkeit von RIAs für Proteohormone (LH, FSH, β-HCG, Prolaktin, Parathormon, ACTH), Steroide (Testosteron, Östradiol), die saure Phosphatase, das α-Fetoprotein und das Renin sind für urologische Fragestellungen (Diagnose, Verlaufskontrolle) von Interesse.

Testverfahren der prostataspezifischen sauren Phosphatase (PAP = prostatic acid phosphatase) im Serum:
Die große Bedeutung der PAP für den Nachweis und die Verlaufskontrolle des Prostatakarzinoms rechtfertigen ihre besondere Besprechung. In der Prostata ist die PAP so aktiv, daß sie als sekundäres männliches Geschlechtsmerkmal bezeichnet wurde (Gutman 1938). Die kolorimetrische Messung ihrer enzymatischen Aktivität im Serum ist infolge der Miterfassung der PAP-Isoenzyme unspezifisch, das gilt auch für die häufig als spezifisch eingestufte tartratsensible Fraktion. Die Unterscheidung der Iso-

enzyme ist aber durch die Anwendung spezifischer Antikörper möglich. Im Gegensatz zum RIA, bei dem ein radioaktiv markiertes Antigen als technisch meßbare Leitsubstanz herangezogen wird, umgeht man beim *Enzymimmunoassay* (EIA; *Bauer* 1979) die radioaktive Markierung. Der empfindlichste Test ist der Enzymimmunoassay, bei dem der zweite Antikörper nicht benötigt wird; denn die antikörpergebundene PAP wird anhand ihrer enzymatischen Aktivität gemessen. Ersetzt man in diesen immunchemischen Verfahren die polyklonalen durch monoklonale Antikörper, so ist gegenwärtig die Meßgenauigkeit noch nicht zu erhöhen.

3.1.3 Sekrete der ableitenden Harnwege (GK 3-3.1.3)

Urologische Erkrankungen, die durch eine pathologische Sekretzusammensetzung manifest und diagnostizierbar werden, sind:

- Tubuläre Hodeninsuffizienz (pathologisches Ejakulat);
- Prostatitis (pathologisches Ejakulat);
- Urethritis (Urethralsekret);

Ejakulatdiagnostik

Ejakulat wird zur Untersuchung durch Masturbation nach mehrtägiger sexueller Abstinenz gewonnen, oder von zu Hause in einem sterilen Auffangbehälter sofort nach Erhalt mitgebracht. Im Spermiogramm wird untersucht:
- Ejakulatmenge (normal 2-7 cm^3);
- Verflüssigungsfähigkeit;
- Spermienzahl (normal: > 40 Mio/ml);
- Spermienmorphologie (normal, falls 60% regelrechte Morphologie);
- Spermienmotilität (normal, falls mehr als 60% regelrechte Beweglichkeit).

Nomenklatur

- Normozoospermie: In Quantum, Morphologie und Motilität normal (> 40 Mio/ml);
- Oligospermie: < 40 Mio/ml;
- Oligozoospermie: In Zahl, Morphologie und Motilität pathologisch;
- Asthenozoospermie: Verminderte Motilität, ansonsten normal;
- Teratozoospermie: In Morphologie und Motilität pathologisch;
- Nekrozoospermie: Keine lebenden Spermien;
- Aspermie: Kein Ejakulat.

Prostata- und Urethralsekret-Diagnostik

Transrektal wird die Prostata von lateral nach medial systematisch massiert. Das *per urethram* abtropfende Sekret wird mit einem Objektträger aufgefangen und wie Urethralsekret mikroskopisch oder kulturell untersucht (vgl. 3-Gläser-Probe, Abb. 3-1; s. S. 41). Schmerzhaftigkeit und Gefahr der hämatogenen Keimaussaat verbieten die Prostatamassage im akuten Entzündungsstadium.

Der *urethritische Ausfluß* wird entweder auf einem Objektträger aufgefangen oder vor der Miktion mit einem Watteträger aus der Fossa navicularis entnommen. Das frisch gewonnene Sekret wird im Nativpräparat auf Trichomonaden, Epithelien oder Hyphen, nach Gram-Färbung auf Gonokokken, nach Methylenblau auf Candida-Hyphen sowie auf säurefeste Stäbchen (Ziehl-Neelsen-Färbung) durchmustert.

Bakterienkultur, spezielle Kulturen etwa zum Nachweis von Chlamydien oder humanpathogenen Mykoplasmen wie Ureaplasma urealyticum und, bei gegebener Indikation, Tierversuche ergänzen die Sekretanalyse.

3.1.4 Funktionsdiagnostik (GK 3-3.2), s. S. 76

3.2 Bildgebende diagnostische Verfahren: Uroradiologische Diagnostik, Sonographie, CT und NMR (GK 3-3.3)

Die Röntgendiagnostik des Urogenitaltraktes stützt sich auf *Nativaufnahmen* zur Übersicht über die retroperitonealen Organe und das Skelettsystem („Leeraufnahmen", besser: Übersichtsaufnahmen) sowie auf *Kontrastbilder* der Hohlorgane und Gefäßsysteme nach Gabe schattendichter, also strahlenundurchlässiger flüssiger Kontrastmittel (= KM). Die Sonographie ergänzt die uroradiologische Diagnostik im Sinne einer erhöhten diagnostischen Ausbeute. In geübter Hand ist die sonographische Zuverlässigkeit so hoch, daß Röntgenuntersuchungen entbehrlich werden (besonders beim Kind oder bei Verlaufskontrollen etwa in der Tumornachsorge oder nach plastisch-rekonstruktiven Operationen am Harntrakt). Schließlich ist die ultraschall-gesteuerte Punktion des oberen Harntrakts der Schlüssel zur *Endourologie* (s. S. 75). Die CT (= Computer-Tomographie) präzisiert die radiologisch oder sonographisch nachgewiesene Raumforderung an den Retroperitonealorganen. Die NMR (= *n*uclear *m*agnetic *r*esonance; auch MR = magnetische Resonanz, besser: Kernspintomographie) ergänzt die bisher mögliche Diagnostik um die dritte Dimension. Sie sollte nur bei besonderen Fragestellungen vorgenommen werden.

3.2.1 Allgemeine urologische Röntgendiagnostik (GK 3-3.3.1)

Routineverfahren sind in erster Linie die Abdomenübersichtsaufnahme und das Aus-

scheidungsurogramm (AUG oder IVP = intravenöses Pyelogramm).

3.2.1.1 Abdomenübersicht

Jede urographische Erstuntersuchung beginnt mit der Nativaufnahme des Abdomen- und Beckenbereiches (,,Leeraufnahme"). Auf einer Standard-Röntgenplatte (30 × 40 cm) sind die untere Thoraxapertur, die Lendenwirbelsäule, das knöcherne Becken so-

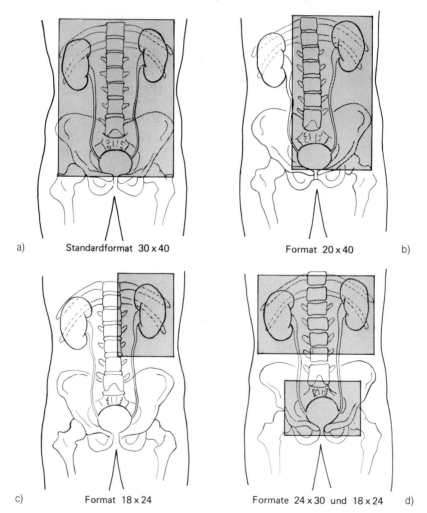

a)   Standardformat 30 x 40   Format 20 x 40   b)

c)   Format 18 x 24   Formate 24 x 30 und 18 x 24   d)

Abb. 3-6 Formatoptimierung im Rahmen des Ausscheidungsurogramms. a) ,,Standardformat" (routinemäßig). – b) ,,Halbformat" bei bekannter Einnierigkeit, als Verlaufskontrolle oder bei Spätaufnahmen. – c) ,,Nierenformat" bei selektiver Darstellung, Tomographien oder nach Harnleiterkompression. – d) ,,Teilformate": *Nieren:* im Rahmen des Frühurogramms, 7-min-Aufnahme. *Harnblase:* bei Restharnprüfung oder als Zystogramm.

wie die Organschatten der Nieren, der Psoasmuskeln und der Harnblase erkennbar (Abb. 3-6).
Teile des Verdauungstraktes, der Muskulatur, eventuell Leber- und Milzschatten, Uterussilhouette und das Skelettsystem ergänzen den Informationsgehalt der Abdomenübersichtsaufnahme (Tab. 3-2).

Tabelle 3-2   Diagnostische Ausbeute der Abdomenübersichtsaufnahme

Organe	Informationsgehalt	Mögliche Diagnose
● *Harntrakt*		
Niere	Form, Lage, Größe	Tumor, Schrumpfniere
	Seitenvergleich	Nierenaplasie
		perinephritischer Abszeß
	·Achsenstellung	Hufeisenniere
		extrinsische Verdrängung
		Nephroptose
	Spontan schattengebendes Konkrement	Urolithiasis
Ureter	Konkremente	Urolithiasis
Blase	Form, Ausdehnung	Überlaufblase
	verkalkte Kontur	Bilharziose
	Konkremente	Blasensteine
Prostata	Verkalkungen	Prostatasteine
		Tuberkulose
● *Verdauungstrakt*		
Leber	Hepatomegalie	
	Meteorismus	
Gallenblase	Konkremente	Cholelithiasis
Darm	Spiegelbildung im Stehen	Ileus
● *Skelettsystem*		
Rippen	Ostitis fibrosa	Hyperparathyreoidismus
	Abstand ↑	z. B. Neuroblastom
	Frakturen	z. B. Nierentrauma
LWS	Osteolysen	z. B. Nierenzellkarzinom
	Degenerative Veränderungen	Spondylarthrose
	Bandscheibenschäden	
	Spina bifida	Neurogene Blase
Becken	Osteolytische Herde	Prostatakarzinommetastasen
	Osteoplastische Herde	Prostatakarzinommetastasen
	Sakrumagenesie	Neurogene Blase
	Klaffende Symphyse	Blasenekstrophie
	Fraktur	Harnröhrenverletzung
● *Muskulatur*		
Psoas-M.	Unscharfer Randschatten	Perinephritischer Abszeß
Stamm-M.	Fremdkörper	Trauma
Gluteal-M.	Fleckförmige Fremdkörperverschattung	Verdacht auf Lues (vorangegangene Wismutinjektion)
● *Kalkdichte*	Phlebolithen	
abdominelle	Mesenteriallymphknoten	Tuberkulose
Schatten	Echinokokkuszysten	
	Uterusmyom	

In bestimmten Fällen ist durch eine sorgfältige Betrachtung der Abdomenübersichtsaufnahme bereits eine definitive Diagnose zu stellen:

z. B. bei phosphat- und kalziumhaltigen Nierensteinen (spontan schattengebende Konkremente), Myelomeningozele (Wirbelbögendefekte) oder kaudaler Regression (,,fehlendes" Kreuzbein) mit neurogener Blase, Markschwammniere (,,besenreiserartige" Nierenverkalkungen). Ferner kann die Übersichtsaufnahme entscheidende Hinweise für den weiteren diagnostischen Weg geben: z. B. Osteolysen → Tumorsuche; Ostitis fibrosa → HPT-Abklärung; Prostataverkalkung → Urogenitaltuberkulose-Abklärung.

Darüber hinaus werden differentialdiagnostisch relevante Informationen gewonnen: z. B. kolikartiger Schmerz im rechten Unterbauch – DD. Appendizitis-Ureterstein. Um den diagnostischen Wert der Abdomenübersichtsaufnahme auszunutzen und dem Patienten eine unnötige Strahlenbelastung zu ersparen, ist ein systematisches ,,Abrastern" nach einem Schema (Abb. 3-7) sinnvoll.

3.2.1.2 Ausscheidungsurogramm

Nach intravenöser Kontrastmittelgabe werden deszendierend abgebildet: das Nierenparenchym (nephrographische Phase), das *Nieren*becken-*K*elchsystem (NBKS; vollständige Darstellung nach 7 Minuten), abschnittsweise die Ureteren (Folge der Peristaltik) und die Blase (zystographische Phase).

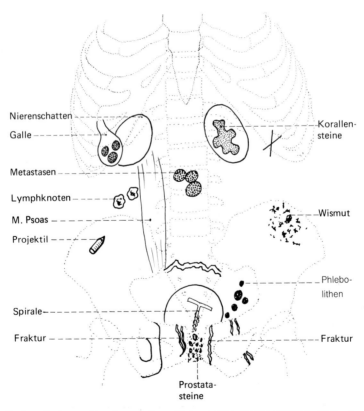

Nierenschatten
Galle
Metastasen
Lymphknoten
M. Psoas
Projektil
Spirale
Fraktur
Korallensteine
Wismut
Phlebolithen
Fraktur
Prostatasteine

Abb. 3-7 Systematisches ,,Abrastern" einer Abdomenübersichtsaufnahme nach: 1. Organ- und Weichteilschatten; 2. Kalkhaltigen Verdichtungen; 3. Metallischen Fremdkörpern; 4. Skelettveränderungen (s. Tabelle 3-2).

Der Patient in Bauchlage (das gashaltige Kolon wird verlagert), das Anlegen eines bandartigen Harnleiter-Kompressoriums um den Unterbauch sowie simultane Schichtaufnahmen erhöhen bei unvollständiger NBKS-Kontrastierung die diagnostische Aussage des begonnenen AUG, ohne daß der bereits geröntgte und vorbereitete Patient sich nochmals untersuchen lassen müßte.

Patientenvorbereitung

Der Informationsgehalt des AUG wird durch Darmgas-Überlagerung beeinträchtigt. Eine Darmvorbereitung wird routinemäßig durchgeführt:
1. Letzte Mahlzeit am Vorabend;
2. Flüssigkeitskarenz am Morgen der Untersuchung;
3. Abführmittel (X-prep®, auf Senna-Basis) am Vorabend;
4. Bei Meteorismus gasbindende Mittel (Lefax®).

Auch eine vorzeitige Röntgendiagnostik des Verdauungstraktes verdeckt durch Kontrastmittelrückstände (Cholezystographie, Magen-Darmpassage oder Kontrastmitteleinlauf) das Harnabflußsystem.

Durchführung

Nach der Abdomenübersichtsaufnahme werden das Filmplattenformat oder die Lage des Patienten auf dem Röntgentisch korrigiert (s. Abb. 3-6, S. 50).
30 ml Kontrastmittel (Conray®, Urografin®, Omnipaque® o. a.) werden unverdünnt langsam injiziert. Doppelte Kontrastmitteldosis oder Kontrastmittelinfusion (z. B. 250 ml Conray®) sind bei adipösen Patienten, eingeschränkter Nierenfunktion oder nicht beachteter Flüssigkeitskarenz notwendig.
Routinemäßig werden Aufnahmen nach 7, 14 und 20 Minuten (nach vorheriger Blasenentleerung = ,,Restharn'') p. i. angefertigt. Als Abflußkontrolle bei vorliegendem Urogramm, z. B. postoperativ, genügt eine Aufnahme 20 Minuten p. i. Für die Beurteilung von Verlaufskontrollen ist es wichtig, die Zeitfolge der Kontrastbilder konstant zu halten, damit Aufnahmen gleicher Ausscheidungszeit später verglichen werden können.

Vor jeder Kontrastmittelinjektion muß eine Allergie-Anamnese erhoben werden, da nach jodhaltigen Kontrastmitteln Unverträglichkeitsreaktionen vom banalen Haut-Rush bis zum anaphylaktischen Schock auftreten können. Leichte Reaktionen werden bei 1:10 bis 1:50 Urogrammen, schwere Reaktionen (Tab. 3-3) bei 1:1000 bis 1:14000 und Todesfälle bei 1:30000 bis 1:400000 beobachtet.

Im Zweifelsfalle ist ein injizierbares Antiallergikum, Kalziumglukonat und ein Kortikoid in ausreichender Dosierung (z. B. 1 g Solu-Decortin-H®) bereitzuhalten. Routinemäßig sollte die zur Kontrastmittel-Injektion verwandte Kanüle (besser eine Braunüle®) nach der Injektion in der Vene belassen werden, um im Notfall einen venösen Zugang zur Therapie zur Verfügung zu haben. Eine Ausrüstung zur Kontrolle der vitalen Funktionen und Intensiv-Therapie (Blutdruckmessung, Intubation, Beatmung) gehört ebenso wie entsprechende Medikamente zur Routineausstattung einer urologischen Röntgenabteilung.

Tabelle 3-3   Allgemeine Kontrastmittelreaktionen

1. *Haut und Schleimhäute*
   Rötung, Juckreiz, Urtikaria, Lidödem, Glottisödem
2. *Respiratorisches System*
   Tachypnoe, Hustenreiz, Dyspnoe, Bronchospasmus, Lungenödem, Atemstillstand
3. *Kardiovaskuläres System*
   RR-Anstieg (hypertone Krise), RR-Abfall (Schock), Herzrhythmusstörungen, Asystolie
4. *ZNS, vegetatives System*
   Übelkeit, Erbrechen, Gähnen, Niesen, schwere Erregung, Bewußtlosigkeit, Koma, tonisch-klonische Krämpfe, Lähmungen

Die modernen niederosmolalen Kontrastmittel (Omnipaque®, Hexabrix®) reduzieren die Rate allergischer Begleitreaktionen deutlich.

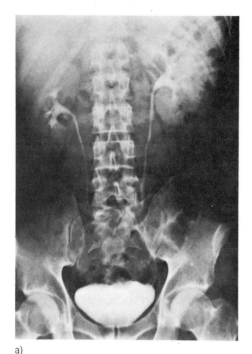

a)

Indikation zum Urogramm

Im Rahmen der urologischen Diagnostik ist bei Hinweisen auf entzündliche, tumoröse oder steinbedingte Erkrankungen, bei Mißbildungen und infravesikalen Veränderungen (z. B. Prostatatumoren) das Urogramm indiziert, außerdem zur Abgrenzung extrarenaler retroperitonealer Prozesse oder intrapelviner Raumforderungen (Abb. 3-8).

3.2.2 Spezielle urologische Röntgendiagnostik (GK 3-3.3.2)

Gedrehte oder seitliche Aufnahmen

Sie dienen als Übersichtsaufnahme vor KM-Injektion oder als Kontrastbild der eindeutigen Lokalisierung sich auf der a. p. (anterior-posteriorer Strahlengang) Aufnahme in den Nierenschatten projizierender Konkremente oder zur exakten Darstellung des Ureterverlaufs (Abb. 3-9). So können auf der rechten Niere zur Darstellung kommen-

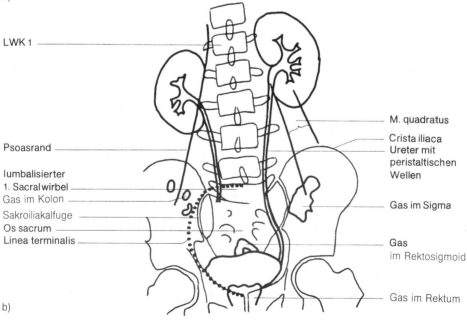

b)

Abb. 3-8 a) Normales Urogramm. – b) Schemazeichnung.

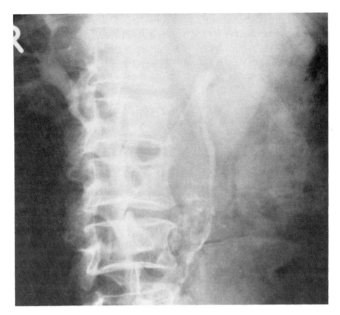

Abb. 3-9 „Gedrehtes" Urogramm durch Rechtsanhebung; linker Ureter verdrängt und komprimiert durch verkalktes Aortenaneurysma; rechter Ureter durch Drehung jetzt auf Wirbelsäule projiziert.

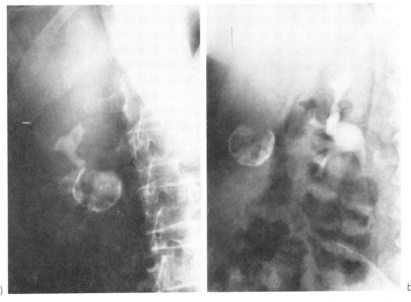

a)   b)

Abb. 3-10 a) Die anterior-posterior-Aufnahme zeigt einen großen kalkdichten Prozeß projiziert auf das rechte Nierenbecken; – b) die seitliche Aufnahme (Linksanhebung) „dreht den Kalkschatten aus der Niere heraus" *Diagnose:* Porzellangallenblase.

de Steine „herausgedreht" und als Gallen-
blasenkonkremente identifiziert werden
(Abb. 3-10).

Stehaufnahmen

Bei Verdacht auf eine Nephroptose sollte
die 14-Minuten-Aufnahme im Stehen durchgeführt werden. Sinkt die Niere im Vergleich zur 7-Minuten-Aufnahme um mindestens 2 Wirbelkörperhöhen ab, so ist die
Diagnose gesichert.

Schichtaufnahmen (Tomographie)

Sind die Nierenkonturen durch Darminhalt
überlagert oder lassen sich das kontrastmit-
telgefüllte Nierenbecken und die Kelche im
Routine-Urogramm nicht eindeutig abgrenzen, so werden Schichtaufnahmen (Nephro-
tomogramme) angefertigt. Die Niere wird
durch eine spezielle Aufnahmetechnik (s.

GK „Radiologie") zentimeterweise (gemessen als Distanz der Nierenschicht von der un-
terliegenden Filmplatte) dargestellt. Der Informationsgehalt wird gesteigert (Abb. 3-
11).

Frühurogramm

Die Nierenarterienstenose verzögert den nephrographischen Effekt der erkrankten Seite. Daher wurden im Rahmen der Hyperto-
nieabklärung Kontrastbilder bereits 1, 2, 3
und 5 Minuten p. i. angefertigt. Die DSA
(s. S. 60), die auf intravenösem Wege die
Nierenarterien abbildet, hat das Frühurogramm ersetzt.

Spätaufnahmen

Eine Harnstauungsniere (blockierender
Ureterstein oder obstruierender Tumor)
scheidet Kontrastmittel in das erweiterte

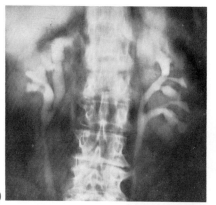

a)

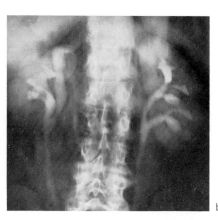

b)

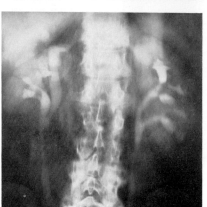

c)

Abb. 3-11 a) bis c) Infusionsnephrotomogramm
bei beginnender Niereninsuffizienz und chronischer Pyelonephritis bei 9 cm (a), 10 cm (b) und
11 cm (c). Papillenform der linken Niere bei 9 cm,
der rechten Niere bei 11 cm am deutlichsten.

Hohlsystem verlangsamt aus. Die routinemäßige 20-Minuten-Aufnahme zeigt eine „stumme" nicht ausscheidende Niere. Ist die Filtrationsleistung der Niere noch nicht vollständig erloschen, zeigt sich die Niere auf Spätaufnahmen (im 6-Stunden-Intervall bis 48 Stunden). Spätaufnahmen enthalten wertvolle Information über die Funktionsreserve und Hohlraummorphologie der Niere sowie die Höhe des Stops.

Veratmungsurogramm

Unter der Atmung bewegen sich die Nieren in ihrem Faszien- und Fettlager auf dem Psoasmuskel gleitend normalerweise 2-3 cm in kranio-kaudaler Richtung. Entzündliche Prozesse der Nierenhülle (paranephritischer Abszeß, Nierenkarbunkel) schränken diese Beweglichkeit ein. Derselbe Röntgenfilm wird doppelt (bei kommandierter Ein- und Ausatmung) belichtet.

Miktionszystourethrographie (MZU)

Bei Verdacht auf subvesikale Harnabflußstörungen wie Urethrastriktur, -tumor oder -divertikel wird bei kontrastmittelgefüllter Blase die Beckenaufnahme unter Miktion durchgeführt. Die Kontur und Weite der Harnröhre sind beurteilbar. Die prograde Urethrographie (Abb. 3-12a) ist physiologischer und beim Mann risikoärmer, aber kontrastärmer als die retrograde Urethrographie (Abb. 3-12 b).

Retrograde Urethrographie

Kommen beim Miktionszysturethrogramm die gewünschten Details inadäquat zur Darstellung, so kann Kontrastmittel aus einer auf den äußeren Harnröhrenmeatus aufgesetzten Spritze, die mit einer Gummiolive versehen ist, retrograd in die Blase instilliert werden.

Bei Männern ist auf eine Streckung der Harnröhre durch leichten Zug am Penis zu achten. Die Untersuchung erfolgt am zweckmäßigsten unter Röntgen-Bildwandlerkontrolle, wobei im geeigneten Moment bei Darstellung der diagnostischen Details der untergelegte Röntgenfilm belichtet wird.

Der Patient ist halbseitlich (wie bei der Miktionszysturethrographie) in *Lauenstein*-Position gelagert. Mögliche Indikationen sind Harnröhrenstriktur, Harnröhrendivertikel, Urethrascheidenfistel, Harnröhrentumor, Harnröhrentrauma oder die Suche nach Prostatakavernen.

Die brüske Kontrastmittelinstillation führt zum Einriß der Urethramukosa. Das Kontrastmittel oder Keime gelangen in das Corpus spongiosum (Urosepsis-Gefahr).

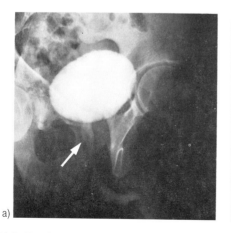
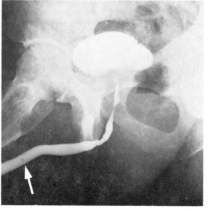

Abb. 3-12 a) normales Miktionszystourethrogramm; Pfeil weist auf Colliculus seminalis als KM-Aussparung der prostatischen Harnröhre. – b) normales retrogrades Urethrogramm; Pfeil weist auf instillationsbedingte Luftblase.

Röntgen-Restharnbestimmung

Nach vollständiger Miktion zeigt eine a. p.-Aufnahme des Beckens das in der Blase verbliebene Kontrastmittel. Die Restharnmenge (Grad für die unvollständige Blasenentleerung) ist mit ausreichender Zuverlässigkeit zu schätzen. Die ultrasonographische Restharnbestimmung ist weniger belastend und genauer (s. Abb. 2-1, S. 29).

Das retrograde Pyelogramm

Unter Hilfe des Zystoskopes wird ein *Urete*-ren*katheter* (,,UK") in das entsprechende Ureterostium ca. 1 cm vorgeschoben (Abb. 3-13 a). Nach äußerst vorsichtiger Injektion von 3-4 ml Kontrastmittel in den UK stellen sich sukzessive Ureter, Nierenbecken und Kelche dar (Abb. 3-13 b). Die Abklärung wird als dynamische Untersuchung am

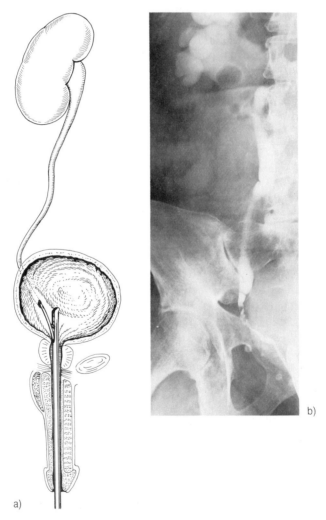

a)

b)

Abb. 3-13 a) Technik der Einführung des Ureterenkatheters transurethral in das Ureterostium; – b) Kontrastmitteldarstellung des Ureters und Nierenbeckenkelchsystems; *hier:* terminale, ca. 5 cm lange, spezifische Ureterstenose rechts mit Hydronephrose.

zweckmäßigsten unter Röntgenbildwandler-Kontrolle vorgenommen und nach Erhalt der diagnostischen Information ein Kontrastbild angefertigt.

Ein Kontrastmittel-,,Stop" in einem Ureterabschnitt ist durch Uretersondierung mit einem UK (gebogene oder spiralige Spitze) weiter zu differenzieren (Tumor, Stein, extrinsische Kompression). Gelingt die Überwindung des Hindernisses, so entleert sich der gestaute Harn aus dem UK in schneller Tropfenfolge (,,hydronephrotisches Tropfen"). Der UK wird bis zur Erholung der Niere belassen. Im gleichen Arbeitsgang kann etagenweise über den Ureterenkatheter selektiv aus der entsprechenden Niere Urin zur zytologischen (Urothel-Karzinom) und bakteriologischen Untersuchung (Pyonephrose) oder Kammerzählung (Erythrozyturie) gewonnen werden.

Indikationen

Wegen der Gefahr der Keimverschleppung von außen oder aus der Blase in den oberen Harntrakt wird die Indikation streng gestellt und die Untersuchung unter peinlichster Einhaltung der Asepsis durchgeführt.

Erschwert oder unmöglich wird die retrograde Pyelographie durch eine Harnröhrenstriktur, expansiv wachsende Prostatatumoren oder Veränderungen am Blasenboden mit Abnormalitäten der Ureterostien. Bei diesen Patienten ist die *antegrade* perkutane Pyelographie (s. S. 75) vorzuziehen.

3.2.2.1 Weitere diagnostische Verfahren (GK 3-3.3.3)

3.2.2.1.1 Renovasographie (Nierenangiographie)

Hierunter versteht man die Kontrastmitteldarstellung des Nierengefäßbaumes. In der Mehrzahl der Fälle wird diese als Nierenarteriographie, bei bestimmter Indikation auch als Nierenphlebographie durchgeführt.

Die ideale Indikation erlaubt eine adäquate chirurgische (ablative oder plastisch-rekonstruktive) Therapie:

Urographischer und sonographischer Nierentumorverdacht,

renovaskuläre Hypertonie,

Beurteilung der Parenchymreserve.

Kontraindikation:

Kontrastmittelunverträglichkeit, Gerinnungsstörung,

Nebenwirkungen (0,3% ernste Komplikationen):

Gefäßschäden an der Punktionsstelle (Hämatom, Thrombosen),

seltener Aneurysmen oder arterio-venöse Fisteln.

Technik

Die translumbale Aortographie ist bis auf bestimmte Ausnahmen von der retrogra-

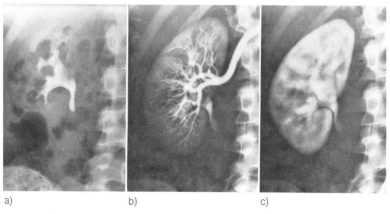

a)　　　　　　　b)　　　　　　　c)

Abb. 3-14 Normale selektive Renovasographie rechts. a) Urographischer Verdacht auf Raumforderung. – b) Normale arteriographische Phase. – c) Normale Parenchymphase.

den, transfemoralen Aortographie nach der *Seldinger*-Technik mit der Möglichkeit der seitengetrennten, selektiven Renovasographie weitgehend verdrängt worden. Über eine an der Fossa ovalis in die Arteria femoralis eingeführte Punktionsnadel wird ein Polyäthylenkatheter unter Röntgen-Bildwandlerkontrolle bis über den Nierenarterienabgang vorgeschoben und Kontrastmittel injiziert; beide Nierenarterienbäume stelle sich dar: *Übersichtsaortographie.*

In derselben Sitzung wird hiernach routinemäßig die zu diagnostizierende Niere nach Sondierung der Nierenarterie mit einem gekrümmten Spezialkatheter dargestellt: *Selektive Renovasographie.*

In rascher Filmfolge werden unter Kontrastmittelinjektionen (arteriographische Phase) und nach kurzem Zeitintervall weitere Aufnahmen zur Darstellung der die gesamte Niere erfassenden Kontrastmittelverteilung (Parenchymphase) angefertigt (Abb. 3-14).

Digitale Subtraktionsangiographie (DSA)

Bei der bisherigen Subtraktionstechnik wurde photographisch das Leerbild vom Kontrastmittelbild subtrahiert, um beispielsweise Skelett-Überlagerungen kontrastierter Gefäße zu beseitigen. Die gleiche Idee stand bei der digitalen Subtraktion Pate (*Mistretta* 1981). Nach automatischer Kontrastmittelinjektion in eine Vene der Armbeuge (ca. 50 ml KM werden im Bolus gegeben) wird der gewählte Gefäßabschnitt über Bildverstärker und Videoverstärker in einem Analog-Digital-Converter in ein digitales Signal umgewandelt und in einem Halbleiterspeicher bearbeitet. Über einen arithmetischen Prozessor wird das Leerbild (Maske) vom KM-Bild abgezogen. Ohne Zeitverlust (Echtzeitbildverarbeitung) wird das Bild auf einem Röntgenfilm (Abb. 3-15) oder Videoband festgehalten.

Vorteile sind die intravenöse KM-Injektion („ambulante Angiographie"), die geringere KM-Dosis im Vergleich zur herkömmlichen Katheterangiographie und die mit 1,3 rd (SI: cGy)/Untersuchung geringe Strahlenhautdosis. Ein Nachteil ist die gegenwärtig noch geringe Auflösung kleiner pathologischer Gefäße. Die Anwendung ist bei renovaskulärem Hochdruckverdacht, nach Nierentransplantation und bei Nierentumor mit Kavathrombus sinnvoll.

Nierenphlebographie

Zur Abklärung einer Nierenvenenthrombose, in einzelnen Fällen auch zur deutlicheren

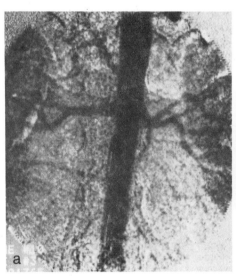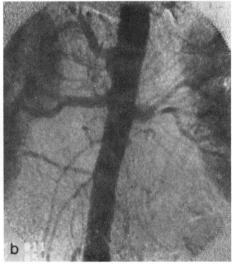

Abb. 3-15 DSA a) Die Auswahl dieses Paares (Maske und KM-Bild) ist wegen Atembewegung unscharf. – b) Befriedigende Bildqualität; normale Nierenarterien beiderseits.

Darstellung eines Malignoms, erfolgt die gezielte Nierenvenendarstellung nach Katheterisierung der V. cava inferior.

3.2.2.1.2 Kavographie

Außer zur Darstellung intraluminärer Tumorverlegung wird sie auch bei Verdacht auf Kompression oder Verlagerung der V. cava inferior durch retroperitoneale Tumoren, Lymphknotenpakete bei lymphatischen Systemerkrankungen, Lymphknotenmetastasen urologischer Malignome (Hodentumoren) oder durch fibrotische Einscheidung wie bei der retroperitonealen Fibrose herangezogen. Die Kavographie hat bei entsprechender retroperitonealer und peripherer Symptomatik (venöse Abflußstörung des Skrotums oder der unteren Extremitäten) eine hohe diagnostische und differentialdiagnostische Aussagekraft (s. Abb. 7-7, S. 183).

3.2.2.1.3 Lymphographie

Die Lymphographie wird als bilaterale *pedale Lymphographie* zur Darstellung von Lymphknotenmetastasen im Retroperitoneum in erster Linie bei Hoden- und Peniskarzinomen, mit eingeschränkter Aussagekraft auch bei Prostata- und Harnblasenmalignomen angewandt. Das in die am Fußrücken subkutan verlaufenden Lymphbahnen injizierte Kontrastmittel stellt die pelvinen und retroperitonealen Lymphbahnen und -knoten dar. In der Frühphase angefertigte Röntgenaufnahmen *(Lymphangiogramm)* zeigen den Verlauf der Lymphbahnen, während in der Spät- oder *Speicherphase (Lymphadenogramm)* die Lymphknoten selbst zur Darstellung kommen. Umgehungskreisläufe als Folge von Kontrastmittelstasen und marginale oder totale Lymphknoten-Speicherdefekte (s. Abb. 7-28; S. 210) gelten als metastasenverdächtig.
Um eine entsprechende Kontrastmittelspeicherung zu gewährleisten, werden bei der Lymphographie ölige, visköse Kontrastmittel verwendet. Hieraus können sich einige ernstere Nebenwirkungen ergeben:

Temperaturerhöhung als Folge einer pyrogenen Kontrastmittelreaktion, pulmonale Komplikationen (Lipoidpneumonien, Mikroembolien). In bestimmten Fällen ist die Sonographie der Lymphographie überlegen (s. Abb. 7-30, S. 211).

3.2.2.1.4 Andere Röntgenverfahren

Kavernosographie

Sie dient zur Darstellung der Corpora cavernosa penis bei Verdacht auf Kavernosathrombose, bei der Induratio penis plastica oder zur Abklärung eines Priapismus. Auch bei Penistraumen oder penetrierenden Urethra-Fremdkörpern kann durch die Kavernosographie das Ausmaß der Schädigung nachgewiesen werden. Unter Röntgen-Bildwandlerkontrolle wird niedervisköses Kontrastmittel am Penisschaft in ein Corpus cavernosum injiziert und eine Röntgenaufnahme angefertigt. Besondere Bedeutung hat die Infusionskavernosographie im Abklärungsprogramm bei erektiler Dysfunktion (= Impotentia coeundi): verdünntes Kontrastmittel wird unter Bildwandlerkontrolle intrakavernös injiziert. Beim Gesunden wird eine passive Erektion mit einer Flußrate von etwa 100 ml/min erzielt (= Induktionsindex) und bleibt bei anhaltender Infusion von etwa 40 ml/min bestehen (Erhaltungsindex $= \frac{40}{100} = 0,4$). Pathologische Indizes werden bei vaskulärer Impotenz gemessen. Gleichzeitig können venöse Lecks als Ursache sichtbar gemacht werden.

Vaso-Vesikulographie

Sie kann im Rahmen einer erweiterten Infertilitätsabklärung (Azoospermie durch Verschluß des Ductus deferens) indiziert sein. Nach Punktion des Vas deferens vom Skrotum aus und Injektion eines hochviskösen Kontrastmittels stellt sich die Hohlraummorphologie des Samenleiters, der Samenbläschen und des Ductus ejaculatorius dar.

3.2.2.1.5 Anhang: Kontrastmittel (KM)

Die jodhaltigen wasserlöslichen KM leiten sich von der 2, 4, 6-Trijodbenzoesäure (lipophil, 70% Plasmaalbuminbindung) ab. Werden die H-Atome 3 und 5 durch stärker hydrophile Gruppen ersetzt, gewinnt man weniger toxische Abkömmlinge (Diaminobenzolsäure und Aminoisophthalsäure). In Form ihrer Natrium- und Megluminsalze (z. B. Natriummegluminamidotrizoat = Urovison®; Megluminiotalamat = Conray®) werden wäßrige hyperosmolare (bis etwa 2000 mOsmol/kg) Lösungen als nephrotrope KM verwendet. Der Jodgehalt eines Erwachsenen-AUG beträgt etwa 15-20 g Jodid. Die genannten KM sind in wäßriger Lösung vollständig dissoziiert. Demgegenüber haben die nichtionischen KM eine um 40% niedrigere Osmolalität. Ähnlich niedrig ist die Osmolalität auch bei den ionischen monoaziden Dimeren (Typ Ioxaglate; Tab. 3-4).

Tabelle 3-4 Osmolalität von Röntgenkontrastmitteln (nach *Engelmann* 1984)

Präparat	mg J/ml	Osmolalität mosmol/kg
Iotalamat (Conray®)	282	1591
Ioxitalamat (Telebrix®	328	1963
Diatrizoat (Urovision Na®)	300	1570
Ioglicinat (Rayvist®)	300	1790
Ioxaglat (Hexabrix®)	320	600

Die niedrigosmolalen KM vermeiden die negativen Folgen der hochosmolalen KM: Hypervolämie mit Osmodiurese, Vasodilatation mit Blutdruckabfall sowie Schmerzreaktionen.

3.2.2.1.6 Anhang: Physiologische Abläufe beim Ausscheidungsurogramm

Nach intravenöser Injektion des Kontrastmittels kommt es zunächst zu einer Vermischung mit dem Plasma und einer Verteilung im Intra-Extravasalraum. Das Äquilibrium wird nach 10 Min. p. i. erreicht. 99% des Kontrastmittels werden glomerulär filtriert und durch Reabsorption des Wasseranteiles und der Kationen im infraglomerulären Nephronabschnitt konzentriert. Die tubuläre Konzentration des Kontrastmittels steigt um das 5-10fache der Konzentration im Plasma an. Die nephrographische Phase des AUG ist vorwiegend ein Resultat der oberen Nephronabschnitte und abhängig von der Plasma-Konzentration des Kontrastmittels (d. h. der gegebenen Dosis), der glomerulären Filtrationsrate und der Wasserabsorption im proximalen Tubulus. Daher kommt die nephrographische Phase des Urogramms auch beim Nierenversagen (Ausfall distaler Tubulusabschnitte) zur Darstellung. Bei nicht zu großer Diurese (z. B. Dursten vor dem Ausscheidungsurogramm) ist die Endkonzentration des Anions im Harn ca. 30-50mal höher als im Plasma.

3.2.2.1.7 Ausscheidungsurogramm beim Nierenversagen

Drei zentrale Fragen sollten sich durch das AUG beim Nierenversagen beantworten lassen:

1. Lage, Größe und Form der Nierenschatten?
2. Läßt sich eine Harnobstruktion (postrenales Nierenversagen) ausschließen?
3. Ergeben sich spezifische Hinweise auf die Pathogenese des Nierenversagens?

Grundlage für diese Fragestellung ist das Nephrogramm, d. h., die diffuse parenchymatöse Darstellung des gesamten Nierenschattens. Das Nephrogramm ist vorwiegend ein Ergebnis des proximalen Nephronabschnittes (glomeruläre Kontrastmittelfiltration, Kontrastmittelkonzentrierung durch Wasserabsorption des proximalen Tubulus) und kommt bei der Mehrzahl der Patienten mit Nierenversagen zur Darstellung. Ein promptes Nephrogramm bei der chronischen Niereninsuffizienz schließt eine postrenale, obstruktive Genese nicht aus. Andererseits zeigt die Niere bei einem akuten, obstruktiven Versagen, z. B. bei blockierendem Ureterstein, ein schattendichtes Nephrogramm, da aufgrund der Abflußbehinderung bei noch intaktem, proximalen Nephron vermehrt Wasser und Natrium im proximalen Tubulus reabsorbiert wird, während die glomeruläre Kontrastmittelfiltration anhält. In diesem Stadium wird also im oberen Nephronabschnitt das Kontrastmittel konzentriert und so als nephrographische Phase im Rahmen einer urographischen Abklärung dargestellt, obwohl eine Anurie vorliegen kann.

Wird bei einem renal-bedingten, akuten Nierenversagen eine frühe nephrographische Phase beobachtet, so scheidet wegen der noch stattfindenden glomerulären Kontrastmittelfiltration eine primäre Glomerulopathie als Ätiologie des Nierenversagens aus.

Besonderheiten des Ausscheidungsurogramms bei Niereninsuffizienz

Glomeruläre *und* tubuläre Funktionseinschränkungen bedingen eine verminderte Kontrastmittelkonzentration, die zumindest zum Erhalt eines aussagekräftigen Nephrogramms durch eine größere Dosis und die Anwendung eines niedrigosmolalen KM (Tab. 3-4) ausgeglichen werden kann.

Die Möglichkeit der Sonographie und Sequenzszintigraphie sollten bei fortgeschrittener Niereninsuffizienz ausgenutzt werden; denn KM-Reaktionen sind gehäuft bei Kreatininwerten über 3 mg/100 ml (SI: 265 μmol/l). Kreatininwerte über 4,5 mg/100 ml (SI: 400 μmol/l) gelten als *Kontraindikation* für die AUG.

3.2.2.2 Sonographie

Die Sonographie (Ultraschalldiagnostik) hat als sichere, schmerzlose, wiederholbare, schnelle und non-invasive Untersuchungsmethode die Diagnostik von Erkrankungen des Urogenitalsystems revolutioniert.

Die alte Domäne der Sonographie – die Differenzierung der renalen Raumforderung – ist heute nur eine von zahlreichen Indikationen. Die hochauflösenden Ultraschallgeräte bilden mit Ausnahme des normalkalibrigen Harnleiters und der Harnröhre alle urologisch wichtigen Organe ab. Medizinisch werden die Ultraschallwellen der Frequenzen 1 bis

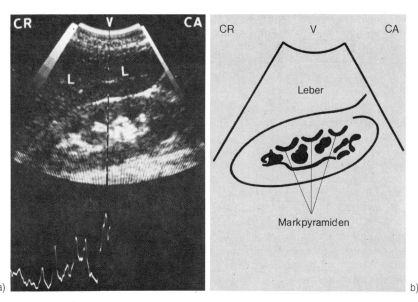

a)   b)

Abb. 3-16 Organoptimierter Ultraschallschnitt der rechten Niere von ventral. – a) Im B-Bild (obere Hälfte) ist die cm-Eichung eingeblendet. Die untere Bildhälfte zeigt den A-Scan. – b) Skizze. CR = kranial, CA = kaudal, V = ventral, L = Leber.

a)

b)

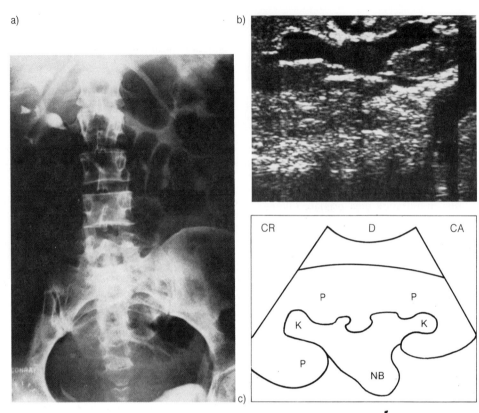

CR   D   CA

P   P

K   K

P

NB

c)

Abb. 3-17 Sonogramm einer urographisch stummen Niere. – a) 15 Min. – AUG nach Abklingen einer Kolik links. Wegen der Darmgasüberlagerung (vermehrte Strahlentransparenz), die Ausdruck einer reflektorischen Darmatomie ist, war ein Konkrement nicht zu erkennen. – b) Sonogramm der linken Niere von dorsal: Harnstauung im Nierenbecken-Kelch-System (Emmett III). – c) Skizze. CA = kaudal, D = dorsal, CR = kranial, K = Kelch, P = Parenchym, NB = Nierenbecken.

7,5 MHz eingesetzt. Die sich im Gewebe longitudinal ausbreitenden Ultraschallwellen werden von den unterschiedlichen Gewebearten teilweise hindurchgelassen oder reflektiert. Die Stärke der Reflexion hängt vom Schallwellenwiderstand (akustische Impedanz) ab. Die Differenz zwischen Geweben unterschiedlicher Impedanz wird als Echosignal auf dem Monitor abgebildet. Eindimensionale Ultraschallkurven liefert der A-Scan (Amplituden-Scan). Das eigentliche bildgebende Verfahren ist der B-Scan (Brightness-Scan), der als langsames B-Bild (Compound-Verfahren) oder als schnelles B-Bild (Real-time-Verfahren) eingesetzt wird. In der Urologie hat sich das Real-time-Verfahren durchgesetzt. Das Bild wird auf Polaroid-Fotos festgehalten.

Die Entwicklung geeigneter Transducer und der Einsatz digitaler Elektronik förderten die ständige Erweiterung der diagnostischen Möglichkeiten, wie in den folgenden Beispielen dargestellt wird:
Niere und Harnleiter: Beide Nieren lassen sich von dorsal, die rechte Niere auch von ventral gut sonographisch abbilden (Abb. 3-16). Je nach Fragestellung werden die Pulsationen der A. renalis, Nierenkontur und -volumen sowie die Binnenstruktur registriert und im Polaroid-Foto festgehalten. Unentbehrlich wird das Nephrosonogramm bei der urographisch stummen Harnstauungsniere (Abb. 3-17) und einer tastbaren oder urographisch vermuteten Raumforderung. Ein echoreiches Reflexmuster, die fehlende Schallverstärkung hinter der

Raumforderung und womöglich eine unscharfe oder polyzyklische Begrenzung kennzeichnen den *Tumor*.

Die *Nierenzyste* ist sonographisch echoarm, auch bei Schallverstärkung fehlen Binnenechos; sie ist glatt begrenzt und weist aufgrund der guten Schalleitfähigkeit des Zysteninhaltes eine verstärkte Schallreflexion an ihrer Rückwand (Impedanzsprung) auf (Abb. 3-18).

Entzündungen (akute Pyelo- oder Glomerulonephritis) sind anhand der vermehrten Durchblutung und des Ödems sonographisch als Volumenzunahme mit dickem, echoarmem Parenchym zu vermuten. Der sonographische Nachweis von Steinen mißlingt dann, wenn das Nierenparenchym vernarbt ist. Flottierende Steine sind schon bei einem Durchmesser von wenigen Millimetern darzustellen. Bei nicht-schattengebenden Steinen (Urat) ist die Sonographie dem Röntgen überlegen. Einen Anwendungsschwerpunkt hat die Sonographie beim Kind zum Nachweis von Mißbildungen des Urogenitalsystems und zur Verlaufskontrolle nach plastisch-rekonstruktiven Maßnahmen an den ableitenden Harnwegen (Nierenbekken- oder Antirefluxplastik). Der erweiterte Harnleiter ist beim Kind direkt abzubilden.

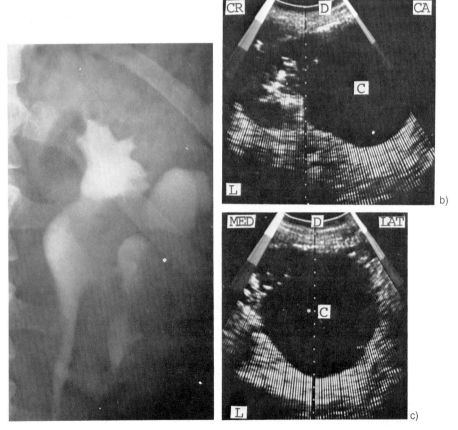

a) b) c)

Abb. 3-18 Das Ausscheidungsurogramm eines 22jährigen Patienten mit einmaliger Makrohämaturie zeigt links (a) eine massive Kelchektasie, verdächtig auf eine intrarenale, kelchkomprimierende Raumforderung. Die longitudinale Sonographie (b) zeigt am unteren Nierenpol (CR = kranial, CA = kaudal) einen großen schalltransparenten Hohlraum. der sich auch im transversalen Scan (c) als benigne, lateral entwickelte Zyste (C = Cyste; MED = medial; LAT = lateral) verifiziert.

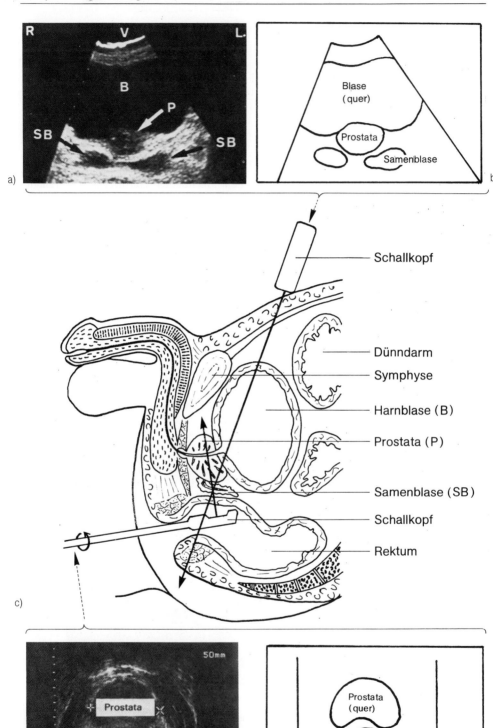

a)

b)

c)

Schallkopf

Dünndarm

Symphyse

Harnblase (B)

Prostata (P)

Samenblase (SB)

Schallkopf

Rektum

d)

e)

Tabelle 3-5 Urologische Anwendung der Computer-Tomographie

Indikation	Wertigkeit
● *Tumoren* (bzw. Raumforderung)	
– Nebennieren	sehr gut
– Nierenparenchym	sehr gut
– Nierenbecken/Ureter	eingeschränkt
– Blase, Prostata	eingeschränkt
– Lymphknoten-Status	nur orientierend
● *Entzündungen*	
– Nierenkarbunkel	gut
Paranephritischer Abszeß	gut
– Prostataabszeß	gut
● *Trauma*	
– Niere	sehr gut
– Beckenorgane	sehr gut
● *Funktionsdiagnostik*	
– CT Clearance der Niere	noch in Erprobung

Blase und Prostata: Blase und Prostata können perkutan im Ultraschallbild bei schlanken Bauchdecken im Sinn der aufgeworfenen Fragestellung (Blasenvolumen, Prostatavolumen) ausreichend dargestellt werden (Abb. 3-19). Präziser (Infiltrationstiefe des Blasentumors, ultraschallgesteuerte Punktion eines Prostataknotens) werden aber beide Organe mit rotierenden transurethralen oder transrektalen Schallsonden untersucht; es resultieren zweidimensionale Querschnittsbilder (Abb. 3-19). Allerdings ist das sonographische Staging ungenau und die transrektale Sonometrie der Prostata zeitaufwendig.

Zu den *speziellen sonographischen* Untersuchungstechniken zählt die Abklärung intraskrotaler Befunde; besteht eine Hydrozele, so sind Hodentumor und Epididymitis zu unterscheiden. Weiter sind die intraoperative Steinsuche und die gezielte Punktion (Nephrostomie, Nierenbiopsie, Lymphknotenbiopsie) als Weiterentwicklungen der Ultraschalltechnik zu nennen.

3.2.2.3 Computer-Tomographie (CT)

Technisches Prinzip

Bei den modernen Schnell-Scan-Systemen erfolgt die Untersuchung durch ein kontinuierlich drehendes, pulsierendes Fächerstrahlenbündel und einen aus mehreren hundert Elementen bestehenden Hochdruck-Xenon-Detektor. Die bei der Untersuchung aufgenommenen Strahlungsimpulse werden mittels Computer in ein aus Punkten unterschiedlicher Intensität bestehendes Tomogramm transformiert. Für jeden Punkt des Körpers wird diese Intensität als spezifischer Dichtewert errechnet. Die Skala der Dichtewerte umfaßt einen Bereich von − 1000 Hounsfield-Einheiten (HE) der Luft über 0 HE des Wassers bis + 1000 HE des Knochens (*Hounsfield* entwickelte 1973 die CT und erhielt 1982 den Nobel-Preis). Die Abb. 3-20 zeigt ein typisches Computerbild als Transversaltomogramm, d. h. quer zur Körperlängsachse, der Nieren und des männlichen Beckens.

Dieses röntgentechnische bildgebende Verfahren hat heute einen festen Platz in der urologischen Diagnostik (Tab. 3-5), weil da-

◄ *Abb. 3-19* Suprapubischer (a und b) und transrektaler Ultraschall (d und e) mit anatomischer Erläuterung (c). Beim transrektalen Sonogramm kommen die Samenblasen nicht zur Darstellung. R = rechts, V = ventral, L = links; (Abb. 3-19 d nach Frohmüller, 1983).

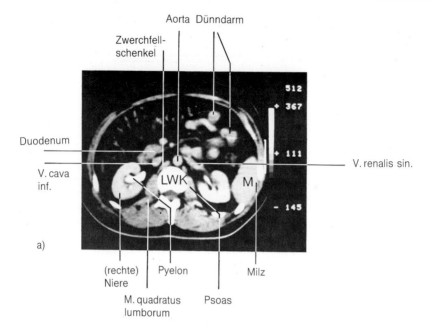

a)

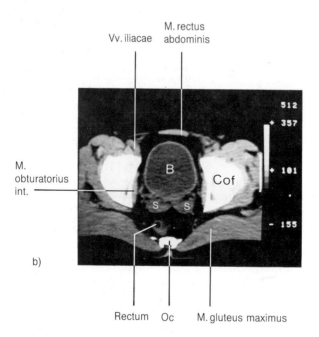

b)

Abb. 3-20 Normales Computer-Tomogramm. a) Schicht auf der Höhe des 2. Lendenwirbelkörpers; Dünndarmkontrastierung durch Gastrografin und Nierenkontrastierung nach i.v. Bolusinjektion eines 65%igen nierengängigen KM. Normale Querschnittsanatomie der Nieren. b) Schicht durch die Mitte der Hüftköpfe. Nativ-CT. Normale Querschnittsanatomie des mittleren Beckenstockwerkes (Spatium subserosum). B = Blase, Cof = Caput oss. fem., S = Samenblase, Oc = Os coccygis.

mit ein Querschnittsbild möglich ist, mit dem „Körpernischen" eingesehen werden können, die anderen Röntgenverfahren nicht zugänglich sind. Bei der Bewertung der Nieren-CT sollte die normale Querschnittsanatomie (Abb. 3-20) bekannt sein. Die Nieren mit ihrer Parenchymdichte von 40-60 HE sind gegenüber dem retroperitonealen Fettgewebe (− 40 HE) eindeutig abzugrenzen („je adipöser, je geeigneter für die CT"). Nach KM-Injektion steigen die Dichtewerte auf 60-120 HE, so daß Mark und Rinde kurzfristig unterscheidbar werden. Besonderheiten der CT-Anatomie einer normalen Niere sind der Milzbuckel links, das extrarenale, eine Hydronephrose vortäuschende Pyelon und im Querschnitt „knotig" erscheinende Columnae Bertini. Die CT-Kriterien eines Nierentumors weichen nur teilweise von denjenigen des AUG ab: Vorwölbung der Organkontur, Verlagerung oder Impression des Nierenhohlsystems und Dichteänderung im Vergleich zum gesunden Nierenparenchym. Solide Tumoren sind isodens, nekrotisch zerfallene Tumoren haben streuende Dichtewerte von hypodens (ca. 3-5 HE) bis hyperdens (ca. 75 HE) und mit Extrazellularflüssigkeit gefüllte Zysten haben Dichtewerte vergleichbar dem Wasser (0-15 HE). Eine histologische Diagnose mit der CT ist *nur* beim Angiomyolipom zu vermuten (Fettdichtewerte im Tumor).

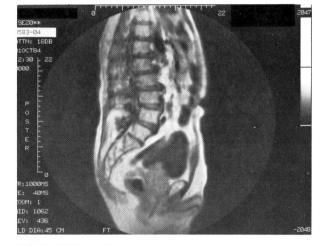

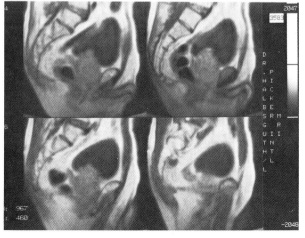

Abb. 3-21 Kernspintomographie. Abdomen- und Becken-Sagittalschnitt. Urin ist signalarm, so daß die Blase gut sichtbar ist (obere Bildhälfte). Die karzinomatöse Prostata hat eine mittlere Signaldichte und ist in Parallelschnitten dargestellt (untere Bildhälfte).

Nachteile der CT: Schwierigkeiten bei der Beurteilung der Kelchmorphologie; das AUG ist überlegen. Ein weiterer Nachteil ergibt sich aus der Unmöglichkeit, Zonen gleicher Dichte zu unterscheiden, beispielsweise können obere Poltumoren der Niere eine Leberinfiltration vortäuschen (Partialvolumen-Effekt).

3.2.2.4 Kernspintomographie (syn.: NMR- oder MR-Tomographie)

Diese jüngste Entwicklung auf dem Gebiet der bildgebenden Untersuchungsverfahren nutzt den Resonanzeffekt zwischen Atomkernen in einem magnetischen Feld und einer elektromagnetischen Welle aus dem Spektralbereich der Rundfunkwellen. Die *n*ukle*ar*magnetische *R*esonanz (= NMR) oder Kernspinresonanz wurde in den 20er Jahren von *Block* und *Purcel* erforscht (1952 Nobelpreis). Da feste Materie wie Knochen kernspintomographisch nicht abzubilden sind, ist die NMR *praktisch* auf den Wassergehalt von Gewebezellen und Körperflüssigkeiten beschränkt: Die Wasserstoffdichte der Niere beträgt 80%, der Skelettmuskulatur 78% und der Knochen nur 14% (*Buchmann* 1984).
Über Elektromagneten hoher Feldstärke ist ein Kernspintomograph in der Lage, mittels eines Hochfrequenzsystems und eines Prozeßrechners Patientenschnitte bildlich darzustellen (Abb. 3-21). In der Urologie zielen derzeitige Untersuchungen dahin, die NMR-Tomographie ersatzweise oder komplementär zur CT einzusetzen. Ein erfolgreicher Einsatz bei Tumoren des Retroperitoneums, des kleinen Beckens und in der urologischen Traumatologie ist zu erwarten.

3.3 Transurethrale Diagnostik (GK 3-3.4)

3.3.1 Katheter

Der Blasenkatheter gilt als ein gleichermaßen therapeutisches wie diagnostisches Instrumentarium. Der Erfolg oder Mißerfolg des Blasenkatheterismus hängt nicht nur von der Auswahl des geeigneten Kathetertyps, den anatomischen Verhältnissen des unteren Harntraktes, sondern vornehmlich von der sachgemäßen Handhabung ab.

Kathetertypen (Abb. 3-22)

Zum therapeutischen Dauerkatheterismus steht der *Ballonkatheter* zur Verfügung. Es handelt sich um einen Kunststoffkatheter, der am proximalen Ende einen mit 5-10 ml Wasser füllbaren Gummiballon, am distalen Ende ein dazu geeignetes Zweiwegesystem aufweist. Dieser Kathetertyp kommt vorwiegend zur temporären Harnableitung bei subvesikalen Hindernissen (z. B. Prostatahyperplasie, Prostatakarzinom, Harnröhrenstriktur) sowie zur einfachen postoperativen Harnbilanzierung oder als temporäre Therapiemaßnahme bei einer Harninkontinenz zur Anwendung. Durch den aufgefüllten Ballon wird der in der Blase plazierte Katheter funktionsgerecht an seiner Stelle gehalten.
Bei pathologischen Restharnmengen infolge einer funktionellen infravesikalen Störung (z. B. neurogene Blase) kommt der ballonlose, dünne, etwas starrere *Einmalkatheter* zur Anwendung. Ebenfalls als Einmalkatheter wird der dünne, mit einem sterilen Auffangbeutel armierte Katheter zur sterilen Harngewinnung bei Frauen (diagnostischer Katheterismus) angewandt. Bei vesikal- oder renalbedingter Makrohämaturie mit der Gefahr einer Verlegung des Blasenausganges durch Blutkoagel kommt der Dreiweg-Spülkatheter *(Hämaturiekatheter)* zur Anwendung. Hierbei handelt es sich, wie bei dem Ballonkatheter, um einen Typ, bei dem von distal her Spülflüssigkeit in die Blase hineingebracht werden kann, die auf dem zweiten Weg die Blase wieder verläßt. Der dritte Weg des Spülkatheters dient wiederum zum Aufblocken des Ballons an der Katheterspitze, der denselben in der Blase plaziert halten soll.
Abgesehen von diesen Grundtypen gibt es im Handel verschiedene Katheterarten, die sich entweder durch ihre Materialbeschaffenheit oder durch die Form der Katheter-

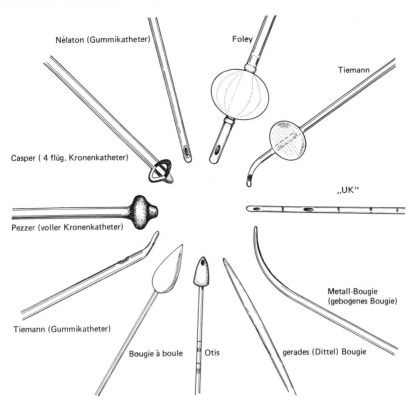

Abb. 3-22 Anwendung findende Kathetertypen und *transurethrale* (Bougie, Otis, Bougie à boule) sowie *ureterale* („UK" = Ureterenkatheter) Instrumente.

spitze unterscheiden. Als Materialien sind Gummi, Kunststoff (PVC) oder, wenn das längere Liegenlassen des gleichen Katheters indiziert ist, wie z. B. postoperativ nach einer Harnröhrenoperation, das gewebefreundliche Silikon in Gebrauch.

Am häufigsten zur Anwendung kommen beim Dauerkatheterismus der *Foley-* oder *Tiemann-Katheter* mit einer leicht gebogenen, distal konisch zulaufenden, etwas stabileren Katheterspitze (Abb. 3-22). Andere Katheterarten mit entsprechender Indikation sind der *Mercier-Katheter* oder der *Nélaton-Katheter*.

3.3.2 Katheterismus (Abb. 3-23) (GK 3-3.4.1)

Der Patient liegt auf dem Rücken, der Unterkörper ist durch ein steriles Schlitztuch abgedeckt, so daß lediglich das Genitale exponiert ist. Der Katheterismus hat unter strengsten aseptischen Kautelen zu erfolgen.

Zunächst werden die notwendigen Hilfsmittel bereitgelegt: Sterile Handschuhe, mehrere mit einem Antiseptikum getränkte Tupfer, eine sterile anatomische Pinzette, sterile Handschuhe, ein steriles Gleitmittel in Einwegverpackung, der steril abgepackte Katheter.

Während die eine Hand das Glied am Sulcus coronarius faßt und den Penis langstreckt, reinigt die andere Hand mit einem Tupfer, der mit Desinfektionsmittel getränkt ist, die gesamte Glans penis. Daraufhin wird das in einer Injektionsspritze käuflich erhältliche Gleitmittel in die Harnröhre instilliert; die den Penis haltende Hand kann durch leichten Gegendruck das Zurückfließen des Gleitmittels verhindern. Daraufhin wird unter Gradstreckung des Penisschaftes mit der

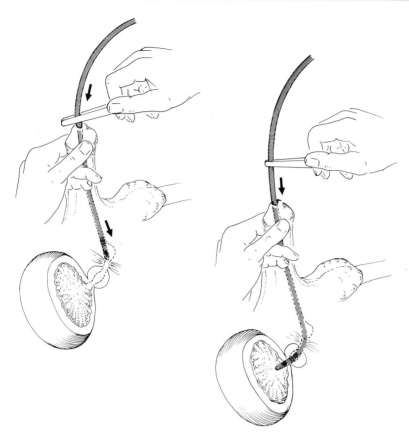

Abb. 3-23 Technik des Blasenkatheterismus (s. Text).

freien Hand der Katheter (sterile Pinzette oder steriler Handschuh) mit zartem Druck durch die Harnröhre vorangeschoben. Nach ca. 10 cm entsteht am Musculus sphincter externus ein leichter Widerstand, der ohne Gewalt überwunden werden sollte. Ist die Katheterspitze funktionsgerecht in der Blase lokalisiert, so wird dies am Abtropfen des Blasenurins sichtbar. Soll der Katheter als Dauerkatheter belassen werden, so wird der intravesikal liegende Gummiballon mit 5-10 ml Kochsalzlösung aufgeblockt und der Katheter durch einen leichten Zug an den Blasenboden plaziert. Durch die heute allgemein verwendeten Ballonkatheter ist eine zusätzliche Fixation des Katheters an der Glans penis nicht erforderlich. Die Stärke des Katheters, angegeben in der Maßeinheit *Charrière* (1 Charr. $\triangleq$ $^1/_3$ mm), richtet sich nach den anatomischen Verhältnissen der Harnröhre sowie nach dem Grund zum Ka-

theterismus. Liegen Harnröhrenstrikturen, eine Meatusstenose oder Prostatavergrößerung vor, so sind dünnere Katheter (z. B. Charr. 14-18) zweckmäßig. Bei einer Makrohämaturie, Blasensteinen oder einer schweren Zystitis mit Abgang von Schleimhautpartikeln, sind gewöhnlich dickere Katheter (z. B. Charr. 20-22) erforderlich.

Die Gefahr des Blasenkatheterismus besteht:

- in der Keimverschleppung durch unsachgemäße, nicht sterile Handhabung,
- in der Verletzung der Harnröhrenschleimhaut bei gewaltsamer Manipulation, sowie
- in der mangelhaften Aufblockung des Katheterballons, was ein Zurückgleiten desselben in die prostatische Harnröhre zur Folge haben kann.

Ist die Katheterspitze nicht bis in das Blasenlumen vorgeschoben worden, so deuten akute Schmerzen beim Aufblocken des Ballons darauf hin, daß dieser in der hinteren Harnröhre plaziert ist. Dies kann verhindert werden, indem der Katheter grundsätzlich soweit als möglich in die Blase eingeführt wird und erst nach Aufblocken des Ballons entsprechend bis zum Widerstand zurückgezogen wird.

3.3.3   Endoskopie (GK 3-3.4.2)

Das gängigste Endoskop des Urologen ist das Zystoskop. Je nach den Winkeln der einzuschiebenden Optik (Schrägoptik, Geradeaus-Optik) kann es als Urethroskop oder als reines Zystoskop verwandt werden. Hierbei handelt es sich um einen Metallschaft (beim Erwachsenen 15-17 Charr.), der ähnlich wie beim Katheterismus durch die Streckung des Gliedes bis in die Blase vorgeschoben wird (Abb. 3-24). Mit Hilfe einer Kaltlichtbeleuchtung kann unter Drehung des Zystoskops das gesamte Blaseninnere ausgeleuchtet und beurteilt werden. Die modernen Zystoskope sind so konstruiert, daß zusätzlich durch das Schaftinnere Arbeitsinstrumente (Sonden, Scheren, Zwickzangen) zur instrumentellen Manipulation vorgeschoben werden können. Mit Hilfe der *kombinierten Urethro-Zystoskopie* ist in der Hand des geübten Facharztes folgende Beurteilung möglich:

● Form, Beschaffenheit und Kaliber der Harnröhre,
● Anatomische Verhältnisse der prostatischen Harnröhre, Beurteilung des Obstruktionsgrades einer Prostatahyperplasie bzw. eines -karzinoms,
● Form und Schleimhautbeschaffenheit der Blase,
● Intravesikale Blutungsquellen (Entzündung, Tumor, Stein),
● Lokalisation, Form und Funktionsbeschaffenheit der Ureterostien,
● Urinejakulation aus den Ostien (Nierenblutung).

In den letzten Jahren hat ein weiteres endoskopisches Verfahren, die *Ureterorenoskopie (URS)* breiten Eingang in die Diagnostik und Therapie des oberen Harntraktes gefunden (Perez-Castro et al., 1982). Transurethral wird von der Harnblase aus mittels starrer oder flexibler Ureterorenoskope in den Harnleiter und ggf. bis in das Nierenbecken eingegangen (Abb. 3-25). Indikationen für diesen in Narkose durchzuführenden Eingriff sind:

– Skopische Ureter- und Nierenbeckendiagnostik,
– Ureterdilatation zur Steinaustreibung,
– Uretersteinentfernung nach Stoßwellen-Lithotripsie,
– Schleimhautbiopsie,
– Tumorbehandlung durch Laser.

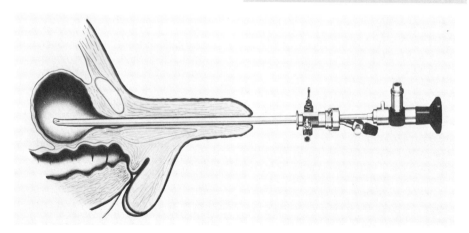

Abb. 3-24   Zystoskop mit Arbeitseinsatz in Position (Fa. Storz, Tuttlingen).

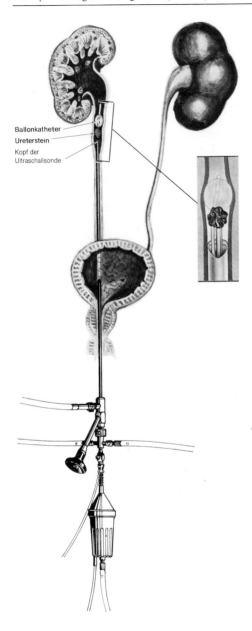

Ballonkatheter
Ureterstein
Kopf der
Ultraschallsonde

Abb. 3-25 Ureterorenoskop in situ. Nach transurethraler Dehnung des Ureterostiums wird das Ureterorenoskop (Charr. 11,5) unter Sicht in den Ureter eingeführt. Bei flottierendem Stein wird ein Ballonkatheter durch den Arbeitskanal am Stein vorbei nierenwärts geschoben. Der arretierte Stein wird mit der Ultraschallsonde (Inset: Sonotrode®; Fa. Wolf, Knittlingen) zertrümmert und abgesaugt.

Erschwerende Momente stellen die große Prostatahyperplasie oder der Blasendeszensus dar aufgrund der Verletzungsmöglichkeiten ist die URS nicht unproblematisch und erfordert lange technische Erfahrung.

3.4 Punktionsverfahren (GK 3-3.5)

Die *suprapubische Blasenpunktion* dient der sterilen Gewinnung von Blasenurin. Indikation und Technik s. S. 40.

Perkutane Nierenpunktion (Nierenbiopsie)

Sie dient der Gewinnung eines Parenchymzylinders der Niere, vornehmlich zur histologischen Diagnostik einer Glomerulonephritis und des nephrotischen Syndroms. Die *operative Freilegung* der Niere mit gezielter Nierenbiopsie erlaubt es dem Urologen zusätzlich, eine Information über Größe und äußerliche Beschaffenheit des Organs zu gewinnen. Die offene Nierenfreilegung mit Nierenbiopsie ist außerdem weniger mit der Gefahr einer Nachblutung und der Entwicklung eines arteriovenösen Aneurysmas, wie sie bei einer Nierenblindpunktion gegeben ist, belastet. Die sonographisch gesteuerte Nierenpunktion wird inzwischen von Urologen zunehmend praktiziert.

Prostatapunktion (Prostatabiopsie)

Hierbei handelt es sich um eine Suchmethode zur histologischen Verifizierung eines pathologischen Prostataprozesses, dessen Verdacht sich aus der rektalen, digitalen Palpation oder der Sonographie ergibt.
Zur perinealen Prostatapunktion ist der Patient in Steinschnittlage gelagert. Gesäß, Perineum und Perianalbereich sind abjodiert und durch ein steriles Schlitztuch abgedeckt. Während der behandschuhte Zeigefinger transrektal den pathologischen Prostataprozeß lokalisiert, wird nach Infiltrationsanästhesie eine Biopsienadel vom Perineum her transkutan bis zur Prostata vorgeschoben. Der in der Ampulla recti liegende

Finger führt unter stetigem Vorschieben der Biopsienadel diese an den zu punktierenden, palpablen Knoten heran. Mit der heute gängigen Stanzbiopsienadel (Tru-cut, Travenol) können mühelos ein oder mehrere Prostatazylinder zur histologischen Untersuchung gewonnen werden. Bei Verdacht auf falsch-negative perineale Biopsie sollte sie ultraschallgesteuert wiederholt werden.

Eine Alternative zur perinealen, transkutanen Prostatabiopsie ist die *transrektale Prostatastanzbiopsie* (Abb. 7-47a, S. 233), wobei nach antibiotischer Vorbehandlung und Reinigung der Ampulla recti durch einen Rektumeinlauf und eine Austamponierung die Biopsienadel transrektal eingeführt und durch die Rektumschleimhaut in die Prostata vorgeschoben wird. Je nach Erfahrung sind beide Biopsiemethoden gleichermaßen einfach zu handhaben, jedoch erscheint die transrektale Technik wegen der Infektionsgefahr und wegen des Auftretens möglicher Blutungen komplikationsreicher.

Perkutane Nephrostomie (s. S. 96)

Dieses Verfahren hat teils diagnostische, teils therapeutische Indikationen. Versagt bei fehlender oder mangelhafter Darstellung der Niere und des ableitenden Harnsystems die retrograde Pyelographie aufgrund einer Ureterobstruktion, so kann durch perkutane Punktion des Nierenbeckens von dorsal über einen in das Hohlraumsystem plazierten dünnen Drainageschlauch Kontrastmittel eingebracht und so der obere Harntrakt röntgenologisch dargestellt werden: *Antegrade Pyelographie.*

In der Mehrzahl der Fälle jedoch ist die perkutane Nephrostomie der Schlüssel zu *endourologischen* Maßnahmen des oberen Harntrakts, die sich systematisch wie folgt zusammenfassen lassen:

Nierenzystenpunktion (diagnostisch und therapeutisch)
Biopsie und Lasertherapie von Pyelontumoren

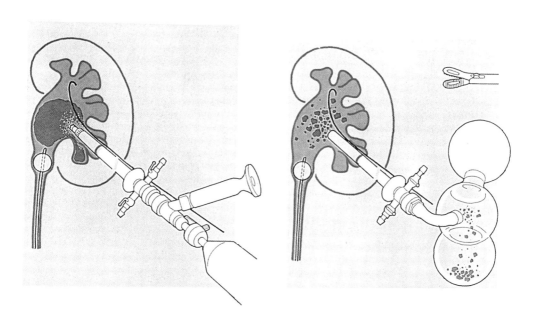

Abb. 3-26 Prinzip der perkutanen Nierensteinzertrümmerung (perkutane Nephrolitholapaxie, PNL, oder perkutane Nephrolithotripsie, PCN) eines partiellen Ausgußsteines via Nephrostomiekanal, der auf Charr. 26 gedehnt wird. Mit der Ultraschallsonde (Instrumentationsset zur perkutanen Nephrolithotripsie nach Alken; Fa. Storz, Tuttlingen) wird der Stein zertrümmert (a) und abgesaugt (b) (nach Eisenberger et al., 1985).

Drainage renaler oder perirenaler Flüssig-keitsansammlungen (Urinom, Lympho-zele)
Temporärer Zugang zum Nierenhohlsystem
– Pyonephrose
– postrenales Nierenversagen (Ureterverlegung)
– Druck-Fluß-Messung bei fraglich opera-tionsbedürftiger Ureterstenose (Whi-taker-Test)
– Ureterlecks bzw. -fisteln
Nephrolitholapaxie bzw. perkutane Nie-rensteinchirurgie (Abb. 3-26)

Komplikationen: Die technisch-manuelles Geschick verlangende perkutane Nephro-stomie zieht folgende mögliche Komplikatio-nen nach sich: Blutung (Hämaturie, Häma-tom), Infektion (Sepsis, Harnwegsinfekt), KM- und Spülflüssigkeitsextravasation, Nachbarorganverletzung (Pleura) sowie ar-teriovenöse Fistel.

Perkutane Abszeßdrainage

Die perkutane Abszeßdrainage wird bei aus-gedehnten paranephritischen Abszessen, Senkungsabszessen des Retroperitoneums sowie postoperativen abszedierenden Prozes-sen im Abdomen und Becken unter Ultra-schallkontrolle erfolgreich durchgeführt. Hierdurch lassen sich nach längerfristiger Spülbehandlung häufig operative Interven-tionen verhindern; Assistenz durch einen in-terventionellen Radiologen ist mitunter not-wendig.

3.5 Funktionsdiagnostik (GK 3-3.2)

Die renale Funktionsdiagnostik bestimmt zusammen mit der morphologischen Diagno-stik die Indikation zur ablativen oder konser-vativ-chirurgischen Therapie. Die gegen-über der organentfernenden Therapie zu be-vorzugende organerhaltende Chirurgie er-fordert ein Höchstmaß an Information über die seitengetrennte Nierenfunktion und die Partialfunktion verschiedener Nierenregio-

nen ein- und desselben Organs. Da die Se-rumspiegel harnpflichtiger Stoffe nur global eine Aussage über die Filtrations- bzw. Se-kretionsfunktion der Nieren erlauben, ha-ben sich in der Nephrologie verschiedene Clearance-Methoden etabliert, mit denen Teilparameter wie z. B. Nierenplasmastrom, glomeruläre Filtrationsrate, Filtrationsfrak-tion u. a. bestimmt werden können (konven-tionelle Clearance-Methoden siehe GK „In-nere Medizin"). Es sei hier lediglich auf die Isotopen-Funktionsdiagnostik eingegangen.

3.5.1 Nuklearmedizinische Nierendiagnostik

Hauptvorteile der nuklearmedizinischen Clearance-Methoden sind die katheterlose Technik unabhängig von Urinsammelperio-den, die mögliche seitengetrennte Aussage, die weitaus größere Genauigkeit sowie das nicht-invasive, zeitlich auf weniger als eine Stunde limitierte Verfahren.

3.5.1.1 Seitengetrennte [131]Jod-Hippuran-Clearance

Sie hat derzeit klinisch den größten Anwen-dungsbereich.

Urologische Indikation:
● einseitig obstruktive Uropathie, zur Verlaufskontrolle nach Harn-Entla-stung bzw. zur Operationsindikation,
● tumor-, entzündungs- oder steinbe-dingte Nierenveränderungen,
● Mißbildungen,
● chronische Pyelonephritis,
● Nierenarterienstenose und
● Kontrolle der Nierenfunktion nach Nierenoperationen.

Eine radioaktiv markierte Clearance-Sub-stanz, hier [131]Jod-Hippuran (20% werden glomerulär filtriert und 80% tubulär sezer-niert), wird i. v. injiziert, und es wird unter Anwendung einer integrierten Clearance-Formel durch Bestimmung der Gesamtmen-ge und der renal eliminierten Menge mit Hilfe von Detektoren eine Retentionskurve ermittelt. Es kann die Gesamt-Clearance, die seitengetrennte Clearance in % sowie die hieraus errechnete PAH-Clearance (ca. 15% höher als die [131]Jod-Hippuran-Clearance) angegeben werden. Die schnelle Ausscheidung von [131]Jod-Hippuran erlaubt praktisch nur beim Niereninsuffizienten die simultane Clearence-Berechnung und Szintigraphie der Nieren. Weiterhin sind die beträchtliche γ-Energie und β-Strahlung nachteilig und begrenzen die Dosis. [123]Jod-Hip-

puran sollte daher beim Kind vorgezogen werden.

3.5.1.2 Sequenzszintigramm mit Isotopennephrogramm (ING)

Das Isotopennephrogramm ergänzt die Sequenzszintigraphie. Nach i. v.-Gabe von [123]Jod- oder [131]Jod-Hippuran werden Zeit-

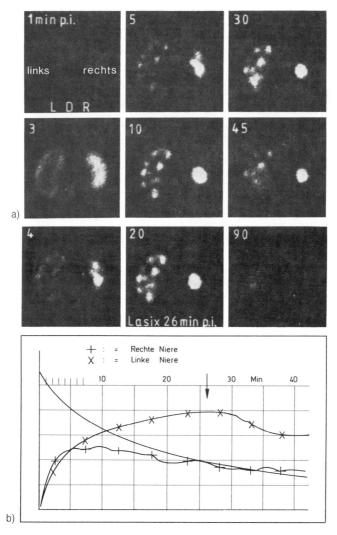

Abb. 3-27 Sequenzszintigramm (a) und Isotopennephrogramm (ING; b) bei Harnstauungsniere links. Bereits 3 min. nach i. v. Injektion des Radionuklids weist die rechte Niere eine vollständige Radioaktivitätsbelegung auf, während die gestaute linke Niere erst nach 20 min. p. i. eine Aktivitätsanreicherung im erweiterten Kelchsystem zeigt. Nach Lasix®-Injektion (Pfeil) träge Exkretion links (nach Kimmig, 1984).

aktivitätskurven (Nephrogramme) und mit einer Großfeld-Szintillationskamera fortlaufend Nierenaufnahmen angefertigt. Vier Phasen werden unterschieden: Perfusionsphase (bis 1 min p.i.), Parenchymphase (1-3 min p.i.), intrarenaler Transport (4-6 min p.i.): Verkleinerung des abgebildeten Nierenareals infolge einer Verschiebung der Radioaktivität vom Parenchym zum Hohlraumsystem sowie Eliminationsphase (8-ca. 30 min p.i.): abnehmende Aktivität und Blasenanreicherung. In einem Untersuchungsgang werden besonders bei Verwendung von ^{123}Jod-Hippuran die arterielle Perfusion, Nierenmorphologie, der intrarenale Transport und die Abflußverhältnisse (Abb. 3-27) erfaßt (*Blaufox* 1982). Im Gegensatz zum AUG werden pyelonephritische Funktionsschäden früher nachgewiesen. Praktisch bedeutsam ist daher die Sequenzszintigraphie bei obstruktiver Uropathie (vor und nach Therapie), vaskulären Nephropathien, teilweisem Funktionsausfall im Urogramm nach einem Nierentrauma und vor geplanter Nierenteilresektion (beispielsweise bei Tumoren einer Einzelniere).

Ergänzende Untersuchungen im Rahmen der Sequenzszintigraphie: Durch die *regions-of-interest*-Technik sind Zeit-Aktivitätskurven für jede Niere und Nierenteilbereiche herzustellen. Der Funktionsverlust nach Teilresektion der Niere ist somit vorauszusagen. Zur Objektivierung einer Ureterobstruktion vor einer geplanten Operation oder nach plastischer Korrektur der Harnleiterenge kann der ^{131}Jod-Hippuran-Furosemid (Lasix®)-Auswaschtest vorgenommen werden: a) bei der nicht gestauten Niere mit ektatischem Hohlsystem fällt die Zeit-Aktivitätskurve rapide ab; b) bei einer Stauung fällt die Zeit-Aktivitätskurve verzögert oder steigt weiter an (Abb. 3-27). Das Lasix®-Isotopennephrogramm ist neben dem Lasix®-Sonogramm der einfachste und wenn nötig wiederholbare Test zur Beantwortung der wichtigen Frage: *dekompensierte* oder *kompensierte* obstruktive Nephropathie?

3.5.1.3 Statische Nierenszintigraphie

Sie ergibt Informationen über Größe, Lage und Form funktionstüchtigen, also Tracer-speichernden Nierenparenchyms. Ihre Bedeutung ist durch die Entwicklung der verschiedenen bildgebenden Untersuchungen und die ebenfalls abbildende Sequenzszintigraphie geschrumpft. Es bleiben als letzte Indikationen die im AUG nicht sichtbaren Beckennieren, Nieren bei Kindern mit deformierender Myelomeningozele und der Nachweis pyelonephritischer Narben. Bei der Behandlung des vesiko-renalen Refluxes spielt dies eine große Rolle. Mit dem ^{99m}Technetium-DMSA-Scan (= Dimerkaptosukzinat) wird der Cortex renalis ausgezeichnet dargestellt, so daß der Schweregrad der Refluxnephrophatie bestimmbar wird (*Carty* 1984).

Weiterführende Literatur

Alken, P., G. Hutschenreiter, R. Günther et al.: Percutaneous stone manipulation. J. Urol. 125 (1981) 463

Andersson, L., I. Fernström, G. Leopold, J. U. Schlegel, L. B. Talner: Diagnostic Radiology, In: *L. Andersson, R. F. Gittes, W. E. Goodwin, W. Lutzeyer, E. Zingg* (Hrsg.), Handbuch der Urologie. Springer, Berlin – Heidelberg – New York 1977

Bauer, H. W., H. Göttinger, G. Grenner: Ein Enzymimmunoassay zum Nachweis von prostataspezifischer saurer Phosphatase beim Prostatakarzinom. Verh. Dtsch. Ges. Urol. 31 (1979) 470

Bichler, K.-D., D. Erdmann, P. Schmitz-Moormann et al.: Operatives Ureterorenoskop für Ultraschallanwendung und Steinextraktion. Urologe A 23 (1984) 99

Blaufox, M. D., V. Kalika, S. Scharf et al.: Applications of nuclear medicine in genitourinary imaging. Urol. Radiol. 4 (1982) 155

Buchmann, F.: NMR-Tomographie – Eine neue diagnostische Dimension. Medidact Hospital 4 (1981) 78

Carty, H.: Radioisotope studies in the diagnosis of reflux nephropathy and in the assessment of individual kidney function. International Perspectives in Urology 10 (1984) 19

Eisenberger, F., R. Gumpinger, F. Feise et al.: Percutaneous Nephrolithotripsy (PCN) and Ureterorenoscopy (URS). Karl Storz GmbH, Tuttlingen 1985

Engelmann, U., C. Olivera, R. A. Bürger: Ioxaglinsäure und Iotalaminsäure in der Ausscheidungsurographie niereninsuffizienter Patienten. Medidact Hospital 4 (1984) 21

Friedland, G. W., R. Filly, M. L. Goris et al.: Uroradiology. An integrated approach. Churchill Livingstone, New York. 1983

Frohmüller, H.: Transurethrale und transrektale Sonographie zur Beurteilung von Harnblasen- und Prostataerkrankungen. Med. Klin. 78 (1983) 384

Gutman, A. B., E. B. Gutman: An "acid" phosphatase occurring in the serum of patients with metastasizing carcinomas of the prostate gland. J. Clin. Invest. 17 (1938) 473

Hodson, J.: Radiology and the Kidney, Karger, Basel – München – Paris – London – New York – Sidney 1977

Hutschenreiter, G., P. Walz, R. Günther et al.: Sonographie und Computertomographie des Erwachsenen. In: Hohenfellner, R., E. J. Zingg (Hrsg.) Urologie in Klinik und Praxis, Band I. Thieme, Stuttgart 1982 p. 180

Kimmig, B., H. J. Hermann, B. Kober: Nuklearmedizinische Nierendiagnostik. Medidact Hospital 4 (1984) 81

Korth, K.: Perkutane Nierensteinchirurgie. Springer, Berlin 1984

Marberger, M., W. Stackl, W. Hruby: Percutaneous litholapaxy of renal calculi with ultrasound. Eur. Urol. 8 (1982) 236

Mistretta, C. A., A. B. Crammy, C. M. Strother: Digital angiography: a perspective. Radiology 139 (1981) 273

Newhouse, J. H.: Urinary tract imaging by nuclear magnetic resonance. Urol. Radiol. 4 (1982) 171

O'Reilly, P. H., H. J. Testa, R. S. Lawson et al.: Diuresis renography in equivocal urinary tract obstruction. Br. J. Urol. 50 (1978) 76

Perez-Castro, E., J. A. Piñeiro: Ureteral and renal endoscopy. Eur. Urol. 8 (1982) 117

Pfister, R. C., J. H. Newhouse, W. H. Hendren: Percutaneous pyeloureteral urodynamics. Urol. Clin. N. Am. 9 (1982) 41

Rodeck, G.: Spezifische Entzündungen des Urogenitaltraktes. In: Hohenfellner, R., E. J. Zingg (Hrsg.) Urologie in Klinik und Praxis, Band I. Thieme, Stuttgart 1982 p. 416

Rosen, R. J., S. J. Roven: Percutaneous drainage of abscesses and fluid collections. Urology, Suppl. 5/85 (1984) 54

Voogt, H. J. de, P. Rathert, M. E. Beyer-Boon: Urinary Cytology. Springer, Berlin – Heidelberg – New York 1977

Whitfield, H. N., K. E. Britton, W. F. Hendry et al.: Frusemide intravenous urography in the diagnosis of pelviureteric junction obstruction. Br. J. Urol. 51 (1979) 445

4 Urologische Therapie (GK 3-4)

J. E. Altwein

4.1 Nierenentfernung (GK 3-4.1)

Ist die Nierenfunktion als Folge einer langdauernden Infektion des Parenchyms, rezidivierender Steinerkrankungen oder Harnabflußstörungen irreversibel geschädigt, wird eine vollständige Entfernung dieser Niere notwendig (Abb. 4-1). Die richtig indizierte Nephrektomie (Tab. 4-1) beseitigt Infektionsherd, rekurrente oder permanente Schmerzen, ein Übergreifen der primär asymmetrischen Erkrankungen auf die Gegenniere und bessert die Funktion dieser zweiten Niere (kompensatorische Hypertrophie). Bevor man sich zu einer Nephrektomie entschließt, muß grundsätzlich der funktionelle und morphologische Zustand der Gegenniere genau bekannt sein. Ausscheidungsurographie und eine seitengetrennte Nierenfunktionsmessung (^{123}Jod- oder ^{131}Jod-Hippuran-Clearance) geben hierüber Aufschluß. Ist die globale Nierenfunktion eingeschränkt (< 400 ml/min), dann sollte die zu exstirpierende Niere < 20% zur Globalfunktion beitragen.

4.1.1 Spezielle Untersuchungsmethoden vor der Nephrektomie

Sonographie (s. S. 63) oder Computer-Tomographie (s. S. 67) informieren zwar über Existenz und Struktur der zweiten Niere, dürfen aber nicht alleinige Grundlage der Entscheidung zur Nephrektomie sein. Beide Untersuchungstechniken orientieren bei Nierentumoren über Doppelseitigkeit (2% der Nierenkarzinome und 5% der Wilms-Tumoren) und Infiltration von Nachbarorganen; sie zeigen also Inoperabilität an. Die Angiographie bestimmt beim Nierentumor und der Nephrektomie des Lebendspenders die Operationstaktik.

Tabelle 4-1 Indikation zur Nephrektomie

Kongenital	Hydronephrose z. B. infolge subpelviner Stenose Hypoplasie kompliziert z. B. durch Hochdruck Multizystische Nierendysplasie
Entzündlich	Pyelonephritische Schrumpfniere, z. B. vesiko-renaler Reflux Tuberkulöse Kittniere Konservativ nicht beherrschbares Nierenkarbunkel „Septische" Niere mit Rindenabszessen Stein-Schrumpfniere
Neoplastisch	Nierenzellkarzinom Wilms Tumor Urothelkarzinom des Nierenbeckens
Traumatisch	Nierenstielabriß Schwergradige Nierenruptur

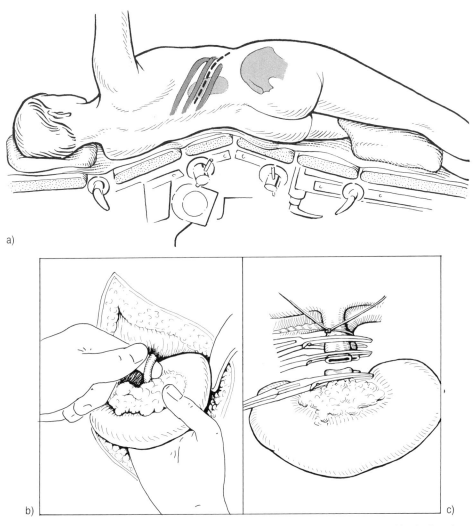

Abb. 4-1 Nephrektomie-Technik. a) Lagerung und Schnittführung bei rechtsseitiger Nephrektomie. – b) Stumpfe Freipräparation der Nierenstielgefäße. – c) Ligatur der Gefäße nach Anlegen von Stielklemmen.

4.1.2 Nephrektomie wegen arteriellen Bluthochdrucks (vgl. GK 3-1.3.2)

Die Entscheidung zu einer Nephrektomie wegen vermuteter Hochdruckwirksamkeit asymmetrischer Nierenerkrankungen ist schwierig (Abb. 4-2) und nur in Zusammenarbeit mit dem Nephrologen zu treffen. Ist der Bluthochdruck nicht oder ungenügend medikamentös zu kontrollieren, sollte versucht werden, die Hochdruckwirksamkeit der „schuldigen" Niere zu belegen, bevor eine Blutdrucknormalisierung durch Nephrektomie angestrebt wird; denn eine unilaterale Nierenerkrankung ist nur in ~ 5% Ursache des mit zunehmendem Alter ohnehin gehäuft auftretenden Hochdruckes.

Das Untersuchungsprogramm für den Hochdruckpatienten sollte auf ein Minimum beschränkt werden.

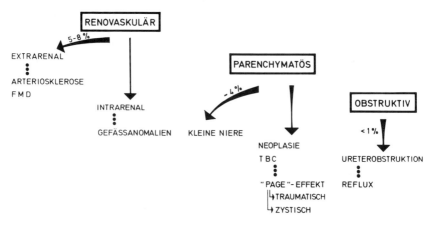

UNILATERALE NIERENERKRANKUNGEN   FAKULTATIV HOCHDRUCKWIRKSAM

Abb. 4-2 Urologische Hochdruckursachen. FMD = Fibromuskuläre Dysplasie.

Eine gute Vorgeschichte spart diagnostische Maßnahmen!

● Hämaturie, Fieber, Flankenschmerzen sind tumorverdächtig;
eine tastbar vergrößerte Niere wird am häufigsten bei der kongenitalen Hydronephrose und Wilms Tumor im Kindesalter bzw. erworbener Hydronephrose (Tumor oder Steinverschluß des Ureters) und Nierenkarzinom im Erwachsenenalter beobachtet;
periumbilikale Stenosegeräusche sind ein klinischer Hinweis auf die Nierenarterienstenose.

● Aus urologischer Sicht umfaßt die diagnostische Untersuchung des Hochdruckpatienten
(Früh)-Urogramm mit Aufnahmen nach 1-3 Minuten;
Sonogramm (bei Tumorverdacht);
DSA (= digitale Subtraktionsangiographie) bei extra- oder intrarenalen Arterienerkrankungen (Abb. 3-15, S. 60);
Miktionszystourethrographie (bei infravesikalem Hindernis);
retrograde Pyelographie (bei extrinsischer oder intrinsischer Ureterblockade).

Auf diese Weise wird die Art der Nierenerkrankung geklärt. Bei Erkrankungen, die *per se* keine Nephrektomie-Indikation (Tab. 4-1) darstellen, wie die zufällig entdeckte „Zwergniere", wird seitengetrennt im Nierenvenenblut die Renin-Konzentration bestimmt. Ein Renin-Quotient > 1,5 (erkrankte/nicht erkrankte Niere) läßt eine Normalisierung oder bessere Einstellbarkeit des Blutdrucks in 60% nach operativer Korrektur erwarten. Die globale Nierenfunktion sollte > 300 ml/min, die Leistung der „schuldigen" Niere < 20% der Globalfunktion betragen (vgl. Abb. 4-5, S. 84).

4.1.3 Bilaterale Nephrektomie

Beide Nieren werden bei der terminalen Niereninsuffizienz nur entnommen, um

1. den Bluthochdruck unter Kontrolle zu bringen,
2. eine Fokussanierung bei chronischer Pyelonephritis zu erreichen und
3. Raum für das Nierentransplantat bei Zystennieren zu schaffen.

4.1.4 Nephrektomie aus vitaler Indikation

Schwere Traumen, die zum Nierenstielabriß oder Zertrümmerung bzw. Berstung der Niere führten, fordern eine sofortige Nephrektomie. Auch Spontanrupturen nach

Organschädigung (polyzystische Degeneration, Tumor, Panarteriitis nodosa) machen eine unverzügliche Nephrektomie erforderlich.

Bei vorbestehender Pyelonephritis kann eine Ureterblockade durch einen inkarzerierten Stein zu Pyonephrose und abszedierender Pyelonephritis Anlaß geben. Es resultiert ein septisches Krankheitsbild mit wiederholter Bakteriämie (Urosepsis, Endotoxin-Schock, s. S. 398). Zur Therapie gehört die Nephrektomie (Herdsanierung) unter vitaler Indikation; die Mortalität des falsch behandelten Endotoxin-Schocks liegt > 50%.

4.1.5 Kontraindikationen zur Nephrektomie

Eine Nephrektomie verbietet sich bei kongenitaler Einnierigkeit (Agenesie oder Aplasie), operativer Einzelniere und Funktionseinschränkung der Gegenniere (funktionelle Einzelniere).

Trotz tuberkulostatischer Therapie ist die Nephrektomie, beispielsweise wegen Schmerzen infolge spezifischer Nierenschädigung, sinnvoll. Jedoch sollte bei frischer Nierentuberkulose eine Nephrektomie wegen der Gefahr einer miliaren Aussaat oder spezifischer Wundinfektionen nur nach medikamentöser Vorbehandlung (10 Tage Streptomycin, 10-15 mg/kg i. m./Tag; anschließend Fortsetzung mit 3 Tuberkulostatika der ersten Wahl: INH, Rifampicin, Ethambutol) erfolgen.

Vor der operativen Sanierung fortgeschrittener Nierenerkrankungen, wie Nierenbekkenkelchausgußstein, muß die anteilmäßige Funktion der Gegenniere bekannt sein; denn mit einer Nephrektomie wegen technischer Irreparabilität oder chirurgischer Komplikationen (Parenchymblutung, abszedierende Pyelonephritis) ist zu rechnen.

4.1.6 Nierenteilresektion

Morphologische Voraussetzung einer partiellen Nephrektomie ist der segmentale Aufbau der Niere. Es werden 4 Segmente unterschieden: Apikal, Anterior, Posterior, Basilar. 5 Äste der A. renalis versorgen in der Regel diese 4 Segmente (2 Äste beansprucht das anteriore Segment). Intraoperativ gelingt die Anfärbung des Segmentes durch Indigokarmininjektion in die frei präparierte Segmentarterie. Der erkrankte Parenchymbezirk wird unter Beachtung der anatomischen Grenzen entfernt (Abb. 4-3). Die Teilresektion ist angezeigt bei segmentbeschränkten Schädigungen der Niere durch:

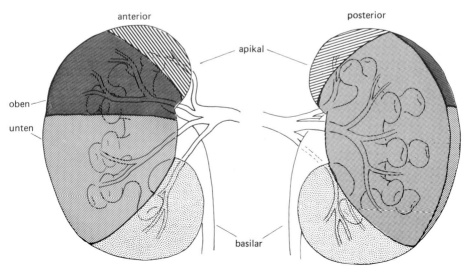

Abb. 4-3 Nierensegmente.

– Entzündung, wie Nierenkarbunkel (Abb. 4-4) oder segmentale Pyelonephritis mit arteriellem Bluthochdruck (Abb. 4-5);
– Steinerkrankungen, wie Kelchstein;
– Trauma. Entfernung des devitalisierten Nierenabschnittes bei traumatischer Polamputation oder Querruptur;
– Mißbildung, wie kongenitale Kelchhalsdivertikel, kompliziert durch Steinbildung oder eine hochdruckwirksame kongenitale segmentale Hypoplasie;
– Tumor in Einzelnieren oder beidseitige Tumoren (Abb. 4-6).

Eine erweiterte Form der Nierenteilresektion ist die Brückendurchtrennung bei Hufeisennieren (s. Abb. 5-6; s. S. 118) und die Heminephrektomie bei Doppelnieren (s. S. 135).

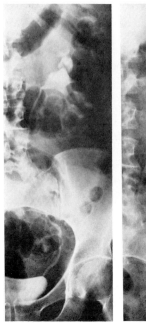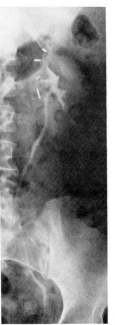

a)   b)

Abb. 4-4 a) Kelchstein mit Pyokalix des linken oberen Pols (Urogramm). – b) Sanierung durch Resektion des linken oberen Nierenpols; Resektionsstelle im Urogramm durch Metallclips markiert.

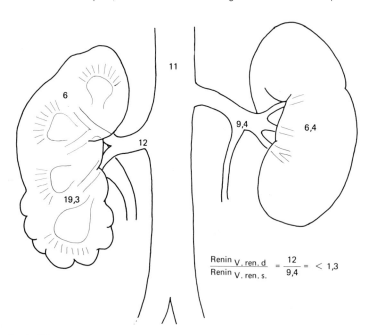

$$\frac{\text{Renin}_{\text{V.ren.d}}}{\text{Renin}_{\text{V.ren.s}}} = \frac{12}{9,4} = \; < 1,3$$

Abb. 4-5 Renin-Wert in der V. cava inf. und im Nierenvenenblut. Die Renin-Bestimmungen nach selektiver Nierenvenenblut-Entnahme aus dem rechten unteren Pol ergab mit 19,3 mg/ml einen pathologischen Wert. Dadurch ist die Renin-Konzentration im rechtsseitigen Nierenvenenblut ebenfalls größer als im linken Nierenvenenblut. Allerdings war der Renin-Quotient mit < 1,3 innerhalb der oberen Normgrenze < 1,5. Blutdrucknormalisierung nach Resektion des rechten unteren Pols.

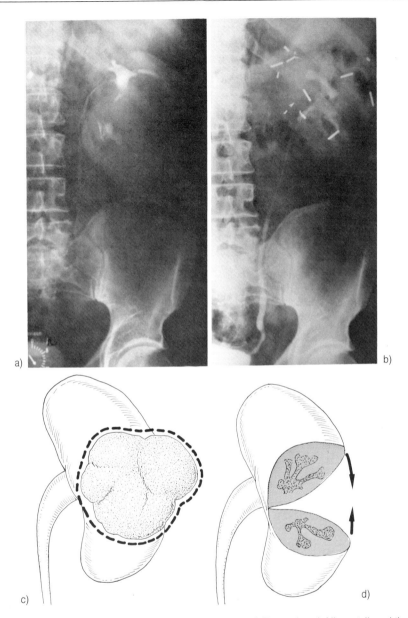

Abb. 4-6 a) Urogramm bei Tumor einer linken Einzelniere. – b) Zustand nach Nierenteilresektion unter Verwendung von Metallclips. – c, d) Schemazeichnung.

Während die auf ein Segment begrenzte renale Schädigung Voraussetzung einer Möglichkeit zur Teilresektion ist, wird bei Einnierigkeit (kongenital, operativ, funktionell) und Operationsbedürftigkeit organerhaltend operiert.

Vor der Teilresektion beim Einnierigen sollte mit dem Erkrankten eine eventuell notwendige Hämodialyse besprochen werden!

4.1.7 Versicherungsrechtliche Beurteilung der posttraumatischen oder operativen Einnierigkeit

Der Verlust einer Niere verdoppelt die Exkretionslast für die zweite. Die gesunde Niere paßt sich dieser Belastung durch kompensatorische Hypertrophie an. Die Leistungszunahme erfolgt binnen Tagen nach der Nephrektomie und nahezu unabhängig vom Alter, wie Untersuchungen an Nierenlebendspendern zeigten. Nach einem Monat ist die Anpassung abgeschlossen: Normalisierung der Nierenfunktion bei Vermehrung der röntgenologisch meßbaren Nierenfläche (in der nephrographischen Phase nach i. v. Kontrastmittelinjektion) um 15-20%.

Die Anpassungsreaktion nach Ektomie einer geschädigten Niere verläuft verkürzt, da der Funktionsabfall durch die Gegenniere bereits präoperativ abgefangen wurde *(Prinzip der renalen Counterbalance)*. Sind beide Nieren in ihrer Funktion beeinträchtigt, wird primär die Erkrankung der besseren Niere operativ korrigiert und die schlechtere Niere – sofern irreparabel – entfernt. Nach dem Prinzip der renalen Counterbalance ist ein Zuwachs der Leistung der verbleibenden Niere zu erwarten. Es ist aber auch zu beachten, daß nach vollständiger Erholung einer Niere die Erholungsfähigkeit der zweiten Niere trotz operativer Korrektur unterdrückt ist (Negativeffekt der renalen Counterbalance).

Die *versicherungsrechtliche* Beurteilung richtet sich nach dem Versicherungsgebiet. In der Krankenversicherung, der Renten- und Altersversicherung sowie der sozialen Unfallversicherung wird meist nach der noch möglichen Einordnung in das Erwerbsleben gefragt. In der privaten Unfallversicherung, der Kriegsfolgenentschädigung und der Haftpflichtversicherung ist der Gesundheitszustand des Probanden mit dem eines unversehrten Menschen zu vergleichen.

Während der stationären Krankenhausbehandlung und der postoperativen Nachbehandlung ist der Nephrektomierte vorübergehend aus dem Erwerbsleben ausgegliedert; er ist *arbeitsunfähig. Arbeitsfähig* ist der Nephrektomierte bei unkompliziertem Heilverlauf nach 6-10 Wochen, d. h., wenn er „imstande ist, durch eine Tätigkeit, die seinen Kräften und Fähigkeiten entspricht und ihm unter billiger Berücksichtigung seiner Ausbildung und seines bisherigen Berufes zugemutet werden kann, wenigstens ein Drittel dessen zu erwerben, was geistig und körperlich gesunde Personen derselben Art mit ähnlicher Ausbildung in derselben Gegend durch Arbeit zu verdienen vermögen".

Demgegenüber ist *Erwerbsfähigkeit* die Fähigkeit durch Leistung von Arbeit wirtschaftliche Güter zu erwerben. Die Minderung der Erwerbsfähigkeit (M. d. E.) bezieht sich allerdings nicht nur auf Einschränkungen im allgemeinen Erwerbsleben, sondern auch auf die Auswirkungen einer Behinderung oder Schädigungsfrage in allen Lebensbereichen. Sie ist ein Maß für die Auswirkungen eines Mangels an funktioneller Intaktheit und wird üblicherweise in Prozentsätzen angegeben. Zu dieser Invaliditätsbemessung wird ein metrisches System verwendet, an dessen Anfang die Abwesenheit aller Beeinträchtigungen, d. h. die uneingeschränkte Erwerbsfähigkeit steht (M. d. E. 0%). Am Ende der Skala befinden sich die Erwerbsunfähigkeit, die dann besteht, wenn der Versicherte

> „infolge von Krankheit oder anderen Gebrechen oder Schwäche seiner körperlichen oder geistigen Kräfte auf nichtabsehbare Zeit eine Erwerbstätigkeit in gewisser Regelmäßigkeit nicht mehr ausüben oder nicht mehr als nur geringfügige Einkünfte durch eine Erwerbstätigkeit erzielen kann" (M. d. E. = 100%).

Dazwischen lassen sich alle Stufen mehr oder weniger gestörter Erwerbsfähigkeit einreihen.

Für die Ermittlung der M. d. E. einnieriger Patienten im sozialmedizinischen Sinne ist weniger die Tatsache des Nierenverlustes als die verbliebene Leistungsbreite des Harnsystems wesentlich. Bei komplikationslosem, kompensiertem Verlust einer Niere liegt 6 Monate nach Wiederaufnahme der Arbeit keine Minderung der Erwerbsfähigkeit mehr vor (Tab. 4-2).

Tabelle 4-2 Invaliditätsbemessung bei Nierenverlust

Ursache der Einnierigkeit	Restniere	Minderung der Erwerbsfähigkeit (M. d. E.)
Trauma	gesund	0%–25%
Tuberkulose	gesund	30%
Tuberkulose	erkrankt	100%
Steinbildung	gesund	0%–25%
Steinbildung	erkrankt	50%–70%
Tumor [rezidivfrei < 5 Jahre]	gesund	50%–70%
Tumor [rezidivfrei > 5 Jahre]	gesund	30%

4.2 Plastische Operationen (GK 3-4.2)

Ziel der plastischen (griech.: formen, bilden) und der plastisch-rekonstruktiven Chirurgie ist im Gegensatz zur ablativen Chirurgie der Organerhalt oder die Verbesserung der organeigentümlichen Funktion.

In der Urologie werden angeborene und erworbene Engen der ableitenden Harnwege – von der Papillenspitze bis zum Meatus urethrae (Abb. 4-7) – durch plastische Operationen korrigiert. Weitere Anwendungsmöglichkeiten ergeben sich bei der weiblichen Streßinkontinenz (Faszien-Zügelplastik, s. S. 359), der Blasenekstrophie (Blasenaufbauplastik, s. S. 139), der Hypo- und Epispadie (plastische Korrektur des Penis, s. S. 326 u. 329).

4.2.1 Voraussetzung für eine plastische Korrektur von Engen der ableitenden Harnwege

Abflußstörungen als Folge einer pathologischen Enge auf dem Niveau der Niere, des Ureters oder unterhalb der Blase werden unter dem Oberbegriff ,,obstruktive Uropathie" zusammengefaßt. Dabei wird ein Rückstauschaden einer Niere (supravesikale Stenose) oder beider Nieren (infravesikale Stenose) verursacht.

Unilaterale, supravesikale Stenose

Eine plastische Korrektur des verengten Abschnittes ist nur sinnvoll bei einer röntgenmorphologisch bestimmten Parenchymdicke von > 1 cm, einem Funktionsanteil der betroffenen Niere von > 30% der Gesamtclearance und einer Globalfunktion von > 300 ml/pro Minute ([123]Jod- oder [131]Jod-Hippuran-Clearance). Die Lebenserwartung sollte > 15 Jahren liegen. Die Erhohlungsfähigkeit der gestauten Niere wird nach perkutaner Nephrostomie mit Hilfe der endogenen Kreatinin-Clearance der zu operierenden Niere gemessen (Abb. 4-7). Bleibt eine Entlastungspolyurie mit Funktionsverbesserung aus, ist die plastische Korrektur nicht mehr erfolgreich.

Bilaterale, supravesikale Stenose

Die bilaterale, supravesikale Stenose ist selten angeboren, meist erworben, z. B. durch retroperitoneale Fibrose oder M. Ormond, Tuberkulose, aktinische oder operative Schädigung des terminalen Ureterabschnittes. Eine plastische Korrektur setzt eine Globalfunktion von >30 ml/min (endogene Kreatinin-Clearance), dem ein Serumkreatinin von < 2,3 mg% (SI < 203 µmol/l) entspricht, voraus. Es sollte kein Bluthochdruck bestehen. Zuerst wird die Abflußbehinderung der besseren Niere operativ plastisch beseitigt. Von diesem Konzept wird abgegangen, wenn eine gestaute Niere sich infiziert oder akut dekompensiert. Eine prompte, wirkungsvolle Entlastung gelingt mit Hilfe der *perkutanen Nephrostomie* (s. S. 96).

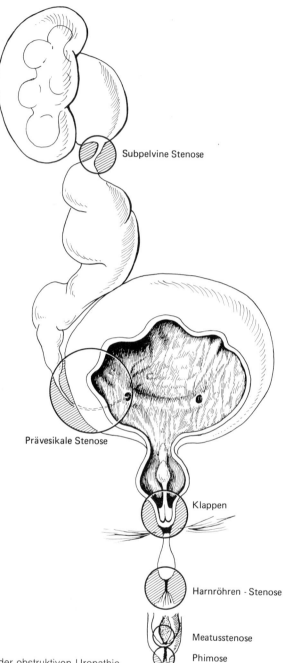

Subpelvine Stenose

Prävesikale Stenose

Klappen

Harnröhren - Stenose

Meatusstenose

Phimose

Abb. 4-7 Ursachen der obstruktiven Uropathie.

Infravesikale Stenose

Der Rückstauschaden offenbart sich später als bei den supravesikalen Stenosen am oberen Harntrakt. Primär reagiert die Blase.

Dekompensiert die Harnblase, wird auch der obere Harntrakt in Mitleidenschaft gezogen. Die Liste der Ursachen ist kurz und umfaßt Harnröhrenklappen, Stenosen von

Harnröhre und Meatus urethrae, während eine obstruktiv wirksame Phimose selten ist. Diese mechanisch-organischen Ursachen müssen um funktionelle, nämlich Detrusor-Blasenhals-Dyssynergie oder *Detrusor-Sphinkter-Dyssynergie* (= DSD) nach supranukleären Rückenmarksläsionen, ergänzt werden. An dieser Stelle sei auf zwei Erkrankungsbilder hingewiesen, die eine Obstruktion vortäuschen: das Prune belly-Syndrom mit weiter hinterer Harnröhre infolge einer nicht angelegten Prostata, so daß eine Urethralklappe vorgetäuscht wird, sowie die Miktionsreifungsstörung oder mitigierte Blase der kleinen Mädchen, die mit der Detrusor-Sphinkter-Dyssynergie verwechselt werden kann (*Thon* und *Altwein* 1984).

Die temporäre Entlastung durch eine perkutane Zystostomie (s. Abb. 15-3; S. 378) ist der transurethralen Entlastung mit einem Ballonkatheter vorzuziehen, da dieser über eine mukopurulente Membran Infekt und Striktur Vorschub leistet. Während Harnröhrenklappen mit primär obstruktivem Megaureter („POM") durch Klappenresektion nicht selten ausreichend behandelt sind, ist der sekundär refluxive Megaureter besonders problematisch; denn die renale Funktionsreserve ist schwierig abzuschätzen. Unabhängig von der renalen Rückstauschädigung besteht häufig eine primäre Nierendysplasie. Die Ring-Ureterokutaneostomie (s. Abb. 4-23, S. 100) wird zur vorübergehenden Entlastung ausgeführt. Die plastische Rekonstruktion durch Harnleiterverschmälerung und Neueinpflanzung in die Blase erfolgt zu einem späteren Zeitpunkt.

4.2.2 Möglichkeiten plastischer Korrekturen von Engen der ableitenden Harnwege

Kelchhalsstenose

Die angeborene oder erworbene Enge eines Kelchhalses (Infundibulum) verursacht eine Hydrokalix. Eine durch Steinbildung (als Folge einer Harnretention im erweiterten Kelch), rezidivierenden Harnwegsinfekt und dumpfe Flankenschmerzen komplizierte Hydrokalix sollte operativ saniert werden. Differentialdiagnostisch sollte das Kelchhalsdivertikel, gelegentlich durch Steinbildung oder Empyem kompliziert, von der Hydrokalix unterschieden werden, das transparenchymatös exzidiert wird – wie die Speleotomie einer tuberkulösen Kaverne. Eine Verwechslung der Hydrokalix mit einer infundibulären Stenose ist auch möglich, wenn die Interlobärgefäße den Kelchhals komprimieren meist im Sinne eines nicht-behandlungsbedürftigen *Syndroms der oberen Kelchgruppe.* Treten Schmerzen infolge einer intermittierenden Weitstellung der regelmäßig betroffenen oberen Kelchgruppe auf, kann dieses *Fraley-Syndrom* durch Kelchhalsplastik mit Verlagerung der schuldigen Gefäße operativ korrigiert werden.

Dichotomes Pyelon mit Stenose eines Schenkels

Eine Zwei- oder Mehrteilung des Nierenbeckens (Bifidus, Trifidus, Multifidus) ist

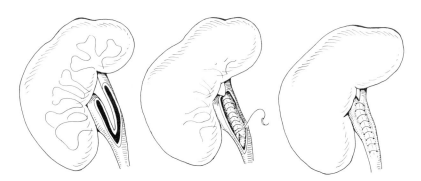

Abb. 4-8 Interpyelische Anastomose bei zweigeteiltem Nierenbecken-Kelch-System.

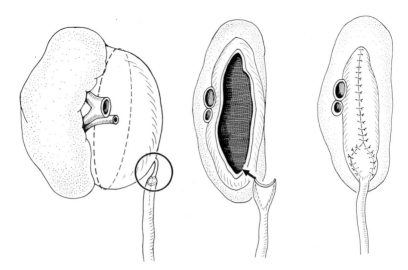

Abb. 4-9 Prinzip der Nierenbeckenplastik.

meist eine Normvariante. Die Stenose eines Schenkels dieses geteilten Pyelons wird durch Dilatation der nachgeordneten Kelche mit Steinbildung, segmentaler Pyelonephritis und chronischem Harnwegsinfekt kompliziert. Eine interpyelische Anastomose (Abb. 4-8) erweitert die Enge und verhindert das Rezidiv.

Subpelvine Stenose (Ureterabgangsstenose)

Die subpelvine Stenose ist die häufigste Ursache einer obstruktiven Uropathie. Im Rahmen der operativen Korrektur werden das enge „aperistaltische" Segment und die überschüssige Wand des ektatischen Nierenbeckens reseziert (Abb. 4-9). Der Ureter wird gespalten und am tiefsten Punkt mit

dem eröffneten Nierenbecken durch Naht wieder vereinigt (Nierenbeckenplastik). Die Nierenbeckenplastik wird bei der Hufeisenniere mit der Brückendurchtrennung und Lateropexie der ipsilateralen Nierenhälfte (s. S. 118) kombiniert.

Eine Nierenbeckenplastik ist kontraindiziert bei:

– Kalikektasie und schlankem Pyelon,
– ampullärem Nierenbecken ohne Kalikektasie.
– Hutterschem Psoasrandphänomen (vorgetäuschte Ureterabgangsstenose) und
– Megakaliose infolge Papillendysplasie.

Eine relative Kontraindikation ist bei einer *kompensierten* subpelvinen Stenose gegeben, die mit Hilfe des Lasix®-Sonogramms (Abb. 4-10 und 11) und Lasix®-Isotopenne-

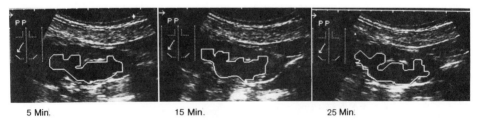

5 Min.   15 Min.   25 Min.

Abb. 4-10 Lasix®-Sonogramm bei einer kompensierten subpelvinen Stenose. Im Beispiel (19jähriger Mann) werden ½ mg Lasix®/kg KG i. v. injiziert. Im organoptimierten Schnitt der Niere wurde die maximale Fläche des NBKS vor und in 5 Minuten-Abständen nach der Injektion geschallt. Repräsentativ sind die Flächen nach 5 Min. (10,4 cm²), 15 Min. (11,1 cm²) und 25 Min. (10,7 cm²).

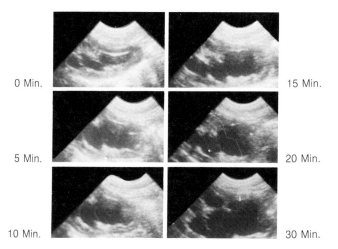

0 Min.   15 Min.

5 Min.   20 Min.

10 Min.   30 Min.

Abb. 4-11   Lasix®-Sonogramm bei einer dekompensierten subpelvinen Stenose (2jähriger Knabe). Die maximalen Flächen des NBKS betragen: 0 Min. (11 cm²), 5 Min. (15 cm²), 10 Min. (15,7 cm²), 15 min. (17,3 cm²), 20 Min. (18,5 cm²) und 30 Min. (21 cm²). Die Abflußbehinderung wird an der zunehmenden, diurese-bedingten Ballonisierung des NBKS deutlich *(= dynamischer Ultraschall).*

phprogramms (s. Abb. 3-27) von der *dekompensierten* und somit korrekturbedürftigen subpelvinen Stenose unterschieden wird.

Ureterstenose

Angeborene Engen entstehen extrinsisch: Retrokavaler Ureterverlauf, Vena ovarica dextra-Syndrom, Kompression durch eine thrombophlebitische Vena testicularis, oder intrinsisch. Entzündliche Ureterstenosen kennzeichnen die Urogenitaltuberkulose. Traumen (Steinschlingen, Ureterolithotomie, Ureterskelettierung, -läsion oder -teilligatur bei Eingriffen im kleinen Becken) sind die häufigste Ursache der nicht-angeborenen Harnleiterstriktur.
Engen des oberen Ureterdrittels werden durch eine modifizierte Nierenbeckenplastik überbrückt. Mittlere Harnleiterstrikturen werden reseziert mit anschließender End-zu-End-Anastomose der Ureterstümpfe. Die Restrikturierungsgefahr wird durch eine Z-Plastik gesenkt. Engen des unteren Ureterabschnittes werden nach Resektion der Stenose durch eine Ureterneueinpflanzung in Psoas-Hitch-Technik korrigiert (Abb. 4-12).

Blasenhalsstenose

Die umstrittene angeborene Enge des Blasenausganges wird durch transurethrale

Schlitzung bei 5, 7 und 12 Uhr (Abb. 4-13) oder Y-V-Plastik des Blasenhalses erweitert, sofern ein konservativer Behandlungsversuch mit einem α-Rezeptorenblocker (Dibenzyran®) fehlgeschlagen ist. In jedem Fall sollte an die Möglichkeit einer sekundären Blasenhalsenge, die sich als Folge einer Detrusorhypertrophie bei funktionellem (s. Abb. 12-7; 317) oder mechanischem Hindernis bilden kann, gedacht werden. Häufigste Ursache der erworbenen Enge ist eine vorausgegangene transvesikale Prostatektomie (Adenomektomie). Die transurethrale Inzision der zirkulären Narbe des Blasenhalses ebenfalls bei 5, 7 und 12 Uhr beseitigt die Obstruktion.

Harnröhrenstriktur

Selten angeboren, meist erworben, werden Harnröhrenstrikturen vorwiegend in der bulbären Harnröhre angetroffen. Als Alternative zu den rekonstruktiv-plastischen Korrekturverfahren wird zunehmend häufiger die interne Urethrotomie angewendet. Besonders die von *Sachse* (1974) entwickelte Sichturethrotomie (Abb. 4-14) gestattet bei nahezu sämtlichen Harnröhrenstrikturen unabhängig von Ursache oder Lokalisation ihre primäre endoskopische Spaltung. Unerläßliche Voruntersuchungen sind Urinuntersuchung, Uroflowmetrie, retrograde und Miktionszystographie. Im Gegensatz zur „blinden" Otis-Urethrotomie (s. S. 95) wird die Striktur unter prograder Blickrichtung mit einem endoskopisch lenkbaren Messer durchgeschnitten. Um Nebenverletzungen wie Harnröhrenperforation oder Fisteln zu vermeiden, werden alle Narbenstränge bei 12 Uhr durchtrennt. Ein Ureterkatheter (UK) dient als Leitschiene.

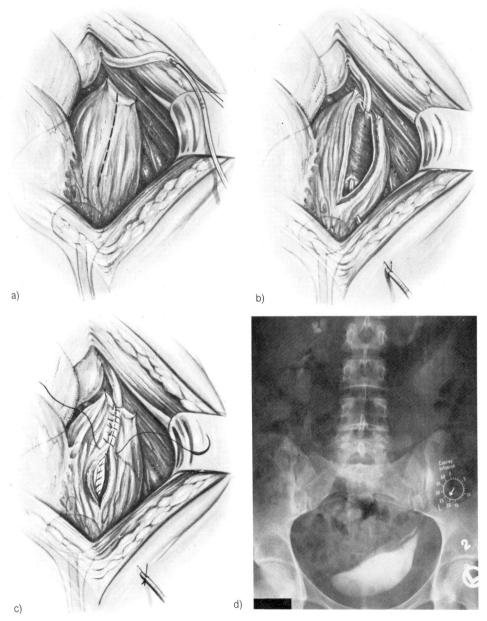

a)

b)

c)

d)

Abb. 4-12 Universelle Ureterozystoneostomie nach der Psoas-Hitch-Technik. a)-c) operatives Vorgehen (nach Hertle et al., 1983) und postoperatives Urogramm. – d) Der submuköse Tunnel ist im linken Blasenhorn (syn. Hörnerblase oder Psoas-Zipfelblase) deutlich zu erkennen.

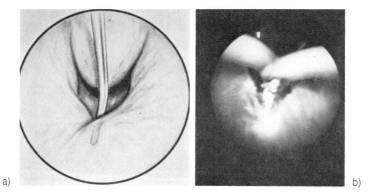

a)   b)

Abb. 4-13 Endoskopische Ansicht der Blasenhalsinzision nach Turner-Warwick. a) Zeichnung,
b) Foto.

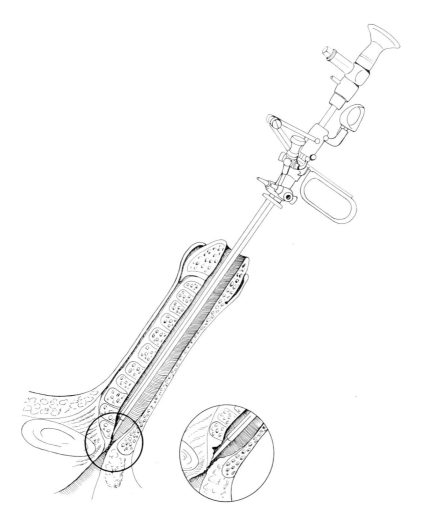

Abb. 4-14 Interne Urethrotomie. Die bulbäre Harnröhrenenge wird mit einem ausfahrbaren Messer
unter Sicht geschlitzt.

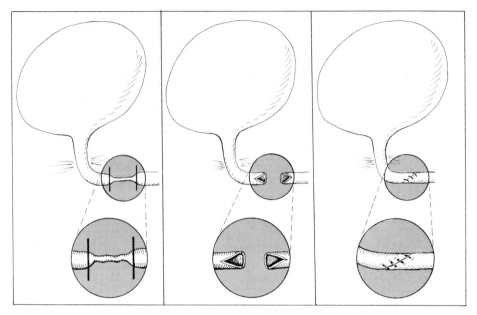

Abb. 4-15 End-zu-End-Anastomose der Harnröhre nach Resektion des strikturierten Abschnittes.

In Spätkontrollen nach Sichturethrotomie wurde eine erneute Striktur der Harnröhre bei etwa 30% der Kranken gefunden; nach erneuter Schlitzung werden nochmals 10% geheilt. Da eine primäre offene, plastisch-chirurgische Korrektur zu keinen besseren Ergebnissen führt, aber technisch schwieriger und für den Patienten belastender ist, fällt die Entscheidung interne Urethrotomie oder Harnröhrenplastik, um die Striktur zu beseitigen, nicht schwer. Das Striktur-Rezidiv nach dreimaliger Schlitzung oder bei narbig aufgebrauchter Harnröhrenlichtung wird allerdings besser „offen" korrigiert.

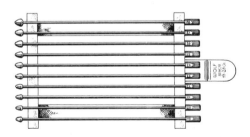

Abb. 4-16a Bougie à Boule; Satz Charr. 19-28 (1 Charrière = ⅓ mm).

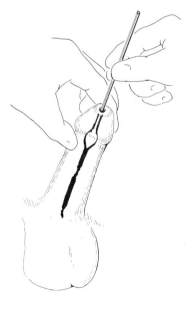

Abb. 4-16b Urethralkalibrierung mit dem Bougie à Boule zum Striktur-Nachweis.

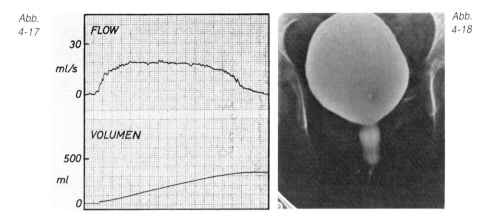

Abb.
4-17

Abb.
4-18

Abb. 4-17 Uroflowmetrie bei distaler Urethral- bzw. Meatusstenose eines 7jährigen Mädchens. Plateau bei 15 ml/Sekunde mit verlängerter Entleerungs-Zeit (Melchior, 1981).

Abb. 4-18 Spindelung der hinteren Harnröhre bei distaler Harnröhrenstenose bei einem 8jährigen Mädchen (100 mm Kamera; Miktionszystourethrogramm).

Kurzstreckige Strikturen ($\leqq$ 2 cm) werden durch Resektion des verengten Harnröhrenabschnittes mit End-zu-End-Anastomose der Harnröhrenstümpfe beseitigt (Abb. 4-15). Nach dem gleichen Prinzip können auch posttraumatische, intrapelvine Strikturen – also oberhalb des Diaphragma urogenitale – behandelt werden (bulbo-prostatische Anastomose).
Langstreckige Urethralstrikturen von dem membranösen Harnröhrenabschnitt bis zum Meatus werden durch Inlay-Plastiken in einer („einzeitig") oder zwei Sitzungen („zweizeitig") beseitigt.

(„Spinning top"; Abb. 4-18) sind weitere Voruntersuchungen. Bei der Bewertung des spinning top wird die Kontroverse um die Meatusstenose deutlich, die einerseits als Normvariante (*Chrispin* 1980) andererseits als pathognomonisch (*Melchior* 1981) gilt. Immerhin schwinden Drang-Symptome nach interner Otis-Urethrotomie (Abb. 4-19), objektivierbar am fallenden Miktions-

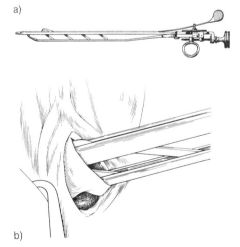

a)

b)

Distale Urethral- und Meatusstenose

Bei Mädchen und Knaben wird die distale Urethral- bzw. Meatusstenose durch Kalibrierung mit dem Bougie à Boule (Abb. 4-16) nachgewiesen. Beim Mädchen gilt als Maßzahl Lebensalter + 10 Charr., bei der Frau 26-30 Charr. Wichtiger als die absolute Weite scheint jedoch der Kalibersprung zwischen proximalem und distalem Anteil der Harnröhre zu sein; dem werden höhere Normgrenzen (15 Charr. + Lebensalter für Mädchen und Charr. 30 für Frauen) gerecht.
Die Plateaubildung in der Uroflowmetrie (Abb. 4-17) und das Miktionszystogramm mit Spindelung der hinteren Harnröhre

Abb. 4-19 a) Otis-Urethrotom mit Messer in geöffnetem Zustand. – b) Interne Otis-Urethrotomie bei 12 Uhr bei einem Mädchen (das rechte Labium majus wird retrahiert).

Tabelle 4-3 Indikation zur Harnableitung (nach Häufigkeit geordnet)

Colon Conduit Grunderkrankung		*Ureterosigmoideostomie* Grunderkrankung	
benigne*	maligne	benigne*	maligne
● Neurogene Blase	● Blasenkarzinom	● Blasenekstrophie	● Blasenkarzinom
● Blasenekstrophie		Epispadie	
Epispadie		Inkontinenz	
Schrumpfblase		Trauma	
Megaureter			
interstitielle Zystitis			
Trauma			

* Nach Fehlschlag entsprechender Korrekturversuche!

druck, an der Kapazitätszunahme der Harnblase und am häufigen Verschwinden eines vesiko-ureteralen Refluxes. Die Neigung zu Harnwegsinfekten wird meist *nicht* beeinflußt.

4.3 Harnableitung (GK 3-4.3)

Schwerwiegende Malfunktion oder -formation von Harnleiter oder Blase (zum Beispiel neurogene Blase infolge Myelomeningozele oder Blasenekstrophie), Obstruktion oder maligne Erkrankung des unteren Harntraktes (Tab. 4-3) zwingen zur *permanenten* supravesikalen, vesikalen oder infravesikalen Harnableitung. Eine *temporäre* Harnableitung (z. B. Dauerkatheter, Splint) überbrückt eine Obstruktion bis zur endgültigen Sanierung oder sichert die Urinpassage bis zur Reepithelialisierung nach plastisch-rekonstruktiver Operation: Nierenbeckenplastik, Antirefluxplastik, aber verhindert auch

eine Harnbenetzung etwa nach Hypospadie-Korrektur, beispielsweise durch suprapubische Zystostomie.

Die permanente Harnableitung muß als verkrüppelnde Operation aufgefaßt werden. Sie kommt als ultima ratio zur Anwendung. Die psychische Belastung ist so erheblich, daß präoperativ u. a. ein psychotherapeutisches Gespräch anzustreben ist (Tab. 4-4).

4.3.1 Temporäre supravesikale Harnableitung

Die ein- oder doppelseitige Nephrostomie ist die einfachste Form. Die erste erfolgreiche Nephrostomie nach vorheriger Punktion des Nierenhohlsystems durch die Haut wurde 1955 von *Goodwin* ausgeführt. Bis 1978 wurden auf der Welt nicht viel mehr als 500 derartige Eingriffe durchgeführt, zum Teil blind, zum Teil unter Durchleuchtungskontrolle. Die Entwicklung der Feinnadelpunktionstechnik durch *Günther* (1977) und der Einsatz hochauflösender Ultraschallgeräte

Tabelle 4-4 Harnableitung: Vorbereitung und Checkliste

Psychologische Vorbereitung des Patienten?
Soziale Situation?
Hat er wirklich verstanden, welche Operation durchgeführt wird?
Kennt er die späteren Probleme?
Harnsammelsystem angepaßt?
Darmvorbereitung?
Hochkalorische Ernährung?

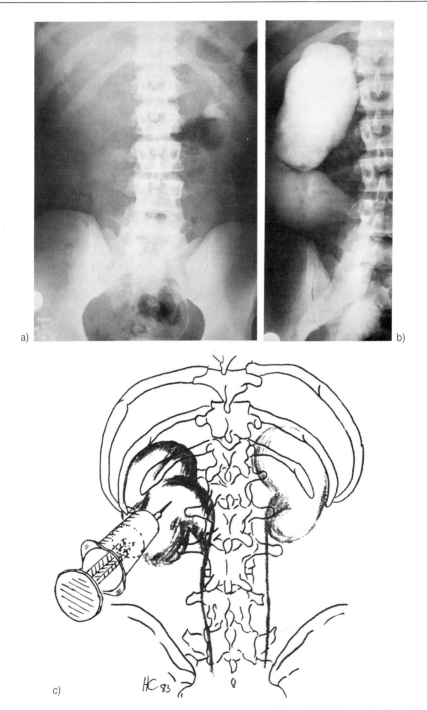

Abb. 4-20 a) 15 Minuten-Urogramm mit stummer Niere rechts; diskrete Verkalkungen im Bereich des verkrusteten oberen Pols stellen sich dar. – b) Nach perkutaner Punktion unter Ultraschallkontrolle offenbart das antegrade Pyelogramm eine Hydronephrose. Das flaue KM kaudal des unteren Poles ist Folge einer Extravasation. – c) Erläuternde Skizze zum Prinzip der antegraden Pyelographie (Beispiel für eine *interventionelle* Radiologie)

waren wesentliche Voraussetzungen für die gegenwärtig erreichte Anwendungsbreite. Ähnlich wie sich die Technik der perkutanen Nephrostomie aus der antegraden Pyelographie (Abb. 4-20) herleitete, war die sichere Beherrschung des perkutanen Zugangs zum Nierenbecken-Kelch-System der Weg zur Entwicklung der *Endourologie*.
Indikation zur perkutanen Nephrostomie (s. S. 75). Ein Blutungsübel gilt als Kontraindikation, während die Harnstauungsniere (aseptisch) bei inkurablen Tumoren im Becken als relative Kontraindikation gilt: Die Entlastung der gestauten Niere(n) vermeidet zwar die terminale Urämie, aber verlängert das Leiden für den Patienten.
Die *Technik* der perkutanen Nephrostomie umfaßt folgende Schritte beim sedierten Patienten: 1. Lagerung, Desinfektion, orientierende Sonographie und Lokalanästhesie. 2. Vorschieben einer 20 cm langen inneren Metallkanüle mit äußerem Teflon-Katheter von 1,25 mm Kaliber. 3. Vorschieben eines J-Führungsdrahtes; 4. Aufbougierung des Kanals; 5. Nephrostomie-Plazierung (Abb. 4-21).
Die *Komplikationen* dieser wichtigen Untersuchungstechnik umfassen eine Fehlpunktionsrate von 5-8%, eine Mortalität von 0,2% (operative Nephrostomie 6%) sowie gravierende unerwünschte Folgen in 4%: profuse Blutung, Pneumothorax, urinöse Peritonitis und Darmperforation.
In der Regel wird die Nephrostomie *perkutan* durchgeführt: Das Besondere an der perkutanen Nephrostomie (gelegentlich auch „Nierenfistelung" genannt) ist der Verzicht auf die operative Freilegung der Niere. Bei Mißlingen der perkutanen Nephrostomie muß offen eine Durchzugsnephrostomie gelegt werden (Abb. 4-22). Diese U-förmig Pyelon und Parenchym durchziehende Nephrostomie kann nicht herausfallen und ist durch Einziehen eines neuen Schlauches leicht zu wechseln. Der Fremdkörper im Pyelon führt zu chronischer Infektion und Struvitsteinbildung; einer der Hinderungsgründe für ein permanentes Belassen der Nephrostomie. Der Nephrostomiekatheter wird monatlich gewechselt. Muß die Nephrostomie länger als einen Monat belassen werden, ist die Umwandlung dieser äußeren Form der Harnableitung in eine innere Harnableitung (Ureterschiene, versenkter Splint) anzustreben. Die Infektionsneigung ist geringer.

Abb. 4-21 a

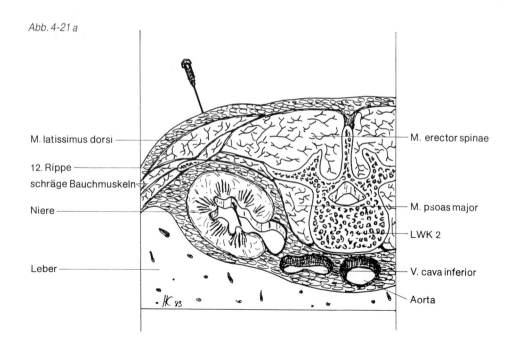

M. latissimus dorsi

12. Rippe

schräge Bauchmuskeln

Niere

Leber

M. erector spinae

M. psoas major

LWK 2

V. cava inferior

Aorta

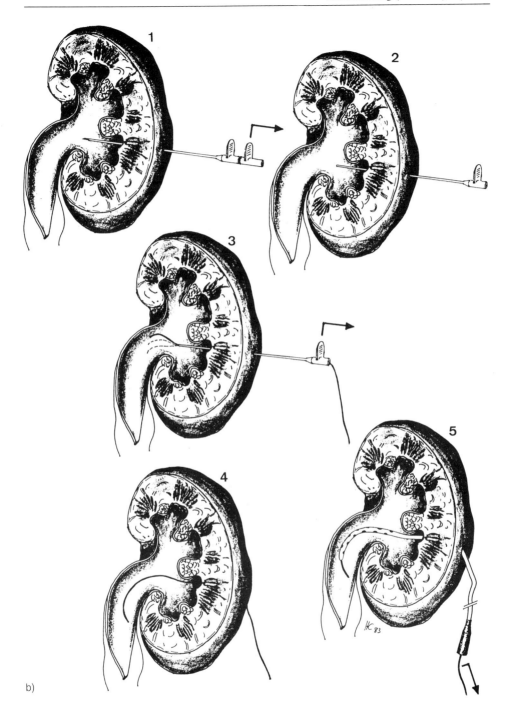

Abb. 4-21 Technik der perkutanen Nephrostomie. – a) Anatomie. – b) Mit einer Standardpunktionsna-
del (20 cm lange Metallkanüle mit äußerem Teflonkatheter des Kalibers 1,25 mm) wird in Bauchlage
das Hohlsystem punktiert (1,2). Die Kanüle wird durch einen J-Führungsdraht ersetzt (3), über dieser
Leitschiene wird nach Aufbougierung ein Katheter in das Hohlsystem plaziert (4,5).

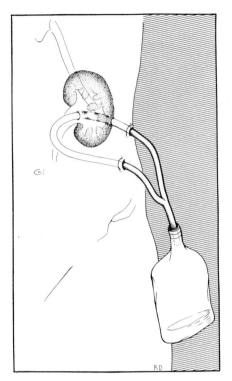

Abb. 4-22 Prinzip der Durchzugsnephrostomie.

> Irreparable Harnleiterschäden machen eine dauernde Fistelung der Niere erforderlich. Trotz sorgfältiger Pflege resultieren:
>   chronische Pyelonephritis,
>   Pilzinfektion,
>   Ausgußstein.

Bei dekompensiertem obstruktivem Megaureter wird vorübergehend eine Ring-Ureterokutaneostomie gebildet (Abb. 4-23). Der infizierte, gestaute Harn wird mit einem aufgeklebten Urinal gesammelt. Die Anastomose zwischen zu- und abführendem Ureterschenkel gestattet, daß ein Teil des Harnes die Blase erreicht. Die Blase wird somit nicht trockengelegt (,,defunktionalisiert") und der Entwicklung einer Schrumpfblase entgegengewirkt. Einen Monat nach der Harnableitung via Ureterostomie hat die Nierenfunktion sich normalisiert. Eine operative Korrektur des Megaureters (s. S. 316) und Aufhebung der Ureterokutaneostomie schließen sich an.

4.3.2 Permanente supravesikale Harnableitung

Zwei Alternativen stehen zur Verfügung: Harnumleitung in den Darm = Ureterosigmoideostomie und Harnableitung via eines intestinalen Conduits oder Reservoirs.
Der Begriff Harnableitung umschließt im klinischen Sprachgebrauch sowohl die Harnumleitung als auch die Harnableitung im engeren Sinne. Die im anglo-amerikanischen übliche Bezeichnung ist ,,urinary diversion".

4.3.2.1 Ureterosigmoideostomie

Voraussetzung für die operative Implantation der Harnleiter in das Sigma (häufige

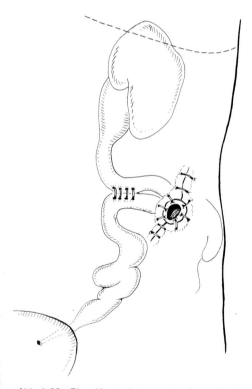

Abb. 4-23 Ring-Ureterokutaneostomie. Nach dem Prinzip des geringsten Widerstandes fließt der Nierenharn hauptsächlich über das Hautstoma, aber eine Anastomose zwischen den beiden zur Haut führenden Harnleiterschenkeln erlaubt auch den Harnfluß zur Blase.

Abkürzung HDI = Harnleiter-Darm-Implantation oder HDA = Harnleiter-Darm-Anastomose) sind:

- Suffizienz des Analsphinkters;
- keine vorausgegangene Radiotherapie im kleinen Becken;
- keine Schädigung des oberen Harntraktes (Dilatation der Ureteren, Pyelonephritis, Einnierigkeit);
- keine Nachbestrahlung geplant.

Ist der Patient bei der präoperativen Prüfung der Analschließmuskelfunktion nicht in der Lage, einen Kochsalzeinlauf für zwei Stunden zurückzuhalten, dann wird er nach der HDI Harn (mit Stuhl vermischt) verlieren. Ein miserabler Zustand mit gesellschaftlichem Ausschluß. Im Zweifelsfall muß die Kontinenzfunktion des Analsphinkters elektromyographisch überprüft werden.

Irritative Dickdarmerkrankungen infolge einer Radiotherapie (radiogene Proktitis) werden durch die Anwesenheit von Harn nach HDI verstärkt.
Eine Dilatation der Ureteren verhindert die antirefluxive HDI. Eine vorbestehende Pyelonephritis verschlimmert sich durch den Reflux von Darminhalt in das Nierenbecken-Kelch-System (chronische aszendierende fäkulente Pyelonephritis).
Eine Bestrahlung des Beckens bei bestehender HDI etwa wegen Blasenkarzinoms führt zur Stenosierung der Ureteranastomose und möglicherweise irritativer Proktitis.
Daraus ergeben sich folgende Indikationen für die HDI (vgl. Tab. 4-3, S. 96):

- Ekstrophie/Epispadie – Syndrom;
- schwerste traumatische Schädigung des unteren Harntraktes;
- Schrumpfblase bei interstitieller Zystitis;
- Zystektomie wegen Blasentumor.

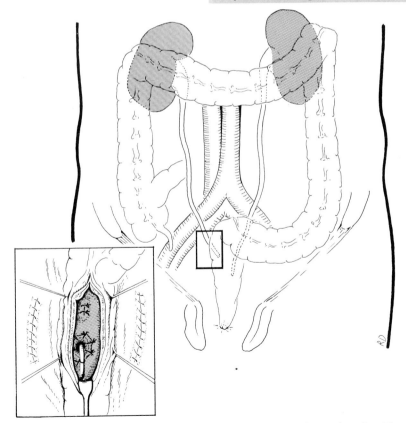

Abb. 4-24 Prinzip der Ureterosigmoideostomie. Inset: Situs nach Beendigung der submukösen Uretereinpflanzung. Ein Splint dient als vorübergehende Schiene.

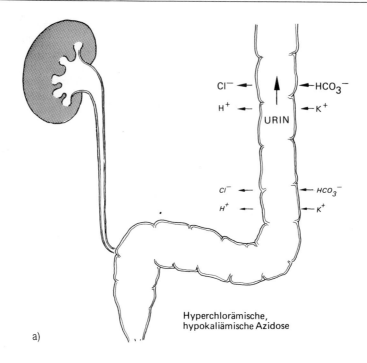

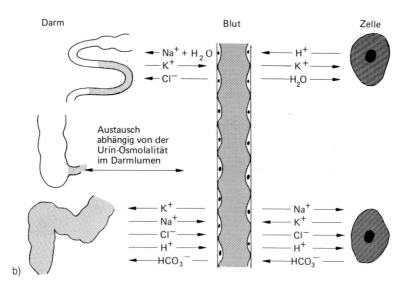

Abb. 4-25 a) Entstehung der hyperchlorämischen, hypokaliämischen Azidose nach HDI. Die Chlor-rückresorption steigt mit der Verweildauer und der Höhe des Darmabschnittes. Kompensatorisch wer-den K^+ und HCO_3^- in das Darmlumen sezerniert. – b) Elektrolytaustausch zwischen intraintestinalem, intravasalem und intrazellulärem Raum.

Operationsprinzip

Nach Eröffnung des Dickdarmes am rekto-sigmoidalen Übergang werden die Ureteren zwischen den beiden Blättern des Mesosigma in das Darmlumen gezogen und nach Bildung eines 3 cm langen submukösen Tunnels End-zu-Seit anastomosiert (Abb. 4-24). Der submuköse Tunnel verhindert nach Art eines Ventils den Reflux von Darminhalt in den Harntrakt, selbst wenn der Druck im Darmlumen steigt (normal: 15 cm H_2O; SI = 1,47 kPa; unter Bauchpresse bis 100 cm H_2O; SI = 9,81 kPa). Dieses Antirefluxprinzip durch Bildung eines submukösen Tunnels findet auch bei der Harnleiterneueinpflanzung in die Harnblase zur Refluxbeseitigung Anwendung (s. S. 324).
Die HDI wurde 1921 durch *Coffey* als Standardverfahren der Harnumleitung populär. Die Originaltechnik wurde wegen der hohen Rate refluxiv-aszendierender Pyelonephritiden wieder verlassen. Bei jeder HDI wird Chlor, Harnstoff und Natrium aus dem Kolon reabsorbiert. Ist die renale Leistungsbreite eingeschränkt, resultiert eine hypokaliämische, hyperchlorämische Azidose („Coffey-Syndrom"; Abb. 4-25). Die Behandlung der hyperchlorämischen Azidose erfolgt durch Natriumbikarbonat oder Uralyt U®. Bei Kindern muß als Folge dieser Azidose mit einer Wachstumsbeeinträchtigung gerechnet werden.

4.3.2.2 Harnableitung mit Hilfe eines isolierten Darmsegmentes

Darmabschnitte finden in der urologischen Chirurgie vielfach Anwendung:
als Harnleiterersatz (Ileum);
zur Erweiterung geschrumpfter Blasen (Augmentationsplastik mit Ileum, Zäkum oder Sigma), aber vorwiegend zur Harnableitung.
Zur Harnableitung im engeren Sinne werden die Ureteren in ein ausgeschaltetes Darmsegment eingepflanzt. Dieser isolierte Darmabschnitt wirkt entweder als Reservoir im Sinne einer Ersatzblase oder leitet lediglich den Harn als Conduit ab. Der Urin muß dann außerhalb des Körpers mit einem Urinal aufgefangen werden.

Ersatzblase

Bis heute ist es nicht gelungen, eine Kunstblase aus alloplastischem Material zu schaffen. Statt dessen wird versucht, aus Ileum, Ileo-Zäkum und Rektum ein kontinentes Harnreservoir zu bilden:

1. die kontinente Ileumblase (= Kock Pouch);
2. die kontinente Ileo-Zäkalblase (Abb. 4-26a);
3. die Rektumblase mit transsphinkterischem Durchzug des proximalen Sigmoids (Abb. 4-26b).

Alle drei Verfahren sind operativ-technisch aufwendig. Die Ureteren werden unter Bildung eines refluxprotektiven Mechanismus in die Ileum- oder Zäkumblase eingepflanzt, ein Vorteil, den die Ileum- und Ileo-Zäkalersatzblase im Vergleich zum Ileum Conduit („Bricker Blase", s. S. 105) voraus hat, aber nicht zum Colon Conduit (s. S. 106). Beide Ersatzblasen münden mit einem kutanen Stoma, durch das der Patient den Harn täglich mit Katheter entleert. Mit diesen kontinenten Ersatzblasen müssen noch Langzeit-Erfahrungen gesammelt werden. Darüber hinaus ist es fraglich, ob der sterile Einmalkatheterismus der Ersatzblase als Vorzug im Vergleich zum geruchlosen, hygienischen Harnsammelsystem (Urinal) anzusehen ist, das den weitverbreiteten Conduits zu eigen ist. Vorteile des Kock Pouch: Niederdruck-Reservoir (600-1400 ml), Urinkontinenz, Refluxschutz, keine Intestinalfibrose; Nachteile: lange Operationsdauer (> 2 Stunden zusätzlich); hohe Re-operationsrate; 80 cm Ileumverlust (Steatorrhoe); chronische Bakteriurie im Reservoir.
Die Rektumblase versucht die natürliche Harnblase nachzuahmen. Entscheidende Nachteile sind:
Dreizeitige Operation (Anus praeter – Ureteren-Implantation in das isolierte Rektum mit transsphinkterischem Durchzug [Abb. 4-26b] – Verschluß des Anus präter);
Stenose der Rektumblase im Sphinkterbereich mit Elongation, Restharn, Infektion,

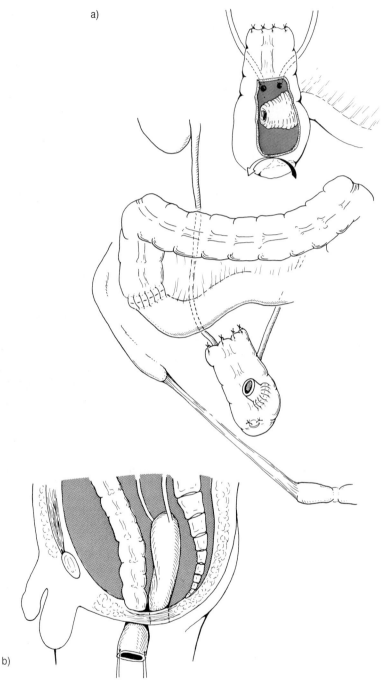

Abb. 4-26 a) Situs der kontinenten Ileo-Zäkalblase *(Zingg et al.,* 1977). Das terminale Ileum wird in das Zäkumlumen invaginiert. Das isolierte Ileo-Zäkum wird nach submuköser Ureterimplantation in Pfeilrichtung rotiert und der aus dem Reservoir ragende Ileostumpf mit der Haut im rechten Unterbauch anastomiert. – b) Rektumblase *(Gersuny-Prinzip).* Nach Isolierung des Rektums werden die Ureteren eingepflanzt. Das Sigma wird vor dem Rektum durch den Analsphinkter gezogen, um Stuhlkontinenz zu erreichen.

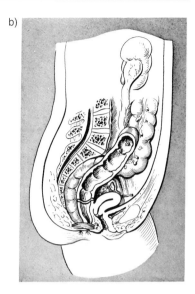

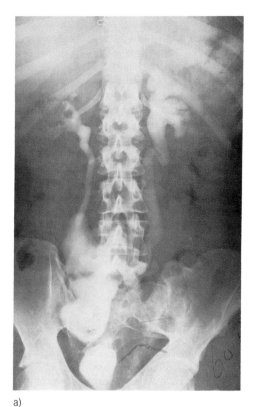

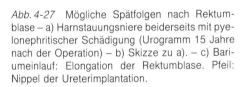

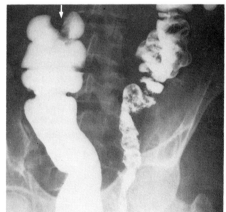

Abb. 4-27 Mögliche Spätfolgen nach Rektum-blase – a) Harnstauungsniere beiderseits mit pye-lonephritischer Schädigung (Urogramm 15 Jahre nach der Operation) – b) Skizze zu a). – c) Bari-umeinlauf: Elongation der Rektumblase. Pfeil: Nippel der Ureterimplantation.

Steinbildung und refluxive Pyelonephritis (Abb. 4-27). Darum wird die Rektumblase nur sehr vereinzelt angelegt.

Conduit zur Harnableitung

Ist eine Harnableitung etwa wegen Schädigung des oberen Harntraktes unvermeidbar (Abb. 4-28), erfolgt diese meistens in einen intestinalen Conduit, also Niederdrucksystem (die Drucke sind geringer als in der Blase). Allgemein gilt: Ist eine Harnableitung via HDI kontraindiziert (s. S. 101), wird ein Conduit angelegt.

Ileum Conduit

Die umfangreichsten Erfahrungen bestehen mit dem Ileum Conduit, den *Bricker* 1950 populär machte („Bricker-Blase", Abb. 4-29). Das terminale Ileum wird isoliert und beide Harnleiter werden End-zu-Seit anasto-mosiert. Im rechten Unterbauch mündet das Ileum-Segment mit einem Hautstoma. Der Harn wird mit einem Urinal aufgefangen. Untersuchungen der jüngsten Zeit offenbar-ten die Nachteile des Ileum Conduit, besonders bei den Indikationen des Kindesalters: Neurogene Blasenentleerungsstörung infol-ge Myelomeningozele und Blasenekstro-

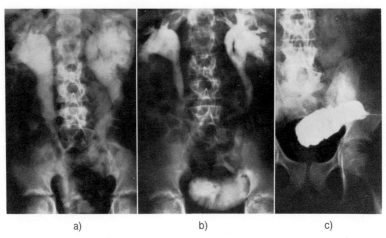

a)   b)   c)

Abb. 4-28 Harnstauungsnieren beiderseits mit pyelonephritischer Schädigung infolge neurogener Blase bei Myelomeningozele (a). Harnableitung über einen Colon conduit (b). „Conduitogramm" ohne Reflux (c).

phie. Im Vordergrund steht der renale Reflux von infiziertem Harn aus dem Conduit, der infolge der häufigen Stomastenose mit Conduitelongation und Restharn zu chronischer Pyelonephritis führt (Abb. 4-30 a).

Der gewünschte renoprotektive Effekt durch die Ableitung in den Niederdruck-Conduit wird bei Stomastenose aufgehoben (Abb. 4-30 b).

Colon Conduit

Das Sigmoid (seltener Transversum) kann anstelle des Ileum verwandt werden. Ein Sigma-Segment wird isoliert und am oralen Ende verschlossen. Beide Harnleiter werden vergleichbar der HDI Implantationstechnik (s. S. 103) nach Eröffnung des Darmes in das Lumen gezogen und mit einem 3 cm langen Tunnel eingepflanzt (Abb. 4-31). Das

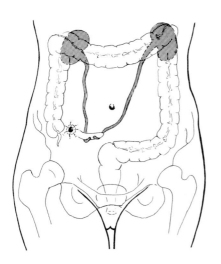

Abb. 4-29 Prinzip des Ileum Conduit.

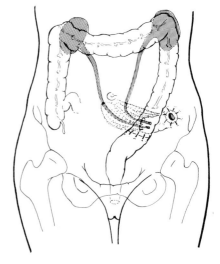

Abb. 4-31 Prinzip des Colon Conduit.

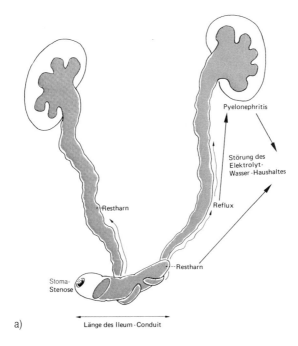

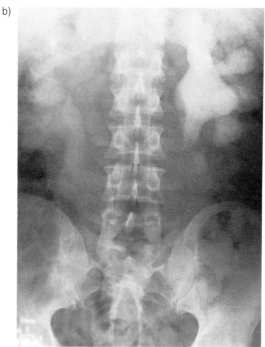

Abb. 4-30   a) Spätkomplikationsmöglichkeiten bei Ileum Conduit. – b) Patientenbeispiel 10 Jahre nach Ileum Conduit wegen Myelomeningozele; schwerste Nierenschädigung beiderseits.

Stoma wird so tief im rechten Unterbauch ausgeschnitten, daß das aufgeklebte Urinal durch die Badehose zu verdecken ist.

Der Colon oder Sigma-Conduit schützt wegen des Antirefluxmechanismus den oberen Harntrakt. Stomastenosen, Conduitelongation mit Restharn und Harnwegsinfekt sind selten. Der Colon Conduit kann aufgrund des Refluxschutzes sogar mit dem Enddarm oder unter Umständen mit der ursprünglichen Blase re-anastomosiert werden.

4.4 Endoskopische Eingriffe (GK 3-4.4)

Die Entwicklung des endoskopischen Instrumentariums (s. S. 73) zum Resektoskop, Urethrotom und Lithotriptor erlaubt die schonende Behandlung von:

a) Harnröhrenengen (s. S. 91)

b) obstruktiver Prostatahyperplasie

Vor mehr als 40 Jahren wurde die transurethrale Resektion der Prostata (= TURP) durch die amerikanischen Urologen *Nesbit* und *Barnes* bereits schulmäßig praktiziert. Heute gelingt mit technisch ausgereiften Resektionsinstrumenten die vollständige Abtragung eines Prostataadenoms auf transurethralem Weg (s. Abb. 7-45, S. 227).

Indikation zur TURP. Prinzipiell erscheint bei obstruktiven und irritativen Miktionsbeschwerden die Adenomektomie indiziert, wobei die Größe des Adenoms (sonometrisch geschätzt mit der transrektalen Ultraschallsonde) die Wahl des Zugangsweges – TURP zur Entfernung von Adenomen unter 70 g, sonst offene Adenomektomie – beeinflußt. Transurethral werden außer den kleinen Adenomen auch non-adenomatöse operationsbedürftige Prostataerkrankungen behandelt: das obstruktive Prostatakarzinom trotz systemischer oder Radiotherapie, die chronische Prostatitis mit Sphinktersklerose und der Prostataabszeß. Die Kontraindikationen zur TURP wurden von *Mauermayer* (1981) zusammengestellt (Tab. 4-5).

Technische Grundzüge

Nach Instillation eines Gleitmittels wird der Resektoskopschaft mit Obturator eingeführt. Meist wird zwischen 6 und 5 Uhr oder 10 und 2 Uhr – zur Orientierung werden Blasenhals und prostatische Harnröhre nach der Uhr aufgeteilt (Abb. 4-32 a) – eine Rinne über die Blasenhalslänge geschnitten (Abb. 4-32 b) und danach das Adenom zirkulär vollständig ausreseziert (Abb. 4-32 c-e). Nach sorgfältiger Blutstillung durch Elektrokoagulation werden die Resektionsspäne abgesaugt (Abb. 4-33) und ein dreikanaliger Spülkatheter eingelegt.

Frühkomplikationen sind: Perforation der „chirurgischen Kapsel", Unterminierung

Tabelle 4-5 Kontraindikationen für die TURP

Kontraindikation	Begründung
Sehr große Hyperplasien	Blutverlust ↑ TUR-Syndrom ↑ Striktur der Urethra
Großes Blasendivertikel	Offene Divertikulektomie
Leistenhernien	Simultane suprapubische Adenomektomie und Herniorrhaphie
Epididymitis/ Harnwegsinfekt	Bakteriämie Urosepsis
Hüftgelenksankylose	Instrument ist nicht einzuführen

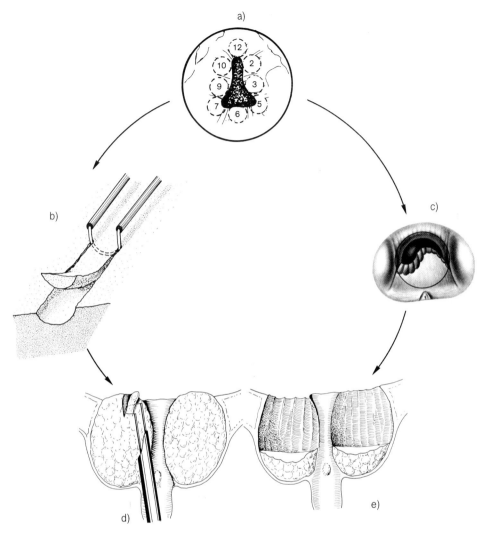

Abb. 4-32 Prinzip der transurethralen Resektion eines Prostataadenoms (a-d). – e) Das apikale Adenomgewebe steht noch. Distale Resektionsgrenze ist der Colliculus seminalis.

Tabelle 4-6 TUR(P)-Syndrom durch Absorption Natrium-freier Spülflüssigkeit*

Hypertensive Phase:	Hypervolämie
	Hyponatriämie
	Hypoosmolalität
Hypotensive Phase:	Anstieg des Zentralen Venendrucks
	Beginnendes Lungenödem
	Schock

* Pathophysiologisch gleicht das TUR(P)-Syndrom dem postdialytischen Dysäquilibrium-Syndrom oder einer iatrogenen Überhydratation.

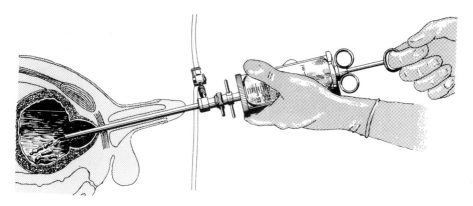

Abb. 4-33 Absaugen der resezierten Schnitzel nach TURP. Die Loge ist jetzt vollständig ausreseziert (nach Sökeland, 1982).

des Trigonums, akzidentelle Verletzung der Blase und der Ureterostien sowie vor allem die Nachblutung. Das TURP-Syndrom (Tab. 4-6) ist Folge einer zu langen Resektionsdauer bei zu hohem Druck der Spülflüssigkeit im Verhältnis zum Druck in den Beckenvenen. Die Mortalität beträgt 1-1,5%. *Spätkomplikationen* sind: Harnröhrenstrikturen, hartnäckige Harnwegsinfekte mit irritativen Miktionsbeschwerden bei unvollständiger Entfernung des Adenomgewebes, narbige Blasenhalsstenose, Epididymitis und Harninkontinenz. Die Inkontinenz ist

die gravierendste Komplikation und resultiert aus der akzidentellen Verletzung des intrinsischen Harnröhrenverschlußmechanismus distal des Colliculus seminalis.

c) Blasentumoren

Die transurethrale Resektion eines papillären Blasentumors wird aus diagnostischen und therapeutischen Gründen vorgenommen (s. S. 198). Der gestielte oder breitbasig sessile Tumor wird mit dem gleichen Instrument wie das Prostataadenom entfernt

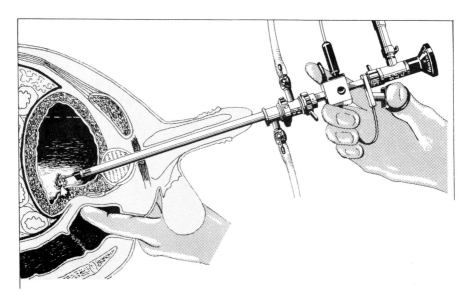

Abb. 4-34 Prinzip der transurethralen Resektion eines papillären Blasentumors (nach Sökeland, 1982)

(Abb. 4-34). Stets wird Gewebe des Tumorgrundes als getrenntes Präparat zur histologischen Untersuchung entnommen, um das T-Stadium anhand der Infiltrationstiefe zu bestimmen. Außerdem werden Biopsien aus dem Umfeld entnommen, um etwaige Herde einer epithelialen Dysplasie oder eines Carcinoma-in-situ zu erkennen. Wesentliche Frühkomplikationen sind die Nachblutung und Perforation der Blasenwand. Spätkomplikationen sind Harnröhrenstrikturen und eine narbige Schrumpfblase.

Der Enthusiasmus über die Lasertherapie von Blasentumoren auf transurethralem Weg ist auf Grund der verbesserten intrakavitären Chemoprophylaxe (s. S. 200) abgeklungen. Die Entwicklung einer homogenen Laserbestrahlung der gesamten Mukosa nach Hämatoporphyrin-Derivat-Vorbehandlung des Patienten eröffnet neue Wege zur Bekämpfung dieser panurothelialen Erkrankung (*Jocham et al.*, 1984).

d) Fremdkörpern und Blasensteinen

Fremdkörper in Harnröhre und Blase können gelegentlich mit einer Biopsiezange transurethral herausgezogen werden; gelingt dies nicht, ist ihre Extraktion durch eine Boutonnière oder Sectio alta unvermeidbar. Blasensteine werden durch elektrohydraulische Schlagwellen zertrümmert und anschlie-

ßend mit dem Steinpunch von *Mauermayer* so weit geknackt, daß die Steintrümmer durch den Instrumentierschaft abgesaugt werden können (Abb. 4-35). Da Blasensteine zumeist Folge einer infravesikalen Obstruktion sind, ist diese – etwa durch TURP – zu beseitigen.

Die Lithotripsie von Blasensteinen ist wie bei Nierensteinen auch durch Ultraschall möglich. Der Zeitaufwand ist aber größer als bei der elektrohydraulischen Lithotripsie.

4.5 Physikalische Behandlung

Antibakterielle Instillationsbehandlung

Eine antibakterielle Instillationsbehandlung ist bei primären Infekten der unteren Harnwege und zur Infektprophylaxe bei Nephrostomie weit verbreitet gewesen. Eine Untersuchung gebräuchlicher antibakteriell wirksamer Instillationsmittel (Nebacetin®, Aristasept®, Gantrisin®, Furadantin®, Targesin®. Borwasser, Merfen® und Rivanol®) ergab im Suspensionstest keine klinische Wirksamkeit. Bei verlängerter Einwirkungszeit wurde nur bei Nebacetin®, Targesin® und Rivanol® eine Hemmwirkung auf einzelne Keime nachgewiesen. Demgegenüber ist mit einer stabilisierten Hypochlorit-Lösung (Milton®) ein brauchbares lokal wirksames Antiseptikum bei chronischer, unspezifischer Zystitis gegeben.

Vorgehen

50-100 ml der standardisierten 1%igen Natriumhypochlorit-Lösung (Milton®) werden 5mal täglich durch einen Katheter instilliert oder die Blase wird mit 1000 bis 2000 ml Natriumhypochlorit-Lösung durch einen zweikanaligen Spülkatheter irrigiert.

Wirkungsmechanismus

Im Kontakt mit bakteriellem Eiweiß bildet Hypochlorit-Lösung zunächst komplexe Chloramine und es kommt zu einer Sauerstofffreisetzung ($NaOCl \rightarrow NaCl + O$). Das

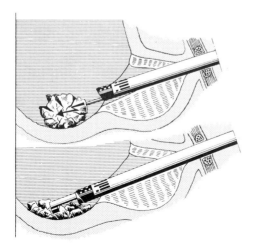

Abb. 4-35 Prinzip der Lithotripsie und Entfernung von Blasensteinen (nach Sökeland, 1982).

NaOCl führt im Überschuß zu einer vollständigen Hydrolyse des Bakterieneiweißes unter Freisetzung von CO_2. Daher wirkt NaOCl bakterizid, fungizid, sporozid, virozid und parasitozid sowie denaturierend auf freie Zellen.

Indikation

Hämorrhagische oder fibrinöse Zystitis; chronische unspezifische Zystitis (zum Beispiel bei Dauerkatheterträgern); chronische Entzündungen mit Kapazitätseinschränkung (interstitielle Zystitis, tuberkulöse Schrumpfblase, radiogene Schrumpfblase).

Beim Nephrostomieträger gelingt durch Spülung mit 1%iger Hypochlorit-Lösung keine Beseitigung des Mischinfektes. Eine Sproßpilzinfektion (Candida albicans und andere Candidaarten) bei liegender Nephrostomie wird durch lokale Anwendung von Nystatin®-Suspension behandelt.

Weitere Formen der Spülbehandlung

Chemolitholyse. Theoretisch lassen sich praktisch alle Harnsteine auflösen, aber wegen der Zeitdauer und Nebenwirkungen ist eine Indikationsbegrenzung auf Struvit- und Apatitsteine notwendig, da diese besonders bei chronischem Harninfekt häufig rezidivieren. Auf perkutanem oder operativem Wege, falls die vollständige Steinentfernung mißlang, werden zwei Nephrostomien gelegt, um das Nierenhohlsystem mit 10%iger Hemiacridin-Lösung über 1-2 Wochen durchzuspülen. Auch obstruktive oder symptomatische Zystinsteine, die nicht konventionell durch eine orale Therapie aufzulösen sind, können durch eine derartige Spülbehandlung mit Tromethamin-E lysiert werden (*Dretler* 1984).

Weiterführende Literatur

Anhaltspunkte für die ärztliche Gutachtertätigkeit. Der Bundesminister für Arbeit und Sozialordnung. Bonn 1983

Barnes, R. W.: Endoscopic Prostatic Surgery. Kimpton, London 1943

Bauer, H. W., O. Dimaschkie, R. Basting: Das Lasixsonogramm – eine Möglichkeit zur Abklärung funktionell wirksamer subpelviner Harnleiterstenosen. Akt. Urol. 15 (1984) 9

Bergman, H.: The Ureter, 2. Aufl. Springer, New York – Heidelberg – Berlin 1981

Bichler, K. H.: Begutachtung und Arztrecht in der Urologie. Springer, Heidelberg 1986

Bricker, E. M.: Bladder Substitution after pelvic evisceration. Surg. Clin. North Am. 30 (1950) 1511

Chrispin, A. R., I. Gordon, C. Hall, C. Metreweli: Diagnostik Imaging of the Kidney and Urinary Tract in Children. Springer, New York – Heidelberg – Berlin 1980

Coffey, R. C.: Transplantation of the ureter into the large intestine in the absence of a functioning bladder. Surg. Gynec. Obstet. 32 (1921) 383

Dretler, S. P., R. C. Pfister, J. H. Newhouse et al.: Percutaneous catheter dissolution of cystine calculi. J. Urol. 131 (1984) 216

Gersuny, R. (1898): zit. in G. Rodeck, H. van Lessen; Technik und Erfahrungen mit der künstlichen Harnableitung nach Gersuny. Urol. int. 23 (1968) 75

Glenn, J. F.: Urologic Surgery, 3. Aufl. Lippincott, Philadelphia – Toronto 1983

Goodwin, W. E., W. C. Casey, W. Woolf: Percutaneous trocar (needle) nephrostomy in hydronephrosis. J. Am. Med. Assoc. 157 (1955) 891

Günther, R., P. Alken, J. E. Altwein: Percutaneous nephropyelostomy using fine needle puncture set. Radiology 132 (1979) 228

Greene, L. F., J. W. Segura: Transurethral Surgery. Saunders, Philadelphia – London – Toronto 1979

Hertle, L., E. Becht, G. H. Jacobi et al.: Universelle Ureterozystoneostomie nach der Psoas-Hitch-Technik: Indikation- Operationstechnik. Akt. Urol. 14 (1983) 167

Jocham, D., G. Staehler, Ch. Chaussy et al.: Integrale Photoradiotherapie des Blasenkarzinoms nach tumorselektiver Photosensibilisierung mit Hämatoporphyrin-Derivat (HpD). Akt. Urol. 15 (1984) 109

Kock, N. G., A. E. Nilson, L. Norlén et al.: Urinary diversion via a continent ileum reservoir: clinical experience. Scand. J. Urol. Nephrol. Suppl. 49 (1978) 23

Mauermayer, W.: Transurethrale Operationen. Springer, Berlin – Heidelberg – New York 1981

Melchior, H.: Urologische Funktionsdiagnostik. Lehrbuch und Atlas der Urodynamik. Thieme, Stuttgart – New York 1981

Nesbit, R.: Transurethral Prostatectomy. Thomas, Springfield 1943

Pedersen, J. F., D. F. Cowan, J. K. Kristensen et al.: Ultrasonically guided percutaneous nephrostomy. Report of 24 cases. Radiology 119 (1976) 429

Sachse, H.: Die transurethrale scharfe Schlitzung der Harnröhrenstriktur mit neuem Sichturethrotom. Verh. Dtsch. Ges. Urol. 25 (1974) 142

Skinner, D. G., S. D. Boyd, G. Lieskovsky: Clinical experience with the Kock continent ileal reservoir for urinary diversion. J. Urol. 132 (1984) 1101

Sökeland, J.: Endoskopische Eingriffe. Richard Wolf GmbH, Knittlingen 1982

Smith, A. D.: Endourology. Urol. Clin. North Am. 9 (1982) 1

Stables, D. P.: Percutaneous nephrostomy: Techniques, indications, and results. Urol. Clin. North Am. 9 (1982) 15

Thon, W., J. E. Altwein: Voiding dysfunctions. Urology 23 (1984) 323

Zingg, E. J., R. Tscholl: Continent cecoileal conduit: preliminary report. J. Urol. 118 (1977) 724

5   Fehlbildungen (GK 3-5)

J. E. Altwein

5.1   Nierenanomalien (GK 3-5.1)

Angeborene Mißbildungen erstrecken sich häufiger auf die Niere als auf jedes andere Organ. Die Nierenparenchymanomalien (Hypoplasie, Dysplasie und zystische Erkrankungen) werden in einer bunten Vielfalt beobachtet. Die Niere ist allein oder im Rahmen eines Mißbildungssyndroms betroffen: Hufeisennieren sind häufig beim Turner-Syndrom, Nierenzysten und beim Hippel-Lindau-Syndrom.

Kausale Genese

Schädigende Faktoren der Umwelt und Vererbung scheinen ursächlich beteiligt. Im Tierexperiment gelang es, eine zystische Nierenerkrankung durch Diphenylamin-Abkömmlinge, chemische Antioxydantien in Speiseölen und Prednisolon zu erzeugen. Eine multizystische Nierendysplasie tritt überzufällig häufig im Rahmen der Zytomegalie auf. Eine sorgfältige Anamnese des Schwangerschaftsverlaufs ist Voraussetzung, um Noxen während der teratogenetischen Terminationsperiode zu erkennen.

Erbfaktoren scheinen bei 10% aller Mißbildungen beteiligt:
0,7% einzelne Genmutanten, z. B. Zystennieren;
0,5% Chromosomenanomalien, z. B. Klinefelter-Syndrom;
1,8% Interaktion von Umweltschädigung und polygenetischer Prädisposition, z. B. Hypospadie;
7,0% Polygenetische Prädisposition mit umweltbedingter Erkrankungsmanifestation im Erwachsenen-Alter, z. B. Urolithiasis.

5.1.0   Allgemeine Symptomatologie

Im Kindesalter ist der fieberhafte Harnwegsinfekt monotones Hauptsymptom der kongenitalen Anomalien des Urogenitaltraktes, die zu einer Harnabflußbehinderung führen.
Dies betrifft unter den Nierenanomalien besonders die Hufeisenniere, deren Brücke die Ureteren einengt. 10-20% der Kinder mit arteriellem Bluthochdruck haben eine Nierenanomalie. Ein Hochdruck ist anzunehmen, wenn der altersentsprechende diastolische Normwert (Tab. 5-1) um 20 mm Hg (SI: 2,67 kPa) überschritten wird. Diese Messung sollte wiederholt bei nicht aufgeregtem Kind erfolgen.

Im Kindesalter ist eine Niere tastbar vergrößert infolge:

● Hydronephrose,
● Multizystischer Nierendysplasie,
● Wilms Tumor und
● Neuroblastom
(in der Reihenfolge der Häufigkeit).

Tabelle 5-1   Normale Blutdruckwerte bei Kindern

Alter Jahre	Systolisch		Diastolisch	
	mm HG	SI = kPA	mm HG	SI = kPA
< 1	< 80	< 10,7	< 60	< 8,0
1-5	< 100	< 13,3	< 70	< 9,3
6-10	< 120	< 16,0	< 80	< 10,7
11-15	< 130	< 17,3	< 90	< 12,0

Beide Nieren werden bei der polyzystischen Nierendegeneration (Kurzbezeichnung „Zystennieren") und Hydronephrose als Folge einer infravesikalen Abflußbehinderung deutlich tastbar.

Bestimmte Konstitutionsabnormitäten geben Hinweise auf eine renale Mißbildung:
- Verformung des äußeren Ohres (Potter-Ohr; Abb. 5-1),
- Lateralverlagerung der Mamillen.

Auch bei der Epi- und Hypospadie sowie beim Kryptorchismus sollte nach weiteren Fehlanlagen des Urogenitalsystems gefahndet werden (3-5%). Ein Ausscheidungsurogramm ist zu vertreten.

5.1.0.1 Numerische Nierenanomalien (Tab. 5-2)

Eine Überzahl der Nieren (bis zu 5) gehört wahrscheinlich zu den seltensten Nierenmißbildungen. Die überzählige Niere sollte nicht mit einer Doppelniere verwechselt werden, sondern muß als anatomisch getrenntes Organ nachweisbar sein. Demgegenüber ist die renale Agenesie mit 1:5000 urologischen Patienten häufig. Bei der Agenesie wird keine Spur von Nierenparenchym gefunden. Auf ipsilaterale Genitalmißbildungen ist zu achten, denn sie werden bei jedem dritten Patienten beobachtet. Eine kompensatorische Hypertrophie der kongenitalen Einzelniere ist vorhanden, aber nicht spezifisch für die Agenesie. Die ipsilaterale Nebenniere fehlt bei 10% der Patienten. Die proximalen zwei

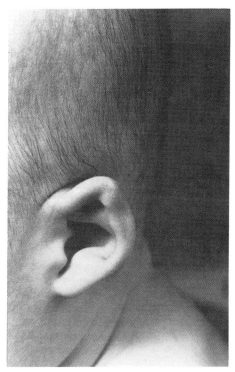

Abb. 5-1   Ohrdysplasie bei 5 Monate altem Säugling mit subpelviner Stenose (Greinacher et al., 1981)

Harnleiterdrittel sind nicht angelegt, aber bis zu 20% der kongenital Einnierigen haben einen kontralateralen distalen Harnleiter. Da die kongenitale Einzelniere häufig ektop oder malrotiert ist, überrascht es nicht, daß 75% der einnierigen Kinder vor dem 5. Lebensjahr diagnostiziert werden.

Tabelle 5-2   Klinische Klassifikation der Nierenmißbildungen

I. Numerische Anomalien	III. Lageanomalien
● Überzahl ● Agenesie	● Malrotation ● Ek- und Dystopie
II. Form – Größe – Anomalien	IV. Strukturanomalien
● Symmetrische Verschmelzung (Typ Hufeisenniere) ● Asymmetrische Verschmelzung (Typ gekreuzte Dystopie) ● Zwergniere	● Dysplasie (Typ multizystische Dysplasie) ● Zystennieren ● Markschwammniere ● Nierenzysten

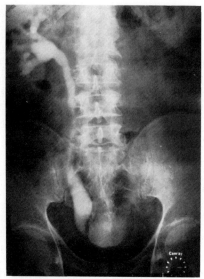

a)

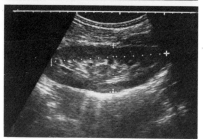

b)

Abb. 5-2 a) Urogramm bei Agenesie der linken Niere. Kompensatorische Hypertrophie der rechten Niere und segmentale Dilatation des zugehörigen Ureters. – b) Sonogramm der rechten Niere: 14,7 cm × 5,3 cm, cm-Eichskala.

Diagnostik

Fehlen oder Hypoplasie des Hodens oder Fehlen des Ductus deferens ist verdächtig auf ipsilaterale Agenesie. Entsprechend wird eine Aplasie oder Hypoplasie der Ovarien und Tuben bei der Frau beobachtet. Praktisch wichtig: Bei der Uterushypoplasie, fehlender oder aplastischer Vagina sollte nach einer renalen Agenesie gefahndet werden.
Die Ausscheidungsurographie zeigt eine „stumme" Niere (Abb. 5-2a). Wird dystop – beispielsweise im kleinen Becken – keine Niere entdeckt, fehlt der Nierenschatten auf der Abdomen-Übersichtsaufnahme (Leeraufnahme), dann ergänzen Ultraschalluntersuchung und Zystoskopie die diagnostischen Verfahren. Bei der Zystoskopie fehlt in 80% der Patienten ein Harnleiterostium an typischer Stelle und ein Hemitrigonum ist nachweisbar. Auf eine Ureterektopie auf der gleichen Seite muß differentialdiagnostisch geachtet werden. Eine Angiographie ist entbehrlich, aber ein statisches DMSA-Nierenszintigramm nützlich (s. S. 78). Die Einzelniere ist stets kompensatorisch hypertrophiert (Sonogramm, Abb. 5-2 b).

5.1.0.2 Form-Größe-Anomalien der Nieren (s. Tab. 5-2, S. 115)

Symmetrische Verschmelzungsnieren: Typ Hufeisenniere

Die Hufeisenniere ist die häufigste Fusionsanomalie. Die unteren Nierenpole sind vor den großen Bauchgefäßen auf dem Niveau des 4. oder 5. Lendenwirbelkörpers verschmolzen. Die A. mesenterica inferior verhindert den weiteren Ascensus. Der Isthmus (Verschmelzungsbrücke) setzt sich aus Nierenparenchym oder fibrösem Gewebe zusammen. Die Nieren sind stets malrotiert, so daß die Nierenbecken nach vorne weisen, und die Harnleiter vor der Brücke zur Blase ziehen (Abb. 5-3). Die Inzidenz beträgt etwa 1:1000 urologische Patienten.

Assoziierte Malformationen. ½ bis ¼ aller Hufeisennieren weisen Anomalien des Urogenitaltraktes auf:
    Vesiko-ureteraler Reflux,
    Ureterduplikatur,
    Kryptorchismus,
    Harnröhrenabnormitäten.

Mißbildungen des Skelettsystems, des kardiovaskulären und gastrointestinalen Systems werden überzufällig häufig beobachtet. Dies gilt ebenfalls für das Turner-Syndrom, Nierenzellkarzinome (Abb. 5-4) und Wilms Tumoren. Die periodische Kontrolle von Hufeisennierenkindern ist daher zu vertreten.

Klinik

Die Mehrzahl der Hufeisennieren wird zufällig entdeckt Eine erkrankte Hufeisenniere ruft die folgenden Symptome hervor:

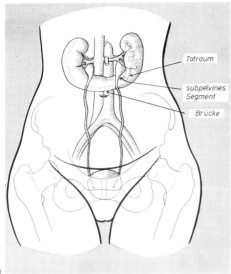

a)

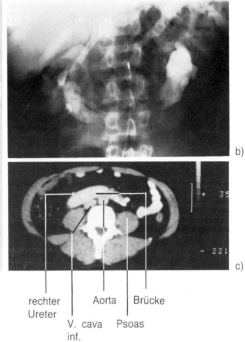

b)

c)

Abb. 5-3 a) Schemazeichnung bei Hufeisenniere. – b) Hufeisenniere. Spätaufnahme nach Übersichtsaortographie (Katheterspitze in Projektion
auf den 1. LWK). Kontrastierung der Parenchym-
brücke in Projektion auf LWK 3/4 und des Hohlsystems, das links ektatisch erscheint. – c) CT mit
Darstellung der Brücke bei Hufeisenniere.

- Harntraktinfektion   50%
- Hämaturie   10%
- Bauchschmerzen   10%
- intraabdominaler Tumor   10%

Die Diagnose „Hufeisenniere" stützt sich
auf die Ausscheidungsurographie. Typische radiomorphologische Zeichen sind
(vgl. Abb. 5-5b): Die kaudale Achsenkon-
vergenz, die Kelchmalrotation, der nach medial weisende kaudale Kelch und der atypische Harnleiterabgang. Der Isthmus wird
sonographisch oder szintigraphisch dargestellt. Sind reparative Eingriffe an der Niere
geplant, ist die Angiographie, die im Mittel
fünf Nierenarterien aufweist, hilfreich
(Abb. 5-3b). Eine Refluxprüfung ist zweckmäßig.

Behandlung

Die zufällig entdeckte Hufeisenniere bedarf
lediglich regelmäßiger Kontrollen. Die
komplizierte Hufeisenniere:

Ureterabgangstenose
Steinbildung (Abb. 5-5)
Harnwegsinfektion

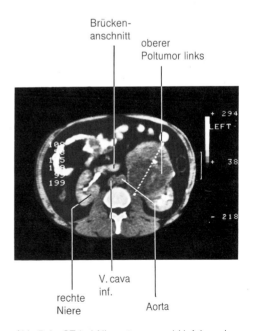

Abb. 5-4 CT bei Nierentumor und Hufeisenniere. Der Tumor (histologisch: Nierenzellkarzinom)
hat den linken oberen Pol der Hufeisenniere zerstört (42jähriger Mann).

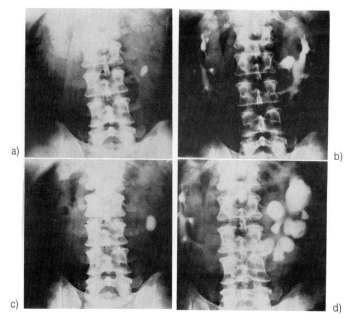

a) b) c) d)

Abb. 5-5 Nierenbeckenstein bei Hufeisenniere; keine Abflußbehinderung (a, b). Ausgeprägte Harnstase nach Steinwachstum (c, d).

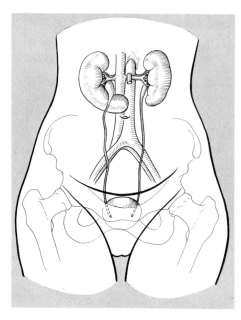

Abb. 5-6 Idealzustand nach Korrektur einer komplizierten Hufeisenniere durch Symphysiotomie, Lateropexie, Ureterolyse und Nierenbeckenplastik links.

wird durch Symphysiotomie (Brückendurchtrennung), Lateropexie, Ureterolyse und gegebenenfalls Nierenbeckenplastik therapiert (Abb. 5-6).

Gekreuzte Dystopie

Eine einseitige oder asymmetrische Verschmelzungsniere tritt bei inkomplettem Ascensus mit Migration der Niere zu einer Seite auf. Die kreuzende Niere ist unter der normal gelegenen zu finden. Beschreibende Bezeichnungen sind: S- oder L-förmige Niere, Kuchen-, Scheiben- oder Klumpenniere (Abb. 5-7).
Die gekreuzte Dystopie wird seltener beobachtet als die Hufeisenniere. Knaben sind etwas häufiger betroffen als Mädchen. Die gekreuzte Dystopie per se ist symptomlos. Obstruktion, Reflux oder Harnwegsinfekt mögen zu ihrer Entdeckung führen. Eine Harnabflußbehinderung oder vesikorenaler Reflux sollten operativ beseitigt werden.

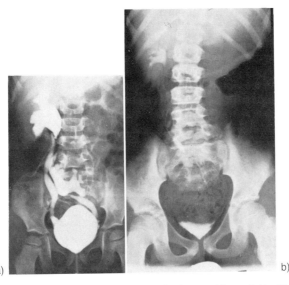

a)   b)

Abb. 5-7 Gekreuzte Dystopie. Reflux beiderseits (a). Die dystope Niere wird im Urogramm durch das Sakrum überdeckt (b).

5.1.0.3 Zwergniere (Tab. 5-3)

Ist eine erworbene Ursache nicht nachzuweisen, das Nierenparenchym um mehr als 50% reduziert und die Kelchzahl < 5, dann ist eine echte Nierenhypoplasie anzunehmen. Eine bilaterale echte Hypoplasie ebenso wie die unilaterale echte Hypoplasie mit fehlender Gegenniere bedingt bereits im Kindesalter eine Niereninsuffizienz, Dehydratation, Gedeihstörung oder eine Kombination dieser Folgen. Besonders häufig betroffen sind Frühgeborene. Die Differentialdiagnose der „kleinen" Niere, die im Kindesalter wegen fortschreitender Azotämie entdeckt wurde, umfaßt die solide Dysplasie und Oligomeganephronie (s. a. GK 3, Innere Medizin). Die einseitige echte Hypoplasie mit kontralateraler kompensatorischer Hypertrophie ist selten und wird in der Regel zufällig im Rahmen einer Ausscheidungsurographie entdeckt, beispielsweise im Verlauf einer Hochdruckabklärung. Der Zusammenhang Hochdruck und unilaterale Hypoplasie der Niere ist noch nicht bewiesen. Die Diagnose unilaterale Nierenhypoplasie ist nur histologisch zu sichern. Regelmäßige Kontrolluntersuchungen mit Blutdruckmessung sind angezeigt.

Tabelle 5-3 Klassifikation der Zwergniere

kongenital	erworben
Echte Hypoplasie	Atrophische Pyelonephritis
Solide Dysplasie	Vaskuläre Schrumpfniere
Segmentale Hypoplasie (Ask-Upmark-Niere)	Glomerulonephritis
Oligomeganephronie	

Die segmentale Hypoplasie (*Ask-Upmark-*Niere) befällt entweder den Nierenpol oder das Mittelgeschoß. Die pathologischen Bezirke erstrecken sich auf Mark und Rinde in Übereinstimmung mit dilatierten Kelchen der erkrankten Niere. Die Aa. arcuatae et interlobares weisen histologisch eine chronische fibroelastische Endarteriitis auf. Entzündliche Zellen wie bei der interstitiellen Nephritis sind nicht nachzuweisen. Wurde die Hochdruckwirksamkeit aufgedeckt, die Diagnose uro- und angiographisch mit ausreichender Zuverlässigkeit gesichert, ist die Nephrektomie angezeigt (s. S. 80).

5.1.0.4 Lageanomalien

Mit der 9. Fetalwoche ist der rotatorische Ascensus der Nieren (Abb. 5-8) beendet. Die Niere dreht sich 90° um ihre Längsachse, dabei wandern die anterior liegenden Nierenbecken medialwärts. Die häufigste Malrotationsvariante läßt das Nierenbecken nach anterior abweichen (Nonrotation oder inkomplette Rotation). Die Malrotation ist Teil der Mißbildung bei den symmetrischen oder asymmetrischen Fusionsanomalien.

Das Nierenbeckenkelchsystem erscheint in der Ausscheidungsurographie bei anterior-posteriorem Strahlengang bizarr (Abb. 5-9 a). Fehldeutungen des ungewöhnlichen urographischen Erscheinungsbildes sind beispielsweise polyzystische Nierendegeneration oder Nierentuberkulose. Die Malrotation per se bedarf keiner Therapie.

Die Beckenniere (Abb. 5-9 b) oder intrathorakale Niere sind die zwei Extremformen von Positionsanomalien. Eine nichtfunktionierende Niere im Urogramm sollte Anlaß sein, nach einer ektopen Niere zu fahnden. Dies ist bei der nicht selten vorkommenden Funktionsbeeinträchtigung schwierig. Doppelseitige Beckennieren können ein Geburtshindernis darstellen. Die Blutversorgung ektoper Nieren erfolgt aus den regionalen Hauptgefäßen, beispielsweise der A. iliaca communis. Häufigste assoziierte Mißbildung ist der hohe Ureterabgang vom Nierenbecken. Bei fortschreitender Harnstauungsniere wird eine Nierenbeckenplastik vorgenommen (s. Abb. 4-9, S. 90).

5.1.0.5 Strukturanomalien

Multizystische Nierendysplasie. Die multizystische Nierendysplasie ist eine von anderen zystischen Nierenerkrankungen klar abgrenzbare Mißbildung, bei der kein ausscheidungsfähiges Nierenparenchym vorliegt und der dazugehörige Harnleiter atretisch ist oder völlig fehlt. Formalgenetisch liegt ihr eine Entwicklungsstörung der Ureterknospe zugrunde, die ihre Aufzweigungen zu einem

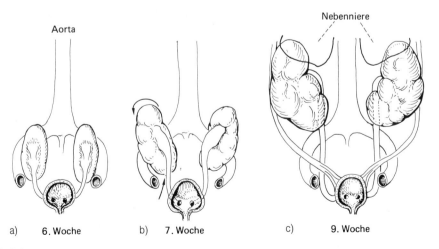

a)   6. Woche   b)   7. Woche   c)   9. Woche

Abb. 5-8 Aszension und Rotation der Nieren.

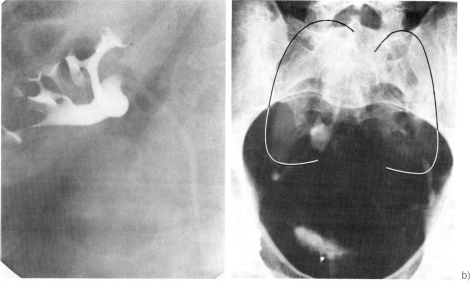

a)
b)

Abb. 5-9 a) Gekippte und malrotierte Niere rechts. b) Beckennieren beiderseits (15 Min.-AUG).

früheren Zeitpunkt einstellt und nur zur Ausbildung weniger Generationen von Sammelrohren führt, die sich wiederum zu Zysten entwickeln.
Jedes zweite Neugeborene mit multizystischer Nierendysplasie weist einen palpablen Tumor oder gastrointestinale Symptome infolge Verdrängung auf (Abb. 5-10).
Differentialdiagnose:
● Hydronephrose
● Wilms Tumor
● Neuroblastom.

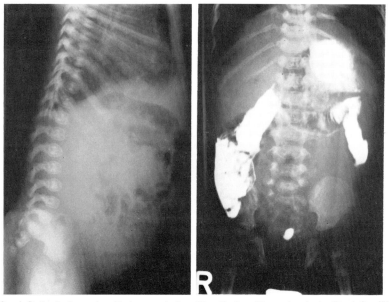

a)
b)

Abb. 5-10 a) Seitaufnahme des Abdomens bei multizystischer Nierendysplasie. Der luftgefüllte (vermehrte Strahlentransparenz) Darm wird nach ventral verlagert. – b) Der kontrastmittelhaltige Darm umgibt die „weichteildichte" multizystisch vergrößerte Niere.

Die Abdomen-Übersichtsaufnahme zeigt in Ein- oder Mehrzahl auftretende ringförmige Kalkschatten bei fehlender Kontrastmittelausscheidung. Gelegentlich ist tomographisch, stets aber sonographisch (Abb. 5-11), die Abbildung der Zysten möglich. Die retrograde Untersuchung zeigt die Ureteratresie.

Urologische Begleitmißbildungen, die zahlenmäßig im Vordergrund stehen, sind vesikoureterale Reflexe. Nicht-urologische Mißbildungen sind beispielsweise ein Ventrikelseptumdefekt. Jedes 6. Kind hat einen Harnwegsinfekt. Wird die multizystische Nierendysplasie erst im Erwachsenenalter entdeckt, kann sie die Ursache einer Hypertonie sein.

Histologisch finden sich in dem Stroma, das die Zysten umgibt, Anteile unreifen Bindegewebes, das an Wilms-Tumor-Gewebe erinnert (reichliche Gefäßversorgung). Die renalen Elemente treten als primitive glomeruläre oder tubuläre Strukturen auf. Als weiteres Zeichen der Dysplasie wird Knorpelgewebe beobachtet.

Die Therapie der multizystischen Nierendysplasie ist die Nephrektomie.

Zystennieren (polyzystische Nierendegeneration); (Tab. 5-2; s. S. 115)

Im Kindesalter wird die seltene, autosomal-rezessive infantile polyzystische Nierendegeneration beobachtet. Große, tastbare Nieren beiderseits sind charakteristisch. Die prall-elastischen Nieren sind symmetrisch; eine Transillumination ist nicht möglich. Üblicherweise ist das betroffene Neugeborene oligurisch. Kreatinin und Harnstoff, die zum Geburtszeitpunkt wegen der Plazenta-Dialyse normal sind, steigen an.

Die Ausscheidungsurographie offenbart eine radiäre Anordnung der Zysten (,,Sonnenstrahl"-artig). Die Ultraschalluntersuchung klärt die Diagnose. Das Krankheitsbild wird ergänzt durch proliferierte, erweiterte und verzweigte Gallengänge, umgeben von einer periportalen Fibrose. Makroskopische Zysten fehlen, jedoch können Zysten in anderen Organen auftreten.

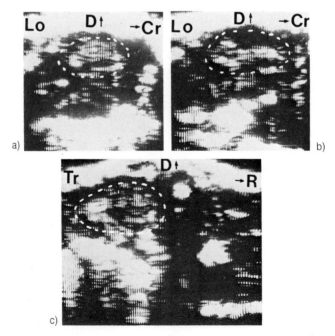

Abb. 5-11 Buntes Echomuster bei multizystischer Nierendysplasie. a, b) Zwei parallele longitudinale Sonogramme der linken Niere. c) Transversales Sonogramm. Normale rechte Niere. Lo = Longitudinal, D = dorsal, Cr = kranial, Tr = transversal, R = rechts.

Therapie und Prognose. Eine chirurgische oder medizinische Behandlung ist nicht bekannt. Bisher wurde anhand der wenigen Beobachtungen häufig der Tod der Neugeborenen binnen zwei Monaten beschrieben. Nierenbioptische Untersuchungen an Kindern, die älter als 12 Jahre alt geworden waren, zeigten einen zwischen 10 und 90% variablen zystischen Befall der Tubuli. Schwierig zu behandeln sind Atembeschwerden (häufige Einweisungsdiagnose) aufgrund der großen Nieren und der portale Hochdruck.

Die adulte autosomal-dominante, polyzystische Nierendegeneration hat eine 100%ige genetische Penetranz, wird aber dennoch nur selten im Kindesalter diagnostiziert (Abb. 5-12). Die Zysten entwickeln sich aus blind endenden Nierentubuli, die mit funktionstüchtigen Glomerula vereinigt sind. Im Laufe des Lebens vergrößern sich diese Zysten und komprimieren funktionstüchtiges Nierenparenchym. Das typische Manifestationsalter liegt jenseits des 40. Lebensjahres.

Hauptbeschwerden bei erstmaliger Manifestation sind:
– Abdominalschmerzen
– Flankenschmerzen
– Makrohämaturie
– Bluthochdruck

Tastbar vergrößerte Nieren – 95% aller Patienten haben beidseitige Zystennieren – können zu einer schweren Ernährungsstörung mit Anorexie durch Kompression der Abdominalorgane führen (Nierengewichte über 5000 g werden beobachtet). Ein Bluthochdruck fehlt selten.

Anämie, Urämie, Proteinurie und Mikrohämaturie im Makrohämaturie-freien Intervall sind kennzeichnende Laborbefunde. Familienanamnese (Stammbaum!), tastbar vergrößerte Nieren beiderseits, Urogramm (Abb. 5-13 a) und Sonogramm (Abb. 5-13 b) sichern die Diagnose. Im Zweifelsfall („buntes" Harnsediment, familiäre Belastung) beweist ein CT die bilaterale polyzystische Nierendegeneration (Abb. 5-13 c).

Ernsthafte Komplikationen sind wiederholte schwere Makrohämaturien, Zysteneinblutung oder -infektion, unerträgliche Spannungsschmerzen und Kompressionserschei-

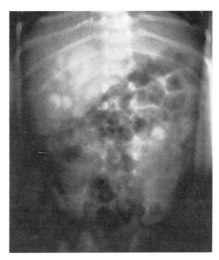

Abb. 5-12 Polyzystische Nierendegeneration mit KM-Anreicherung in den Zysten (3 Monate alter männlicher Säugling).

nungen intraabdominaler Organe. Spontanruptur oder Nierenkarzinome machen eine chirurgische Intervention erforderlich. Da die zystisch erweiterten Tubuli eine funktionelle Restkapazität haben, ist die früher geübte Dekompression verlassen worden. Zystennieren sind die vierthäufigste Ursache des Nierenversagens.

Die Markschwammniere (Abb. 5-14 a und b) ist durch zystisch erweiterte Tubuli gekennzeichnet. Kleinste Konkremente in diesen radiär auf den Kelch zulaufenden Sammelrohren sind charakteristisch. Markschwammnieren können einer Oxalatsteinerkrankung zugrunde liegen.

Solitärzyste

Die einfache Nierenzyste tritt isoliert oder verstreut über eine oder beide Nieren auf. 50% der über 50jährigen haben eine Nierenzyste. Männer erkranken häufiger als Frauen. Kleine Zysten werden zufällig im Rahmen einer Ausscheidungsurographie entdeckt; große Zysten rufen die Zeichen des raumfordernden Prozesses hervor. Praktisch wichtig ist die Differentialdiagnose: *Tumor-Zyste*. Dabei ist zu berücksichtigen, daß die Koexistenz von Nierentumor und Nierenzyste zwischen 0,3 und 2,9% schwankt. Die Mehrzahl dieser Beobachtungen ist auf das

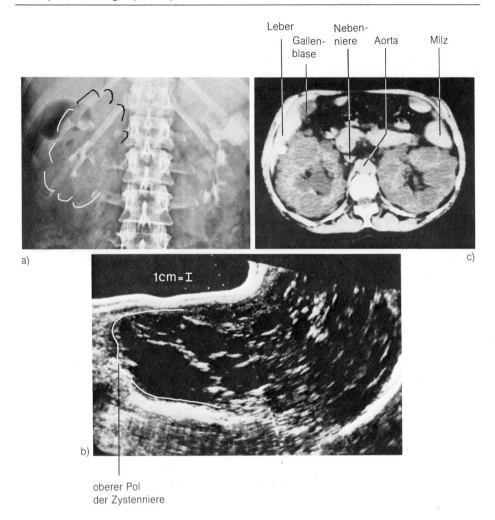

a)

b)

c)

Leber
Gallen-
blase
Neben-
niere
Aorta
Milz

oberer Pol
der Zystenniere

Abb. 5-13 Polyzystische Nierendegeneration (Erwachsenentyp). a) 15 Min.-AUG (Skizze der rechten Nierenkontur). – b) Sonogramm. Glatt begrenzte echofreie Zystenlängsschnitte. Schallverstärkung an der schallabgewandten Seite der Zysten. Gepunktete Linie = cm-Eichung; Größe 23 × 9 cm. – c) CT einer polyzystischen Nierendegeneration. Beide Nieren sind von unzählbaren, hypodensen Zysten bestückt.

zystisch zerfallende Nierenzellkarzinom zurückzuführen; denn bei 10% dieser Tumoren treten zystische Hohlräume durch Gewebsuntergang auf. Demgegenüber ist das Zystenwandkarzinom außerordentlich selten (*Sparwasser* 1984). Der diagnostische Aufwand sollte der Inzidenz angemessen sein. Urographisch ist die Unterscheidung Zyste oder zystisch zerfallender Tumor nicht möglich. Die CT-Zuverlässigkeit erreicht 93% (Abb. 5-15 a). Die Sonographie in Verbindung mit einer perkutanen Zystenpunktion und zytologischer Untersuchung des Zysteninhalts und KM-Markierung der Zyste steigert die Zuverlässigkeit, einen Tumor auszuschließen, auf 87%. Die operative Freilegung (Abb. 5-15 c) ist nur bei pathologischem Punktionsbefund notwendig. Die Angiographie orientiert präoperativ über die Gefäßarchitektur (Abb. 5-15 b).

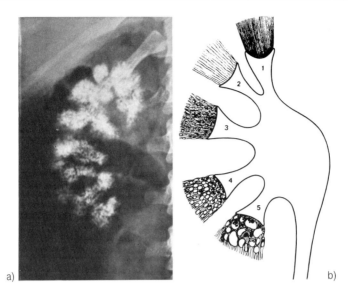

a) b)

Abb. 5-14 Markschwammniere. a) Leeraufnahme: Verkalkung der zystisch degenerierten Sammelrohre aller Papillen. – b) Schema der Markschwammniere (nach *Vogler*, Georg Thieme-Verlag, Stuttgart).

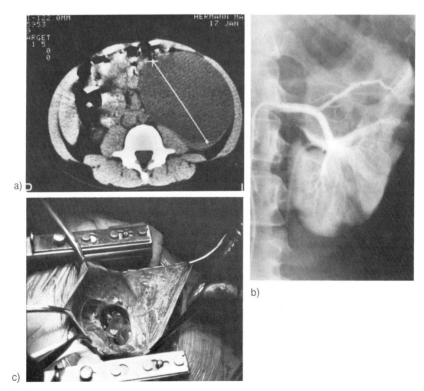

a)

b)

c)

Abb. 5-15 Solitärzyste. a) CT einer 17 cm großen hypodensen solitären Zyste der linken Niere. – b) Selektive Nierenangiographie bei großer Solitärzyste am linken oberen Pol. – c) Operationssitus nach Längsinzision der Zyste.

5.1.0.6 Doppelniere

Ist die Ureterknospe, die aus dem Wolff-schen Gang aussproßt, gespalten so entwik-keln sich zwei Nierenbecken und zwei separate Nierenblasteme, die verschmelzen. Unter-bleibt die Verschmelzung, entsteht eine überzählige Niere (vgl. Tab. 5-2; s. S. 115). Die unkomplizierte Doppelniere wird in 5-10% aller Urogramme zufällig entdeckt. Kli-nisch bedeutungsvoll wird die Doppelniere bei Ureter fissus (Abb. 5-16) oder duplex. Yo-Yo-Phänomen, vesiko-renaler Reflux oder Obstruktion bei Ureterozele bestim-men das Krankheitsbild (s. S. 133).

5.1.1 Diagnostische Möglichkeiten (GK 3-5.1)

In Verbindung mit den jeweiligen Nieren-mißbildungen wurden die spezifischen dia-gnostischen Maßnahmen abgehandelt. Die Ausscheidungsurographie hat die größte praktische Bedeutung zur Diagnose von Nie-renmißbildungen. Sie wird in eleganter Art und Weise durch die Ultraschalluntersu-chung ergänzt. Die Übersichts- oder selekti-ve Angiographie bleibt bestimmten Frage-stellungen vorbehalten:

– Bestimmung der Parenchymreserve,
– Ausschluß eines Tumors oder
– präoperative Darstellung der Gefäßarchi-tektur.

5.1.1.1 Szintigraphie (s. S. 76)

Nuklearmedizinische Verfahren zur Diagno-stik von Nierenmißbildungen umfassen

Lokalisationsuntersuchungen (statische Szintigraphie) und
Funktionsuntersuchungen (dynamische Szintigraphie).

Die Indikation für nuklearmedizinische Untersuchungen ist gegeben bei
– Kontrastmittelallergie,
– unerwünschter Strahlenbelastung (Kin-desalter),
– eingeschränkter Nierenfunktion oder funktionsloser Niere im Urogramm.

Es ist einschränkend anzumerken, daß die Ultraschalluntersuchung die nuklearmedizi-nische Diagnostik z. T. verdrängt hat, da sie ohne Strahlenbelastung beliebig oft wieder-holt werden kann. Bei einer urographisch funktionslosen (,,stummen") Niere diffe-renziert die Ultraschalluntersuchung zwi-schen Aplasie, multizystischer Nierendyspla-sie oder obstruktiver Hydronephrose. Für die Differentialdiagnose der renalen Raum-forderung (zystisch oder solid) ist die Ultra-schalluntersuchung überlegen. Bei der Hy-dronephrose hat demgegenüber die Funk-tionsdiagnostik der Niere ebenso wie die Nierenuntersuchung mit der Gamma-Kame-ra (Szintigraphie mit stationärem Radio-pharmakon-Detektor) zunehmend Verbrei-tung gefunden. Besonders organerhaltende Eingriffe wie Brückendurchtrennung, Ure-terolyse, Nierenbeckenplastik und Later-opexie bei der Hufeisenniere setzen eine Kenntnis des funktionstüchtigen Restparen-chyms der mißgebildeten Niere sowie der

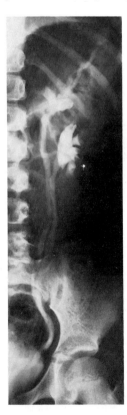

Abb. 5-16 Urographische Darstellung einer Dop-pelniere mit Ureter fissus.

Funktionsreserve der kontralateralen Niere voraus.

Bei der seitengetrennten Clearance mit [123] oder [131]Jod-markierter Orthojodhippursäure, die gleichartig wie die klassischen Clearance-Substanzen Inulin und Paraaminohippursäure ausgeschieden wird, führt die Radionuklid-Anreicherung bei Harnstauungsniere zu falsch-positiven Clearance-Werten.

5.1.2 Therapie (GK 3-5.1)

Möglichkeiten zur Verbesserung der Organfunktion oder aber Sekundärkomplikationen infolge von Nierenmißbildungen (s. Tab. 5-2, S. 115) machen eine Behandlung erforderlich.

Derartige Sekundärkomplikationen sind: Schmerzen, Druck auf Nachbarorgane, rezidivierende Harnwegsinfekte, Blutung, Hochdruckentwicklung oder (selten) maligne Entartung.

Eine funktionsverbessernde Operation ist bei der Hufeisenniere, der gekreuzten Dystopie, der Nierenmalrotation und großen Nierenzysten möglich. In der Regel ist aber für die Indikationsstellung zur operativen Funktionsverbesserung eine mißbildungsverursachte Komplikation ausschlaggebend. Zu beachten ist, daß beispielsweise der rezidivierende Harnwegsinfekt nicht durch die Hufeisenniere, sondern durch einen zusätzlich bestehenden vesikorenalen Reflux unterhalten wird. In einer derartigen Situation wäre die Antirefluxplastik Therapie der Wahl (Abb. 12-12 u. 13; s. S. 324).

Eine Organentfernung bei renaler Mißbildung ist unumgänglich bei Hufeisenniere mit postobstruktiver, atrophischer Pyelonephritis einer Hälfte, bei nachgewiesener Hochdruckwirksamkeit durch die erkrankte Hälfte oder Sitz eines Wilms Tumors in einer Hälfte.

Eine gekreuzte Dystopie kann aus den gleichen Gründen wie die Hufeisenniere die Entfernung einer Hälfte erforderlich machen.

Eine hochdruckwirksame Zwergniere (s. S. 81) sollte entfernt werden.

Eine dystope Niere mit obstruktiver Pyone-phrose mit/ohne Urosepsis muß entfernt werden.

Die multizystische Nierendysplasie kann durch Druck auf Nachbarorgane (s. Abb. 5-10; S. 121) zu Gedeihstörungen führen, außerdem werden eine allmähliche Größenzunahme, sekundäre Steinbildungen und renoparenchymatöser Hochdruck bei Erwachsenen beobachtet. Dennoch sind diese Beobachtungen so selten, daß eine vorbeugende Entfernung der asymptomatischen multizystisch-dysplastischen Niere, die heute in utero durch Ultraschalluntersuchung des Feten zufällig gefunden wird, nicht gerechtfertigt erscheint.

5.2 Harnleiter (GK 3-5.2)

Folge der meisten Harnleitermißbildungen ist eine obstruktive Schädigung der Niere mit/ohne Schmerzen, rezidivierenden Harnwegsinfekten und gelegentlichem Hochdruck. Die teratogenetische Terminationsperiode für die meisten Uretermalformationen ist die 8. Embryonalwoche.

Ureter fissus

Ist die Ureterknospe, die dem Urnierengang entspringt, gespalten, resultiert der Ureter fissus (Synonym: Ureter bifidus, inkomplette Duplikation). Die Vereinigung der beiden Harnleiterabschnitte nach Art eines Y ist zwischen dem Ureterabgang und dem intramuralen Blasenabschnitt möglich. Jeder Ureter fissus ist mit einer Doppelniere und 2 Nierenbecken vergesellschaftet. Mehrfachteilungen (trifidus, quadruplex oder quintuplex) werden ebenso wie ein blind endender Ureterzweig beobachtet. Familiäre Häufung (wahrscheinlich autosomal-rezessive Vererbung) und Doppelseitigkeit (,,vier Nieren'') kommen vor. Die meisten inkompletten Duplikaturen werden zufällig im Rahmen einer Ausscheidungsurographie (Inzidenz 1-5%) entdeckt.

Pathophysiologie bei Ureter fissus

Bei Ureteraufzweigung ist die reguläre Peristaltik häufiger beeinträchtigt als beim Monoureter. Diese Dyssynergie ist zurückzuführen auf:

1. Nierenbecken und Harnleiter besitzen dank ihrer glatten Muskulatur eine selbständige Erregungsbildung und Erregungsleitung. Die Erregung wird ausgelöst durch eine Depolarisation an der Membran der Muskelzelle. Das Zentrum der Erregungsbildung (Pacemaker) liegt im oberen Nierenbeckenanteil oder in der oberen Kelchgruppe. Infolge des verschiedenen Schrittmachers bei einer Doppelniere oder wegen zeitlich unterschiedlicher Erregung der glatten Muskelfasern, ferner auch durch unterschiedliche Flüssigkeitszunahme in beiden Nierenbecken entsteht ein asynchroner Ablauf der peristaltischen Wellen. Es kann nun eintreten, daß die Kontraktionswelle des einen Ureters kurze Zeit nach der Kontraktion des anderen erfolgt. Bei der Ankunft der zweiten Welle wird sich der Stammureter im kontrahierten Zustand befinden, was einer Stenosierung gleichkommt. Der Urin fließt deshalb retrograd in den anderen erschlafften Ureter ab (passiver Reflux).

2. Der Stammureter – meistens im Stadium einer erhöhten Kontraktion – hat einen Ruhetonus, der um 2-4 mm Hg (SI = 0,2-0,5 kPa) über dem proximalen Ureterdruck liegt (funktionelle Stenose).

3. Die wichtigste Ursache der Entleerungsstörung liegt jedoch in der veränderten Propagation der Erregungsleitung vom proximalen Ureter zum Stammureter. Anstelle der geordneten Propulsion von kranial nach kaudal verläuft die Erregungsleitung und Ausbreitung von einem kranialen Ureterabschnitt retrograd zum anderen. Infolge des ständigen Wechsels der myogenen Erregung durch den Expansionsdruck des Urins wird dieser dauernd in den proximalen Ureterabschnitten hin- und hergeschoben (Yo-Yo-Phänomen; Abb. 5-17).

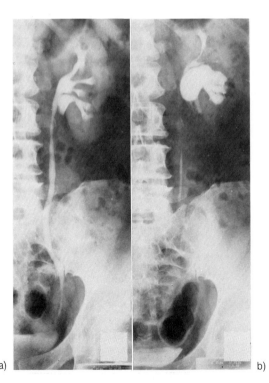
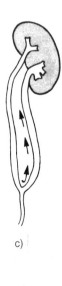

Abb. 5-17 Ureter fissus mit Yo-Yo-Phänomen. a) 7 Min.-AUG: hoher Ureter fissus links. – b) 15 Min.-AUG: Dilatation der unteren Hälfte des gedoppelten Nierenbecken-Kelch-Systems. – c) Schemazeichnung.

Klinik des Ureter fissus

Diese Dyskinesie des pathologischen Ureter fissus mit Pendelurin zwischen beiden Ureterzweigen bedingt eine funktionelle Obstruktion (Abb. 5-17). Darüber hinaus prädisponiert die Uretervereinigungsstelle zur anatomischen Obstruktion (Abb. 5-18). Begleitmißbildungen sind eine subpelvine Stenose, ein ipsilateraler oder kontralateraler vesikoureteraler Reflux, die komplette Duplikatur der Gegenseite oder auch eine Nierenagenesie der Gegenseite. 30% aller inkompletten Ureterduplikaturen haben assoziierte Mißbildungen des Urogenitaltraktes.

Der pathologische Ureter fissus ruft meist bereits im Kindesalter Beschwerden hervor. Pathognomonische Krankheitszeichen gibt es nicht, sondern die unspezifischen Beschwerden stehen im Vordergrund:

- Rezidivierende Harnwegsinfekte
- kolikartige Schmerzen
- Inappetenz
- Dysphagie, Erbrechen
- Fieberschübe
- Enuresis.

Die praktisch wichtigste diagnostische Maßnahme ist die Ausscheidungsurographie (s. Abb. 5-25; s. S. 134). Spätaufnahmen, Sequenzszintigraphie mit der Gamma-Kamera zur Bestimmung der Parenchym-Reserve bei funktioneller oder anatomischer Obstruktion und die Ultraschalluntersuchung vervollständigen das Abklärungsprogramm.

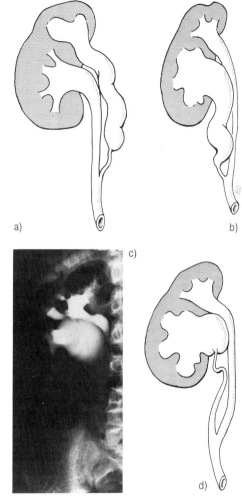

Abb. 5-18 Stenose-Lokalisationen bei Ureter fissus (a, b, d) und c) Urogramm mit Skizze.

Therapie

Die Heminephroureterektomie ist Therapie der Wahl bei funktionslosem Restparenchym. Eine blind endende Ureterknospe sollte nur dann exstirpiert werden, wenn eine Konkurrenzursache der rezidivierenden, beschwerdeträchtigen Harnwegsinfekte nicht nachgewiesen werden kann. Bei Obstruktion und erhaltungswürdigem Parenchym wird eine interpyelische Anastomose (s. Abb. 4-8, S. 89) oder eine ipsilaterale Uretero-Ureterostomie bei Dichotomie im mittleren oder kaudalen Harnleiter vorgenommen. Ein intramuraler Ureter fissus wird besonders bei Reflux, der regelmäßig beide

Nierenhälften befällt, durch Neueinpflanzung der getrennten Harnleiter in die Blase behandelt (Abb. 5-19 a-c).

Ureter duplex

Die vollständige Ureterverdopplung, die ebenso wie bei der unvollständigen Duplikatur mit einer Doppelniere vergesellschaftet ist, wird in etwa 1% der Bevölkerung angetroffen.

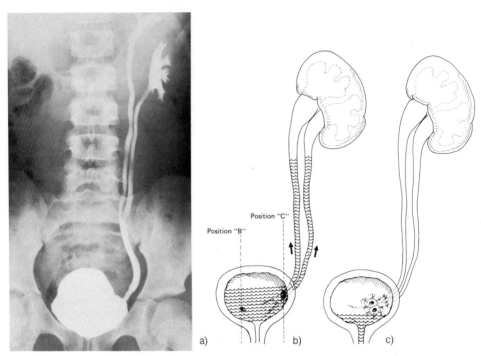

Abb. 5-19 a) Reflux in beide Nierenhälften bei prävesikalem Ureter fissus (AUG). – b) Das Ostium ist im Vergleich zur Gegenseite (Position·,,B'') lateralisiert und klafft golfloch-artig (Position ,,C''). – c) Antirefluxplastik durch Neueinpflanzung der getrennten Harnleiter in die Blase.

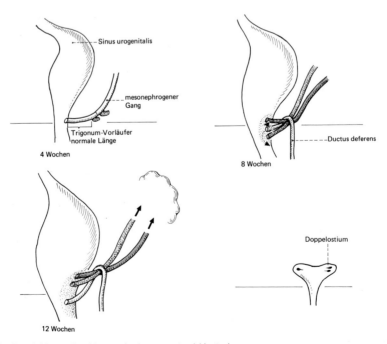

Abb. 5-20 Entwicklung des Ureter duplex aus zwei Ureterknospen.

Embryologie

Zwei getrennte Ureterknospen entspringen dicht nebeneinander aus dem Wolffschen Gang (Abb. 5-20). Dieser kritische Moment (4. Embryonalwoche) entscheidet darüber, ob der Ureter duplex im späteren Leben krankmachende Bedeutung haben wird oder nicht. Entspringen beide Ureterknospen an regulärer Stelle des Wolffschen Ganges, dann ist damit zu rechnen, daß sie sich wie ein physiologischer Monoharnleiter verhalten. Beide Ureterknospen wachsen aus zu 2 eng benachbarten Harnleitern, die sich mit einer einzigen „Kappe" metanephrogenen Gewebes vereinigen. Demzufolge ist lediglich das Hohlsystem gedoppelt. In der Blase finden sich an normaler Stelle 2 eng benachbarte Ureterostien. Ist der Trigonumvorläufer von dem Sinus urogenitalis in der 8. Embryonalwoche absorbiert worden, dann erreicht der trigonumnächste Ureter (,,unterer" Ureter) zuerst den Sinus urogenitalis und wandert lateral um den Samenleiter, der aus dem Wolffschen Gang hervorgeht. Der trigonumabseitige Harnleiter (,,oberer" Ureter) folgt seinem Nachbarn auf der Wanderschaft um den Ductus deferens. Beide Harnleiter münden an normaler Stelle in der Blase: es muß aber der trigonumnächste (,,unterer") Ureter einen höheren Ostiumsitz haben als sein (,,oberer") Nachbar.

Aus embryologischen Gründen kreuzt somit der untere Harnleiter mit fortschreitender Entwicklung den oberen Harnleiter, so daß der untere Harnleiter an höherer Position in der Blase sein Ostium erhält *(Meyer-Weigertsches Gesetz)*.

Ureter duplex mit Reflux

Ist der Trigonumvorläufer (Abb. 5-21) für den trigonumnächsten (,,unteren") Ureter zu kurz, bei normalem Sitz der benachbarten (,,oberen") Ureterknospe, dann wird der trigonumnächste Harnleiter zeitlich zu früh (6½. Embryonalwoche) vom Sinus urogenitalis absorbiert und wandert infolgedessen auch zu früh lateral um den späteren Ductus deferens herum und erreicht seinen Sitz im späteren Trigonum zu hoch und zu lateral. Der normal angelegte Nachbarureter mündet in eutoper Position im späteren Trigonum. Der ,,untere" Ureter hat ein zu kurzes, intramurales Segment, das nicht in der Lage ist, den Harnreflux nach Art eines Ventils zu verhindern *(Hypothese von Tanagho)*.

Ureterduplikation mit Ektopie

Ist der Trigonumvorläufer des (,,unteren") trigonumnächsten Ureters normal lang, aber für den trigonumfernen (,,oberen") Ureter überlang, wird nach Verschmelzung des unteren Ureters mit dem späteren Trigonum dessen Ostium an normaler Stelle sitzen. Der obere Harnleiter wird aber vom späteren Ductus deferens in Richtung auf den Colliculus seminalis mitgenommen. Der obere Ureter mündet also im oder unterhalb

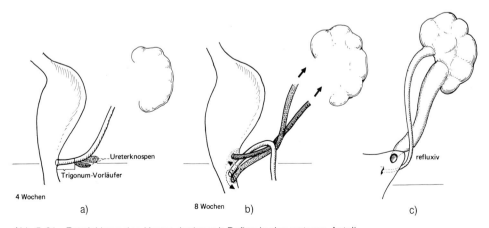

Abb. 5-21 Entwicklung des Ureter duplex mit Reflux in den unteren Anteil.

des Blasenhalses ektop *(Hypothese von Tanagho)*.

In der praktischen Anwendung des Meyer-Weigertschen Gesetzes wird somit nicht nur der untere Harnleiter in der Blase „oben" münden, sondern er neigt auch zum Reflux. Der obere Harnleiter wird stets in der Blase „unten" münden mit Neigung zur Ektopie. Die formalgenetischen Vorgänge bei der Ureterduplikatur beeinflussen auch die Entstehung des Doppelharnleiters mit Ureterozele. Die Ureterozele bei Monoharnleiter oder aber der ektope Monoharnleiter werden auf S. 325 besprochen.

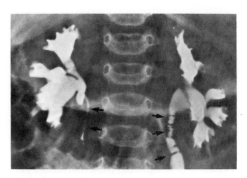

Abb. 5-23 Ureterklappen beiderseits im Urogramm (Pfeile).

Retrokavaler Ureter (extrinsische Obstruktion)

Der Harnleiter wendet sich aus normaler Lage seines oberen Drittels abrupt nach medial und verläuft hinter der V. cava, zwischen V. cava inferior und Aorta, dann über die Vorderfläche der V. cava um seine normale Lage lateral zur V. cava mit dem unteren Harnleiterdrittel wieder zu erreichen. In seinem Verlauf bildet er eine Schleife um die V. cava (Abb. 5-22).

Embryologisch entwickelt sich das infrarenale Segment der V. cava inferior aus drei Kardinalvenen. Eine der drei Kardinalvenen verläuft anterior des Ureters. Persistenz dieses embryonalen Zustandes erklärt die ungewöhnliche Schlinge des Harnleiters um oder zwischen der V. cava.

Primär obstruktiver Megaureter (POM)

Der weite („megasierte") Harnleiter infolge einer intrinsischen Obstruktion ist ein häufig diskutiertes und umfangreiches Thema, da sich die Klinik des asymptomatischen Patienten im Rahmen eines Harnwegsinfektes schnell verändern kann und die operative Korrektur der kongenitalen Harnleiterdilatation die Ausgangssituation durch einen operativ erzeugten Reflux oder eine narbige Stenose durchaus verschlechtern kann (*Hohenfellner* 1984). Die Klassifikation des kongenital weiten Harnleiters stützt sich auf eine Studie von *Cussen* (1971); zwei Drittel zeigten eine Stenose des Harnleiters, ein Drittel hatten Ureterklappen (sog. fetale Falten oder Östlingsche Briden; Abb. 5-23).

Klinik

Die zufällig entdeckte vollständige Ureterduplikation verursacht keinerlei Beschwerden. Sie tritt symptomatologisch erst in Erscheinung, wenn Reflux, Ektopie mit Obstruktion (meist an der Mündungsstelle) oder Ureterozele hinzutreten: rezidivierende Harnwegsinfekte mit/ohne Fieber, Enuresis, selten Hochdruck und Harninkontinenz bei extrasphinktärer Mündung des ektopen Harnleiters werden beobachtet.

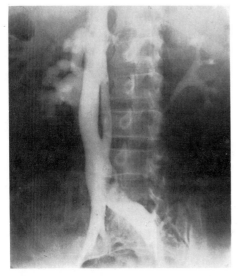

Abb. 5-22 Retrokavaler Harnleiter mit Harnstauungsniere rechts. Die kontrastmittelhaltige V. cava inf. ist abschnittsweise gedoppelt.

Symptomatologisch unterscheidet sich der POM nicht von der subpelvinen Stenose. Die extrinsische oder intrinsische Obstruktion kann jahrelang beschwerdefrei bleiben, bis krampfartige Schmerzen, Hämaturie, Harnwegsinfekt oder Steinbildung den Megaureter aufdecken.

5.2.1 Diagnostik (GK 3-5.2)

Die Ausscheidungsurographie liefert häufig bereits den Schlüssel zur Diagnose. Der retrokavale Harnleiter ist durch die eigenartige Hakenbildung im mittleren Ureterabschnitt zu erkennen. Der Ureter duplex bereitet ebenfalls in der Ausscheidungsurographie keinerlei diagnostische Schwierigkeiten. Differentialdiagnostisch kommt lediglich der tiefe Ureter fissus (V-förmiger Ureter) in Betracht.
Ist das Hohlsystem unauffällig und fehlen Krankheitszeichen, verlangt die Feststellung eines Ureter duplex keine weiteren Untersuchungen. Eine Ektasie oder gar eine verzögerte Ausscheidung (Spätaufnahmen!) im oberen Abschnitt sollten an einen Ureter duplex mit Ektopie des oberen Harnleiters denken lassen. In 75% ist die obere, dem ekopten Harnleiter zugehörige Nierenhälfte, dysplastisch geschädigt. Da eine reguläre Harnsekretion nicht erfolgt, ist auf dem regulären Ausscheidungsurogramm die obere Nierenhälfte stumm. Die untere, ausscheidende Nierenhälfte weist in ihren Sekundärkelchen nach Art einer *welkenden Blume* kaudalwärts (Abb. 5-24).
Die Spätaufnahme (s. S. 56) klärt die Situation eines ektopen oberen Harnleiters. Die Ursache dieser verzögerten, erst auf Spätaufnahmen erkennbaren Kontrastmittelsekretion ist die primäre Dysplasie mit zusätzlicher postobstruktiver Atrophie. Auch ein Doppelureter mit ektoper Ureterozele, die ebenfalls stets zur oberen Nierenhälfte gehört, präsentiert sich im Ausscheidungsurogramm in gleicher Art und Weise. Ein Hinweis auf die Ureterozele ergibt sich aus dem Füllungsdefekt in der zystographischen Phase des Urogramms (Abb. 5-24). Ist der Doppelharnleiter durch einen Reflux in den unteren Abschnitt kompliziert, lenkt die Ausscheidungsurographie mit Verplumpung

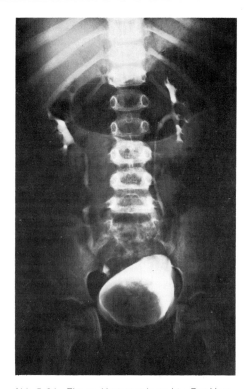

Abb. 5-24 Ektope Ureterozele rechts. Der Harnleiter der rechten oberen Nierenhälfte, die urographisch stumm ist, mündet in Form einer ektopen Ureterozele (= Füllungsdefekt in der Blase). Die Kelche der rechten unteren Nierenhälfte weisen latero-kaudalwärts (,,welkende Blume'').

der Endkelche der unteren Nierenhälfte den Verdacht auf einen vesiko-uretero-renalen Reflux in den unteren Harnleiter.
Der Ureter duplex mit Ureterozele, Ureterektopie oder vesikorenalem Reflux wird weiter durch eine Refluxzystographie abgeklärt. Bei der Ureterozele besteht häufig ein ipsilateraler Reflux in den unteren Harnleiter. Allerdings kann bei inkompressibler Ureterozele ein ventilähnlicher Mechanismus das Offenbarwerden des Refluxes verhindern.
Der refluxive Doppel-Harnleiter ist in der Refluxzystographie durch eine Kontrastmittelanreicherung nur in der unteren Nierenhälfte charakterisiert (Abb. 5-25 b). Das Phänomen der welkenden Blume, wie es in der Ausscheidungsurographie bei Ureterduplikation mit Ektopie oder ektoper Ureterozele beobachtet wird, wird beim refluxiven

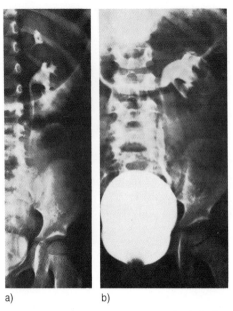

a)   b)

Abb. 5-25 a) Ureter duplex links – b) mit Reflux in die unteren Nierenhälfte.

tigt. Im Rahmen der antegraden Röntgenuntersuchung ist der Schweregrad der Obstruktion durch eine Druck-Fluß-Messung (Whitaker-Test) direkt zu belegen. Der Whitaker-Test ergänzt das Lasix-Sono- oder Isotopennephrogramm.

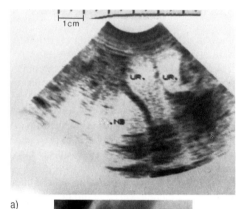

a)

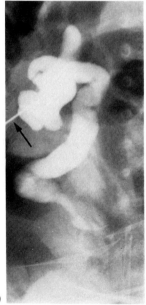

b)

Doppel-Harnleiter durch die Refluxzystographie verursacht (Abb. 5-25).
Die Ultraschalluntersuchung erlaubt die Erkennung einer Doppelniere. Die Ektasie des oberen Nierenbeckenkelchsystems wird ebenso wie die refluxive pyelonephritische Schädigung des unteren Abschnittes nachgewiesen. Die Ultraschalluntersuchung auf dem Niveau der Blase macht die Ureterozele direkt sichtbar. Die Zystoskopie klärt die Situation bei Doppelostium. Bei refluxivem Doppelureter weicht ein Ostium nach kranio-lateral von der normalen Position im Trigonum ab. Bei unkompliziertem Ureter duplex befinden sich beide Ostien etwa auf gleicher Höhe. Das ektope Ostium ist zwischen der regulären Position im Trigonum und dem Colliculus seminalis bzw. der hinteren Harnröhre beim Mädchen zu suchen. Entzündlich stenosiert ist gerade das ektope Ostium sehr schwierig zu erkennen. Die Ureterozele ist als ballon- oder zeltartiger „Tumor" im Blasenlumen auszumachen.
Der obstruktive Megaureter ist sonographisch häufig nachzuweisen (Abb. 5-26a) und wird urographisch oder durch antegrade Pyelo-Ureterographie (Abb. 5-26b) bestä-

Abb. 5-26 Primär obstruktiver Megaureter rechts. – a) Longitudinales Sonogramm; die linke Bildhälfte ist konventionsgemäß oben. NB = Nierenbecken, UR = Ureter. Der Ureter ist abschnittsweise 2 cm (cm-Eichskala am oberen Bildrand) dick. – b) Antegrades Pyelo-Ureterogramm bei einem 4 Wochen alten, fiebernden, männlichen Säugling. Die Punktionsnadel ist zu erkennen (Pfeil).

Bei obstruktivem, retrokavalem Ureter ist die Kavographie (s. Abb. 5-22; S. 132), gelegentlich auch mit simultaner retrograder Pyelographie zweckmäßig.

5.2.2 Therapie (GK 3-5.2)

Der zufällig entdeckte, unkomplizierte Ureter duplex bedarf keiner operativen Behandlung. Der refluxive Ureter duplex wird bei geschädigtem Parenchym der zugehörigen unteren Nierenhälfte durch Heminephroureterektomie behandelt. Der Ureterstumpf sollte wegen des Refluxes mitentfernt werden, da sonst ein Ureterempyem resultieren kann. Bei erhaltenswertem Nierenparenchym ist eine Antirefluxplastik über beide (!) Harnleiter gerechtfertigt (s. Abb. 12-12, S. 324). Man vermeidet die Trennung des Ureter duplex, um die Blutversorgung über die Ureter-Adventitia nicht zu gefährden.

Der Ureter duplex mit ektoper Ureterozele oder Ektopie muß fast stets durch Heminephroureterektomie der oberen Nierenhälfte behandelt werden. Wichtig ist die gleichzeitige Entfernung der Ureterozele, da deren Reste ventilartig den Blasenausgang verlegen können und Anlaß zu rezidivierenden Harnwegsinfekten sind. Nach Ureterozelenentfernung erweist sich der ipsilaterale „untere" Harnleiter als refluxiv, so daß zweckmäßigerweise simultan mit der Ureterozelenexstirpation eine Antirefluxplastik über den unteren Harnleiter vorgenommen wird.

Der POM wird nur behandelt, wenn die Symptome oder eine sich verschlechternde Nierenfunktion dazu zwingen. Ohne Nachweis einer Obstruktion ist eine Korrekturoperation (Strikturresektion, Verschmälerung und Neueinpflanzung in die Blase nach dem Psoas-Hitch-Prinzip; s. Abb. 4-12) nicht gerechtfertigt; denn die Dilatation *per se* ist trotz des bestehenden Totraums und der veränderten Druck-Fluß-Verhältnisse nicht korrekturbedürftig (*Hohenfellner* 1984).

Der retrokavale Harnleiter wird mit Ureterdurchtrennung und End-zu-End-Anastomose operativ behandelt.

Ureterduplikationen – selbst mit Reflux und/oder Ektopie – werden nicht selten erst im Erwachsenenalter diagnostiziert. Ausgußsteine der unteren Nierenhälfte, beider Nierenhälften oder pyelonephritische Schrumpfnierenbildung sind die Spätfolgen. Bei dieser Schrumpfniere ist die obere Nierenhälfte obstruktiv und die untere refluxiv geschädigt. Unter diesen Umständen bleibt nur noch die Nephroureterektomie.

5.3 Blase und Harnröhre (GK 3-5.3)

Unter den Mißbildungen des unteren Harn- und Genitaltraktes hat die Blasenekstrophie wegen ihrer Inzidenz (1 : 10 000 Geburten) und ihrem Schweregrad besondere Bedeutung. Die Blasenekstrophie ist eine häufige Form eines Mißbildungsspektrums (Abb. 5-27), das durch eine Spaltbeckenbildung, eine klaffende infraumbilikale Bauchwand, einen Defekt des ventralen Abschnitts des Urogenitaltraktes und Anomalien des Enddarms gekennzeichnet ist. Dieser Ekstrophie-Epispadie-Komplex umfaßt die Kloakenekstrophie als schwerste, noch mit dem Leben zu vereinbarende Mißbildung und die glanduläre Epispadie bzw. klaffende Harnröhre (bei Mädchen) als leichteste Abweichung von der Norm.

Die Harnröhrenfehlbildungen werden auf S. 325 abgehandelt.

5.3.0.1 Embryologie des Ekstrophie-Epispadie-Komplexes

Die Genitalhöcker verschmelzen oberhalb der zunächst nur zweiblättrigen Kloakenmembran. Bildet sich eine überentwickelte Kloakenmembran während der ersten sechs Embryonalwochen nicht zurück, wirkt sie als mechanische Barriere dem einwachsenden Mesoderm wie ein Keil entgegen. Es können sich also die Strukturen der vorderen Bauchwand wie Mm. recti und Schambeine nicht vereinigen. Die Schambeine bleiben gespalten und ebenfalls die mit ihnen verbundenen Schwellkörper von Penis oder

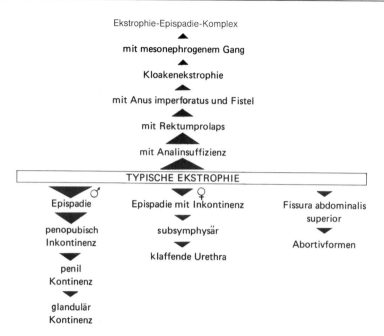

Abb. 5-27 Embryologische Beziehungen und Variationen des Ekstrophie- Epispadie-Komplexes (Marshall et al., 1962).

Klitoris. Rupturiert die übergroße zweiblättrige Kloakenmembran in der 7. Embryonalwoche, ist die Bauchwand aufgrund der Keilwirkung der zu großen Kloakenmembran ungenügend angelegt, und es entsteht die Hemmungsmißbildung Spaltblase.

Dieser Keileffekt bei der Entstehung der Blasen- oder Kloakenekstrophie wurde von *Marshall* und *Muecke* nachgewiesen, die beim Hühnchenembryo winzige Milliporefilter in den Bezirk der infraumbilikalen Kloa-

kenmembran implantierten und damit eine Blasenekstrophie erzeugen konnten.

5.3.0.2 Symptome der Blasenekstrophie (Abb. 5-28)

Im Vordergrund steht die Harninkontinenz. Uringetränkte, fötide Vorlagen oder Windeln bedeuten für den Betroffenen einen miserablen Zustand. Die auf der Blasenplat-

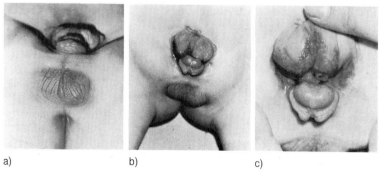

a)   b)   c)

Abb. 5-28 Blasenekstrophie mit Leistenhoden beiderseits, epispadem, verkürztem Penis und volarer Vorhautschürze.

te reibende Kleidung ruft Schmerzen hervor. Die vesikale Mukosa ist chronisch entzündet, teilweise von Phosphatsalz-Krusten bedeckt und neigt zu Pilz-Superinfektion, beispielsweise Candida albicans. Die Haut des Abdomens und der inneren Oberschenkel ist exkoriiert. Bei nachlässiger Pflege entwickelt sich ein Urinekzem. Der typische Entengang infolge des Spaltbeckens wird erst in der Adoleszenz überwunden. Die Blasenekstrophie ist stets mit einer Epispadie des Penis oder der Klitoris kombiniert. Der Nabel fehlt häufig. Doppelseitige Hodenretention und Leistenhernien vervollständigen das Mißbildungssyndrom.

5.3.0.3 Kloakenekstrophie

Die Kloakenekstrophie (Synonym: fissura vesico-intestinalis) ist die schwerste Variante des Ekstrophie-Epispadie-Komplexes, die mit dem Leben vereinbar ist. Die ekstrophierte Blase erscheint in zwei separaten Abschnitten vor der defekten unteren Bauchwand. Zwischen diesen beiden Abschnitten tritt der Darmprolaps (Zäkum und terminaler Dünndarm) in Erscheinung. Anus imperforatus und gelegentlich eine Myelomeningozele begleiten diese Mißbildung.
In Einzelfällen beobachtete Mißbildungen, deren Namen für sich selbst sprechen, sind: die Blasendoppelung, die septierte Blase und die Uhrglasblase. Die Blasenagenesie ist formal-genetisch interessant und leitet über zur weiblichen Hypospadie, die durch ein Fehlen des Septum urethrovaginale gekennzeichnet ist.

5.3.0.4 Urachuspersistenz

Der Urachus ist eine tubuläre, tridermale Struktur, die zwischen Peritoneum und Fascia transversalis vom Blasendach zum Nabel zieht. Der Urachus ist vom Übergangsepithelium ausgekleidet. Unterbleibt die Obliteration des Urachuslumens, resultiert ein durchgängiger Urachus und die Urachuszyste. Gelegentlich ist der durchgängige Urachus assoziiert mit dem Prune-Belly-Syndrom (Synonym: Eagle-Barrett-Syndrom,

Bauchdeckenaplasie-Syndrom). Symptome sind: periumbilikale Exkoriation, chronischer Harnwegsinfekt oder Septikämie.

5.3.0.5 Blasendivertikel

Die gehäufte Anwendung der Miktionszystourethrographie (MZU) ist die Ursache dafür, daß Harnblasendivertikel besonders beim Kind häufiger erkannt werden.

Definition: Beim Harnblasendivertikel handelt es sich um eine hernienartige Ausstülpung der Blasenschleimhaut an Schwachstellen zwischen den spiraligen Detrusorbündeln. Eine Balkenblase infolge eines erhöhten Auslaßwiderstandes ist gekennzeichnet durch Pseudodivertikel, also Schleimhautmulden zwischen den lumenwärts vorspringenden hypertrophierten Detrusorbündeln.

Die Unterscheidung von einem retrovesikalen Sacculus – im Grunde genommen nur ein kleines Divertikel – ist willkürlich. Praktisch wichtig ist die Feststellung, ob es sich um ein Divertikel mit weitem oder engem Hals handelt; denn dies kennzeichnet das Entleerungsvermögen des Divertikels. Das typische Divertikel bildet sich paraureteral am Hiatus uretericus der Blasenwandmuskulatur (Schwäche der Waldeyerschen Scheide) infolge eines erhöhten Blaseninnendruckes.

Ätiologie

Ein erhöhter Auslaßwiderstand infolge von Harnröhrenklappen, Strikturen oder vorderen Harnröhrendivertikeln begünstigt die vesikale Divertikelentstehung oder verschlimmert das angelegte Divertikel. Da aber Blasendivertikel ohne den geringsten Hinweis auf eine infravesikale Obstruktion bei völlig normalem intravesikalem Druck auftreten können, scheint eine mangelhafte Detrusorentwicklung eine wichtige Voraussetzung für das kongenitale Divertikel zu sein. Das typische *kongenitale Blasendivertikel* tritt solitär bevorzugt posterolateral der Uretermündung in Erscheinung (Abb. 5-29 a). *Multiple Divertikel* werden bei der fortgeschrittenen *Balkenblase* und infravesikaler Obstruktion (Abb. 5-29 b) oder der

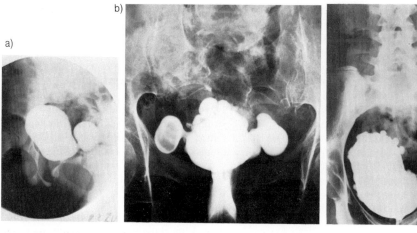

Abb. 5-29 Blasendivertikel. a) Kongenitales Solitärdivertikel. – b) Multiple Divertikel bei infravesikaler Obstruktion. – c) Pseudodivertikel bei neurogener Blase. Rechtsverlagerung der Blase infolge des obstipierten „neurogenen" Enddarmes.

neurogenen Blase (Abb. 5-29 c) beobachtet.

Das paraureterale kleine Divertikel (Hutch-Divertikel) wölbt sich neben dem transmuralen Ureterabschnitt vor und verkürzt den submukösen Tunnel: es begünstigt den vesikoureteralen Reflux (Abb. 5-30).

Symptome

Pathognomonische Krankheitszeichen des Divertikels fehlen. Das kongenitale solitäre Divertikel wird in der Regel zwischen dem 3. und 10. Lebensjahr manifest. Harnwegsinfekt, Enuresis und Gefühl der unvollständigen Blasenentleerung werden bei älteren Kindern beobachtet.

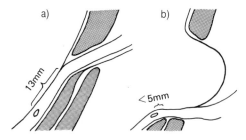

Abb. 5-30 Verkürzung des submukösen Tunnels durch ein Hutch-Divertikel.

Folgen

Restharn im Divertikel und Entzündung mit Mukosaödem im Divertikelhals, der dadurch weiter verengt wird, setzen einen Circulus vitiosus in Gang. Steinbildung, Plattenepithelmetaplasie und im höheren Lebensalter Divertikelkarzinome sind mögliche Entwicklungen.

5.3.1 Diagnostik (GK 3-5.3)

Die Blasenekstrophie ist prima vista zu erkennen. Bei dem Erkrankten muß nach Leistenhernien, retinierten Hoden, Analatresie und sogar Rückenmarksspaltbildung gefahndet werden. Die Ureterostien sind deutlich sichtbar. Beim Knaben ist der breite, stummelförmige Penis in Gänze dorsal gespalten und hat eine volare Vorhautschürze (Abb. 5-28 s. S. 136). Beim Mädchen besteht eine Clitoris bifida.

Sekretion via Umbilicus und tastbarer Unterbauchtumor zwischen Nabel und Symphyse sind verdächtig auf eine Urachuspersistenz. Sonographisch (Abb. 5-31 a u. b) ist die Diagnose eines präperitonealen supravesikalen zystischen Gebildes zu sichern. Die Ausscheidungsurographie demonstriert insbesondere in der zystographischen Phase

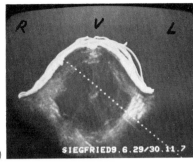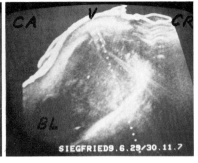

Abb. 5-31 Urachuszyste. a) Transversaler und b) longitudinaler Ultraschallschnitt. R = rechts, L = links, V = Ventral, CA = kaudal, CR = kranial, BL = Blase; gepunktete Linie = cm-Eichung.

ebenso wie die retrograde Zystographie die Beziehung der Harnblase zum persistenten Urachus.

Beim Harnblasendivertikel ist das MZU entscheidend. Nach Entleerung bleibt besonders beim Divertikel mit engen Hals Kontrastmittel zurück. Das MZU offenbart darüber hinaus eine infravesikale Obstruktion, multiple Divertikelbildung bei fortgeschrittener Balkenblase oder aber die typische Konfiguration der neurogenen Blase. Die Zystoskopie zeigt besonders beim paraureteralen Divertikel die Beziehung von Ureterostium zum Divertikelhals. Der kurze submuköse Tunnel ist endoskopisch deutlich auszumachen. Eine zusätzliche infravesikale Obstruktion wird durch die Einführung des Zystoskopes unter Sicht nachgewiesen.

5.3.2 Therapie (GK 3-5.3)

Die Blasenekstrophie wird nach dem 1. Lebensjahr operativ behandelt. Mehrere operative Behandlungsschritte sind hierzu erforderlich:

- Harnableitung
- Exzision der Blasenplatte
- Epispadiekorrektur
- inguinale Herniorrhaphie und Orchidopexie

Bei gegebener Indikation (s. S. 101) eignet sich die Ureterosigmoideostomie. Bei Behandlungsbeginn in höherem Alter, bei geschädigtem oberen Harntrakt oder erfolglosen vorherigen Ableitungsversuchen ist ein Colon Conduit unvermeidbar. Sollten sich

unter der Niederdruckableitung via Colon Conduit der obere Harntrakt normalisieren, reguläre Dickdarmverhältnisse bestehen und der Analsphinkter flüssigkeits-kontinent sein, ist eine Vereinigung des Colon Conduits mit dem kotführenden Dickdarm unter Aufhebung des kutanen Stomas möglich.

Vereinzelt wird bei großer Blasenplatte mit reizloser Mukosa eine Aufbauplastik vorgenommen. Die Blasenplatte wird am mukokutanen Übergang umschnitten und zu einem Hohlorgan umgeformt. Eine echte Kontinenz wird allerdings nicht erreicht. Darüber hinaus wird fast immer nach Bildung einer neuen Blase aus der Blasenplatte ein vesikoureteraler Reflux offenbar, so daß eine beiderseitige Antirefluxplastik (s. S. 324) nicht zu umgehen ist. Die Erfahrungen mit der Aufbauplastik waren nur selten zufriedenstellend, da Harnkontinenz und Schutz des oberen Harntraktes nicht zuverlässig zu gewährleisten sind (Abb. 5-32).

Beim Knaben wird in der Regel vor der Einschulung die obligate Epispadie operativ korrigiert (s. S. 327). Beim Mädchen wird mit Beginn der Pubertät das typische narbige Hymen operativ gespalten. Konzeptionsfähigkeit ist gegeben.

Urachuspersistenz

Die Exzision des persistierenden Urachus ist Therapie der Wahl. Als dysontogenetischer Tumor tritt im 5./6. Lebensjehnt vereinzelt ein Urachuskarzinom auf. Die Zystektomie unter Einschluß des Nabels stellt die Therapie der Wahl dar.

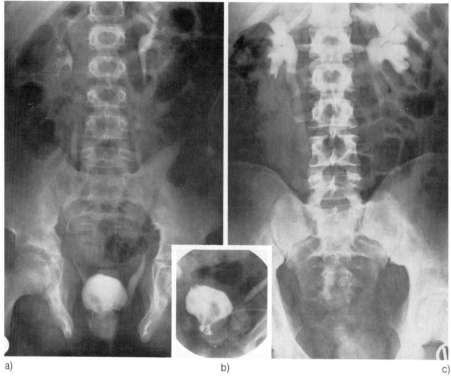

a)   b)   c)

Abb. 5-32 Blasenekstrophie. a) Urogramm präoperativ. – b) persistierender Reflux links nach Aufbauplastik. – c) Urogramm 5 Jahre nach Aufbauplastik; progrediente Harnstauung beider Nieren.

Blasendivertikel

Das kongenitale solitäre Blasendivertikel wird nach Ausschluß oder Beseitigung einer infravesikalen Obstruktion und fehlendem vesikoureteralem Reflux lediglich mit wiederholten Harnkontrollen beobachtet. Größere Divertikel mit engem Hals, Restharn und chronischer Entzündung sollten nach Eröffnung der Blase exzidiert werden (Divertikulektomie). Paraureterale Divertikel (Hutch-Divertikel) werden im Rahmen der Antirefluxplastik beseitigt.

5.4 Prostata und Samenblasen (vgl. GK 3-5.4)

Praktisch bedeutungsvoll sind Zysten des Utriculus prostaticus (einem Abkömmling der vereinten Müllerschen Gänge, somit Uterus und oberer Vagina analog). Derartige Utrikuluszysten (Abb. 5-33) sind gelegentlich mit einer Hypospadie und einer Hodenretention vergesellschaftet. Bei dieser Konstellation ist eine Störung der normalen sexuellen Differenzierung im Sinne eines männlichen Pseudohermaphroditismus anzunehmen. In Ergänzung zur Bestimmung des chromosomalen und gonadalen Geschlechtes klärt die MZU die Situation. Urethroskopisch ist der Abgang der Utrikuluszyste sichtbar. Eine operative Exstirpation der Utrikuluszyste bei rezidivierenden Harnwegsinfekten ist gelegentlich unumgänglich.

Gelegentlich offenbart die Zystoskopie als Ursache intermittierender Harninfekte einen vom Colliculus seminalis entspringenden Polypen. Die Therapie der Wahl ist die transurethrale Resektion.

Beim Prune-Belly-Syndrom besteht eine *Prostataaplasie*, erkennbar an der erweiter-

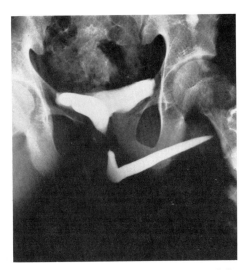

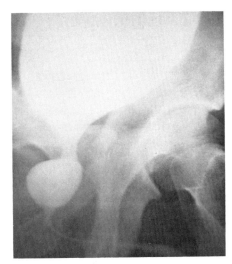

Abb. 5-33 Utrikuluszyste (in Projektion auf die rechte Blasenhälfte) im retrograden Urethrogramm

Abb. 5-34 Prune-Belly-Syndrom. Zwiebelförmige Erweiterung der hinteren Harnröhre im Miktionszystourethrogramm

ten hinteren Harnröhre im MZU (Abb. 5-34). Differentialdiagnose der weiten hinteren Harnröhre: Harnröhrenklappen (s. S. 317).

Weitere Fehlbildungen des Genitale s. S. 328.

Weiterführende Literatur

Bergsma, D., J. W. Duckett: Urinary System Malformations in Children. Alan R. Liss, New York 1977

Cussen, L. J.: The morphology of congenital dilatation of the ureter: intrinsic ureteral lesions. Aust. N. Z. J. Surg. 41 (1971) 185

Greinacher, I., D. Weitzel, J. Spranger: Die Bedeutung von Stigmata für die Erkennung von Fehlbildungen der Nieren und Harnwege. Akt. Urol. 12 (1981) 190

Hohenfellner, R.: Harnleiterfehlbildungen. Therapiewoche 34 (1984) 6536

Jeffs, R. D.: Congenital Anomalies of the Lower Genitourinary Tract. The Urologic Clinics of North America Band 5/1. Saunders, Philadelphia 1978

Marshall, V. F., E. C. Muecke: Variations in exstrophy of the bladder. J. Urol. 88 (1962) 766

Potter, E. L.: Normal and Abnormal Development of the Kindney. Year Book Medical Publisher, Chicago 1972

Rosenbaum, K. N.: Genetics and Dysmorphology. In: Kelalis, D. P., L. R. King (Hrsg.) Clinical Pediatric Urology, 2. Aufl., W. B. Saunders, Philadelphia 1985

Sparwasser, C., R. Basting, J. E. Altwein: Aktuelles Programm zur Differenzierung zystischer und solider Raumforderungen der Niere. Urologe A 23 (1984) 153

Stephens, D. F.: Congenital malformations of the urinary tract. Praeger, New York 1983

Tanagho, E. A.: Embryologic basis for lower ureteral anomalies: hypothesis. Urology 7 (1976) 451

Whitaker, R. H.: An evaluation of 170 diagnostic pressure flow studies of the upper urinary tract. J. Urol. 121 (1979) 602

Williams, D. I., J. H. Johnston: Paediatric Urology. 2. Aufl. Butterworths, London 1982

6 Entzündungen (GK 3-6)

G. H. Jacobi

Aus der morphologischen Verschiedenheit des Urogenitalsystems (parenchymatöse Organe, verbindende Hohlraumsysteme) ergibt sich eine breite Palette entzündlicher Veränderungen, die entweder isoliert *auf ein Organ begrenzt* bleiben (z. B. Zystitis) oder aber als *Infektions-Krankheit* den Gesamtorganismus erfassen (z. B. septische Pyelonephritis). Die urologische Entzündungslehre verbindet über patho-physiologische, diagnostische und differential-therapeutische Aspekte, wie kein anderer urologischer Problemkreis, internistische und chirurgische Tätigkeitskomponenten.

Urogenitale Entzündungen entstehen entweder *exogen* durch Keimbesiedlung von außen oder *endogen* durch hämatogenen und lymphogenen Befall von anderen Organen, sowie *kanalikulär* über infizierten Urin (*urogen*).

Aus topographisch-anatomischen Gründen reagiert das Urogenital-System bei Entzündungen meist als *Einheit.* Beispiele für diesen Pathomechanismus sind die durch eine Harnröhrenstriktur bedingte Epididymitis und chronische Pyelonephritis sowie die sich urogen aussähende Urogenitaltuberkulose.

Prädisponierende Faktoren

Neben allgemeinen Faktoren wie konsumierende Erkrankungen, spezifische oder unspezifische Abwehrschwächen, Schwangerschaft oder bestimmte Stoffwechselerkrankungen (z. B. Diabetes mellitus, Gicht) begünstigen und unterhalten eine urologische Entzündung:

1. Obstruktion mit Harnstase
2. Fremdkörper als Keimnidus (vor allem Steine)
3. Anatomische Anomalien (Störungen der Urodynamik)
4. Topographische Gegebenheiten (urethro-vagino-anales Grenzgebiet sowie kurze Harnröhre der Frau; dadurch erleichterte Keiminvasion).

Neben der klinischen Präsentation der Entzündung mit ihrer lokalen oder generalisierten Symtomatik (z. B. Pyelonephritis), kommt dem bakteriologischen Harnbefund, da primär lokalisierte urologische Entzündungen über die Harnwege zu einer urologischen Systemerkrankung führen können (,,Harnwegsinfekt"), entscheidende diagnostische Bedeutung zu.

Bei der Harndiagnostik ergeben sich folgende Probleme:

1. Die physiologische Harnröhrenkeimbesiedlung sorgt für falsch-positive Resultate:

● Spontanurine sind immer sekundär kontaminiert.
● Nur 45% aller durch Katheterismus gewonnene Urine asymptomatischer Frauen sind steril.
● Jedoch: je größer die Keimzahl im Spontanurin, um so höher ist die Wahrscheinlichkeit hoher Keimzahlen im Katheterurin; findet sich eine signifikante Bakteriurie im Spontanurin ($> 10^5$ Keime/ml Urin), so ist diese im Katheterurin ebenso nachweisbar.
● Andererseits zeigen 7% aller Patienten mit sterilem Punktionsurin im Mittelstrahlurin eine signifikante Bakteriurie.

2. Der Blasenurin ist *,,Reservoir-Urin"* und läßt eine exakte Deutung der Infektionsquelle nicht zu. Keime werden aus der Harnblase nicht nur durch den Harnfluß ausgeschieden, sondern zeitabhängig durch die Makrophagenaktivität des Urothels eliminiert.

Konsequenz

Die alleinige, peripher aus der Harnkultur oder gar dem Sediment gewonnene Infektinformation der Allgemeinpraxis ohne Spezialabklärung ist verführerisch, aber *gefährlich.* Die Primärdiagnose und Beurteilung des Therapieerfolges hat unter Zuhilfenahme klinischer, röntgenologischer, endosko-

Tabelle 6-1 Einteilung und Befundkonstellationen bei Harnwegsinfekten

		Urinkultur > 10^5/ml	Leukozyten-zylinder	Leukozyt-urie	Fieber	BSG-Erhöhung
Asymptomatische, isolierte Bakteriurie		+	–	– (+)	–	–
Infekt der unteren Harnwege	akut	+	–	+	(+) –	(+) –
	chronisch	+	–	+	–	– (+)
Pyelonephritis	akut	+	+	+	+ +	+ +
	chronisch	+ –	+ –	+ –	+ –	+ –

pischer *und* bakteriologischer Parameter zu erfolgen (Tab. 6-1).

Es erscheint sinnvoll, die einheitliche Bezeichnung *Harnwegsinfektion (HWI)* für alle Erkrankungen mit Nachweis von Bakterien im Urin zu verwenden. Dem primären HWI liegt keine urologisch-anatomische Ursache zugrunde – bedeutsam ist beispielsweise die bakterielle Adhärenz (s. S. 155) –, wohingegen die sekundäre HWI Folge und Symptom einer urologisch-anatomischen Erkrankung ist. Die im Alltagssprachgebrauch häufig verwandte Diagnose „chronische Pyelonephritis" wird meist unberechtigt im Zusammenhang mit rezidivierender HWI benutzt und zieht dann eine aggressive Therapie mit nebenwirkungsreichen Antibiotika nach sich. Praktisch wichtig in der Kinderurologie ist die Unterscheidung einer asymptomatischen HWI (etwa 0,7% der Neugeborenen und 1% der Schulmädchen, wie Reihenuntersuchungen belegen) von der afebrilen symptomatischen HWI; denn diesem liegen

beim weiblichen Kind beispielsweise in über 30% ein vesikoureteraler Reflux mit möglicher Narbenbildung der wachsenden Niere zugrunde. Die febrile HWI – besonders im Kindesalter – ist meist Ausdruck einer akuten Pyelonephritis. Klinisch wichtig ist schließlich bei der rezidivierenden HWI die Unterscheidung einer Reinfektion: erneute Erkrankung mit Erregerwechsel vom Relaps: erneute Erkrankung durch den gleichen Erreger.

6.1 Unspezifische Entzündungen

Unspezifische urologische Entzündungen werden vorwiegend durch gramnegative Keime, entweder als Mono-Infekt oder als Mischinfekt hervorgerufen. Die Häufigkeit der gefundenen pathogenen Keime ergibt sich aus Tab. 6-2. Viren sind als Erreger von

Tabelle 6-2a Erreger von Harnwegsinfektionen

Gram	Spezies	Häufigkeit %
–	Kolibakterien (E. coli und freundii, coliforme)	48–64
+	Enterokokken (Str. faecalis)	18–27
–	Proteus mirabilis	14 ⎱
–	Indolpositiver Proteus (P. vulgaris, morganii u. rettgeri)	3,5 ⎰ 17,5
–	Pseudomonas aeruginosa (Pyocyaneus)	10
–	Klebsiella pneumoniae	8
–	Aerobacter aerogenes	5
+	Staph. aureus	4
–	Bacterioides fragilis	1

Tabelle 6-2b Zusammensétzung der Mischflora bei Harnwegsinfekten

Haupterreger	Häufigkeit %
E. coli	47
Coliforme	28
Proteus mirabilis	25
Str. faecalis	17
Pseudomonas aeruginosa	13
Klebsiella pneumoniae	7
Proteae, indolpositiv	3

Harnwegsinfektionen bis auf wenige Ausnahmen nicht bekannt.

Als *Faustregel* gilt, daß bei Affektionen des Nierenparenchyms vorwiegend gramnegative Stäbchen, bei Entzündungen der Nierenhüllen auch grampositive Kokken und bei Entzündungen der männlichen Adnexen (Epididymitis, Prostatitis) beide Keimgruppen vertreten sind.

6.1.1 Niere und Nierenhüllen (GK 3-6.1)

6.1.1.1 Pyelonephritis

Die „Nierenbeckenentzündung" oder Pyelitis *sui generis* gibt es nicht. Bei dem fieberhaften, mit Flankensymptomatik und allen serologischen Manifestationen einer Allgemeininfektion einhergehenden Nierenentzündung handelt es sich vielmehr um eine *destruktive, bakterielle, interstitielle Nephritis* (= akute Pyelonephritis).

Die akute Pyelonephritis kann Ausgang einer chronischen Pyelonephritis sein oder sich als akuter Schub einer bereits chronischen Pyelonephritis (bei Erwachsenen ca. 80%) erstmals manifestieren. Symptomatik und Befunde lassen im Initialstadium nur selten erkennen, ob es sich um eine *primäre* (hämatogene oder lymphogene) oder *sekundäre* (urogen-kanalikuläre) *Pyelonephritis* handelt. Die Unterscheidung ob primär oder sekundär ist praktisch bedeutsam, da der Verlauf und die Prognose der sekundären („urologischen") Pyelonephritis durch urologische Intervention maßgeblich bestimmt werden. Ohne die auslösende Ursache (Obstruktion, Fremdkörper) zu beseitigen, bleibt der konservative Behandlungsversuch der sekundären Pyelonephritis auf Dauer erfolglos.

Häufig liegen allerdings kombinierte Infektionswege (aszendierend-hämatogen; hämatogen-lymphogen) vor (Abb. 6-1). Als Folge der einmaligen, besonders aber der wiederholten Bakteriämie kann sich eine akute Pyelonephritis oder *primär-chronische* Pyelonephritis entwickeln. Diese ist bei Frauen häufiger und erfaßt über eine embolisch-eitrige Marknephritis das gesamte Niereninterstitium. Die akute Pyelonephritis heilt in 70–80% aus, wird aber sekundär-chronisch bei infrarenaler Obstruktion (vorwiegend bei Männern) oder ohne „nachweisbare" Ursache (ausgebrannter Reflux?) vorwiegend bei Frauen und Kindern (Abb. 6-2). Insbesondere *Harnabflußstörungen* wie infrarenale Obstruktionen mit Urinstase oder Urinreflux und postmiktionellem Restharn bereiten ein günstiges Milieu zum Wachstum endogener Keime. Vorwiegend mechanische (intrinsische und extrinsische Faktoren), aber auch funktionelle Entleerungsstörungen propagieren die Pyelonephritis. Die „urologische" Pyelonephritis tritt typischerweise einseitig (asymmetrisch) auf.

Anamnestisch wichtige Informationen

Eingedenk der Tatsache, daß insbesondere jede asymmetrische Pyelonephritis der akute Schub einer chronischen Pyelonephritis sein kann, ergeben sich folgende anamnestische Ansatzpunkte:

Pyelonephritis

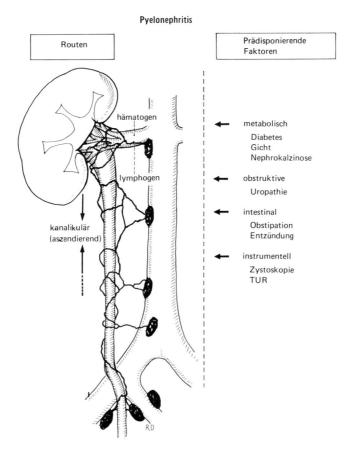

Abb.6-1 Infektionsrouten und prädisponierende Faktoren der Pyelonephritis.

- Frühere ähnliche Symptome mit Flankenschmerzen, Fieberschüben, Dysurie;
- Miktionsbeschwerden in der Kindheit oder während der Schwangerschaft;
- Nierenleiden in der Familie (Zystennieren);
- Arterielle Hypertonie, Diabetes mellitus, Gicht;
- Harnsteinleiden;
- Miktionsanamnese bei Männern (Prostatahyperplasie);
- Medikamentenanamnese (Analgetika-Abusus).

Entsprechend dem Lebensalter und dem Geschlecht ergeben sich weitere Besonderheiten:

1. Pyelonephritis im *Kindesalter* (4-5% aller Erkrankungen): Enuresis nocturna, häufige therapierefraktäre Infekte, Dyspepsie, Pyodermie, Otitis media, Harnwegsanomalien. Beim Kind ist jeder unklare, fieberhafte, therapieresistente Infekt suspekt auf eine Pyelonephritis.

2. Pyelonephritis in der *Schwangerschaft:* 4-8% aller Graviden zeigen in Routinekontrollen eine asymptomatische signifikante Bakteriurie (Faktor 5 zu nicht Schwangeren). Daraus resultiert in 40% eine akute Pyelonephritis, die in 50% afebril, also klinisch stumm verläuft. Jede Schwangerschafts-Pyelonephritis erhöht nicht nur die kindliche und mütterliche Mortalität, sondern birgt die Gefahr des Überganges in eine chronische Pyelonephritis.

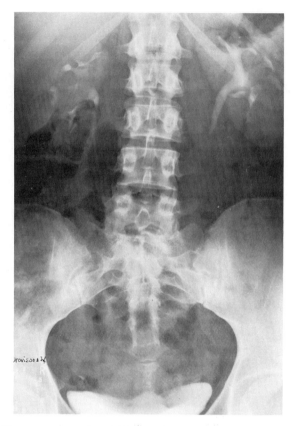

Abb. 6-2 Ausscheidungsurogramm einer 41jährigen Frau mit beidseitigen chronischen Pyelonephritiden auf Grund eines beidseitigen vesikoureteralen Refluxes. Beginnende Niereninsuffizienz (Serum-Kreatinin 1,9 mg%; SI = 167 µmol/l) und verzögerte Kontrastmittelausscheidung (Röntgenbild 90 Min. nach Kontrastmittelinfusion).

3. Pyelonephritis nach *gynäkologischen Erkrankungen* (gynäkologische Operationen, Bestrahlungen): Nach kurativer chirurgischer oder Bestrahlungs-Therapie sterben etwa ein Drittel aller Patienten mit Kollumkarzinom nicht am Tumor, sondern an der Urämie infolge obstruktiver Pyelonephritis. Jede akute Pyelonephritis auch nach länger zurückliegender Therapie eines gynäkologischen Malignoms sollte an eine Harnabflußstörung denken lassen.

4. Pyelonephritis im *Prostataadenom-Alter:* Das obstruktive Prostataadenom (s. S. 221) bahnt den Weg für eine sekundäre Pyelonephritis. Therapeutischer Dauerkatheterismus vermindert zwar die pyelonephritische Gefahr, sorgt aber durch den intravesikalen Fremdkörper für einen Infektnidus.

Bereits 48 Stunden nach Dauerkatheter-Drainage haben 50%, nach 96 Stunden nahezu 98% aller Patienten eine signifikante, nosokomiale Bakteriurie (,,Hospitalismus", s. S. 169).

6.1.1.1.1 Klinik der akuten Pyelonephritis

Ein- oder beidseitige Flankensymptomatik mit spontan- und klopfschmerzhaftem Nierenlager, gelegentlich in die Leiste oder das · Skrotum ziehend, Fieber mit/ohne Schüttelfrost, allgemeines Krankheitsgefühl, dysurische Beschwerden (Algurie, Pollakisurie, imperativer Harndrang) stehen im Vordergrund. Serologische Entzündungszeichen (BSG ↑, Leukozytose) und Leukozyturie,

Bakteriurie, mäßiggradige Proteinurie und seltener Zylindrurie sind nachweisbar. Seltener verläuft die akute Pyelonephritis als fieberhaftes, septisches Krankheitsbild *ohne* sonstige auf die Niere oder ableitenden Harnwege hinweisende Symptomatik. Eine besondere Form ist die *subklinische Pyelonephritis* (*Komaroff* 1984): bis zu 30% der Frauen mit wiederholten akuten Dysurien haben eine nachweisbare Infektion des oberen Harntrakts (Blasenauswaschtest oder andere Verfahren zur Infektlokalisation), die nur spärliche Symptome hervorruft, vor allem therapierefraktäre „Zystitiden". Die subklinische Pyelonephritis schwelt und ist schwierig auszurotten; daher ist sie eine wichtige Ursache des vermeintlichen Zystitisrezidivs bei etwa jeder 6. Patientin.

Entsprechend dem lokalen Befund, der Anamnese und der Schmerzlokalisation sind Erkrankungen des Oberbauches differentialdiagnostisch abzugrenzen (s. Abb. 2-4, S. 35). Dennoch sind Symptome und Harnstatus pathognomonisch. Da bei der akuten Pyelonephritis hohe Keimzahlen ($> 10^5$/ml) überwiegen, sind die arbeitssparenden Stäbchen-Tests (Combur[9]-Test®, s. S. 44) als Screening ausreichend. Die Differentialdiagnose akute versus chronische Pyelonephritis ist bei systematischer Untersuchung möglich (Tab. 6-3).

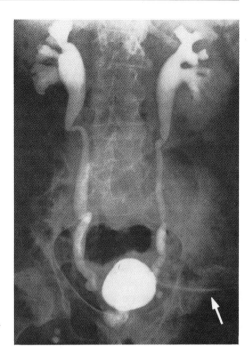

Abb. 6-3 Status nach mehrfacher beidseitiger Pyelonephritis durch Harnobstruktion mit beidseitigem sekundärem Megaureter bei übersehener Harnröhrenklappe; *jetzt:* notfallmäßige Harnableitung durch suprapubische Zystostomie (Pfeil).

Tabelle 6-3 Differentialdiagnose akute versus chronische Pyelonephritis.

akut	chronisch
Fieber/Schüttelfrost	−
Leukozytose	−
−	Infekt-Anämie
Proteinurie	Proteinurie (bis 4 g/die)
Bakteriurie	Provokation* +/−
(über 100 000/ml Urin)	
Leukozyturie	Provokation*: +
(über 25 000/ml Urin)	
Leukozyten-Zylinder	Provokation*: +
Kreatinin normal	Kreatinin evtl. erhöht
± seitengetrennte Isotopen-Clearance	
Sonographie +/−	Sonographie +
Urogramm +/− mit	Urogramm +
Miktionszystourethrogramm	Zystoskopie
(retrogrades Pyelogramm nur bei positivem Sono- oder Urogramm)	

* Provokation = Urinkontrolle nach einstündiger körperlicher Belastung

Therapie-Plan

Strenge Bettruhe, ausreichende Flüssigkeitszufuhr, antipyretische, analgetische Medikation und Gabe eines Breitspektrum-Antibiotikums *nach* Uringewinnung zur Harnkultur mit Antibiogramm; im symptomfreien Intervall Urographie zum Ausschluß einer sekundären Pyelonephritis (Harnstauungsniere). Besonders kolikartige Schmerzen und Urolithiasis-Anamnese sollten Anlaß sein, nach einer Steininkarzeration zu fahnden. Jede asymmetrische bzw. sekundäre Pyelonephritis mit Fieber sollte *unter klinischer Überwachung* therapiert werden. Die superinfizierte Harnstauungsniere muß drainiert werden (perkutane Nephrostomie).

6.1.1.2 Chronische Pyelonephritis (= chronisch interstitielle Nephritis)

Unsachgemäße Primärbehandlung der akuten Pyelonephritis und prädisponierende Faktoren begünstigen eine chronische Pyelonephritis. Eine wichtige Ursache sei beispielhaft genannt: Etwa 8% aller Graviden haben eine HWI; etwa die Hälfte entwickeln eine chronische Pyelonephritis (*Pilgrim* 1982).

Fakten

1. Jährlich wird ca. 800 000 mal die Diagnose ,,Pyelonephritis" gestellt.
2. 9,5% aller Autopsiefälle zeigen wesentliche pyelonephritische Veränderungen.
3. Sowohl die Urämie (58% aller Fälle sind Pyelonephritis-bedingt) als auch die arterielle Hypertonie gehen entscheidend auf das Konto der chronischen Pyelonephritis. 60 von 100 Pyelonephritis-Patienten haben gleichzeitig eine Hypertonie mit der Gefahr der Apoplexie und des Myokard-Infarktes.
4. Die Pyelonephritis ist in 20% Ursache des terminalen Nierenversagens; von diesen Patienten mußten sich 1983 ca. 4000 einer Dialyse unterziehen.
5. Statistisch entwickelt sich bei 5-20% der Bevölkerung eine chronische Pyelonephritis, die in ca. 80% nicht erkannt wird.

Die chronische Pyelonephritis stellt keine nosologische Einheit dar, sondern muß in ihrer Endform als *Pyelonephritis-Syndrom* aufgefaßt werden. Ätiopathogenetische Faktoren sind vaskulärer toxischer und immunologischer Natur. Nach dem Verlauf werden unterschieden: chronische Pyelonephritiden mit vorwiegend *glomerulären* Störungen (Retention harnpfichtiger Stoffe, mit Verminderung der GFR und der Kreatinin-Clearance), *tubulären* Störungen, eine *anämische* Form, eine *hämaturische* Form sowie eine *ödematöse* Form mit *nephrotischem Einschlag*.

Warum in einem Falle die akute Pyelonephritis residuenfrei abheilt und ein ,,Einmal-Erlebnis" bleibt, ein anderes Mal die Pyelonephritis unterhalten wird, in eine chronische, symptomarme, sich in unregelmäßigen Zeitabständen durch akute Schübe bemerkbar machende, auf lange Sicht deletäre Verlaufsform übergeht, hängt u. a. von folgenden Faktoren ab:

Tabelle 6-4 Risikofaktoren der chronischen Pyelonephritis

hämatogen	kanalikulär	andere
z. B. Phenacetin Diabetes Myelom Kollagenosen Nephrokalzinose Amyloidose	Obstruktion – supravesikal Reflux – unilateral	hormonell – Gravidität – Menstruation Obstruktion – infravesikal
meist bilateral	meist unilateral	bilateral

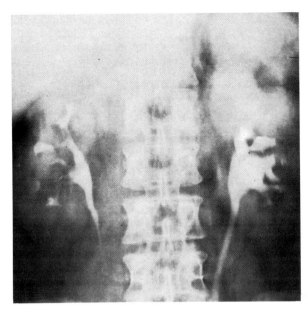

Abb. 6-4 Beidseitige chronische Pyelonephritis mit Destruktion vor allem der oberen Kelche und Papillen. Status nach 2maligem Abgang nekrotischer Papillen.
– Serum-Kreatinin 2,2 mg% (SI: 199 μmol/l)
– therapierefraktärer E.-Coli-Infekt
– Risikofaktor: Analgetikaabusus bei Migräne (errechneter kumulativer Phenacetinkonsum 9,5 kg!)

● Persistierende Risikofaktoren (Tab. 6-4),
● Nicht sanierte Harnobstruktion (Abb. 6-3),
● Insuffiziente Antibiotika-Therapie,
● Endogene oder iatrogene Veränderungen der normalen Harntraktanatomie,
● Iatrogene Fremdkörper,
● Allgemeine Abwehrschwäche und spezielle Immundefekte.

Einschränkend ist aber anzumerken, daß von allen Pyelonephritiden (akut, subklinisch und chronisch zusammen) nur jede tausendste Erkrankung zur Urämie führt (*Sieberth* 1980). Deshalb ist den Patienten die weitverbreitete Angst durch eine *differenzierte* Aufklärung zu nehmen, jede Pyelonephritis führe zur Dialyse-Pflichtigkeit (*Pilgrim* 1982).

Signifikante Risikofaktoren

1. Die rezidivierende *Steinbildung* führt zur Harnabflußstörung, kann aber auch als Keimnidus fungieren und eine medika-mentöse Infektsanierung verzögern oder verhindern.

2. Der *Diabetes mellitus* kann per se (Glukosurie, Azidose), häufiger jedoch über eine renale Angiopathie eine chronische Pyelonephritis unterhalten. Diese ist 2-5mal häufiger bei Diabetikern als bei Kontroll-Personen und die häufigste renale Todesursache des Diabetikers überhaupt. Die Wahrscheinlichkeit, an den Folgen einer Pyelonephritis zu sterben, erhöht sich bei Diabetikern um den Faktor 2-3 je nach Lebensalter.

3. *Gicht.* Bei 25% aller *Gichtkranken* ist die Gicht-Nephropathie Haupttodesursache.

4. Phenazetin. Die Ausbildung einer *Analgetika-induzierten,* primär abakteriellen Nephritis stellt einen Nährboden für eine progressive, bakterielle Pyelonephritis dar (Abb. 6-4).

5. Fortgesetzte *Schwangerschaften* nach renaler Vorschädigung bergen die Gefahr weiterer Reinfekte, Rezidiv-Infekte oder Exazerbationen.

6. *Nicht korrigierte Harnentleerungsstörungen* (s. S. 88).

7. *Veränderte Harntraktanatomie:*

● Nierendysplasie
● Hufeisennieren
● Doppelnieren
● Ureterozele, primärer vesiko-ureteraler Reflux
● Uro-intestinale Fistel
● Therapeutische Harnableitung (Harn-leiter-Darm-Implantation, Colon Conduit, Ileum Conduit).
● Iatrogene therapeutische Fremdkörper wie Dauerkatheter, Zystostomie, Ureterschiene, Nephrostomie.

6.1.1.2.1 Klinik der progredienten chronischen Pyelonephritis (s. Tab. 6-3)

Charakteristische subjektive Beschwerden wie lumbaler Schmerz, Dysurie mit Algurie und Pollakisurie mit intermittierendem Fieber fehlen oder sind nur während des akuten Schubes nachweisbar. Daher resultiert aus dem unspezifischen, täuschenden Beschwerdebild mit Müdigkeit und Abgeschlagenheit, Kopfschmerzen, Brechreiz mit Inappetenz, Gewichtsreduktion und gelegentlichen

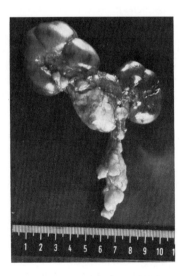

Abb. 6-5 Operationspräparat einer pyelonephritischen Schrumpfniere. Entfernt wegen Renin-aktiver renoparenchymatöser arterieller Hypertonie; Nierengewicht = 65 g; Blutdrucknormalisierung innerhalb 2 Wochen postoperativ.

dumpfen, nicht näher lokalisierbaren, als rheumatoid oder vertebragen verkannten Rückenschmerzen eine verschleppte Diagnose. Aufschiebende Verlegenheitsdiagnosen sind: ,,Reizblase'', ,,Lumbago'', ,,Ischias'', bis die Spätfolgen (Hypertonie, Präurämie) unverkennbar sind.

Urogramm

Hervorstechende Merkmale der pyelonephritisch veränderten Niere sind Kelchdeformierungen unterschiedlicher Grade. Die Konzentrierungsfähigkeit ist vermindert (flaue Kontrastmittelausscheidung). Die Destruktion der Nierenkelche als Folge des schrumpfenden Interstitiums beginnt meist an den Nierenkelch-Nischen (Fornices). Sie bleibt entweder auf eine Kelchgruppe begrenzt oder befällt langsam fortschreitend das ganze Hohlraumsystem (s. Abb. 6-4, S. 149). Die Kelchhälse (Infundibula) nähern sich einander (wie die ,,Finger einer Hand''). Die *pyelonephritische Schrumpfniere* mit narbigen Einziehungen der Oberfläche, Schwund des Parenchymsaums und somit Organverkleinerung (Abb. 6-5) ist der irreversible Endzustand.

Laborbefunde

Es besteht eine lineare Korrelation zwischen pathologischen Harnbefunden und Schweregrad der Kelchdeformierung (Abb. 6-6).

Urologische Therapie-Möglichkeiten

1. Verminderung der Risikofaktoren (z. B. Harnsteinmetaphylaxe).
2. Sanierung von Harnobstruktionen (z. B. Prostatektomie).
3. Schaffung harnabflußgerechter anatomischer Verhältnisse (z. B. Nierenbekkenplastik bei subpelviner Stenose, Ureterozystoneostomie bei vesiko-ureteralem Reflux, Niederdruckharnableitung via Colon Conduit).
4. Reduzierung therapienotwendiger Fremdkörper (z. B. Einmalkatheterismus statt Dauerableitung bei neurogener Blasenentleerungsstörung).
5. In Zusammenarbeit mit dem Nephrologen konsequente Überwachung und antibiotische Langzeit-Therapie.

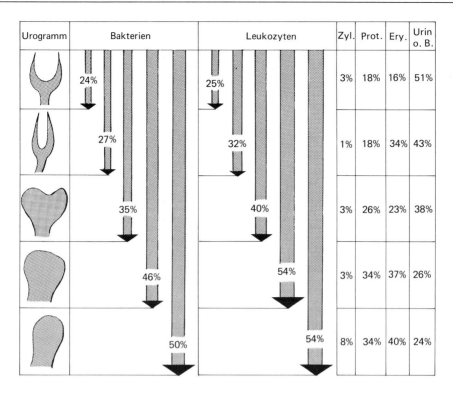

Urogramm	Bakterien	Leukozyten	Zyl.	Prot.	Ery.	Urin o. B.
	24%	25%	3%	18%	16%	51%
	27%	32%	1%	18%	34%	43%
	35%	40%	3%	26%	23%	38%
	46%	54%	3%	34%	37%	26%
	50%	54%	8%	34%	40%	24%

Abb. 6-6 Korrelation zwischen pathologischem Harnbefund und urographisch nachweisbarer Nieren-becken-, Kelch- und Papillendeformierung.

Bei terminaler Niereninsuffizienz stellt sich die Frage der Nierentransplantation (s. S. 10).

Therapie bei einseitiger chronischer Pyelonephritis

Besteht eine adäquate Funktionsreserve der kontralateralen, meist bereits kompensatorisch hypertrophierten Restniere, und ist die pyelonephritische Schrumpfniere Streuherd für fortgesetzte Harnwegsinfekte oder durch seitengetrennte Reninbestimmungen nachweislich für eine arterielle Hypertonie (s. S. 84) verantwortlich zu machen, so ist die Nephrektomie der Schrumpfniere angezeigt (s. Abb. 6-5).

6.1.1.3 Die abszedierende Pyelonephritis

Diese foudroyant verlaufende Form der akuten, meist einseitigen Pyelonephritis ent-steht entweder hämatogen (embolisch-eitrige Rindennephritis), in der überwiegenden Zahl jedoch kanalikulär-aszendierend, z. B. auf dem Boden einer meist steinbedingten Harnobstruktion.

Symptome: hohe, septische Temperaturen mit deutlicher Flankensymptomatik und eventueller Lendenlordose; Leukozytose mit Linksverschiebung, BSG-Erhöhung und – als prognostisch ungünstiges Zeichen der septischen Komponente – plötzlichem Thrombozyten-Abfall. Neben dieser eindrucksvollen klinischen Manifestation treten Urinbefund und Miktionssymptomatik zurück. Zur Abwendung der drohenden Urosepsis ist die Nephrektomie absolut indiziert (Notfallsituation). Das operativ freigelegte Organ ist ödematös vergrößert, von multiplen Rindenabszessen übersät und die Nierenhüllen sind sulzig-ödematös verändert.

Die Operationsindikation richtet sich nach dem Schweregrad der septischen Zeichen

(Fieber, Schüttelfrost, Leukozytose, Thrombozytopenie) und der Funktion der Gegenniere. Prinzipiell besteht bei einer Thrombopenie $< 60\,000/\text{mm}^3$ eine absolute Operationsanzeige, um der gefährlichen Septikämie mit Endotoxinschock und Verbrauchskoagulopathie vorzubeugen.

Für die „septische" Solitärniere (angeboren, operativ, funktionell) gelten andere Voraussetzungen. Eine notfalls perkutane *Nephrostomie* (s. Abb. 4-21, S. 99) umgeht die Harnabflußblockade. Der entzündliche Prozeß wird mit hochdosierten Antibiotika behandelt. Die Nephrektomie einer Solitärniere ist selbst bei vitaler Bedrohung durch prompte Entlastung zu vermeiden. Auch bei Zweinierigkeit geht man dazu über, primär die Niere durch Nephrostomie im perakuten Stadium zu entlasten und im klinisch stabilen Intervall zu operieren. Die perkutane Nephrostomie drainiert wirkungsvoll den purulenten Nierenbeckenharn. Unter rechtzeitiger Urinableitung klingt die septische Symptomatik rasch ab. Die operative Beseitigung der Obstruktion im klinisch stabilen Intervall rettet die Niere.

6.1.1.4 Die akute Pyonephrose

Sie begleitet die abszedierende Pyelonephritis. Die chronische Pyonephrose ist ein langsam progredienter Prozeß, bei dem einseitige Harnabflußstörungen (obstruktiv wirkender Nierenbeckentumor, extrinsische Ureterkompression) über Urinstase mit Infektion zu einer sekundär sich infizierenden Hydronephrose führt (Abb. 6-7). Die Symptomatik ist diskreter als bei der abszedierenden Pyelonephritis. Eine hohe BSG mit Leukozytose, rezidivierende dumpfe Flankenschmerzen („Kreuzschmerzen" s. Tab. 2-2, S. 38) mit persistierenden, subfebrilen Temperaturen und allmählichem Gewichtsverlust können einzige Krankheitszeichen sein. Nach primärer perkutaner Nephrostomie bleibt meist genügend Zeit, im stabilen Intervall das gesamte afunktionelle Organ nebst pathogenetischem Agens operativ zu entfernen.

Bei der technisch schwierigen Nephrektomie einer Pyonephrose ist peinlich darauf zu achten, daß der hydronephrotische, mit purulentem Material gefüllte Sack ohne Eröff-

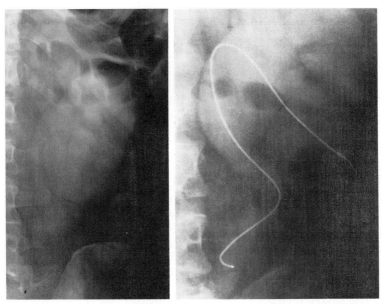

a)   b)

Abb. 6-7 Septische Pyonephrose durch Uratverstopfung. Sofortoperation wegen schlechtem Allgemeinzustand bei Urosepsis risikoreich; *daher:* unter Ultraschallkontrolle perkutane Nephrostomie des urographisch flau dargestellten Organs (a) und Plazierung eines Nephrostomiekatheters ins mittlere Drittel des Hohlsystems (b); Nephrektomie im stabilen Intervall.

nung in toto exstirpiert wird, da andernfalls schwere Wundinfektionen resultieren.

6.1.1.5 Pyelonephritis-Sonderformen

Xanthogranulomatöse Pyelonephritis

Diese pathologisch-anatomisch als fett- und lipoidhaltige Phagozytenakkumulation imponierende Entzündung stellt pathogenetisch eine Variante der lokalen zellulären Reaktion des Nierenparenchyms auf eine Keiminvasion dar. Immundefekte (Nierentransplantate) oder abnormer Fett- und Kalziumstoffwechsel werden diskutiert. Obwohl die Genese als gänzlich unklar gilt, werden Obstruktion und bakterielle Infektion (häufig P. mirabilis) in ursächlichen Zusammenhang gebracht. Das weibliche Geschlecht prädominiert, aber kindliche Erkrankungen treten mehr und mehr in den Vordergrund.

Klinisch werden peri- und paranephritische Ausbreitungen beobachtet. Differentialdiagnostische Schwierigkeiten bilden bei vergrößertem Organ und deformiertem Nierenbeckenkelchsystem im Erwachsenenalter das *Nierenzellkarzinom* oder die *Nierentuberkulose*, beim Kind der *Wilms Tumor* (s. Abb. 12-30, S. 341). Die endgültige Diagnose wird in der Regel nach Untersuchung des Operationspräparates gestellt, wenngleich das CT die Arbeitsdiagnose liefert (Abb. 6-8). Die Therapie besteht in der Nephrektomie.

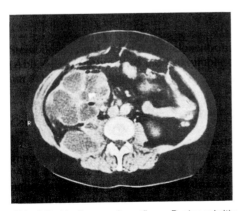

Abb. 6-8 Xanthogranulomatöse Pyelonephritis rechts im CT. Vergrößerte, polyzyklisch begrenzte Niere rechts.

Papillennekrose (Papillitis necrotians)

Diabetes mellitus, Leberzirrhose, Phenazetinabusus und Sichelzellanämie begünstigen die chronische Pyelonephritis mit Papillennekrose. Die larvierte chronische Pyelonephritis-Symptomatik flackert fulminant auf: Nierenkoliken, Hämaturie, auch Fieber und Oligurie kennzeichnen die akute Papillennekrose. Urographisch fehlt die Papille. *Therapie:* Behandlung der Grundkrankheit, Spasmoanalgetika, Flüssigkeit, Antibiotika.

6.1.1.6 Nierenkarbunkel und paranephritischer Abszeß

Der *Nierenkarbunkel* entsteht aus konfluierenden, embolisch-eitrigen Herden einer Rindennephritis. Der Prozeß tendiert zur Nekrose, Einschmelzung und Ruptur in das perirenale Fettgewebe: *fortgeleiteter paranephritischer Abszeß*. Hautaffektionen durch pyogene Kokken (Staphylococcus aureus) wie Pyodermie, Panaritium oder Furunkulose als Herde metastasieren hämatogen in die Niere. Der Nierenkarbunkel kann sich, fortgeleitet aus einer abszedierenden Entzündung, im Gefolge eines Nierenbekkenkelchsteines entwickeln (s. Abb. 4-4, S. 84). Gramnegative Keime herrschen vor (süßlich-foetider, grauweißer Eiter). Symptome sind Fieber mit septischer Komponente, Leukozytose mit Linksverschiebung, deutlicher Flankenschmerz mit fokus-konkaver Schonhaltung der Lendenwirbelsäule bei schwerem Krankheitsgefühl.

Die begleitende Perinephritis läßt die Niere im Urogramm vergrößert erscheinen. Ihre Silhouette ist unscharf bei verminderter Atemverschieblichkeit und fehlender Psoasmuskel-Grenze. Größere Karbunkel erscheinen im Urogramm als Raumforderung (Abb. 6-9a) und machen bei blander Symptomatik die Sonographie und CT zur Differentialdiagnose erforderlich.

Therapie

Genaue stationäre Beobachtung unter hochdosierter Antibiotikagabe ist angezeigt. Ruptur des Karbunkels und Ausbildung eines paranephritischen Abszesses zwingen zur

Inzision und Drainage. In den meisten Fällen gelingt jedoch durch eine symptomatische Behandlung und hochdosierte Antibiotika-Therapie die Organerhaltung (CT-Kontrolle unter Therapie).

Bei einer fortgeleiteten, abszedierenden Entzündung infolge Nierenbecken- oder Kelchstein ist die Nierenpolresektion indiziert (s. Abb. 4-4, S. 84).

Der *paranephritische Abszeß*, die Entzündung der Nierenhüllen (Perinephritis, Paranephritis) entsteht *per continuitatem* als Folge eines Nierenkarbunkels, einer Pyonephrose oder hämatogen als embolische Staphylokokken-Infektion. Im akuten Stadium herrschen hohes Fieber, dumpfer Flankenschmerz im kostovertebralen Winkel mit/ohne Hautrötung (Spontanperforation), Schonhaltung der Wirbelsäule und Beugehaltung des ipsi-lateralen Oberschenkels (Psoasmuskel-Entspannung) vor. Die Ausbreitungstendenz des Abszesses innerhalb

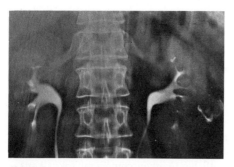

Abb. 6-9 a Infusionsnephrotomogramm: Kontrast-umflossener Karbunkel im linken Nierenmittelgeschoß.

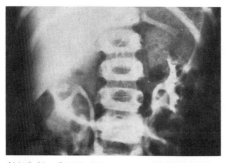

Abb. 6-9b Steinbedingter paranephritischer Abszeß am oberen Nierenpol der rechten Niere. Fokuskonkave Wirbelsäulen-Skoliose durch Psoasreizung. Darmgasüberlagerung infolge Subileus.

der Gerota-Faszie bestimmt die Symptome (s. Abb. 2-5, S. 36). *Kranial:* inspiratorischer Atemschmerz, Zwerchfelllähmung, Durchwanderungspleuritis; *medial:* peritonitische Symptomatik, Subileus; *kaudal:* Psoaslähmung; *lateral:* Tumeszenz und Hautrötung der äußeren Bauchwand.

Röntgenologisch imponieren auf der Abdomenübersichtsaufnahme der unscharfe oder verschattete Psoasmuskelrand, ein vergrößerter Niereneigenschatten und die fokuskonkave Lendenwirbelskoliose (Abb. 6-9b). Die Niere erscheint im Veratmungsurogramm (s. S. 57) fixiert.

Therapie

Unter Antibiotika-Schutz zur Verhinderung einer operationsbedingten Keimstreuung (der Abszeß selbst reagiert wegen seiner abgrenzenden Membran auf eine Chemotherapie nicht) wird der paranephritische Abszeß nach breiter Inzision drainiert. Ist der Abszeß *per continuitatem* von der Niere selbst ausgegangen, so ist die Nephrektomie meist unvermeidlich.

Ein diagnostisches Problem wirft der *chronische paranephritische Abszeß* auf. Akute Schübe wechseln mit freiem Intervall und subfebrilen Temperaturen („Status febrilis") sowie klinisch-chemischen Zeichen der chronischen Entzündung bei negativem Harnbefund (cave: Amyloidose). Nach Infektabwehrschwächen (bei Hämodialyse) und Streuherden (z. B. alte Osteomyelitis) ist zu fahnden!

Die operative Therapie ist schwierig, da derbe Schwielen, Abszeßmembranen und breitflächige retroperitoneale Verwachsungen die intrakapsuläre Nephrektomie notwendig machen.

6.1.1.7 Pyelitis, Ureteritis

Isolierte Entzündungen des Nierenbeckens oder Ureters werden vorwiegend als Sektionsbefunde oder im Operationspräparat angetroffen. Symptomatisch imitieren sie je nach Lokalisation eine Pyelonephritis oder Zystitis. Zirkumskripte Ureteriden folgen der Steinextraktion, klingen aber nach Fremdkörperentfernung spontan ab.

Als röntgenologisch verifizierbare Entzündungsform imponiert mitunter die *Ureteritis cystica*, mit ihrem longitudinal betonten, im Urogramm sichtbaren Schleimhautrelief.

6.1.2 Blase (GK 3-6.2)

Die *Urozystitis* ist auf das Urothel und die angrenzende Submukosa begrenzt oder befällt als *Panzystitis* durchgreifend alle Wandschichten.
Ursachen. Gramnegative Erreger sind vorwiegend verantwortlich und gelangen kanalikulär-urethrogen in die Harnblase. Prädisponierende Faktoren sind die kurze Harnröhre der Frau (Badewasser-Reflux) und das vulvo-anale Grenzgebiet sowie *infravesikale* Harnabflußhindernisse (Mißbildungen, Stenosen sive Strikturen, Tumoren oder funktionelle Störungen wie Detrusor-Sphinkter-Dyssynergie). *Vesikale* Faktoren, die eine Zystitis begünstigen sind: Restharn, Blasensteine, Blasentumoren oder manipulierte Fremdkörper. Bahnend auf die Urethrozysitis wirken fehlende urethrale Abwehrmechanismen, Störungen der physiologischen Urethralflora und allergische Reaktionen (Enanthem). Kältetraumen werden als Co-Pathogen diskutiert (,,Kaltfußzystitis'').
Insbesondere bei der chronisch-rezidivierenden Zysto-Urethritis werden Störungen der **lokalen Abwehrmechanismen** angenommen.
Diese sind:

- die Miktionsfrequenz und das vollständige Entleeren der Blase;
- die Urinbeschaffenheit (pH; Osmolarität; Stickstoff- und Ammoniakkonzentration);
- Bakterizide Aktivität der Schleimhaut (phagozytär, reduzierte Bakterienadhärenz);
- Schutzflora;
- Schleim der paraurethralen Drüsen.

Bakterielle Adhärenz. Die Pathogenese der weiblichen HWI ist auf die Fähigkeit der Bakterien, sich anzuheften, zurückzuführen und schrittweise den Darm, das Perineum, die Scheide, die Urethra und den unteren Harntrakt zu besiedeln (*Fowler* und *Stamey* 1977). Die bakterielle Adhärenz gilt als die Initialzündung aller HWI; denn die Adhärenz führt zur Kolonisation etwa des Vestibulum vaginae. Eine Voraussetzung für dieses Phänomen sind Oberflächenadhäsine, beispielsweise Fimbrien bei den E. coli (häufigster Erreger) oder Kohlenwasserstoff-Polymere bei den Mykoplasmen. Die Adhäsine ermöglichen die Anheftung an Glykolipid-Rezeptoren der Oberflächenzellen der Vagina. Der Rezeptor ist identisch mit dem Blutgruppenantigen P, die Fimbrien werden deshalb als P-Fimbrien bezeichnet.
Prädisponierendes ,,Trauma'' par excellence für eine Zystitis ist der Geschlechtsverkehr, der bei der Frau nicht selten dem Symptombeginn der Zystitis nur um Stunden vorausging. Empirisch gesichert sind die ,,Flitterwochen-Zystitis'' sowie die größere Zystitishäufigkeit bei verheirateten Frauen.
Weitere Ursachen:
a) *Hormonelle Faktoren.* Hormon-Mangel (Klimakterium) verhindert die Bildung der Superfizialschicht des vesiko-urethralen Epithels. Der *Oberflächenzellindex* (OZI oder *karyopyknotischer Index*, KPI), der aus dem nach *Papanicolaou* gefärbten Urethralabstrich abgelesen wird, ist auf < 40% (normal > 70%) als Ausdruck des Östrogenmangels erniedrigt. Ohne Superinfektion besteht das Krankheitsbild einer *endokrinen Zystopathie.*
b) *Allergische Diathese.* Die Schleimhautbiopsie offenbart eine eosinophile Zystitis (meist überraschend). Bei der *eosinophilen Zystitis* zeigen sich zystoskopisch mehrere Millimeter große, rosafarbene bis rötliche Plaques oder fibrinbedeckte Ulzera. Histologisch erkennt man subepitheliale, eosinophile Infiltrate; Albuminurie, Ausscheidung von eosinophilen Leukozyten und Plasmazellen im Harn deuten neben einer Bluteosinophilie auf eine allergische Genese hin.
c) *Psychogene Einflüsse.* Der zeitliche Zusammenhang chronischer oder langfristig rezidivierender Zystitiden mit dem Verlust des Partners oder dem Beginn einer Ehe deuten auf *psychogene Einflüsse* hin und werden mit den Auswirkungen emotioneller Streßsituationen auf das Miktionsverhalten erklärt.

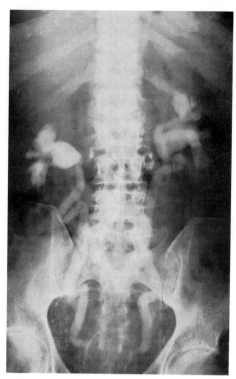

Abb. 6-10 Radiogene Schrumpfblase eines 52jährigen Patienten nach Bestrahlung eines Blasenkarzinoms vor 9 Jahren; deutliche obstruktive Nephropathie bds. durch intramurale Uretereinengung; Status nach rezivierenden Pyelonephritiden; Serum-Kreatinin 1,7 mg% (SI: 155 µmol/l.

d) *Radiotherapie.* Eine ätiologisch abgrenzbare Zystitisform ist die *radiogene Zystitis* als Folge einer Bestrahlung von Zervix-Blasen-, Prostata- und Rektumkarzinomen. Sie tritt entweder als Frühkomplikation einige Wochen nach Bestrahlungsende oder in Form von radiogenen Spätulzera mit Blasenschrumpfung noch nach 10-15 Jahren auf (Abb. 6-10).

e) *Zytostatika.* Eine weitere therapiebedingte Blasenentzündung stellt die ,,*Zytostatika-Zystitis"* dar, die vorwiegend nach Behandlung mit Cyclophosphamid (Endoxan®) auftrat. Dieses Zytostatikum und dessen Abbauprodukte rufen nach Ausscheidung im Urin in der Blase Veränderungen wie Wandödem, suburotheliale Blutungen, interstitielle Entzündungen mit Fibrosen sowie schließlich Wandstarre hervor. Die Zytostatika-Zystitis ist zunächst eine abakterielle Entzündung; die Keimbesiedlung kommt erst sekundär hinzu. Die Cyclophosphamid-Zystis ist durch Mesna (Uromitexan®) heute vermeidbar. Allerdings ist an ihre Stelle eine „Chemozystitis" getreten, die nach lokaler Anwendung von Adriamycin und Mitomycin C zur Chemoprophylaxe des Blasenkarzinoms beobachtet wird.

Das Zusammenspiel urethraler und vesikaler Faktoren bei der Entstehung der Zysto-Urethritis ergibt sich aus Abb. 6-11.

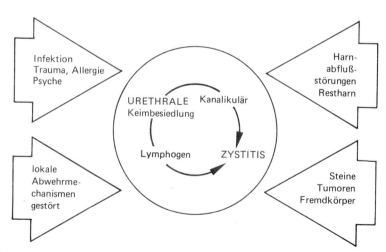

Abb. 6-11 Urethrale, vesikale und übergeordnete Faktoren in der Pathogenese der Zystitis.

6.1.2.1 Morphologische Spielformen der Zystitis

Die *bakterielle Zystitis* befällt zystoskopisch die gesamte Blase diffus oder bleibt auf bestimmte Schleimhautareale beschränkt (Trigonum-Zystitis): Vermehrte Gefäßinjektion der Schleimhaut und eine verstärkte Irritabilität mit spontanen oder instrumentationsbedingten vereinzelten Urothelblutungen. Flächenhafte Blutungen, möglicherweise mit koagelgefüllter Blase und terminale Makrohämaturie kennzeichnen die *hämorrhagische Zystitis*, die zwar meist den Patienten alarmiert, aber lediglich eine besondere Verlaufsform einer akuten Zystitis darstellt. Häufiger als bei der bakteriellen Zystitis tritt die hämorrhagische Verlaufsform nach Radio- oder Zytostatikatherapie auf (ulzeröse Verlaufsform) (Tab. 6-5).

Die *Cystitis cystica* ist eine vorwiegend diffuse, bevorzugt im Trigonumbereich auftretende Entzündung, die durch ihr charakteristisches, zystoskopisches Bild mit sagokornähnlicher Urothelveränderung imponiert. Sie neigt zu rezidivierendem Verlauf und wird vorwiegend bei Mädchen und jungen Frauen beobachtet. Bioptisch sind submuköse Lymphfollikel gehäuft nachzuweisen. Die Cystitis cystica ist keine primäre Blasenwandentzündung, sondern Ausdruck der Reaktion der Blase auf rezidivierende Harnwegsinfekte, die etwa von einem proteushaltigen Kelchstein oder persistierendem Reflux gespeist werden.

Endoskopisch ähnlich ist die *Cystitis glandularis*, die histologisch eine Vermehrung der drüsenähnlichen *von Brunn*schen Zellnester in der Submukosa aufweist, ein Zeichen des metaplastischen Potentials der Blasenschleimhaut bzw. des Urothels. Es soll eine Beziehung zum Adenokarzinom der Harnblase bestehen (s. S. 195).

Tuberkulöse Zystitis (s. S. 171).

Die *interstitielle Zystitis* wird primär zystoskopisch *(Dehnungsblutungen)* diagnostiziert. Erst im Endstadium ist die Blase klein und kontrakt, die Wand verdickt und das interstitielle Bindegewebe vermehrt, so daß die intramuralen Ureteranteile eingeengt werden (Ureterektasie, Abb. 6-12). Dysurie, Pollakisurie, imperativer Harndrang (bis zur Urge-Inkontinenz) der meist 30-40jährigen Frauen sind typisch. Beim Aufdehnen der Blase während der Zystoskopie in Narkose (!) entstehen wegen des Elastizitätsverlustes suburotheliale, flächenhafte Blutungen und Einrisse (Hunnersche Ulzera). Die histologische Verifizierung (Befund: submuköse Fibrose) dient zur Abgrenzung vom szirrhösen Blasenkarzinom und vom Carcinoma in situ.

Ebenfalls malignomverdächtige Blasenveränderungen auf entzündlicher Basis sind das

---

Tabelle 6-5 Differentialgenese der hämorrhagischen Zystitis (nach *Harzmann* 1983)

Bakteriell	– Escherichia coli, Enterokokken, Proteus, Staphylokokken, Gonokokken
Viral	– Adenovirus Typ 11
Tuberkulose	– Mycobacterium tuberculosis
Mykotisch	– Candida albicans
Parasitär	– Bilharziose
Neurogen	– neurogene Harnblasenentleerungsstörung
Harnblasentumor	– benigne: entzündlich, Endometriose, Amyloidose, Leiomyom, adenomartiger Polyp
	– maligne: Karzinom, Sarkom; primär, sekundär
Trauma	– einschließlich Fremdkörper
Steine	– auch Divertikelsteine
Iatrogen	– Operation
	– Strahlentherapie
	– Dicumarol
	– Cyclophosphamid, Ifosfamid, Busulfan
	– Carbenicillin, Methicillin, Penicillin G
Toxisch	– Chlordimeform, Chlortoluidin, Terpentin

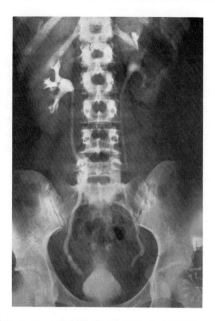

Abb. 6-12 Interstitielle Zystitis bei 31jähriger Frau mit bds. Stauungsureteren. Der imperative Harndrang, die Pollakisurie (20minütlich) und die Nykturie (½stündlich) zwangen zur harnableitenden Operation.

bullöse Ödem (,,gyrierte Mukosa"), die *Leukoplakie* und die *Malakoplakie*.
Das *bullöse Ödem* imponiert endoskopisch als eine mäßiggradig vorspringende, zirkumskripte oder großflächige, traubenartige Schleimhautveränderung, die durch submuköse, entzündliche Infiltrationen und Lymphspaltenerweiterung bedingt ist. Es ist Ausdruck einer schweren Urozystitis (infravesikale Obstruktion), einer intramuralen Ausbreitung eines Blasenkarzinoms (Tumorrandzone) oder präinvasiven Reaktion

bei beginnender Infiltration eines Rektum- oder Zervixkarzinoms.
Die *Leukoplakie* erscheint zystoskopisch als helle, landkartenartige, schollenartige Auflagerung des Urothels. Sie tritt solitär oder multipel meist am Trigonum der Blase auf und ist mit Entzündungszeichen in der übrigen Blase kombiniert. Das morphologische Substrat bilden ödematös veränderte Basalzellen, Ansammlungen von Entzündungszellen sowie eine schwere Keratinisierung des Urothels (,,Trigonummetaplasie"), die das weißliche Aussehen bedingt. Übergänge in ein Plattenepithel-Karzinom wurden beschrieben (s. S. 194).

6.1.2.2 Klinik der Zystitis

Patienten mit einer akuten Zystitis klagen über Pollakisurie, Nykturie, Algurie, imperativen Harndrang, terminalen Urethraschmerz sowie Blasenorgangefühl. Eine terminale Hämaturie kann vorliegen. Ein allgemeines Krankheitsgefühl wird meist nicht angegeben; sollte Fieber vorliegen, so muß an eine Begleitinfektion parenchymatöser Organe gedacht werden.
Im Urin befinden sich Leukozyten, Erythrozyten, vermehrter Schleim und Zelldetritus sowie meist eine signifikante Bakteriurie. Nur in der Frühphase der radiogenen Zystitis, der Zytostatika-Zystitis und der tuberkulösen Zystitis wird die signifikante Bakteriurie vermißt. Im allgemeinen wird die Zystoskopie wegen der Gefahr der Keimpropagation und der starken Schmerzhaftigkeit nicht im akuten Stadium durchgeführt (Tab. 6-6), es sei denn, es bestünde bei einer oligo-symptomatischen hämorrhagischen Zystitis und entsprechender Altersdisposition der Verdacht auf einen Blasentumor.

Tabelle 6-6 Kontraindikationen der Zystoskopie

Akute Zystopyelonephritis
Akute Urethritis, Prostatitis, Epididymitis
Ostruierende Prostatahyperplasie
Harnröhrenstrikturen
Harnröhrenrupturen (Beckenringfraktur)
Iatrogene ,,fausse route"

6.1.2.3 Therapie

Die bakterielle Zystitis wird nach Antibiogramm und Resistenztestung antibiotisch behandelt. Co-Trimoxazol (Eusaprim®), Tetroxoprim (Sterinor®), Nitrofurantoin (Furadantin®) und ein Mittelzeitsulfonamid beseitigen in 80% die unkomplizierte Zystitis. Die entzündungswidrige Therapie wird wirkungsvoll durch Azo-Farbstoffe (Pyridium®, 3×100 mg), spasmolytische Medikamente vom Typ des Papaverins oder Atropins, Spasmoanalgetika (Baralgin®) oder Antimuskarine (Vagantin®) ergänzt. Externe Wärmeapplikation sowie ausreichende Trinkmengen mit harnverdünnendem Effekt wirken symptomlindernd. Bei der hämorrhagischen radiogenen oder Zytostatika-Zystitis kann eine vorübergehende Blasenkatheterspülung (s. S.111) notwendig werden. Bei der Zytostatika-Zystitis ist die Harnverdünnung durch große Trinkmengen entscheidend, da hierdurch eine Konzentrationsverminderung der entzündungsverursachenden Medikamentenmetaboliten hervorgerufen wird.

Bei der eosinophilen Zystitis sollte eine allergische Genese ausgeschlossen oder typisiert werden. Antihistaminika oder Kortikoide können notwendig werden. Bei der Candida-Zystitis sind eine gezielte antimykotische Behandlung (Nystatin®), evtl. Blasenspülungen sowie Harnalkalisierung notwendig. Die interstitielle Zystitis trotzt der großen Zahl therapeutischer Versuche (Tab. 6-7). Urge-Inkontinenz und Schrumpfblase mit Stauung des oberen Harntrakts (s. Abb. 6-12; S. 158) kennzeichnen das Endstadium der „nervösen" Blase. Eine Harnableitung und Zystektomie scheint hier der letzte Ausweg, um die zum Teil jahrzehntelangen Leiden (meist Frauen) zu beenden.

6.1.2.4 Bioptische Abklärung

Da der chronisch-rezidivierende Charakter sowie das manchmal täuschende zystoskopische Bild die Abgrenzung gegenüber einem Blasenkarzinom erschweren, ist die Biopsie bei länger anhaltenden Formen der interstitiellen Zystitis, der ulzerösen Zystitis, der Zytostatika-Zystitis, der Cystitis cystica, der Leukoplakie, der Malakoplakie und größerer Areale eines bullösen Ödems notwendig. Fortgesetzte Elektrokoagulationen ohne histologische Diagnose vermeintlich pathologischer Mukosa-Bezirke sind kontraindiziert.

Tabelle 6-7 Behandlungsversuche der interstitiellen Zystitis

Maßnahme		Effekt
Hydraulische Überdehnung		temporär
Instillation	z. B. AgNO$_3$ DMSO	ca. 40% > 1 Jahr rezidivfrei
Blasenwandinfiltration	z. B. Cortisol Ontosein (Peroxinorm®)	40–60% > 1 Jahr rezidivfrei
TUR der Ulzera		ca. 60% > 1 Jahr rezidivfrei
Medikamentös	Natrium-Pentosanpolysulfat (SP 54)	meist adjunktiv
Blasenerweiterungsplastik Harnableitungsoperation		einzelne Versager Defektheilung*)

*) Häufig muß wegen Beschwerdepersistenz die nicht mehr Harn-führende Blase entfernt werden

6.1.3 Prostata, Samenblasen und Harnröhre (GK 3-6.4)

Die *akute Prostatitis* ist eine definierte, durch Symptome, Bakteriologie und Behandlungsmöglichkeiten von der chronischen Prostatitis abgrenzbare, parenchymatöse Entzündung. Die bakterielle Prostatitis wird unterhalten durch gramnegative Stäbchen wie E. coli und Klebsiellen sowie grampositiven Kokken (Entero-, Staphylo- und Streptokokken). Bei entsprechendem akuten, klinischen Verlauf muß auch dann von einer bakteriellen Entzündung ausgegangen werden, wenn der Erreger im einzelnen nicht nachweisbar war.

Infektionswege (Tab. 6-8): *Urethrogen* aufsteigend von der distalen Harnröhre aus Keimreservoiren des Präputiums, der paraurethralen Drüsen oder der Cowperschen Drüse (Abb. 6-13) sowie deszendierend aus

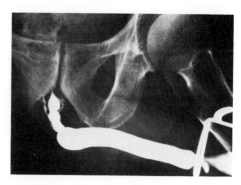

Abb. 6-13 b   Retrograde Abklärung einer chronischen Prostatovesikulitis im symptomfreien Intervall: die retrograde Urethrographie zeigt eine chronische „Cowperitis" (Entzündung der Cowperschen Drüse als chronischer Infektherd).

der Harnblase; *kanalikulär* aszendierend bei bestehender Epididymitis oder Vesikulitis (Spermatozystis), sowie *hämatogen* durch metastatisch bakterielle Absiedlung aus Entzündungen anderer parenchymatöser Organe. Im einzelnen schwer nachweisbar ist der lymphogene Infektionsweg, ausgehend von Entzündungen im perianalen Bereich.

Prädisponierende Faktoren sind entzündliche Veränderungen der männlichen Adnexe, subvesikale Harnobstruktionen wie Harnröhrenstrikturen, Meatusstenosen, Urethraldivertikel oder Prostataadenome. Diese Veränderungen täuschen darüber hinaus das Bild einer chronischen Prostatitis vor.

Pathologisch-anatomische Spielformen: akute, katarrhalische (Mykoplasmen) und akute, eitrige Prostatitis (Bakterien), die sich als diffus-eitrige, phlegmonöse oder abszedierende Entzündung manifestieren kann, sowie tuberkulöse Prostatitis (s. S. 172).

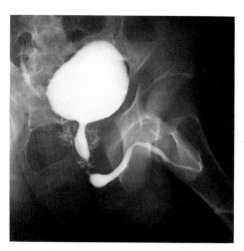

Abb. 6-13 a   Miktionszysturethrogramm: membranöse Harnröhrenenge mit sekundärem Reflux in die Prostatagänge, Cowpersche Drüse und den rechten Harnleiter.

6.1.3.1 Symptomatologie

Plötzlich auftretende Miktionsbeschwerden mit imperativem Harndrang (bis zum Harn-

Tabelle 6-8   Prostatitis: Infektionswege

- Urethrogen-aszendierend: Prostato-Urethritis
  - Ductulärer Urinreflux: Zysto-Prostatitis
    - Hämatogen: bakteriämische Prostatitis
      - Lymphogen: Begleitprostatitis bei Proktitis

verhalt), abgeschwächtem Harnstrahl, Dysurie, Algurie und terminalem Brennen kennzeichnen das Beschwerdebild. Ein Völlegefühl in der Dammregion ist als Druck- oder Spannungsschmerz der Prostata aufzufassen. Begleitsymptome im Perianal- und Analbereich sind Defäkationsschmerzen und Rektum-Tenesmen. Mitunter gesellt sich ein eitriger Harnröhrenausfluß hinzu. Ejakulationsschmerzen und Pyospermie werden vereinzelt angegeben. Als parenchymatöse Entzündung verursacht die akute Prostatitis gravierende Allgemeinerscheinungen mit hohem Fieber und Schüttelfrost (Urosepsis, s. S. 395) sowie die entsprechenden laborchemischen Veränderungen. Die rektale Palpation ergibt eine leicht gespannte, ödematös vergrößerte, deutlich druckschmerzhafte Prostata. Der Analsphinktertonus ist erhöht.

Im Urinbefund zeigen sich reichlich Leukozyten, Zelldetritus, Schleim und Bakterien. Die 3-Gläser-Probe ist entweder in der ersten oder dritten Urinportion positiv (s. Abb. 3-1, S. 41).

Bei massiver Keiminvasion, mangelhafter körpereigener Abwehr, inkonsequenter antibiotischer Therapie oder prädisponierenden Faktoren (Diabetes mellitus, Zytostatika) kann eine akute eitrige Prostatitis einschmelzen. Die rektale Palpation wird sehr schmerzhaft (Fluktuation).

6.1.3.2 Therapie und Verlauf

Die unkomplizierte akute Prostatitis klingt in der Regel unter antibiotischer Therapie (bis zum Eintreffen des Antibiogramms mit Azlocillin oder Co-Trimoxazol) im Laufe einer Woche ab (Tab. 6-9). Antiphlogistika, Bettruhe und ein mildes Laxans sind symptomatische Maßnahmen. Die spastischen Schmerzen werden durch Spasmoanalgetika aus der Gruppe der Pyrazol-Derivate (Baral-

gin®) behandelt. Bei einem durch Prostataödem, Drüsenkongestion, Abszedierung oder Reflexspasmus bedingten Harnverhalt ist die suprapubische Zystostomie (s. Abb. 15-3, S. 378) unumgänglich. Die Prostatamassage ist ebenso wie der Katheterismus wegen der hämatogenen und lymphogenen Keimausschwemmung kontraindiziert. Ein Prostataabszeß wird transurethral eröffnet. Die antiinfektiöse Behandlung wird bis zum Rückgang der Leukozytenvermehrung im Prostatasekret bzw. in der 3. Harnprobe nach Prostatamassage konsequent fortgesetzt (andernfalls Gefahr der sekundär chronischen Prostatitis).

6.1.3.3 Die chronische Prostatitis

Die chronische Prostatitis ist *kein einheitliches Krankheitsbild* (Abb. 6-14). Nur in 47% aller Fälle einer chronischen Prostatopathie liegt eine mikrobielle Entzündung vor. In 52% der Fälle verbirgt sich hinter der *Pseudodiagnose chronische Prostatitis* das vegetative Urogenitalsyndrom und das anogenitale Syndrom.

In dem subjektiven Beschwerdebild werden nicht selten Erkrankungen wie bulbäre Harnröhrenstriktur oder Blasenhalssklerose (auch Folge einer chronischen Prostatitis!) kaschiert. Erschwerend für die Differentialdiagnose der drei abgrenzbaren Krankheitsbilder (Abb. 6-14) ist das ähnliche subjektive Beschwerdebild, und daß jeder 5. Patient mit einem vegetativen Urogenitalsyndrom früher einmal eine echte Prostatitis durchgemacht hat.

Symptome

Sie unterteilen sich in Beschwerden bei der Miktion (Pollakisurie, Dysurie, Blasentenesmen, Restharngefühl; Tab. 6-10) und ein *anorektales* Beschwerdebild mit Druck- und

---

Tabelle 6-9 Therapie der akuten Prostatitis

● Co-Trimoxazol: z. B. Bactrim®, falls möglich: ● nach Antibiogramm
● Pyrazol-Spasmoanalgetikum: z. B. Baralgin®
● Bettruhe, Flüssigkeitszufuhr
● Stuhlregulation. Zystostomie

schwarz – spezifische Prostatitis (1,7 %)
schraffiert – chronisch bakterielle
Prostatitis (9,4 %)
gepunktet – »abakterielle« Prostatitis
– U+ (ureaplasmen-
assoziierte Prostatitis)
– U+/C+ (ureaplasmen-
assoziierte
Prostatitis und
Chlamydiennachweis)
– C+ (Chlamydien-
nachweis)

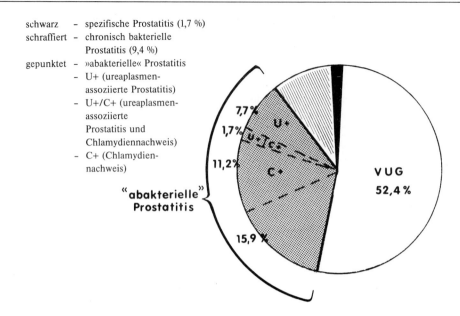

Abb. 6-14 Die chronische Prostatitis (besser: das „Prostatitis-Syndrom") ist *kein* einheitliches Krankheitsbild; nur in 47,6% der Fälle liegt eine echte mikrobielle Prostatitis vor. VUG = vegetatives Urogenitalsyndrom (nach Weidner, 1984).

Spannungsgefühl im After, Darmtenesmen, Stuhlunregelmäßigkeiten, sowie Pruritus ani, und in ein Beschwerdebild des *Genitalbereiches* mit Parästhesien in der Genitoinguinalregion, zur Symphyse, Kreuzbeinregion und Enddarmbereich ausstrahlende Schmerzen, Spermatorrhö, Hämospermie (Tab. 6-11) sowie in Störungen der *Sexualfunktion* wie Impotentia coeundi, Libidoverlust, Kohabitationsschmerz und Ejaculatio praecox, aus der verbalen Darstellung der Symptome des Patienten kann bereits auf die psychische Konstellation geschlossen werden.

Die exakte *Sexualanamnese* umfaßt Informationen über Frequenz und Art des Geschlechtsverkehrs, Masturbationen, Coitus interruptus, Pollutionen, Störungen der Libido, der Erektionsfähigkeit, der Ejakulation und des Orgasmus. Außergewöhnliche Streßsituationen sind zu eruieren.

Abklärungsprogramm

Die Differentialdiagnostik der chronischen Prostatitis ist aufwendig, oft undankbar und bedarf neben der urologischen Diagnostik mitunter einer proktologischen Abklärung

Tabelle 6-10 Symptome: Chronische Prostatitis – vegetatives Urogenitalsyndrom (VUG)

Chronische Prostatitis	VUG (Prostatopathie)
Leitsymptom	
Dysurie	Funktionelle Sexualstörungen
Anorektale Beschwerden	Urogenitale Dysästhesien
Genitalbeschwerden	Prostatorrhoe
Gestörte Sexualfunktion	Funktionelle Miktionsbeschwerden

Tabelle (Schema) 6-11   Eine Hämospermie braucht nicht unbedingt auf eine Prostatitis hinzuweisen

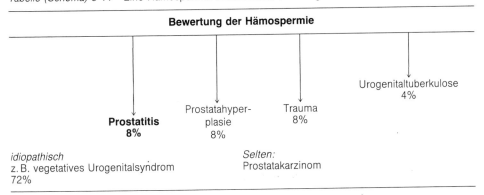

Bewertung der Hämospermie

			Urogenitaltuberkulose 4%
	Prostatahyper-plasie 8%	Trauma 8%	
Prostatitis 8%			
idiopathisch z.B. vegetatives Urogenitalsyndrom 72%		*Selten:* Prostatakarzinom	

oder sogar psychotherapeutischen Exploration.

Bakteriologie: 3-Gläser-Probe (s. Abb. 3-1, S. 41; Abb. 6-16) mit Kulturen auf gramnegative Keime, Chlamydien, Mykoplasmen (Ureaplasma urealyticum) und Pilze. Ansetzen von Kulturen auf Tuberkel-Bakterien im Urin, Prostataexprimat und Ejakulat. Nativ-Präparate und Ausstrichpräparate zur Untersuchung auf Leukozyten und Trichomonaden. Die Leukozytenanalyse im Exprimat-Urin ist praktisch besonders bedeutsam.

Dieser zelluläre Parameter einer Prostataentzündung korreliert eng mit der Keimzahl und differenziert Prostatitis und VUG zuverlässig. Die Ejakulat-Immun-Elektrophorese, ein Spermiogramm bei Sexualstörungen und eine transrektale Prostatasaugbiopsie zur zytologischen Fahndung nach Entzündungszellen werden gezielt herangezogen.
Körperlicher Untersuchungsbefund: Schlüsselt man den Tastbefund der Prostata bei Patienten mit ,,Prostatitis-Syndrom" auf, dann ist bei 20% die Prostata vergrößert, bei 30% druckschmerzhaft, bei ca. 30% von veränderter Konsistenz (infiltriert, konge-

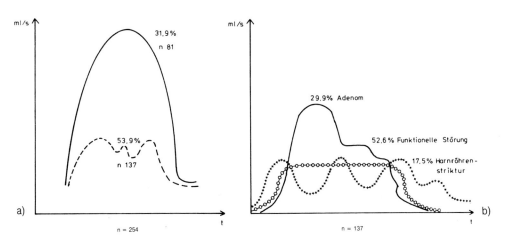

Abb. 6-15 Uroflow-Kurven bei chronischer Prostatitis. a) 31,9% hatten einen normalen Uroflow, 53,9% offenbarten einen pathologischen Uroflow; b) nähere Aufschlüsselung der letzteren Patientengruppe (Weidner, 1984).

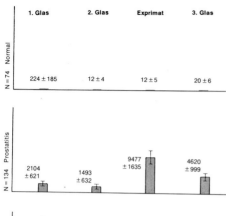

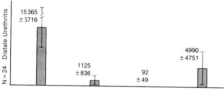

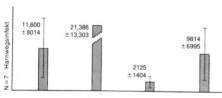

Abb. 6-16 Typische Keimzahlverteilungsmuster bei Prostatis, Urethritis und oberem Harnwegsinfekt in der 3-Gläser-Probe (s. auch Abb. 3-1, S. 41).

stioniert) und bei 4% nicht abgrenzbar (*Weidner* 1984). Eine Nebenhodeninfiltration bei 10% ist Ausdruck der männlichen Adnexitis.

Weitere Diagnostik: Da 15% einen pathologischen AUG-Befund aufweisen, ist ein Urogramm sinnvoll. Die retrograde Urethrographie läßt in 44% einen pathologischen Befund erwarten wie Enge der Harnröhre oder

KM-Übertritt in die Prostata oder andere Drüsen (Abb. 6-13, S. 160). Die Uroflowmetrie ist ein wichtiger Untersuchungsschritt; denn sie weist non-invasiv eine Blasenentleerungsstörung nach (Abb. 6-15).

Ein besonderes Problem stellt die Patientengruppe ohne faßbaren pathologischen Befund dar. Es handelte sich vorwiegend um junge, sensible Patienten, bei deren psychologischer Exploration häufig neurotische Verhaltensmuster nachweisbar sind. In ihrer Anamnese stößt man nicht selten auf venerische Erkrankungen, und die von ihnen beklagten Symptome erscheinen im allgemeinen diffus, wechselnd und nicht näher qualifizierbar *(vegetatives Urogenitalsyndrom)*.

Therapie

Nur Patienten mit echter mikrobieller Entzündung sind erfolgreich antibiotisch zu therapieren (gezielte Langzeitantibiose). Unterstützend wirken Spasmoanalgetika, Stuhlregulierung und Balneotherapie (Tab. 6-12).

Beim anogenitalen Symptomenkomplex ist eine proktologische Sanierung vordringlich. Beim vegetativen Urogenitalsyndrom scheinen Spasmoanalgetika, Balneotherapie, Sedierung und Exploration der psychischen Gesamtkonstellation sinnvoll.

Bei der chronischen Prostatitis mit negativer Exprimatkultur oder zirkumskripter Konsistenzvermehrung der Prostata bei der Palpation ist die transrektale Feinnadelbiopsie indiziert. Im zytologischen Ausstrich des aspirierten Zellmaterials kennzeichnen Granulozyten, Rundzellen und Makrophagen die Entzündung (Abb. 6-17). Die Relation zwischen Leukozytenzahl im zytologischen Ausstrichpräparat und Leukozyten (und Keimzahl) im Prostataexprimat ist ausgesprochen.

Tabelle 6-12 Chronische Prostatitis: Spezielle Therapie

Unspezifische Kultur positiv:	Chemotherapie nach Antibiogramm	
Spezifische Kultur:	Mykoplasmen, Chlamydien	– Vibramycin®, Erycinum®, Tarivid®
	Gonokokken	– Megacillin®
	Candida	– Ampho-Moronal®
		Nystatin 0,5% – Instillation
	Trichomonaden	– Clont®, Simplotan®

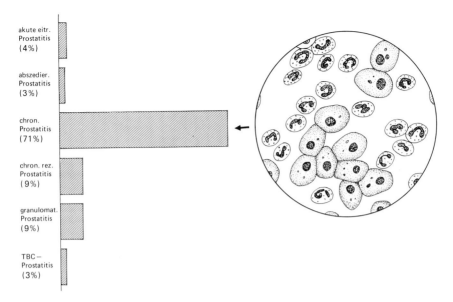

akute eitr. Prostatitis (4%)

abszedier. Prostatitis (3%)

chron. Prostatitis (71%)

chron. rez. Prostatitis (9%)

granulomat. Prostatitis (9%)

TBC – Prostatitis (3%)

Abb. 6-17 Zytologie der chronischen Prostatitis im Aspirat. In 71% der Fälle, die wegen unklarer Prostatopathie einer Saugbiopsie unterzogen wurden, fand sich das typische Bild einer chronischen Entzündung mit reichlich gelapptkernigen Granulozyten und alterierten Prostataepithelien (gezeichnet nach Angaben von *Leistenschneider,* 1977).

Der rektale Palpationsbefund der chronischen Prostatitis mit dem umschriebenen, harten Knoten oder der insgesamt kleinen, derben Prostata ist differentialdiagnostisch in erster Linie vom Prostatakarzinom, jedoch auch von der Prostatatuberkulose, Prostatasteinen oder der granulomatösen Prostatitis abzugrenzen. Überlappungen kommen vor, so daß in 40% aller Patienten, die wegen eines karzinomsuspekten Tastbefundes biopsiert werden, zytologisch ebenfalls eine chronischen Prostatitis (ohne klinische Beschwerden) aufgedeckt wird.

6.1.3.4 Granulomatöse Prostatitis

Eine Sonderform der chronischen Prostatitis ist die *granulomatöse Prostatitis*. Als unspezifische Entzündung der Prostata ist sie abzugrenzen von der granulom-bildenden tuberkulösen Prostatitis (s. S. 172). Sie ist vor allem deshalb bedeutsam, weil sie nicht vom rektalen Palpationsbefund, sondern nur bioptisch vom Prostatakarzinom abzugrenzen ist. Die meisten Patienten mit granulomatöser Prostatitis kommen mit der Verdachts-

diagnose „Prostatakarzinom" zur Untersuchung. Der Altersgipfel entspricht demjenigen der Prostataadenomträger; die granulomatöse Prostatis verläuft unter dem Bilde einer leichten, fiebrigen Entzündung. Die signifikante Bakteriurie ist nicht vom Harnwegsinfekt infolge eines obstruktiven Prostataadenoms abzugrenzen.

Die granulomatöse Prostatitis ist eine eigentümliche Reaktionsform auf eine Keiminvasion mit Epithelnekrose und Induktion einer resorbierenden granulombildenden Entzündung. Diese granulomatöse Entzündung ersetzt herdförmig das normale Prostataparenchym.

6.1.3.5 Urethritis

30% der Kranken mit urethritischen Beschwerden leiden an einer Urethritis gonorrhoica. Größere diagnostische und therapeutische Schwierigkeiten verursachen die unspezifischen *nicht-gonorrhoischen* Urethriden (= NGU). Die NGU ist die häufigste venerische Erkrankung in Industrieländern. Diese 70% des Krankengutes sollten nicht mit Penicillin behandelt werden; denn: eine falsch anbehandelte Urethritis ist äußerst schwierig abzuklären und gezielt weiterzubehandeln.

Die NGU wird überwiegend durch Chlamydia trachomatis hervorgerufen; Ureaplasma urealyticum wird als weiterer wesentlicher Erreger angenommen (Tab. 6-13). Die Neigung zu Chronizität und Gefährdung der Fertilität durch begleitende Entzündung der Prostata und Samenblasen kennzeichnen die praktische Bedeutung der Urethritis.

Untersuchungsgang

Aussehen und Beschaffenheit des urethralen Fluors, initiale oder terminale Miktionsbeschwerden, frühere Geschlechtskrankheiten, Diabetes mellitus, Tuberkulose und Sexualanamnese sind zu beachten.

Meatusinspektion (Eiter, glasiges Sekret), Inspektion der Glans (Entzündung, Erosionen, luetische Primäraffekte!), Penisschaft-, Prostata- und inguinale Lymphknoten-Palpation werden im Rahmen der klinischen Untersuchung vorgenommen.

Bei der Frau ist die Inspektion des äußeren Genitale, des Vestibulum vaginae, die Spekulumeinstellung der Scheide und die bimanuelle Adnexpalpation unerläßlich. Insbesondere bei Frauen im Klimakterium mit urethritischen Beschwerden ist durch die

Bestimmung des karyopyknotischen Index (KPI; prozentualer Anteil der Oberflächenzellen im Urethralabstrich) nach einem Östrogendefizit zu fahnden.

Kultur: Nährmedien für Chlamydien (Nachweis von Einschlußkörperchen), Mykoplasmen, Gonokokken, andere Bakterien, Trichomonaden und Hefen (Soor, Candida albicans) eignen sich für die kulturelle Anzüchtung. Allergen-Epikutan-Testung und psychotherapeutische Exploration sind bei nicht-mikrobiellen Urethritiden eine weitere Möglichkeit der prätherapeutischen Diagnostik.

Therapie

Die Kenntnis der Ätiologie der Urethritiden (Tab. 6-13) ist Voraussetzung für eine erfolgreiche Behandlung.

Die bakterielle Urethritis wird primär mit Co-Trimoxazol (Eusaprim®) oder Tetroxoprim (Sterinor®) behandelt. Eine Korrektur der antimikrobiellen Behandlung ist nach Eingang der Erreger-Resistenzbestimmung evtl. erforderlich. Lokale Antibiotika, Kortikosteroid – Styli oder Urethral-Insertien bergen die Gefahr einer aufgepropften „traumatischen" Harnröhrenentzündung in sich.

- *Trichomonaden-Urethritis:* Metronidazol (Clont®) unter Einschluß des Partners.
- *Mykoplasmen-Urethritis:* Doxycyclin (Vibramycin®) Ofloxazin (Tarivid®) und Erythromycin (Erycinum®).

Tabelle 6-13 Ätiologie der nicht-gonorrhoischen Urethritis des Mannes. Übertragung meist durch den Geschlechtsverkehr (= **S**exually **t**ransmitted **d**isease = STD) (nach *Weidner* 1982).

Mikroorganismen	%	Sonstige Ursachen	
Chlamydia trachomatis	36	Herpesverdacht	
Chlamydia + Ureaplasma	11	allergisch	
Ureaplasma urealyticum	29	psychogen	2,4%
andere:	11	M. Reiter	
– S. faecalis		iatrogen (Dauerkatheter)	
S. A und B			
Staph. aureus	6,8		
Corynebakterien			
– Enterobacteriaceae	1,8		
– Trichomonas vaginalis	1,8		
– M. hominis	0,6		

- *Soor (Candida)-Urethritis:* Ursache ausschalten (Diabetes mellitus-Einstellung; Antibiotika-Therapie), orale Gabe von Antimykotika: Moronal®, Ampho-Moronal®.
- *Urethritis herpetica:* Virostatika wirkungslos; Versuch mit Herpes-Antigen.

6.1.4 Hoden und Nebenhoden (GK 3-6.5)

Die akute *Orchitis* (S. 386) ist eine hämatogene Infektionskrankheit, meist viraler Genese. Ausgehend von einer Mumps (Parotitis epidemica) kommt es auf dem Blutwege zu einem Befall des Hodenparenchyms. Da bei diesen Patienten ebenfalls Mumpsviren im Urin ausgeschieden werden, ist eine kanalikulär deszendierende Epidymo-Orchitis im Verlauf einer Parotitis denkbar. Die Prognose einer akuten Orchitis ist insofern von Bedeutung, als durch entzündliche Destruktion und die ödembedingte Druckerhöhung innerhalb der Tunica albuginae eine irreversible Schädigung des germinalen Gewebes mit nachfolgender Infertilität eintreten kann.

Klinisch erscheint der meist unilateral befallene Hoden deutlich vergrößert, geschwollen und druckschmerzhaft. Im subakuten Stadium (allgemeine Entzündungszeichen fehlen) ist die Orchitis schwierig von einer Hodengeschwulst abzugrenzen. Bei der operativen Freilegung aus differentialdiagnostischen Gründen erscheint der vergrößerte Hoden bläulich verfärbt, die Tunica albuginea gespannt. Im postinfektiösen Stadium kommt es zu einer Defektheilung mit Ersatz des untergegangenen Hodenparenchyms durch Bindegewebe. Der Hoden wird azoosperm, die weniger vulnerablen Leydigschen Zwischenzellen können jedoch noch die Testosteronproduktion aufrechterhalten. Da im akuten Stadium der entzündete Hoden vom Nebenhoden nicht abgrenzbar ist, gelingt besonders bei Begleithydrozele die Unterscheidung von einer Epididymitis erst nach Abklingen der akuten Phase. Ebenfalls abzugrenzen ist eine Hodentorsion.

Die akute Epididymitis entsteht kanalikulär über den Ductus deferens (Tab. 6-14). Prädisponierende Faktoren: infravesikale Obstruktion durch Prostataadenom oder Harnröhrenstrikturen, akute Zystourethritis oder Harnröhrendivertikel. Auch Verletzungen der prostatischen Harnröhre nach Instrumentation oder ein liegender Dauerkatheter wirken infektionsbahnend.

Hervorstechende *Symptome* sind die akute, sehr schmerzhafte Schwellung des Nebenhodens mit Hautrötung und Ödem am Skrotum. Der Hoden ist meist vom Nebenhoden palpatorisch abgrenzbar. Die Patienten klagen über starke Schmerzen, die in die Leiste und das Abdomen ausstrahlen, Fieber, Schüttelfröste und allgemeines Krankheitsgefühl. Sie sind in der Regel bettlägerig und empfinden das Hochlagern des Skrotums als schmerzlindernd (positives Prehn-Zeichen). Die entzündliche Kongestion zieht das Rete testis und den distalen Samenstrang in Mitleidenschaft. Ödem-bedingte Minderdurchblutung, hohe Keimzahl am Infektionsort

Tabelle 6-14 Ätiologie der Epididymitis (nach Analysen von Nebenhodenaspiraten)

Erreger-Nachweis:	45%	Sonstige Ursachen:	5%
Urethritis-Corynaebakterien	20%	Tuberkulose	
Gonokokken	15%	Urethro-ejakulatorischer Reflux	
Misma polymorpha	5%		
Mykoplasmen	5%	Ureterektopie	
		[Kindesalter]	
Aspirat steril:	50%		

und mangelhafte körpereigene Abwehr begünstigen die abszedierende Verlaufsform mit Einschmelzung. Dann kann die akute Epididymitis Ausgangspunkt einer Urosepsis werden.

Vor Beginn einer konservativen Therapie einer „akuten" Hodenaffektion unter der Diagnose „akute Epididymitis" sollte geprüft werden:

● Untermauert ein Harnwegsinfekt die Verdachtsdiagnose?
● Liegt eine erkennbare Ursache vor: Katheterismus, Prostataerkrankung, Harnröhrenstriktur, Masturbationsverletzung?
● Entspricht der Tastbefund nicht doch einer Torsion oder einem Hodentumor?

Die *Therapie* besteht in der hochdosierten Gabe eines Breitspektrum-Antibiotikums (Mezlocillin) vor Erhalt des Antibiogramms; danach erfolgt gezielte Behandlung entsprechend der Resistenztestung. Eine antipyretische (Novalgin®-) und antiphlogistische (Voltaren®-)Therapie ist in der Regel notwendig. Bei hochfieberhaftem Geschehen ist eine stationäre Aufnahme angezeigt. Die lokale Behandlung besteht in Hochlagern des äußeren Genitale durch ein Hodenbänkchen und Applikation von resorptionsfördernden und antiphlogistisch wirkenden Heparin-Salbenpräparaten. In ausgeprägten Fällen kann durch Ansetzen von Blutegeln an die Skrotalhaut oder durch Infiltration des Samenstranges mit einem Leitungsanästhetikum die Schmerzlinderung beschleunigt werden. Unter früh einsetzender konsequenter Therapie heilt die akute Epididymitis gewöhnlich in 8-10 Tagen residuenfrei ab.
Die derbe Tunica albuginea schützt den Hoden gewöhnlich vor einer übergreifenden Entzündung, die höchstens bei der abszedierenden Epididymitis beobachtet wird. Deutet eine Fluktuation auf eine entzündliche Einschmelzung hin, so wird das Skrotum über die Fluktuation inzidiert, der Abszeß drainiert oder semikastriert.
Nach Abheilung der Epididymitis werden routinemäßig ein Urogramm mit Miktionszysturethrographie zum Ausschluß einer Harnröhrenveränderung, gegebenenfalls

mit retrogradem Urethrogramm (erst nach völliger Beschwerdefreiheit und negativer Harnkultur!) durchgeführt. Liegen prädisponierende Faktoren vor oder ist bei einer Epididymitisanamnese eine Dauerkatheterdrainage wegen Harnabflußstörungen notwendig oder wird durch einen durchzuführenden Blasen-Prostataeingriff eine zur Epididymitis prädisponierende Situation geschaffen, so ist die Vasoligatur mit Unterbrechung des Infektionsweges (insbesondere bei älteren Patienten) indiziert.
Die chronische Epididymitis. Die chronische Nebenhodenentzündung stellt das irreversible Endstadium eines entzündlichen Prozesses dar, der einer akuten Epididymitis durch mehrere rezidivierende Schübe gefolgt ist. Im entzündungsfreien Intervall sind die Schmerzen gering, der Nebenhoden leicht druckschmerzhaft mit einer palpatorisch nachweisbaren Induration. Während akuter Exazerbationen können die Symptome einer primären akuten Epididymitis vorliegen.
Bei therapieresistenten, länger anhaltenden chronischen Epididymitiden ist die Entfernung des entzündlich indurierten Organs notwendig. Bei nicht sanierten, die Epididymitis begünstigenden Veränderungen des unteren Harntraktes, ist auch auf der gesunden kontralateralen Seite eine prophylaktische Vasoligatur gerechtfertigt. Die medikamentöse Therapie der chronischen Epididymitis entspricht im akuten Schub derjenigen der akuten Epididymitis.

Differentialdiagnose (s. Tab. 15-3, S. 388)

Die Epididymitis ist differentialdiagnostisch in erster Linie vom Hodenmalignom und von der Hodentorsion abzugrenzen *(akutes Skrotum-Syndrom).* Beim Hodentumor ist das befallene Organ in der Regel schmerzlos vergrößert, die Oberfläche höckrig, eine entzündliche Komponente fehlt. Bei der Hodentorsion steht das plötzliche Ereignis (z. B. Sporttrauma) im Vordergrund, die Schmerzen sind unerträglich, es besteht eine peritonitische Begleitreaktion und eine Schmerzlinderung nach Hochlagern des Skrotums tritt nicht ein (Prehn-Zeichen negativ). Die Beurteilung der serologischen Entzündungszeichen hilft bei der Abklärung. Im Zweifelsfall operative Hodenfreilegung!

6.1.5 Anhang: Hospitalismus

Hospitalismus kennzeichnet die Problematik, die sich daraus ergibt, daß multiresistente (Problem-)Keime aus dem „Keimreservoir Krankenhaus" (nosokomiale Infektion) entstammen. Zusätzlich zu den bekannten Überträgermedien für Hospitalkeime nicht-operativer Fächer (Bettwäsche, Personal, Staub) kommen im urologischen Bereich insbesondere Uringefäße, transurethrale Instrumente, Verbandswagen, sowie der septische Operationstrakt in Betracht. Aus größeren Sammelstatistiken geht hervor, daß in urologischen Kliniken mehr als die Hälfte aller Patienten bereits bei der Aufnahme bakterielle Infektionen des Urogenitalsystems aufweisen. Durch kritiklose Anwendung von Antibiotika, Ausbildung primärer Persister-Stämme und spontane Mutationen entstehen resistente Hospitalkeime, die durch die gängigen aseptischen Verfahren nur schwer zu reduzieren sind. Beispiele für solche Hospitalkeime sind E. coli und Klebsiellen, mit deren Infektion Patienten häufiger aus einer urologischen stationären Behandlung entlassen werden, als sie primär aufgenommen wurden. Eine sinnvolle Hospitalismus-Prophylaxe schließt ein: Vermeidung neuer Infektionen, Elimination vorhandener Keime, Vermeidung einer Bakterienstreuung, Verhinderung einer Resistenzentwicklung vorhandener Keime durch Einsparung von Chemotherapeutika, sowie die Eindämmung von Autoinfektionen mit eigenen Darmkeimen.

6.2 Spezifische Entzündungen

Spezifische Entzündungen des Urogenitalsystems sind Infektionskrankheiten, die durch einen definierten Erreger verursacht werden und ein spezifisches klinisches und pathologisch-anatomisches Entzündungsbild hervorrufen. Im urologischen Fachgebiet am häufigsten anzutreffen sind die Tuberkulose, die Bilharziose, die Filiariasis und die Lues.

6.2.1 Urogenitaltuberkulose (GK 3-6.6)

Etwa 30% aller extrapulmonalen Tuberkulosefälle manifestieren sich am Urogenitalsystem. Seit dem vergangenen Jahrhundert hat die Tuberkulose-Sterblichkeit progredient abgenommen und geht mit der Zahl der Neuzugänge parallel. Häufigkeitsgipfel wurden im ersten und zweiten Weltkrieg beobachtet.

Die Urogenitaltuberkulose zeigt allerdings nicht diesen deutlichen Rückgang wie die pulmonale Tuberkulose. Der scheinbare Widerspruch zwischen der von Klinikern beobachteten Zunahme und der gesicherten Abnahme der Mortalität ist auf die verbesserte Diagnostik und Therapie zurückzuführen. In der Bundesrepublik Deutschland liegt die Morbidität zur Zeit bei 4-5 Neuerkrankungen pro 100000 Einwohner. Das Manifestationsalter hat sich vom 3.-4. auf das 5.-6. Lebensjahrzehnt verschoben. Kinder und Jugendliche haben seltener urogenitale Neuerkrankungen, da die Latenzzeit zwischen Primäraffekt und Sekundärmanifestation an den Urogenitalorganen 5-12 Jahre beträgt. Je kürzer die Latenzzeit, um so günstiger die Prognose. Die Genitalbeteiligung schwankt zwischen 80% (männlich) und 15% (weiblich). In $^1/_3$ der Fälle kommt es hämatogen zu einem gleichzeitigen Befall des uropoetischen und Genitalsystems.

6.2.1.1 Pathogenese

Vom pulmonalen, seltener intestinalen Primärherd kommt es im Rahmen der primären Frühstreuung hämatogen zum beidseitigen Befall der Nierenrinde (Abb. 6-18). Von da aus greift die tuberkulöse Infektion auf das Nierenmark und die Kelchnischen (Fornices) über. Von einer offenen Nierentuberkulose spricht man, wenn der tuberkulöse Prozeß Anschluß an das Nierenbeckenkelchsystem und damit das Hohlraumsystem gewonnen hat; erst jetzt kann die Uro-Tuberkulose durch spezifische Harnkulturen

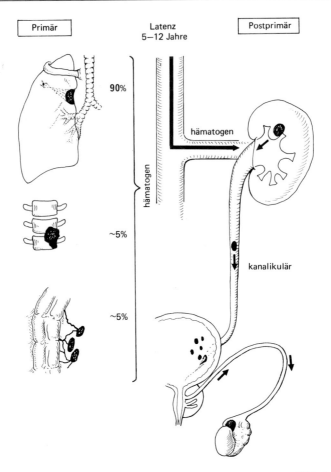

Primär

Latenz
5−12 Jahre

Postprimär

90%

hämatogen

hämatogen

~5%

kanalikulär

~5%

Abb. 6-18 Infektweg der Urogenitaltuberkulose vom Primärherd in Lunge, Wirbelsäule oder Darm ausgehend. Nach jahrelanger Latenz kommt es über eine kanalikuläre Streuung zur urogenitalen Disseminierung.

oder Tierversuche nachgewiesen werden. Obwohl in der überwiegenden Zahl der Fälle die Nieren den urogenen Primärherd darstellen, von denen es kanalikulär deszendierend zu einer Streuung in die distalen Organe des Urogenitalsystems kommt, wird eine primär hämatogene Aussaat vom pulmonalen Herd in Nebenhoden, Samenblase oder Prostata diskutiert. Von dort breitet sich die Infektion urogen auf andere Organe aus.

6.2.1.2 Stadien der Nierentuberkulose

Man unterscheidet üblicherweise drei Stadien der Nierentuberkulose:

I. Das *parenchymatöse Stadium* mit kortikalen Narben und kleinen Verkäsungsherden ohne zwingenden Nachweis von Endkelchveränderungen (Abb. 6-19).

II. Das *ulzerokavernöse Stadium* nach Anschluß des Entzündungsherdes an mindestens eine Kelchgruppe. Nach anderen Schemen wird das Stadium der ulzero-kavernösen Nierentuberkulose unterteilt in eine

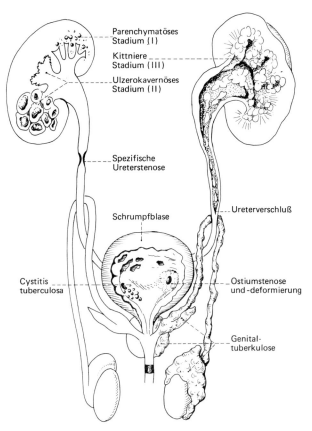

Abb. 6-19 Stadien der Nierentuberkulose und Manifestation an Ureter, Harnblase und Geschlechtsanhangsdrüsen.

Untergruppe mit Befall nur einer Kelchgruppe und den Befall aller Kelchgruppen bei noch erhaltener Ausscheidungsfunktion der Niere (Abb. 6-19).
III. Stadium der *Kittniere* mit vollständiger Destruktion des Organs (Abb. 6-19).

An den *Ureteren* kommt es zu einer *tuberkulösen Ureteritis* mit Ausbildung von Fibrosen, die in einzelne oder multiple Harnleiterstenosen übergehen. Spätfolge ist der gänsegurgelartige Befund im Urogramm. In 50% aller Urogenitaltuberkulosen wird eine Ureterbeteiligung beobachtet, wobei der distale (prävesikale) Ureteranteil häufiger befallen ist als der proximale Ureteranteil. Folge der distalen Ureterstenose ist entweder die progredient fortschreitende Pyonephrose oder bei gleichzeitigem Befall der ostiennahen Blasenanteile der vesikoureterale Reflux. Hat die Ausbildung einer proximalen Ureter-(Abgangs-)Stenose zu einer Abriegelung des distalen Infektionsweges geführt, so kommt es an der Niere im Verlaufe käsiger Papillendestruktionen und Kavernenbildungen zu einer fortschreitenden Zerstörung der gesamten Niere, zur Ausbildung einer Kittniere, die als funktionsloser, nicht weiter kanalikulär streuender Endzustand zu bezeichnen ist („Autonephrektomie").
Die tuberkulösen Veränderungen der *Blasenschleimhaut* sind charakterisiert durch tuberkulöse Knötchen (Tuberkel), die zu größeren Bezirken konfluieren, ulzerös einschmelzen und bei intramural fortschreitender Destruktion mit Defektheilung in einer Schrumpfblase mit Einengung der Ostien endet (Abb. 6-20). Die weitere Aussaat ruft

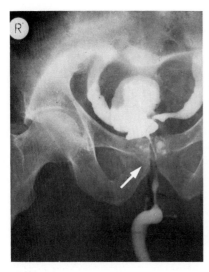

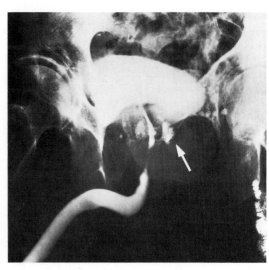

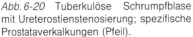

Abb. 6-20 Tuberkulöse Schrumpfblase mit Ureterostienstenosierung; spezifische Prostataverkalkungen (Pfeil).

Abb. 6-21 Mit Kontrastmittel gefüllte tuberkulöse Prostatakavernen (Pfeil) bei retrograder Urethrographie.

eine Tuberkulose der *männlichen* Adnexe (Prostata, Samenblase, Ductus deferens, Epididymis und Testis) hervor. In der Prostata und der Epididymis kommt es zur verkäsenden Entzündung, Kavernenbildung (Abb. 6-21) und evtl. Abszeßbildung. Die tuberkulösen Veränderungen am Hoden entstehen wahrscheinlich aussschließlich per continuitatem. In der *Harnröhre* manifestiert sich die Tuberkulose in Form von postentzündlichen Strikturen und chronischen Fisteln.

6.2.1.3 Kontagiosität

Tuberkelbakterienhaltiger Urin ist hoch infektiös, so daß insbesondere im häuslichen Bereich die offene Urogenitaltuberkulose zu pulmonalen oder intestinalen Primärinfektionen anderer Familienmitglieder führen kann. Eine Isolation ist beim offenen Stadium daher notwendig.

6.2.1.4 Symptomatologie

Typische Frühsymptome der Urogenitaltuberkulose werden vermißt. Urologische Verdachtssymptome sind persistierende,

therapieresistente zystitische Beschwerden mit Pollakisurie, Dysurie, Nykturie, verbunden mit Mikrohämaturie und steriler Leukozyturie. Auch Koliken ohne Steinnachweis bei anamnetisch bekannter, oft jahrelang zurückliegender Lungentuberkulose geben weitere Aufschlüsse.

Als *Faustregel* gilt, daß jeder chronische Harnwegsinfekt mit Pyurie ohne Bakteriennachweis, jede Epididymitis im frühen Erwachsenenalter ohne prädisponierende Faktoren am unteren Harntrakt, jede Prostatitis mit rektalem Palpationsbefund bei Jugendlichen ohne Bakteriennachweis im Urin verdächtig auf eine Urogenitaltuberkulose ist. Auch muß jede persistierende Erythrozyturie ohne urographisch nachgewiesenes morphologisches Substrat auf eine Tuberkulose abgeklärt werden. Regellos angeordnete Verkalkungen in Projektion auf die Niere sind primär auf eine Nierentuberkulose suspekt.

6.2.1.5 Diagnostik

Die Diagnose einer Urogenitaltuberkulose stützt sich vornehmlich auf den Nachweis von Tuberkel-Bakterien in der spezifischen

Kultur (Hohn-Kultur) und durch Tierversuche (s. S. 46). Bereits *eine* positive Kultur oder *ein* positiver Tierversuch sind für die Urogenitaltuberkulose beweisend, wohingegen bei klinischem oder urographischem Verdacht negative Kultur- oder Tierversuchsergebnisse eine Tuberkulose nicht ausschließen.

Zur bakteriologischen Diagnostik wird an drei aufeinanderfolgenden Tagen Mittelstrahlurin verwendet (Spezialfärbung nach *Ziehl-Neelsen* oder Tierversuch). Beim Verdacht auf eine Tuberkulose der Prostata oder des Nebenhodens werden Ejakulat oder Prostata-Exprimat untersucht. Das Anzüchten von Tuberkelbakterien im Tierversuch ist sicherer als die Kultur oder der Färbenachweis (s. S. 46).

Aufschlußreiche *serologische* Parameter sind das Blutbild, Differentialblutbild, die Blutsenkungsgeschwindigkeit und die Elektrophorese. Die serologische Immundiagno-

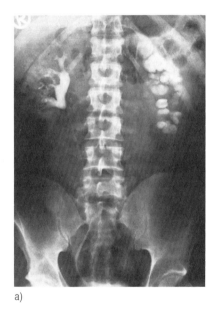

a)

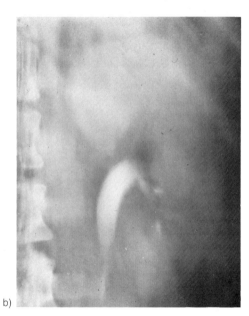

b)

c)

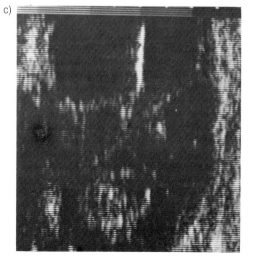

Abb. 6-22 a Multiple Kelchhalsstrikturen im ulzerokavernösen Stadium II rufen im Urogramm eine typische „margaritenförmige" Umwandlung des NBKS hervor; *hier:* 46jähriger Türke mit Nierentuberkulose links.

Abb. 6-22 b Infusionsnephrotomogramm bei Autoheminephrektomie des linken Nierenobergeschosses (43jähriger Mann).

Abb. 6-22 c Sonographisch echoarme Kavernen der linken oberen Nierenhälfte (Pat. wie in b).

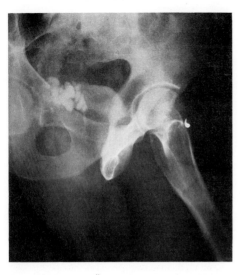

Abb. 6-23 Auf der Übersichtsaufnahme in *Lauenstein-Position* ausgedehnte verkalkte Prostata- und Samenblasenkavernen bei postprimärer Urogenitaltuberkulose 12 Jahre nach pulmonalem Primärherd.

stik erscheint wegen der Unspezifität unsicher. Die *klinische* Diagnostik stützt sich auf die Urethro-Zystoskopie, den rektalen Palpationsbefund der Prostata, der Samenblasen und den Palpationsbefund des Samenstranges, Nebenhodens und Hodens.

Röntgenologisch bedeutende Veränderungen sind die mottenfraßartig ausgefransten und erweiterten Nierenkelche (s. Abb. 6-19, S. 171) die käsigen Papillendestruktionen im Urogramm im ulzerokavernösen Stadium, sowie die margaritenförmige Umwandlung des Hohlsystems bei Vorliegen mehrerer Kelchhalsstrikturen (Abb. 6-22 a).

Im Stadium der Kittniere imponiert im Urogramm das Organ als stumme Niere. Die späte Uretertuberkulose zeigt sich als gänsegurgelartig deformierter Harnleiter mit prävesikaler Stenose, mit oder ohne vesikoureteralem Reflux. Bereits in der Übersichtsaufnahme können Verkalkungen in Projektion auf die Prostata Hinweise auf verkalkte Prostata-Kavernen geben (Abb. 6-23).

Tabelle 6-15 Gow-Schema der Viermonats-Therapie der Urogenitaltuberkulose

Pyrazinamid 25 mg/kg KG/d	
Isoniazid 300 mg/d	3 × 600 mg/Woche
Rifampicin 450 mg/d	3 × 900 mg/Woche
2 Monate	2 Monate
oder	
Streptomycin 1 g/d	
Isoniazid 300 mg/d	
Rifampicin 450 mg/d	Isoniazid 3 × 600 mg/Woche
Pyrazinamid 25 mg/kg KG/d	Rifampicin 3 × 900 mg/Woche
2. Monate	2 Monate

6.2.1.6 Therapie

Mit spezifisch wirksamen Chemotherapeutika (Tab. 6-15) ist die Urogenitaltuberkulose eine Domäne der konservativen Therapie. Die tuberkulostatische Behandlung wird zunehmend nach 4 Monaten beendet (*Gow*, 1979).

Die Auswahl der Tuberkulostatika richtet sich nach der Resistenzlage der Mykobakterien. Nebenwirkungen sind: Polyneuritis (N. vestibularis et cochlearis), Allergien, Leberzellschädigung beim Isoniazid; Magen-Darm-Beschwerden, Hyperurikämie, Leberzellschädigung beim Pyrazinamid und Rifampicin; Gleichgewichtsstörungen beim Streptomycin.

Weiterführende Literatur

Fowler, J. E., T. A. Stamey: Studies of introital colanization in women with recurrent urinary tract infection. J. Urol. 117 (1977) 472

Fuchs, Th., H. Nübling, R. Granold et al.: Klinische Bedeutung der Probengewinnung bei Leukozyturie. Dtsch. med. Wschr. 107 (1982) 424

Gow, J. G.: Genitourinary tuberculosis: a 7-year review. Brit. J. Urol. 51 (1979) 239

Gusek, W.: Pathologische Anatomie der Infektionskrankheiten unter besonderer Berücksichtigung nosokomialer Infektionen. DIA 8 (1979) 64

Harzmann, R.: Hämorrhagische Zystitis: Differentialdiagnose, Diagnostik und Therapie. Med. Klin. 78 (1983) 84

Helpap, B., Th. Senge, W. Vahlensieck (Hrsg.): Die Prostata. Band 3; Prostatakongestion und Prostatitis. PMI Verlag, Frankfurt 1985

Komaroff, A. L.: Acute dysuria in women. N. Engl. J. Med. 310 (1984) 368

Leistenschneider, W., R. Nagel: Zytologische Diagnose und Klassifizierung entzündlicher Prostataerkrankungen. Akt. Urol. 9 (1978) 185.

Lison, A. E., H. Losse: Pyelonephritis-Definition, Ätiologie, Pathogenese, Diagnostik und Therapie. Urologe A 20 (1981) 19

Osterhage, H. R., J. W. Grups, R. Ackermann et al.: Aktuelle Analyse von Keimspektrum und Resistenz bakterieller Harnwegsinfektionen. Fortschr. Med. 102 (1984) 1178

Pilgrim, R.: Pyelonephritis. Fortschr. Med. 100 (1982) 212

Ringelmann, R., I. Just, B. Stegmüller: Infektionen der Harnwege. Rationelle Diagnostik und Therapieüberwachung. Krankenhausarzt 56 (1983) 872

Rodeck, G.: Spezifische Entzündungen des Urogenitaltraktes (einschließlich Parasitologie). In: Hohenfellner, R., E. J. Zingg (Hrsg.) Urologie in Klinik und Praxis. Band I. Thieme, Stuttgart 1982 p. 416

Schuster, H. P.: Sepsis als Hauptfaktor in der Pathogenese des Multiorganversagens. Med. Klin. 81 (1986) 29

Sieberth, H.: Konditionierende Faktoren der Pyelonephritis. In: Schriftenreihe der Bayr. Landesärztekammer. Band 1 (1980) 111

Weidner, W., H. G. Schiefer, H. Krauss et al.: Untersuchungen zur Ätiologie der nichtgonorrhoischen Urethritis. Dtsch. med. Wschr. 107 (1982) 1227

Weidner, W.: Moderne Prostatitisdiagnostik. Klin. Exp. Urol. 7 (1984) 1

7 Tumoren (GK 3-7)

K. H. Kurth, J. E. Altwein, G. H. Jacobi

7.1 Allgemeine Diagnostik

Führendes Symptom der Tumoren der Nieren und ableitenden Harnwege ist die Makro- oder Mikrohämaturie (Tab. 7-1). Obwohl Warnsymptom, handelt es sich nicht um ein Frühsymptom, sondern ist Ausdruck eines zerfallenden Harnleiter- oder Blasentumors oder Zeichen eines in das Nierenbecken einbrechenden Nierentumors (s. S. 179).

Während die *initiale* Hämaturie auf einen Prozeß im Bereich der Harnröhre hinweist, wird die *terminale* Hämaturie bei Erkrankungen der hinteren Harnröhre, des Blasenhalses und des Trigonums beobachtet, die *totale* Makrohämaturie bei Blasenerkrankungen oder Veränderungen im oberen Harntrakt.

Schmerzen in der Lendenregion sprechen für einen Nierenprozeß; Nieren- und Harnleiterkoliken sind die Folge abgehender Koagel oder Tumorpartikel. Auch Harnleitertumoren können durch die Obstruktion des Lumens Koliken provozieren. Der tumoröse Befall der Harnblase begünstigt Infektionen und kann sich über Monate als Zystitis manifestieren. Insbesondere intramural wachsende Harnblasentumoren oder das *Carcinoma in situ* einhergehend mit dysurischen Beschwerden, werden häufig verkannt (sogenannte „maligne Zystitis").

Dysurie mit verzögertem Miktionsbeginn, Nachträufeln und abgeschwächtem Harnstrahl sind bei älteren Männern meist Symptome der Prostatahyperplasie. Tumoren des Blasenhalses und das Prostatakarzinom verursachen gleiche Beschwerden.

Hinter palpablen Geschwülsten im Bereich der Nierenlager verbergen sich: gutartige Nierenzysten, polyzystische Nieren, Hydronephrosen und Geschwulstbildungen.

Bei entspannten Bauchdecken des Patienten sind in Rückenlage große paraaortale Lymphknotenmetastasen (Hodentumor) und die prall gefüllte Blase (Harnverhalt oder Überlaufblase bei Prostatakarzinom und Harnröhrentumoren) zu tasten. Der rektale oder vaginale Tastbefund hilft bei der ersten Klärung.

Tastbare Raumforderungen im Skrotalfach sind bis zum Beweis des Gegenteils als Hodentumoren anzusehen. Inguinale Freilegung des Hodens und Schnellschnittuntersuchung erfolgen noch am gleichen Tage!

Da der Primärtumor (vor allem beim Nierenkarzinom und Prostatakarzinom) auch ohne lokale Symptomatik sich klinisch häufig erst durch seine Metastasen manifestiert, soll bei Knochenschmerzen und röntgenolo-

Tabelle 7-1 Hämaturie und Lebensalter

	Alter	Häufigste Ursachen
Kinder	bis 15	Rhabdomyosarkom Wilms Tumor
Männer	10-35	Pyelonephritis, Tbc, Steine
Frauen	20-35	hämorrhagische Zystitis
Beide Geschlechter	35-45	Blasentumoren, Steine
Beide Geschlechter	45-60	Urotheltumoren, Nierentumoren
Frauen	> 60	Blasen- und Nierentumoren
Männer	> 60	Blasen- und Prostatatumoren

vgl. Kapitel 15.5, S. 393

gisch oder nuklearmedizinisch nachgewiesenen Knochenmetastasen an das Nierenkarzinom und Prostatakarzinom, bei Lungenmetastasen an Hoden-, Nieren- und Prostatakarzinom und bei Lebermetastasen an das Nierenkarzinom gedacht werden.

Einseitige oder doppelseitige Ödeme der unteren Extremität können aus einer ausgedehnten Lymphknotenmetastasierung im kleinen Becken bei Prostata- oder Blasenkrebs resultieren.

7.2 Nierenparenchym (GK 3-7.1) (Tab. 7-2)

Maligne Tumoren der Nieren sind selten (1% aller Malignome). Männer erkranken doppelt so oft als Frauen. Ursachen der Entstehung sind unbekannt. Als mögliche ätiogenetische Faktoren werden diskutiert: Tabak- und Kaffeegenuß, Kadmium (im Tabak), genetische (erhöhtes Risiko eines Nierenadenokarzinoms beim Hippel-Lindau-Syndrom), hormonelle Einflüsse (Zunahme der Erkrankung bei Männern) und fettreiche Kost. Die Entwicklung des Nierenzellkarzinoms aus einem gutartigen Adenom ist wahrscheinlich. Etwa $^4/_5$ aller Nierentumoren sind Nierenzellkarzinome, beim Kind stellt der Wilms Tumor 20 bis 30% (!) aller Malignome dar.

7.2.1 Nierenzellkarzinom („Hypernephrom")

Geschlechtsverteilung

Häufigstes Vorkommen im 6. Jahrzehnt, Verhältnis von Männern zu Frauen 2:1 sowie fehlende Seitenbevorzugung sind bezeichnend. In etwa 50% ist der untere Nierenpol befallen. 2% der Nierenzellkarzinome sind bilateral. Die Tumorausdehnung wird nach dem **TNM-System** der Unio Internationalis contra Cancrum (UICC) angegeben (Abb. 7-1).

Das „**Grading**" (Tab. 7-3) bezeichnet den histologischen Differenzierungsgrad. Danach wird bereits das gutartige Nierenadenom als G_0-Tumor eingeordnet.

7.2.2 Metastasierung

Die Metastasierung erfolgt ohne Beziehung zwischen Größe des Tumors und Metastasenhäufigkeit in 50-75% hämatogen (Abb. 7-2).

Tabelle 7-2 Nierentumoren

I. Tumoren des Nierenparenchyms
  A. Epitheliale Tumoren
    1. Gutartige: Adenom
    2. Bösartige: Nierenzellkarzinom (sog. hypernephroides Nierenkarzinom, Hypernephrom, *Grawitz*-Tumor)
  B. Mesenchymale Tumoren
    1. Gutartige: Fibrom, Myom, Lipom
    2. Bösartige: Fibrosarkom, Liposarkom, Myosarkom, Angioendotheliom
  C. Mischtumoren
    1. Gutartige: Angiomyolipom
    2. Bösartige: Wilms Tumor (embryonales Adenosarkom)

II. Tumoren des Nierenbeckens und des Ureters
  A. Epitheliale Tumoren
    1. Gutartige: fibroepithelialer Polyp oder Fibroepitheliom
    2. Bösartige: Übergangsepithelkarzinom, Plattenepithelkarzinom, Adenokarzinom
  B. Mesenchymale Tumoren
    1. Gutartige: Fibrom, Myxom, Hämangiom
    2. Bösartige: Myxosarkom

Tabelle 7-3 Histologisches Grading des Nierenzellkarzinoms

G_x	Differenzierungsgrad unbekannt
G_0	Nierenadenom
G_1	hoch differenziert
G_2	mäßig differenziert
G_3	niederdifferenziert

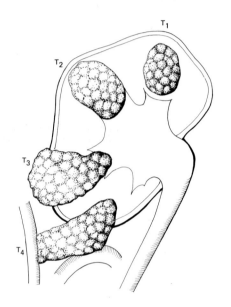

Abb. 7-1 Zur Klassifikation des Nierenzellkarzinoms nach dem TNM-System sind Voraussetzung*): Klinische Untersuchung, Urographie, Arteriographie, Lymphographie, Thorax-Röntgen und klinisch-chemische Befunde. **T** = Primärtumor-Ausdehnung (s. Abb.). **N** = regionale und juxtaregionale Lymphknoten. N_x = Lymphknotenstatus unbekannt, N_0 = keine Lymphknotenmetastasen, N_1 = Metastase in einem einzelnen ipsilateralen Lymphknoten und N_2 = Befall weiterer Lymphknotenstationen. **M** = Fernmetastasen, M_x = nicht bekannt, M_0 = metastasenfrei, M_1 = Fernmetastasen vorhanden.
*) Wird derzeit überarbeitet.

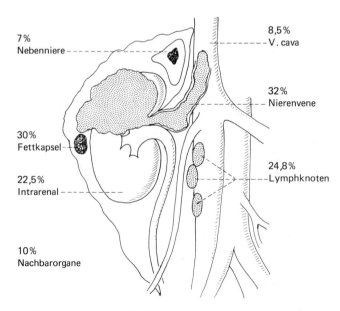

Abb. 7-2 Metastasierungsrate des Nierenzellkarzinoms.

Tabelle 7-4 Symptome beim Nierenzellkarzinom

Schmerzen	48%
Hämaturie	40%
Tastbare Resistenz	39%
Gewichtsabnahme	37%
Hochdruck	22%
Fieber	19%
Trias: Schmerz Resistenz Hämaturie	11%
Keine	5%

7.2.3 Symptomatik

Jeder 2. Nierentumor ruft „Fremd"-Symptome hervor. Der Patient wird zunächst untersucht vom
● Internisten: Hypertonie, Hyperkalzämie, Polyglobulie;
● Gastroenterologen: Stauffer-Syndrom;
● Orthopäden: Kreuzschmerzen, Spontanfraktur;
● Neurochirurgen: Hirnmetastasen;
● Pulmologen: Lungenmetastasen.

Die klassische Symptomentrias Hämaturie, Flankenschmerzen, palpabler Tumor in der Nierenregion findet sich nur bei 11% aller Patienten mit einem Nierentumor (Tab. 7-4).

Die Hämaturie resultiert aus dem Einbruch des Tumors in das Nierenbeckenkelchsystem (Abb. 7-3) und variiert: Mikro- oder Makrohämaturie, paroxysmal oder andauernd, schmerzhaft oder schmerzlos. Typisch ist die schmerzlose Hämaturie. Blutkoagel

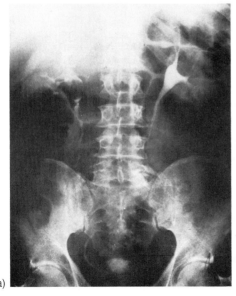
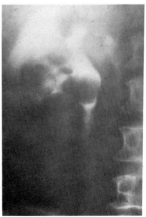

a) b)

Abb. 7-3 a) Hypernephrom rechts mit Tumoreinbruch in das Nierenbecken. – b) Die Nephrotomographie zeigt deutlich den tumorbedingten Füllungsdefekt des rechten Nierenbeckens.

lösen bei Harnleiterpassage Koliken aus. Die Hämaturie ist Spätsymptom.

Schmerzen, meist nur Spätsymptom, werden selten durch Kapseldehnung, eher durch Einblutungen in den Nierentumor, Obstruktion der Harnwege, Zug am Gefäßstiel oder lokale Extension verursacht.

Jeder 3. Patient hat einen palpablen Tumor. Intermittierende Fieberschübe (Folge der Tumornekrose) treten in 12-20% auf. Leukozytose mit erhöhter BSG begleiten die Fieberschübe.

Nur die am liegenden Patienten persistierende Varikozele links und rechts ist tumorverdächtig (< 1%). Ursache ist die Behinderung des Blutabflusses in der V. testicularis durch einen venösen Tumorthrombus oder Vena testicularis-Kompression.

Die häufigsten Laborbefunde sind Anämie und Erythrozyturie. Die Hyperkalzämie ist durch Metastasen oder ektope Bildung einer parathormonähnlichen Substanz im Tumor bedingt.

Als *Tumormarker* sind erhöhte periphere Plasma-Reninspiegel (Hochdruck) und ein Ansteigen des Erythropoetins (Polyglobulie), unabhängig vom Ausmaß der Anämie, anzusehen. Das *Stauffer*-Syndrom (Leberdysfunktionssyndrom) wird sowohl bei metastasierenden als auch bei nicht-metastasierenden Nierentumoren beobachtet. Im letzten Fall normalisieren sich nach Tumornephrektomie die erhöhte alkalische Phosphatase, die Hypalbuminämie, die Alpha-2-Hyperglobulinämie, die Hypoprothrombinämie und die erhöhte γ GT.

Hyperkalzämie, Polyglobulie, hyperreninämische Hypertonie und Stauffer-Syndrom werden als *paraneoplastische* Syndrome zusammengefaßt.

7.2.4 Diagnostik

Die radiologische und sonographische Untersuchung hat zentrale Bedeutung bei Verdacht auf Nierentumor.

Urographischer Befund: Bereits auf der Abdomenleeraufnahme läßt sich häufig eine über die normale Nierenkonfiguration hinausgehende homogene Verschattung feststellen. Die Niereneigenkontur ist nicht sicher abgrenzbar. Am schwierigsten ist der obere Nierenpol zu beurteilen. In etwa 10% finden sich innerhalb des Tumors Verkalkungen, die ebenfalls auf der Abdomenübersichtsaufnahme sichtbar werden.

Nach Kontrastmittelinjektion ist neben Form, Größe und Lage beider Nieren das Hohlsystem zu beurteilen. Fehlende Verdrängungszeichen schließen einen Nierentumor nicht aus.

Das *Nephrotomogramm* erlaubt eine exakte Beurteilung der Nierenkonfiguration. Grenzschichten sind ohne störende Darmgasüberlagerung besser zu beurteilen (Abb. 7-3, s. S. 179). Zur Unterscheidung: Nierenzyste – Nierentumor ist die *Ultraschalluntersuchung* unerläßlich (Abb. 7-4). Beim operablen Patienten (biologisches Alter, keine internistischen Kontraindikationen) und Metastasenfreiheit (Thoraxröntgen, Knochenszintigraphie) erfolgt präoperativ die Angiographie der Niere oder DSA. Die Information über die Gefäßversorgung der Niere erleichtert das operationstaktische Vorgehen. Gegenwärtig kann die CT die Angiographie ersetzen. Sie informiert auch mit einer 80-90%igen Zuverlässigkeit über das T-Stadium sowie über einen möglichen Tumorthrombus in der V. renalis oder V. cava. Bei inoperablen Patienten ist nach Ultraschalluntersuchung und Computertomographie (Abb. 7-5) die Angiographie überflüssig.

Die selektive Nephroangiographie weist mit 95% Genauigkeit maligne Nierentumoren nach. Pathognomonisch sind: pathologische Gefäßzeichnung, Tumoranfärbung, Gefäßstümpfe und Gefäßabbrüche (Abb. 7-6).

Mit der Kavographie ist ein Einbruch des Nierentumors in die V. renalis und der Verschluß der Vena cava inferior durch einen Tumorthrombus nachweisbar (Abb. 7-7). 8-30% der Tumoren haben einen Nierenvenen- und einen V. cava inf.-Befall (Abb. 7-2, s. S. 178). Die Kavographie oder die CT sind deshalb wichtige diagnostische Parameter. Der Verschluß der V. renalis durch einen Tumorthrombus, der in die V. cava inferior hineinragt, aber auch ein totaler Verschluß der V. cava durch einen Tumorthrombus sind keine Kontraindikationen zur Tumornephrektomie, falls nicht gleichzeitig Fernmetastasen nachgewiesen wurden (se-

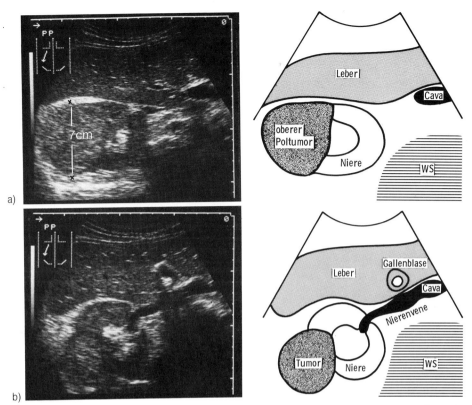

Abb. 7-4 Sonogramm eines Nierentumors rechts. a) links: Ultraschallschnitt durch den rechten oberen Nierenpol, der einen 7 cm großen Nierentumor trägt. rechts: erläuternde Skizze – b) links: Ultraschallschnitt durch das rechte Nierenmittelgeschoß, das den kaudalen Tumorausläufer enthält. cm-Eichskala am oberen Bildrand. rechts: erläuternde Skizze. WS = Wirbelsäule.

lektive Nierenphlebographie, Abb. 7-6, s. S. 183).
Die pedale Lymphangiographie zum Nachweis regionärer Lymphknoten wurde durch die CT verdrängt.

Differentialdiagnose: Gegen das Neoplasma muß vor allem die Nierenzyste abgegrenzt werden. Der seltene, gutartige Nierentumor (Adenom, Onkozytom) kann auch bei Zuhilfenahme aller diagnostischer Methoden häufig erst histologisch diagnostiziert werden. Die fetale Lappung der Niere mit Nierenbuckelung täuscht gelegentlich einen Tumor vor. Die „Niere in der Niere" erscheint als Pseudotumor. Es handelt sich hierbei um hypertrophierte Bertinsche Säulen, die im Urogramm zur Kelchausziehung oder Kelchabplattung führen können und hierdurch einen raumfordernden intrarena-

len Prozeß vortäuschen. Angiographisch fehlt die pathologische Gefäßzeichnung. Im CT wird auf allen Schnitten das Nierenparenchym mit gleichbleibender Dichte dargestellt und ein Nierentumor mit 98% Zuverlässigkeit ausgeschlossen. Unter den entzündlichen Nierenprozessen wirft die xanthogranulomatöse Pyelonephritis besondere Probleme auf. Die Niere kann urographisch stumm sein, DSA und CT sowie die entzündliche Komponente dieses Krankheitsbildes sind meist diagnosebeweisend, mitunter spricht aber erst der Pathologe am Nephrektomiepräparat das letzte Wort.
In das Nierenparenchym einwachsende Nierenbeckentumoren werden durch die CT mit KM-Bolus anhand der fehlenden KM-Anreicherung differenziert.
Nebennierentumoren führen im Urogramm zu einer Kaudalverlagerung der Niere, meist

rechter oberer Nierenpol

Cava Aorta

Tumor links

Leber

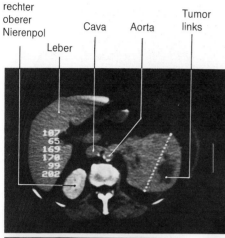

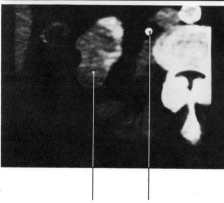

Tumor rechts   Ureter rechts

Abb. 7-5 CT bei doppelseitigem Nierentumor (82jährige Frau mit Makrohämaturie). Obere Bildhälfte: 10 cm großer, nekrotisch zerfallender Nierentumor links. Untere Bildhälfte: Kleiner unterer Poltumor rechts.

ohne Veränderung des Nierenhohlsystems (s. Abb. 10-6, S. 291).

Andere raumfordernde Prozesse (Pankreaszysten, Liposarkom, abgekapseltes Urinextravasat nach Traumen oder Operationen am Hohlsystem, retroperitoneale Lymphknotenmetastasen) führen zur Verlagerung der Niere nach kranial oder lateral, die Nierenkontur läßt sich meist bereits im Urogramm eindeutig abgrenzen und die sekundäre Dystopie der Niere durch einen extrarenalen Prozeß nachweisen.

7.2.5 Therapie

Für die Therapieplanung und den Vergleich verschiedener Behandlungsmethoden wird das TNM-Stadium des Tumors ermittelt („Staging", s. Abb. 7-1, S. 178), welches aber für das Nierenzellkarzinom im Vergleich zu anderen urologischen Tumoren differentialtherapeutisch von geringerer Bedeutung ist (s. u.). Das Tumorstadium (= statischer Istzustand) hängt offenbar vom histologischen Malignitätsgrad („Grading", s. Tab. 7-3) ab. Das „Grading" spiegelt somit die Dynamik des Wachstums wider und beeinflußt die Prognose.

Es gilt: Je unreifer der Nierentumor, um so rascher das Wachstum und um so schlechter die Prognose.

Chirurgische Therapie

Im Stadium $T_{1-3}N_{x-1}M_0$ und bei normaler kontralateraler Niere erfolgt die radikale Tumornephrektomie, d. h. Entfernung der tumortragenden Niere einschließlich der Nierenfettkapsel, der Nebenniere und regionären Lymphknoten. Hierbei werden ggf. Tumorthromben der V. renalis oder der V. cava inferior durch Cavotomie extrahiert. Bei Tumorthromben, die der Cavawand adhärent sind, wird der Tumor unter Mitnahme einer Cavamanschette reseziert. Bei funktioneller, kongenitaler oder erworbener Einzelniere ist bei einem gut abgekapselten Tumor die Teilresektion, bei den die Nierenkontur überragenden kleineren Tumoren die Enukleation möglich (Abb. 4-6; S. 85). Bei multipler oder generalisierter Metastasierung ist die Tumornephrektomie kontraindiziert. Einzelmetastasen (Lunge, Knochen, Hirn), die resektabel erscheinen, sind keine Kontraindikation zur Tumornephrektomie.

Die radikale Tumornephrektomie erfolgt bei großen und oberen Pol-Tumoren thorako-abdominal. Bei Tumoren des unteren Nierenpols wird ohne Eröffnung des Thoraxraumes im 10. Interkostalraum eingegangen. Parakolisch wird primär der Gefäßstiel vor der Mobilisierung der Niere ligiert. Somit wird die Ausschwemmung von Tumorzellen intraoperativ vermieden. Nierenvene und -arterie werden separat ligiert.

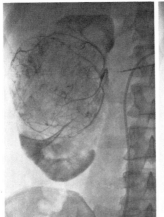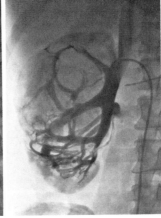

Abb. 7-6 Selektive Nierenarteriographie bei rechtsseitigem Nierentumor (links) und selektive Nierenphlebographie (rechts).

Durch präoperative arterielle Transkatheter-Embolisation mit Gelfoam, Histoacryl (Abb. 7-9, S. 185), 95%igem Äthylalkohol oder Metallspiralen mit terminalem Wollfaden kann der arterielle Zufluß unterbrochen werden. Der intraoperative Blutverlust wird vermindert und der Eingriff technisch erleichtert, da nach Embolisation primär die Nierenvene, die anatomisch vor der Nierenarterie liegt, unterbunden werden kann. Die präoperative Embolisation ist jedoch für größere Nierentumoren reserviert.

Abschließend erfolgt die Resektion der regionären paraaortalen bzw. parakavalen Lymphknoten.

Adjuvante Radiotherapie

Der Erfolg der prä- und postoperativen Radiotherapie ist umstritten, eine Verbesserung der Fünfjahresüberlebensrate ist nicht nachgewiesen. Theoretische Vorteile der präoperativen Radiotherapie sind: Tumorzelldevitalisierung, Obliteration der großka-

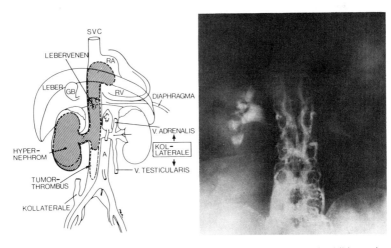

Abb. 7-7 Verschluß der Vena cava inferior durch einen Tumorthrombus mit Ausbildung eines Kollateral-Kreislaufs (rechts). Situationserläuterung (links): SVC = Vena cava superior, RA = rechter Vorhof, RV = rechter Ventrikel, GB = Gallenblase.

librigen Kollateralvenen und Lymphgefäße sowie Tumorabkapselung mit technischer Operabilität eines vor Bestrahlung inoperablen Tumors („Downstaging"). Die präoperative Radiotherapie hat keinen Einfluß auf die Prognose des Nierenkarzinoms.

Hormontherapie

Aufgrund experimenteller Befunde wurde 1964 mit der hormonellen Behandlung von Nierentumormetastasen begonnen. Die Patienten erhielten täglich 300-500 mg eines Depot-Gestagens(Clinovir100®;Depostat®). Nur wenige Patienten sprechen objektiv auf diese Behandlung an, selbst in diesen Fällen ist die Remission meist nur vorübergehend. In kontrollierten Studien führte die Einnahme von Gestagenen nicht zur Größenabnahme von meßbaren Metastasen. Ihre Einnahme ist allenfalls wegen des anabolen und positiv-psychotropen Effektes beim metastasierenden Nierenzellkarzinom gerechtfertigt. (Abb. 7-8).

Chemotherapie

Zahlreiche klinische Studien haben das Nierenzellkarzinom als einen recht chemotherapieresistenten Tumor identifiziert, Zytostatika sind daher wenig hilfreich.

Tumorembolisation

Eine mögliche Palliativtherapie des lokal inoperablen Tumors (T_4), des aus allgemeinmedizinischen Gründen inoperablen Patienten, des metastasierenden Nierenkarzinoms (N_x, M_1) oder bei stärksten lokalen Schmerzen besteht in der Embolisation des Tumors nach selektiver Katheterisierung der A. renalis der tumortragenden Niere (Abb. 7-9). Domäne der palliativen Nierentumor-Embolisation (gleiche Embolisate wie bei präoperativer Anwendung) ist jedoch die wiederkehrende bedrohliche Blutung in das Hohlraumsystem. Gute Ergebnisse wurden bei der Embolisation in Gegenwart von Knochenmetastasen erreicht (90% lebten nach 2 Jahren, 60% noch nach 5 Jahren). Völliger Verschluß der Nierenarterie führt zum Postinfarkt-Syndrom (Tab. 7-5). Eine Revaskularisierung der Niere mit Progredienz des Tumors ist möglich.

Immuntherapie

Remissionen von meßbaren Metastasen etwa der Lunge wurden nach aktiver Immunisierung mit autologen abgetöteten Tumorzellen, gemischt mit einem unspezifischen Adjuvans (Corynebacterium parvum oder

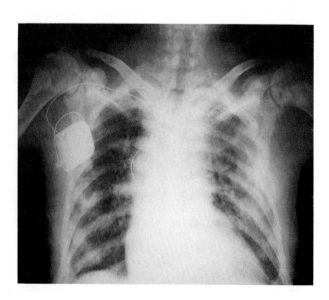

Abb. 7-8 Diffuse Metastasen eines Nierenzellkarzinoms in der Lunge (rechts: Herzschrittmacher).

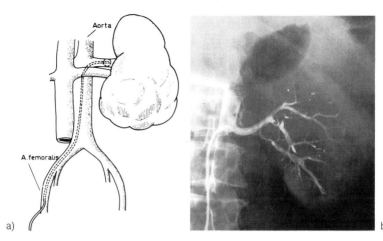

Abb. 7-9 a) Plazierung des doppellumigen Ballonkatheters in die tumorseitige Nierenarterie. Nach Auf-
blocken des Ballons kann die tumortragende Niere mit einem Gewebeklebstoff embolisiert werden. – b)
Der Gewebeklebstoff hat sich in den Verzweigungen der A. renalis verteilt. Mit Tantalpuder wird der
Gewebekleber kontrastdicht, so daß Verlaufskontrollen der embolisierten Niere möglich sind.

BCG), beobachtet. Erste Erfahrungen mit
Interferon liegen vor. Die in 0,8% beobachtete Spontanremission von Metastasen des
Nierenzellkarzinoms weist auf immunologische Abwehrvorgänge des Tumorträgers
hin.

Prognose des Nierenzellkarzinoms

Die Prognose ist abhängig von der Ausdehnung des Nierentumors bei der Erstuntersuchung (Abb. 7-10).
Bei alleinigem Befall der Nierenvenen und
regionären Lymphknoten unterscheidet sich
die Fünf-Jahres-Überlebensrate von 42%
kaum von der globalen Überlebenszeit für
alle Stadien mit 49%. Hat der Tumor die V.
cava inferior befallen, überleben nur 20% 5
Jahre. Bei nachgewiesenen Fernmetastasen
beträgt die mittlere Überlebenszeit 12 Monate.

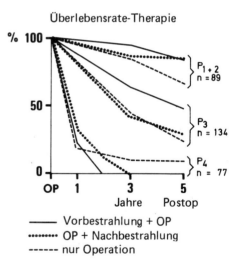

Abb. 7-10 Krankengut der Urologischen Universitätsklinik Mainz (P = Stadium am Nephrektomiepräparat ≙ T).

Tabelle 7-5 Nierenzellkarzinom: Postinfarkt-Syndrom nach Embolisation (Johnson, 1977)

Postinfarkt-Syndrom (3-4 Tage lang)		
	Schmerzen	88%
	Fieber	85%
	Nausea, Erbrechen	78%
	Hochdruck	5%
	Nierenversagen	5%
	Sepsis	2%

Der Einfluß des histologischen Malignitätsgrades auf die Prognose zeigt sich in einer
Zehn-Jahres-Überlebensrate von 40% bei
gut differenzierten Nierentumoren (G1),
und von 18% bei schlecht differenzierten
Tumoren (G3).

7.3 Nierenbecken und Harnleiter (GK 3-7.2)

Bis auf extrem seltene gutartige Neubildungen (z. B. Fibroepitheliom des Kindes- und
Adoleszentenalters) gehen Nierenbecken-
und Uretertumoren vom Urothel aus: Urothelkarzinom vergleichbar dem typischen
Harnblasentumor (s. S. 191).

Das Urothelkarzinom

Das Verhältnis Männer/Frauen beträgt für
die Nierenbeckentumoren 2 : 1, bei den
Harnleitertumoren 3 : 1 bis 10 : 1. Ein Altersgipfel tritt zwischen dem 40. und 80. Lebensjahr auf. In topographischer Hinsicht
ist die untere Hälfte des Harnleiters bevorzugt: 15% oberes Drittel, 22% mittleres
Drittel, 63% unteres Drittel. Abgesehen
von Regionen mit endemischer Häufung
(Balkan) sind primäre Nierenbecken- und
Harnleitertumoren selten: 1 Tumor auf
11 000 Autopsien bzw. 1 Tumor auf 3600
urologisch-stationäre Patienten.

Ätiologie

Urin-Karzinogene, die das Entstehen von
Harnblasentumoren begünstigen, wirken
auch auf das Urothel des oberen Harntraktes ein. Die kürzere Expositionszeit erklärt,
daß 90% der Urotheliome die Blase, aber
nur 10% den oberen Harntrakt befallen.
Lokale Faktoren wie chronische Irritation
(Entzündung, Steine) fördern die Tumorent-
stehung (hyperregeneratorisches Karzinom).
Urotheliome findet man gehäuft bei Arbeitern der Farbindustrie (β-Naphthylamin)
oder kautschukverarbeitenden Industrie.
Chronischer Phenazetin-Abusus, exzessive
Zufuhr von Zyklamaten (Süßstoff) und
Tryptophanmetaboliten im Harn von Rau-

chern werden ebenfalls diskutiert. Bei allen genannten ätiologischen Risikofaktoren
ist zu beachten, daß kein chemisches Agens
bekannt ist, das *per se* ein Urothelkarzinom
hervorruft. Vielmehr müssen die Aspekte
der *Initiierung* (Transformation, Mitwirkung von Viren) und *Promotion* (Verlust
von Antigenen oder Expression von tumor-
assoziierten Antigenen) beachtet werden
(Ackermann 1986). Zyklophosphamid-De-
rivate scheinen ein weiteres ätiologisches
Moment zu sein (Stickstoff-Lost-Arbeiter
des Zweiten Weltkrieges; iatrogenes Blasenkarzinom nach Behandlung des M. Hodgkin mit N-Alkylantien).
In den Balkan-Ländern sind endemische
Nierenbeckentumoren häufig bei der
,,Balkannephropathie" anzutreffen.
Das Urothel hat die Potenz zur Metaplasie
(Plattenepithel, drüsenbildendes Epithel).
Ein chronischer Reiz fördert die Genese von
metaplasiogenen Tumoren: Harnblasendi-
vertikelkarzinom (Plattenepithel) und Ade-
nokarzinom der ekstrophierten Blase.

Die früher häufig geübte Praxis der Unterschei-
dung zwischen gutartigen (Papillom) und bösarti-
gen (papilläres Karzinom) Nierenbecken- und
Harnleitertumoren ist heute ähnlich wie bei den
Blasentumoren überholt. Als gutartig werden alle
Tumoren bezeichnet, bei denen histologisch die
Malignitätskriterien: Mitosen, Kern- und Zellpo-
lymorphie oder infiltratives Wachstum fehlen.

7.3.1 Symptomatik

Führendes Symptom ist die *Hämaturie,* die
in 70-95% aller Fälle berichtet wird. Es folgen nach der Häufigkeit:

- Dumpfer Flankenschmerz (30%)
- Koliken (18%)
- palpatorisch vergrößerte gestaute Niere
  (11%)
- Schmerz und Hämaturie kombiniert
  (35%).

Daneben treten weniger spezifische Symptome wie asymptomatische Harnwegsinfektion, Infekte mit Dysurie, reduzierter bis
kachektischer Allgemeinzustand auf.
Im allgemeinen handelt es sich um eine totale, schmerzlose, profuse Hämaturie. Das
Symptom kann sowohl permanent als auch

intermittierend auftreten (Intervalle: Monate bis Jahre). Der Schmerz resultiert aus der Obstruktion des Harnleiters durch den Tumor, der lokalen Ausbreitung des Tumors in das Retroperitoneum oder Nachbarorgane oder aus Knochenmetastasen. Die chronische Stauung der oberen Harnwege nach partieller oder vollständiger Harntransportstörung durch den Tumor führt zur Hydro- oder Pyonephrose mit gelegentlich tastbarer Niere.

Trotz des auffälligen Symptoms der Hämaturie beträgt das Intervall zwischen Erstsymptom und Primärdiagnose bei 39% der Patienten > drei Monate, bei 26% sechs Monate und bei 23% > acht Monate.

7.3.2 Diagnostik

Die Diagnose wird radiologisch, endoskopisch und zytologisch gestellt.

Qualität und Interpretation des Ausscheidungsurogramms nach einer Hämaturie sind entscheidend für den Zeitpunkt der Sicherung der Diagnose und letztlich auch der Prognose. Schwer zu erkennen ist der Befall des Harnleiters.

Neben der retrograden Pyelographie ist die Infusionsurographie mit großen Kontrastmittelmengen vorteilhaft vor allem bei pyelo-ureteraler Ektasie. Die diagnostische Abklärung wird heute durch die CT sowie die Ureterorenoskopie beträchtlich erleichtert (s. u.).

Urographische Zeichen von Nierenbeckentumoren

Typisch ist die Kontrastmittelaussparung *(Füllungsdefekt)* mit 3 charakteristischen Veränderungen:

- Marginaler KM-Defekt durch die Wandständigkeit des Tumors.
- Unscharfe Abgrenzung zum Hohlsystem durch die meist papilläre Oberflächenstruktur.
- Abschwächung der Kontrastmitteldichte durch progressives Wachstum in den Kelchhälsen.

Tabelle 7-6 Differentialdiagnose des urographischen Füllungsdefektes

1. Tumoren
Urothelkarzinom (z. B. Nierenbeckentumor)
Nierenzellkarzinom
Plattenepithelkarzinom
Wilms Tumor
M. Hodgkin
Lymphom, Leukämie
Plasmozytom
Zysten

2. Steine
Harnsäure
Matrix
Xanthin

3. Blutkoagel
Trauma
Tumor
Blutungsdiathese
Idiopathische Hämaturie
Nephritis
Antikoagulantien

4. Luftblasen
Instrumentell
Gasbildende Keime
Urointestinale Fistel
Reflux bei Ureterosigmoideostomie

5. Kongenitale Anomalien
Ektope Nierenpapille
Pseudotumor

6. Vaskulär
Gefäßimpression
Aneurysma
Arterio-venöse Fistel
Hämangiom
Kollateralgefäße

7. Entzündung
Papillennekrose
Pyelitis cystica
Tuberkulom
Malakoplakie
Candidahyphen
Helminthiasis

8. Fremdkörper

Tabelle (Schema) 7-7 Diagnostische Schritte zur Klärung der häufigsten Ursachen eines Füllungsdefektes im Urogramm (UK = Ureterkatheterismus, URS = Ureterorenoskopie, PE = Probeexzision = Biopsie)

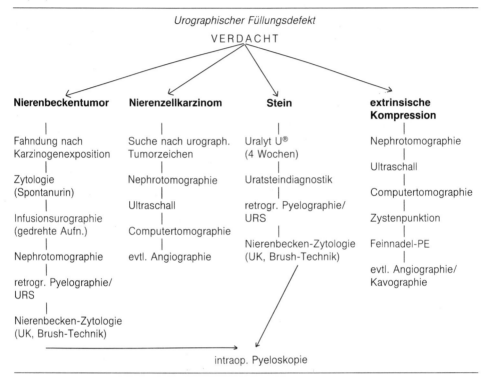

Urographischer Füllungsdefekt

VERDACHT

Nierenbeckentumor	**Nierenzellkarzinom**	**Stein**	**extrinsische Kompression**
Fahndung nach Karzinogenexposition	Suche nach urograph. Tumorzeichen	Uralyt U® (4 Wochen)	Nephrotomographie
Zytologie (Spontanurin)	Nephrotomographie	Uratsteindiagnostik	Ultraschall
Infusionsurographie (gedrehte Aufn.)	Ultraschall	retrogr. Pyelographie/ URS	Computertomographie
Nephrotomographie	Computertomographie	Nierenbecken-Zytologie (UK, Brush-Technik)	Zystenpunktion
retrogr. Pyelographie/ URS	evtl. Angiographie		Feinnadel-PE
Nierenbecken-Zytologie (UK, Brush-Technik)			evtl. Angiographie/ Kavographie

intraop. Pyeloskopie

Die Differentialdiagnostik (Tab. 7-6) des Füllungsdefektes im Ausscheidungsurogramm zwingt zu einem systematischen Untersuchungsprogramm (Tab. 7-7).

Radiologische Untersuchungen

Entsprechend der Topographie der urothelialen Neubildung sind die Konturen der Kontrastmittelaussparung polyzyklisch, bucklig, feingezähnelt oder ausgefranst. Gefäßkreuzungen (meist Venen) rufen bandartige Kontrastmitteldefekte hervor. Größere Kelchhalstumoren zeigen wie im Nierenbecken eine unscharf begrenzte Kontrastmittelaussparung im Kelch selbst oder im Kelchhalsbereich (Kelchdilatation). Ein kompletter Verschluß des Kelchhalses führt zum Bild der isolierten Kaliektasie. Zur Abgrenzung von parenchymatösen Tumoren ist zu beachten, daß bei Urothel-

tumoren die äußeren Konturen der Niere nicht verändert sind (Abb. 7-11a). Bei sehr ausgedehnten Tumoren des Nierenbeckenkelchsystems und des Harnleiters ist die Niere urographisch stumm. Bei der retrograden Pyelographie erkennt man große Füllungsdefekte in den befallenen Nierenbecken- und Harnleiterabschnitten. Die Kelche sind dilatiert, ihre Abgrenzungen unregelmäßig.

Die urographische Diagnose des Uretertumors setzt die vollständige Darstellung des Harnleiters voraus. Die Ureterperistaltik bedingt eine abschnittsweise Darstellung des Harnleiters. Die modernen kontrastdichten KM (s. S. 61) sind hier zu bevorzugen; gelegentlich ist eine Kompression für die bessere Darstellung des Nierenhohlsystems und des oberen Harnleiterdrittels unentbehrlich.

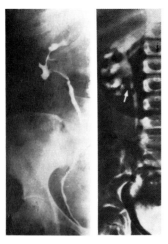

a) b)

Abb. 7-11 Füllungsdefekte. a) retrogrades Pyelogramm eines großen Urotheltumors im rechten
Nierenbecken. – b) Ureterpolyp im rechten oberen Harnleiterdrittel. Glatt begrenzter Füllungsdefekt mit ektatischem Nierenbeckenkelchsystem
im Ausscheidungsurogramm (Pfeil).

Durch die Gefäßüberkreuzung wird häufig
die vollständige Harnleiterdarstellung im
iliakalen Abschnitt behindert. Wurde trotz
Infusionsurographie der Harnleiter nur unvollständig gefüllt, erfolgt seine retrograde
Darstellung (s. S. 58). Typisch sind marginale
Defekte, zentrale Aussparungen, sub- und
supratumorale Dilatation des Harnleiters.
Die Kontrastmittelsäule bricht abrupt, kon-
kav begrenzt ab. Bei infiltrierenden Prozessen erscheint der Harnleiter stenosiert, seine Wandbegrenzung unregelmäßig. Benigne
Ureterpolypen oder Fibroepitheliome verursachen einen glattbegrenzten Füllungsdefekt, der allseits von Kontrastmittel umflos-
sen wird (Abb. 7-11 b).
In der radiologischen Diagnostik des Nie-
renbecken- und Uretertumors ist das retrograde Pyelogramm dem Ausscheidungsurogramm überlegen. Werden tumorsuspekter
und sicherer Tumorbefund zusammenge-
nommen, ergibt sich beim retrograden Pyelogramm die Diagnose in 86%, im Ausscheidungsurogramm in 58%. Im einzelnen weisen 35% der Tumorträger lediglich einen
Füllungsdefekt auf, 33% haben Kelchekta-
sien oder -stenosen. Beim Nierenbeckentumor sind 24% der Nieren funktionslos gegenüber 44% bei Uretertumoren.

Zystoskopische Untersuchung

Sie ist unabdingbar aus folgenden Gründen:

● Sie sichert die Lokalisation bei Blutungen aus den oberen Harnwegen (Blutungen aus dem linken oder rechten
  Harnleiterostium).
● Eine Abschwächung der Urinpropulsion aus dem Harnleiterostium im Seitenvergleich kann erkannt werden.
● Aus dem Harnleiterostium prolabierende Tumoren werden endoskopisch
  gesichert.
● Synchron bestehende Blasentumoren
  werden erkannt.
● Die retrograde Pyelographie kann
  gleichzeitig durchgeführt werden.
● Bei makroskopisch klarem Urin kann
  seitengetrennt aus den beiden Harnleiterostien Urin aufgefangen und zytologisch untersucht werden.
● Bei radiologisch suspekter Kontrastmittelaussparung im Bereich der oberen Harnwege kann das Harnleiterostium mit einem Ureterkatheter, der an
  seiner Spitze einen bürstenähnlichen
  Saum aufweist, intubiert und derselbe
  bis in das Nierenbecken hochgeführt
  werden. Hierdurch werden Zellen vom
  Tumor abgestreift, die Signifikanz der
  zytologischen Urinuntersuchung wird
  dadurch verbessert (Tab. 7-7).
● Zugang zur Ureterorenoskopie

Ureterorenoskopie

In fraglichen Fällen kann via Ureterorenoskopie die Diagnose visuell und bioptisch er-
zwungen werden, die Treffsicherheit beträgt
80%.
In geeigneten Fällen verbindet dieses Verfahren Diagnostik und Therapie in eleganter
Weise (s. S. 73).

Zytologische Urinuntersuchung

Die zytologische Untersuchung (s. S. 45) des
Spontanurins bei Tumoren des oberen
Harntraktes ist in 43% positiv – also von
geringerer Treffsicherheit als beim Blasen-
tumor. Uringewinnung aus dem oberen
Harntrakt durch selektiven Ureterenkathe-

terismus mit Anwendung der Ureterbürste verbessern die Zellausbeute. Der Anteil positiver Befunde korreliert mit dem Malignitätsgrad und Stadium des Tumors.

Differentialdiagnose

Nach Durchführung des systematischen Abklärungsprogramms (Tab. 7-7, s. S. 188) bleiben nur wenige praktisch bedeutungsvolle differentialdiagnostische Möglichkeiten. Die Abgrenzung nicht-schattengebender Nierenbecken- oder Uretersteine (Harnsäure) kann schwierig sein (Abb. 8-11, S. 250). Bei optimaler Kontrastmitteldarstellung der oberen Harnwege sollten jedoch im allgemeinen die typischen Veränderungen wie unscharfe Konturen, marginale Defekte, diffuse Kontrastmittelanreicherung (bei infiltrativem Wachstum), Abschwächung der Kontrastmitteldichte die Diagnose eines Tumors der ableitenden Harnwege stützen. Größere Uratsteine im Nierenbeckenkelchsystem können sonographisch von einem urothelialen Tumor unterschieden werden (Abb. 7-12).

Mit einem einfachen Verfahren kann die Differentialdiagnose Nierenbeckentumor oder Uratstein zusätzlich gesichert werden: Harnsäuresteine können durch Alkalisierung des Urins (Uralyt-U®) in Kürze aufgelöst werden (s. S. 262). Eine Größenabnahme oder ein Verschwinden der Kontrastmittelaussparung bzw. deren fehlender Nachweis bei einer neuerlichen Kontrolle spricht deshalb für einen Harnsäurestein (s. Abb. 8-11, S. 250). Bis zu 8% finden sich bei Nierenbekken- und Harnleitertumoren schattengebende Steine. Sie sind sozusagen ,,klassische" Probleme der Diagnostik und verführen zur Fehldiagnose, da sich durch den Nachweis des Steines Hämaturie, Flankenschmerzen und Koliken leicht erklären lassen und weitere Untersuchungen unterbleiben.

7.3.3 Therapie

Urotheliale Tumoren mit dem Malignitätsgrad G_0 bis G_1 werden nach Sicherung der Diagnose durch intraoperative Schnellschnittuntersuchung mitsamt dem tumortragenden Harnleiterabschnitt exzidiert. Bei allen Tumoren eines höheren Malignitätsgrades (G_2, G_3) und bei nachgewiesener Invasion des Tumors in die Lamina muscularis erfolgt die Nephroureterektomie mit Blasenmanschettenresektion. Es ist jedoch zu betonen, daß eine organerhaltende Chirurgie erst nach sicherem Ausschluß eines multilokulären Wachstums sowie durch eine möglichst genaue präoperative Festlegung der Infiltrationstiefe und des Differenzierungsgrades gerechtfertigt ist. Oberflächliche bzw. gut differenzierte Tumoren lassen sich womöglich auch durch ureterorenoskopische Abtragung mit dem Neodym-YAG-Laser kurativ behandeln. Postoperativ sind in regelmäßigen Abständen (3-6 Monate) zystoskopische Kontrollen erforderlich, um Spätrezidive in der Blase zu erfassen.

Pyelon   Urat-Stein

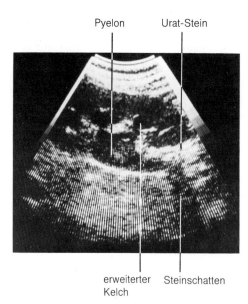

erweiterter   Steinschatten
Kelch

Abb. 7-12 Sonogramm der linken Niere: dilatiertes Nierenbeckenkelchsystem (Emmett II). Blokkierender, nicht schattengebender (Röntgen-Leeraufnahme!) Stein im oberen Ureterdrittel; typisch ist der Steinschatten.

Prognose

Nach einfacher Nephrektomie beträgt die Rezidivhäufigkeit 48%, nach Nephroureter-

Tabelle 7-8 Epitheliale Primärtumoren der Harnblase

Gutartige Papillome (T_a, G_0-Tumoren)	3%
Übergangszellkarzinome	90%
Carcinoma in situ	3-4%
Plattenepithelkarzinome	3%
Adenokarzinome	1%

ektomie 20%. Gegenüber der einzeitigen Nephroureterektomie beträgt die Rezidivhäufigkeit bei zweizeitiger Nephroureterektomie 34%. Die Rezidivneigung bei gleichzeitigem Befall der Harnblase beträgt 36%. In etwa 75% stimmen Malignitätsgrad des Primär- und Rezidivtumors überein. Die Rezidivquote ist am höchsten bei entdifferenzierten Tumoren (G_0 5%, G_1 10% G_2 15%, G_3 34%).
Die postoperative Metastasierungstendenz liegt bei 17%. Das spätere Auftreten eines Uroheltumors der Blase wurde bei ⅓ der Patienten beobachtet. Sie erfolgt in 75% in Lunge, Leber und Wirbelsäule (hämatogen). Die globale Fünfjahres-Überlebensrate beträgt 31%. Wie bei der Rezidivneigung zeigt sich eine deutliche Abhängigkeit vom Malignitätsgrad: G_0 75%, G_1 64%, G_2 35%, G_3 27% Fünfjahres-Überlebensrate. Die infiltrierenden Urotheliome des oberen Harntraktes – ihr Malignitätsgrad ist meist hoch – werden nur von 14% der Kranken 5 Jahre überlebt.

Chemotherapie

Die wirksamsten Zytostatika beim Urothelkarzinom sind Cisplatin, Methotrexat, Mitomycin C und Adriamycin (s. S. 200).

7.4 Blase (GK 3-7.3)

I. Epitheliale Tumoren der Harnblase
II. Mesenchymale Tumoren der Harnblase
III. Blasenmetastasen anderer Organtumoren

Die *epithelialen Tumoren* rangieren nach der Häufigkeit (90-95%) an der ersten Stelle aller Blasentumoren, und unter diesen das Übergangszellkarzinom (= Urothelkarzinom) oder Blasenkarzinom *sui generis* (Tab. 7-8).
Das Blasenkarzinom macht etwa 3% aller bösartigen Tumoren aus, die Mortalität in den verschiedenen Industrieländern variiert

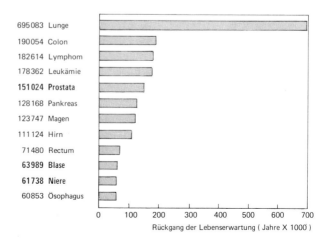

695083	Lunge
190054	Colon
182614	Lymphom
178362	Leukämie
151024	**Prostata**
128168	Pankreas
123747	Magen
111124	Hirn
71480	Rectum
63989	**Blase**
61738	**Niere**
60853	Ösophagus

Rückgang der Lebenserwartung (Jahre X 1000)

Abb. 7-13 Mortalitätsskala männlicher Tumoren.

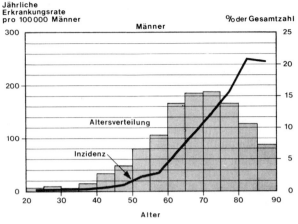

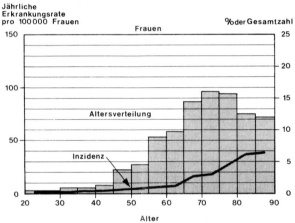

Abb. 7-14 Inzidenz und Altersverteilung des Blasenkarzinoms.

von 3-8,5% (Abb. 7-13). Die Tumorinzidenz nimmt nach dem 40. Lebensjahr zu und erreicht ihren Höhepunkt im 6. und 7. Dezennium (Abb. 7-14).

7.4.1 Ätiologie

Ätiologische Faktoren sind, was Karzinogenexposition und Cokarzinogenese anbelangt, identisch mit denen des Nierenbekken- und Ureterkarzinoms (s. S. 186). Außerdem ist eine eindeutige Beziehung zwischen Blasentumoren, chronischen Harnwegsinfektionen (insbesondere Bilharziose) und Harnwegsobstruktion herzustellen. Die Latenzzeit bis zum Manifestwerden des Tumors beträgt 15-30 Jahre.

7.4.2 Alters- und Geschlechtsverteilung

Das Verhältnis Männer zu Frauen beträgt 3:1. Ursache ist womöglich die längere Urinkarzinogen-Expositionsdauer beim Mann mit obstruktiver Prostatahyperplasie (Abb. 7-14).

7.4.3 Stadieneinteilung

Die TNM-Klassifizierung (Abb. 7-15) für epitheliale Tumoren berücksichtigt die lokale Tumorausdehnung (T), den Lymphknotenbefall (N) und den Metastasierungsgrad (M). Die Festlegung erfolgt bei gesicherter

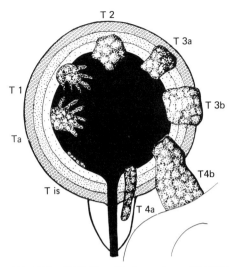

Abb. 7-15 TNM-Klassifikation des Blasentumors. **T** = Primärtumor, Tis = Carcinoma in situ, Ta = papilläres, noninvasives Karzinom. T_1 = Invasion der Lamina propria, $T_{2, 3}$ = Infiltration des Blasenmuskels T_{4a} = Infiltration in Nachbarorgane, T_{4b} = Fixation des Tumors an der Beckenwand. **N** = regionale und juxtaregionale Lymphknoten; N_x = Lymphknotenstatus unbekannt; N_0 = keine Lymphknotenmetastasen; N_1 = Befall eines ipsilateralen solitären Lymphknoten; N_{2-4} = Befall von mehr als einem regionalem Lymphknoten. **M** = Fernmetastasen: M_x = unbekannt; M_0 = metastasenfrei; M_1 = Fernmetastasen vorhanden.

pathologischer Diagnose nach der klinischen Untersuchung, der Urographie, der Zystoskopie mit bimanueller Palpation und Thoraxröntgen. Bei histologisch in den Blasenmuskeln infiltrierenden Tumoren (> T_1) schließt sich die CT des kleinen Beckens und Abdominalraumes an (Abb. 7-19, s. S. 197). Mit der intravesikalen Ultraschalluntersuchung lassen sich exophytische

Tumoren darstellen, eine Bestimmung der Infiltrationstiefe ist jedoch bisher nicht mit der gewünschten Sicherheit möglich (Abb. 7-18).

Urothelkarzinom

Pathologisch-anatomisch und prognostisch ist eine Unterscheidung in oberflächlich wachsende, nicht infiltrierende Blasentumoren (Tis, Ta, T_1) und infiltrierende Blasentumoren (> T_1) von Bedeutung. „Nicht infiltrierend" besagt jedoch nur, daß die Muskelinfiltration fehlt; *per definitionem* kann jedoch im Stadium T_1 die Basalmembran im tumortragenden Blasenabschnitt durchbrochen sein. Der Anteil der infiltrierenden Blasentumoren (> T_1) beträgt 30%. Die Einteilung in Malignitätsgrade („Grading") erfolgt entsprechend einem Vorschlag der WHO (Tab. 7-9). Bei Blasentumoren mit dem Malignitätsgrad G_0, dem klassischen Papillom, ist die Basalmembran nicht durchbrochen, der villös erscheinende Tumor wird von einem Übergangsepithel bedeckt, das nicht mehr als sechs Lagen formt. An seiner Basis ist der Tumor gestielt, über diesen Stiel erfolgt die Blutversorgung. Das „Grading" steht in engem Zusammenhang mit der Infiltrationstiefe; z. B. bei den infiltrierenden Tumoren (> T_1) überwiegen Tumoren mit hohem Malignitätsgrad (> G_2; Tab. 7-10). Beim *Carcinoma in situ* (Tis) handelt es sich um einen noch nicht infiltrierenden, intraepithelialen Blasentumor von häufig hohem Malignitätsgrad (> G_2). Das Carcinoma in situ neigt zur Multiplizität und Infiltration nach einer Latenzzeit von Monaten bis Jahren, wodurch die Indikationsstellung zu ei-

Tabelle 7-9 Gradeinteilung beim Urothelkarzinom der Harnblase („Grading")

	Histologischer Grad, Zellanaplasie (Atypiegrad)	**Infiltrationsrate**
G_0	Papillom (gutartig, selten) keine Anaplasie	0%*
G_1	gut differenziert geringster Grad der Zellanaplasie	19%
G_2	mäßig differenziert Ausmaß der Zellanaplasie zwischen G_1 und G_3	40 bis 60%
G_3	wenig differenziert hochgradige Zellanaplasie	80 bis 90%

* definitionsgemäß

Tabelle 7-10 Korrelation zwischen Stadium und Differenzierungsgrad („Grading") beim Harnblasen-karzinom. Papillom-Anteil (= G_0) an den Blasentumoren 3%.

| Stadium | Differenzierungsgrad | | |
	G_1	G_2	G_3
Ta	78%	19%	3%
T_1	22%	55%	23%
T_2	9%	54%	37%
T_3 T_4	–	54%	46%

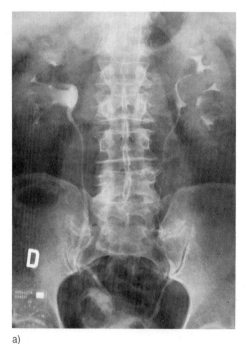

a)

nem adäquaten therapeutischen Verfahren erschwert wird. In ca. 50% aller Übergangs-epithelkarzinome finden sich innerhalb des Tumors unterschiedliche Malignitätsgrade. Für die Prognose ist immer der höchste Aty-piegrad entscheidend. Auch das makrosko-pische Bild wechselt: So kommen neben pa-pillären Abschnitten auch plattenepithel-ähnliche Bereiche vor, ohne daß es sich hierbei bereits um ein Plattenepithelkarzi-nom handeln würde. Der intramurale Ab-schnitt des Blasentumors zeigt regelmäßig ei-nen höheren Malignitätsgrad, dies unter-streicht die Bedeutung der histologischen Untersuchung der tiefen Blasenwandab-schnitte. Die papilläre Struktur des Tumors geht bei der Infiltration verloren, die Über-gangszellen wachsen in breiten Strängen.

Plattenepithelkarzinom

Das Plattenepithelkarzinom entstammt di-rekt der Blasenmukosa oder einem papillä-

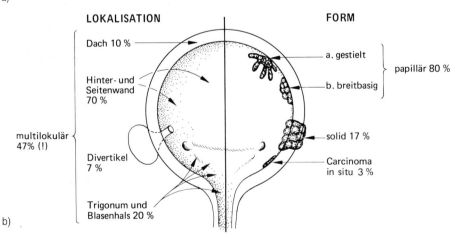

b)

Abb. 7-16 a) Divertikelkarzinom der Blase. – b) Lokalisation und Form der Blasentumoren.

ren Karzinom mit Metaplasien oder einer Leukoplakie. Der Tumor erscheint solide, nicht gestielt und ragt nur wenig in das Blasenlumen vor. Im Frühstadium unterscheidet er sich durch eine tief-dunkle Färbung von der übrigen Blasenschleimhaut. In späteren Stadien ist er fibrinbelegt, der zentrale Anteil ist durch die progressive Nekrose ulzeriert. Mikroskopisch erscheint das typische Plattenepithelkarzinom wie andernorts im Körper. Differenzierte Tumoren wachsen in polygonalen Zellen mit scharfen Zellgrenzen. Bei dem entdifferenzierten Plattenepithelkarzinom sind diese Grenzen verwischt. Im Divertikel der Harnblase entstehen Tumoren dieses histologischen Typs bevorzugt (Abb. 7-16 a).

Adenokarzinom

Aus den v. Brunn'schen Zellnestern entwickelt sich das metaplasiogene Adenokarzinom. Es wächst tief infiltrierend, oberflächlich ulzerierend, selten exophytisch. Mikroskopisch besteht der Tumor aus typischen Acini mit kubischen Zellen. Ein derartiges metaplasiogenes Adenokarzinom wird in 10% bei Blasenekstrophie beobachtet. Darin besteht eine der Gefahren der Aufbauplastik mit Verwendung der ekstrophierten Blasenplatte (s. S. 139). Dysonotogenetische Adenokarzinome sind das Urachus- und mesonephrogene Karzinom der Harnblase.

7.4.4 Symptome

Die Makrohämaturie ist das häufigste Erstsymptom – aber nicht zwingendes Frühsymptom – der Blasentumoren, wobei keine Beziehung zur Größe des Tumors bestehen muß. Schmerzlose, totale Hämaturie, initiale oder terminale Makrohämaturie treten auf.

Häufig verkannt ist die Dysurie, hinter welcher sich vor allem der intramural wachsende Blasentumor verbergen kann. Bei verminderter Blasenkapazität infolge des Tumorwachstums oder bei Begleitinfektionen werden häufig Harndrang und Algurie als zystische Symptome fehlgedeutet.

Jede Dysurie oder ,,Zystitis'' des über 40jährigen Mannes ist verdächtig auf ein Blasenkarzinom.

7.4.5 Diagnostik

Die Diagnose Blasentumor wird bis zu einem Jahr und länger nach Makro- und/oder Mikrohämaturie als Dysurie oder chronische Zystitis verschleppt. Dies ist fatal, da es keine echten Frühsymptome gibt. Eine möglichst frühzeitige Tumortherapie setzt voraus, daß unter richtiger Bewertung des Erstsymptoms alle diagnostischen Methoden zum Nachweis des Tumors ausgeschöpft werden.

Zystoskopische Untersuchung

Zur Abklärung der Ursache eines blutig gefärbten Urins ist die zystoskopische Untersuchung unerläßlich. Sie erfolgt nicht zwangsläufig als erste Untersuchungsmethode, wenn Anamnese und Beschwerdebild sowie Alter des Patienten eher eine entzündliche Erkrankung vermuten lassen (s. S. 176). Wird jedoch in der Anamnese eine rezidivierende Makrohämaturie angegeben, oder besteht keinerlei zystitische Symptomatik, oder war die bereits angelegte unspezifische Urinkultur steril, sollte die Zystoskopie sofort erfolgen. Bei schmerzlosen Makrohämaturien kann durch die unmittelbar angeschlossene endoskopische Untersuchung eine mögliche Blutung aus dem oberen Harntrakt ausgeschlossen werden. Diese Notwendigkeit ergibt sich vor allem bei wiederholter Makrohämaturie ungeklärter Ätiologie.

Die endoskopische Beurteilung des unteren Harntraktes erfolgt als Urethrozystoskopie, um eine mögliche tumorale Neubildung in der Harnröhre und der Blase zu erkennen. Besonders schwierig ist die endoskopische Beurteilung der Blasenvorderwand, wenn die Untersuchung lediglich in Lokalanästhesie erfolgt, d. h. nach Instillation eines anästhetisierenden Gleitmittels (z. B. Instillagel®) in die Harnröhre. Eine völlige Relaxation des Patienten und die sichere Beurteilung auch der Blasenvorderwand gelingt nur in

Allgemeinnarkose. Zystoskopisch kann ein Blasentumor nur nach Inspektion aller Blasenwandabschnitte ausgeschlossen werden; gelingt dies in Lokalanästhesie nicht, muß die Untersuchung in Allgemeinnarkose wiederholt werden.

Exfoliative Urinzytologie (s. S. 45)

Tumorzellen können im Urin lange Zeit vor endoskopischer Tumorsicherung nachgewiesen werden. Andererseits sind sowohl falsch-negative, als auch falsch-positive zytologische Befunde möglich (Tab. 7-11).

In großen Statistiken beträgt die Übereinstimmung des zytologischen Befundes mit anderen diagnostischen Parametern 85%. Bei G_{0-1}-Tumoren ist die falsch-negative Rate mit 42% hoch.

Eine routinemäßige Anwendung im Sinne der Krebsvorsorge ist sinnvoll bei Arbeitern der Farb- und Chemischen Industrie (sogenanntes *Massenscreening)*.

Die Spülflüssigkeit aus der Blase oder Urethra wird auf desquamierte Zellen zytologisch untersucht (Verlaufskontrolle transurethral resezierter Blasentumoren oder der Urethra nach radikaler Zystoprostatektomie).

Die zytologische Untersuchungsmethode stellt in erster Linie eine Suchmethode dar. Der positiven Zytologie folgt die histologische Untersuchung, welche die Verdachtsdiagnose sichern soll.

Urographie, CT und Sonographie

Das Urogramm ist obligat bei jeder Mikro- oder Makrohämaturie, auch bei endoskopisch nachgewiesenem Blasentumor. Ein uni- oder bilateral erweiterter Harnleiter sowie eine funktionslose Niere sind verdächtig auf einen infiltrierenden Blasentumor, der das Ureterostium obstruiert (Abb. 7-17). Differentialdiagnostisch sind andere Ursachen einer Stauung der oberen Harnwege oder der funktionslosen Niere wie Prostatahyperplasie, Uretertumor, Urolithiasis oder Ureterstenose auszuschließen.

25% aller Patienten mit einem Blasentumor haben bereits eine Schädigung des oberen Harntraktes. Füllungsdefekte im Bereich der ableitenden Harnwege legen den Verdacht auf einen synchronen urothelialen Tumor nahe (Urothelkarzinom als sogenannte *panurotheliale Erkrankung*). Im Bereich der Blase ist bei älteren Männern gelegentlich eine Verwechslung mit einem Prostatamittellappenadenom, das in die Blase hineinragt, möglich.

Die perkutane Sonographie hat orientierende Bedeutung bei fortgeschrittenen Blasentumoren, macht aber zusätzliche diagnostische Maßnahmen nicht entbehrlich. Der transurethrale Ultraschall erwies sich entgegen den Erwartungen als ein bildgebendes Verfahren, das den Exophyten (Abb. 7-18) als Großschnitt abbildet, aber die Genauigkeit der Infiltrationstiefenaussage ist gering.

Tabelle 7-11

Möglichkeiten für einen falsch-negativen zytologischen Befund bei Blasentumoren:	Möglichkeiten für einen falsch-positiven zytologischen Befund:
1. unzureichende Zellzahl.	1. Die Zytologie ist korrekt, der Tumor entzieht sich jedoch noch dem endoskopischen Nachweis.
2. Zellen von einem hochdifferenzierten, nicht infiltrierend wachsenden Blasentumor, die sich kaum von normalen Zellen unterscheiden.	2. Regenerierendes Urothel nach transurethralen Blaseneingriffen.
3. Der Tumor ist an der Oberfläche nekrotisch.	3. Harnwegsinfekt.
4. Durch rote und weiße Blutkörperchen wird der exofoliative Zellhintergrund überlagert.	4. Urolithiasis.
5. Zu spät oder zu schlecht verarbeiteter Urin.	5. Vorangegangene Blasenbestrahlung.
6. Unzureichende Übertragung des Filtrates auf den Objektträger.	6. Vorangegangene intravesikale Chemotherapeutika-Instillationen.
	7. Vorangegangene intravesikale Chemotherapeutika-Instillationen.

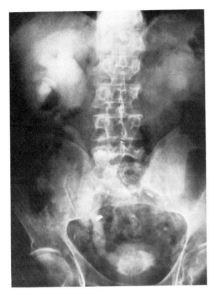

Abb. 7-17 Harnstauungsniere rechts und fast funktionslose Niere links bei infiltrierendem Blasentumor (Dauerkatheter in der Blase).

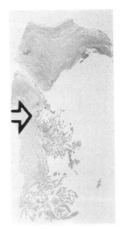 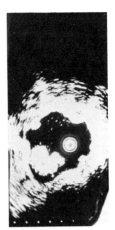

Abb. 7-18 Exophytischer Blasentumor. Links: Histologischer Großschnitt (Zystektomie-Präparat); Pfeil = beginnende Infiltration des Detrusors. Rechts: transurethrales Sonogramm; im Blasenlumen ist der rotierende Schallkopf zu sehen. Die Infiltration des Exophyten, der histologisch untersucht wurde (Pfeil), wurde nicht erkannt. cm-Eichskala am unteren Bildrand.

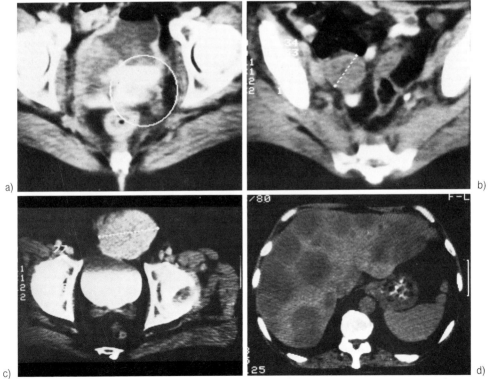

a)

b)

c)

d)

Abb. 7-19 CT beim fortgeschrittenen Blasenkarzinom. a) Organüberschreitendes Blasenkarzinom links (Kreis). – b) Iliaca interna-Lymphom rechts (gepunktete Linie). – c) Extravesikales Wachstum eines Blasenkarzinoms; Durchmesser 9 cm (gepunktete Linie). – d) Multiple Lebermetastasen eines Blasenkarzinoms.

Die CT (Abb. 7-19) hat in dieser Hinsicht die gleiche Schwäche und eignet sich beim T-Staging nur zur Beantwortung der Frage ob ein blasenüberschreitendes Wachstum (Abb. 7-17a u. c) vorliegt. Wichtig ist die Möglichkeit, großvolumige Lymphknotenmetastasen (Abb. 7-19b) und Leberfiliae aufzudecken (Abb. 7-19d).

Bimanuelle Untersuchung in Narkose

Bei völlig relaxierten Bauchdecken können bimanuell (rektal oder rekto-vaginal) die Beweglichkeit der Blase beurteilt, größere Tumoren palpiert und ihre Beziehung zur Blasenwand abgeschätzt werden. Die Fixation der Blase an der Beckenwand spricht für einen infiltrierenden Tumor, der die Blasengrenze bereits überschritten hat. Ebenfalls bei der bimanuellen Untersuchung können vergrößerte Lymphknotenpakete den ersten Hinweis auf eine lymphogene Metastasierung des Tumors geben. Die bimanuelle Untersuchung sollte vor der zystoskopischen Untersuchung erfolgen. Nach vollständiger Resektion sind Tumoren < T_2 nicht mehr parabel.

Trotz aller Aussagemöglichkeiten bleibt diese Untersuchung subjektiver Interpretation und mangelhafter Reproduzierbarkeit unterworfen.

Blasentumorbiopsie

Sie erfolgt als Blasentumorresektion, d. h. die alleinige Tumorbiopsie ohne gleichzeitige Abtragung des Tumors ist nur in Sonderfällen (inoperabler Patient, infiltrierender Tumor > T_2) gerechtfertigt.
Im Idealfall ist diese transurethrale Resektionsbiopsie Diagnose (Grading, Staging) und Therapie zugleich.

7.4.6 Begleiterscheinungen

30% der infiltrierenden Tumoren begleitet eine schwere Zystitis infolge des nekrotisch, ulzerös veränderten Blasentumors. Die langdauernde Infektion führt zur kontrakten, ulzerösen Blase (Kapazität 100 ml, „schmerzhafte Miktion rund um die Uhr"), deren Wand tumorinfiltriert ist. Die Blasenkon-

traktion und Ostien-Infiltration sind Ursachen der ein- oder beidseitigen Hydronephrose (Niereninsuffizienz, Urämie). Tief infiltrierende Tumoren (T_{3-4}) haben in 60% Metastasen: Pelvine Lymphome führen zum Lymphödem der unteren Extremitäten, Lebermetastasen zum Ikterus, Knochenmetastasen zur pathologischen Fraktur, eine Lymphhangiosis carcinomatosa zum Pleuraerguß.

Bei weit fortgeschrittenen Blasentumoren ist auch ein Durchbrechen des Tumors in die Nachbarorgane (Rektum, Vagina) möglich. Metastasierung in die Penisschwellkörper, in die vordere und hintere Urethra wurde beobachtet. Im fortgeschrittenen Tumorstadium leiden die Patienten unter heftigsten lokalen Beschwerden: schmerzhafte Miktion alle 10 Minuten und Blutungen aus den Harnwegen; die Kranken werden kachektisch, anämisch und urämisch.

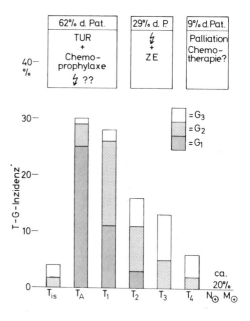

Abb. 7-20 T- und G-orientierte Therapie des Blasenkarzinoms. Die Inzidenz von T und G wurde nach den Angaben von Rübben (1982) gezeichnet. TUR = transurethrale Elektroresektion; Chemoprophylaxe = Adriamycin- oder Mitomycin C-Instillation nach der TUR; ⤢ = externe Bestrahlung; ZE = Zystektomie.

7.4.7 Therapie

Die Behandlungsverfahren (Operation, Bestrahlung, Chemotherapie) werden kombiniert und als Monotherapie eingesetzt. Alter, Stadium, Malignitätsgrad und der allgemeine Gesundheitszustand des Patienten bestimmen die einzuschlagende Therapie. Das Behandlungskonzept orientiert sich am TNM-System und ,,Grading" (Abb. 7-20).

Tis, N_0, M_0 (Carcinoma in situ)

Der Patient muß über die Möglichkeit des infiltrativen Wachstums des Carcinoma in situ aufgeklärt werden: potentiell infiltratives Wachstum nach jahrelanger Latenz. Vierteljährliche Zystoskopie mit Biopsie suspekter Areale der Blasenschleimhaut. Ist das Carcinoma in situ symptomatisch (unter dem Bild der ,,malignen Zystitis"), so ist ein topischer Chemotherapieversuch über 3-6 Monate gerechtfertigt (s. u.), bei zytologischer Tumorpersistenz ist die radikale Zystektomie zu diskutieren.

Ta und T_1, N_0, M_0 (nicht-infiltrierender, die Submukosa nicht-überschreitender Blasentumor)

80% aller Blasentumoren gehören in dieses Stadium, das durch transurethrale Resektion bis in das gesunde Gewebe kurativ behandelbar ist (s. S. 110). Zwar überleben 62% der Patienten mit einem T_1-Blasentumor aller Malignitätsgrade 5 Jahre, aber nur 30% überleben den T_1-Tumor mit dem Malignitätsgrad G_3. Darum sollten Patienten mit einem Tumor hohen Malignitätsgrades (G_3) 6 Wochen nach der Erstresektion im ehemaligen tumortragenden Bezirk nachreseziert werden.
Bei jungen Patienten mit T_1-Blasentumor ohne Lymphknotenmetastasen oder Fernmetastasen (also N_0 und M_0) des Malignitätsgrades G_3 sollte beim ersten Rezidiv die radikale Zystektomie mit pelviner Lymphadenektomie durchgeführt werden. Die Harnableitung erfolgt als Ureterosigmoideostomie, Ileum- oder Colon Conduit (s. S. 100).

T_{2-3}, N_0, M_0 (muskelinfiltrierender Tumor)

Die radikale Zystektomie mit pelviner Lymphadenektomie ist indiziert. Voraus

geht die transurethrale Resektion zur Bestimmung der Infiltrationstiefe, was allerdings am resezierten Gewebsstreifen häufig unmöglich ist. Die Infiltrationstiefe (pT), die dem T-Stadium idealerweise entspräche, wird leicht unterschätzt (,,understaging"): in 26% beim Stadium T_2 und 40% beim Stadium T_3.

Eine ,,stadienorientierte" Behandlung im strengen Sinne gibt es nicht. Erst an der exstirpierten Blase kann der Pathologe das pathologische oder ,,pT"-Stadium genau bestimmen. Im pathologisch bestätigten T_2-Stadium (N_0, M_0) überleben mit der o. g. Therapie 60% 5 Jahre.

T_4, $N_{1, 2}$, M_1 (durch alle Blasenwandschichten infiltrierender Tumor; nachgewiesene regionäre und Fernmetastasen)

Eine kurative Therapie ist nicht mehr möglich, die palliative Therapie wird in Stufen eingesetzt (Abb. 7-21).

Sonderfall

T_0, N_0, M_0 (Nachweis pathologischer Zellen in der Exfoliativ-Zytologie; Pap. IV-V)

Nach Ausschluß urothelialer Neubildungen der oberen Harnwege wird die endoskopisch tumorfreie Blase systematisch biopsiert (Blase aufgeteilt in Quadranten, Biopsie aus mehreren Quadranten). Bei negativem bioptischem Befund erfolgt die Kontrollzystoskopie alle 3 Monate.

Therapie des Plattenepithelkarzinoms

Da es sich in der Regel um infiltrierende Tumoren handelt, bietet nur die radikale Zystektomie und Lymphadenektomie Erfolgsaussichten. Präoperativ können 2000 rd (SI: 20 Gy) eingestrahlt werden. Bei nachgewiesenen regionären Lymphknotenmetastasen kann nach der Operation eine Chemotherapie angeschlossen werden.

Therapie des Adenokarzinoms

Adenokarzinome sind strahlenresistent. Die radikale Zystektomie mit pelviner Lymph-

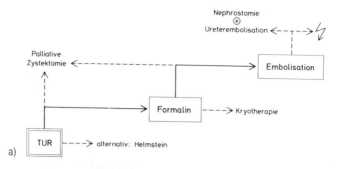

a)

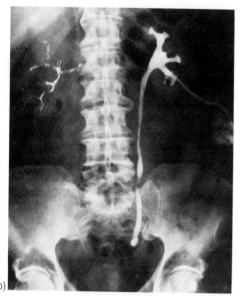

b)

Abb. 7-21 Palliative Therapie des inkurablen Blasenkarzinoms. a) Therapie-Stufen. Helmstein = Hydrostatische Druckbehandlung. ◢◣ = externe Bestrahlung. – b) Beispiel für die letzte Therapiestufe: Nephrostomie und Ureterverklebung links (das KM endet etwa kaudal der Linea terminalis). Die rechte Niere ist embolisiert, so daß die Blase keinen Harn führt (Günther, 1981).

adenektomie ist angezeigt, beim Urachuskarzinom unter Einschluß des Nabels.

Chemotherapie

Beim Carcinoma in situ sollte die Instillation mit Adriamycin oder Mitomycin vor einer Zystektomie versucht werden. Engmaschige Kontrollen (Zytologie, Biopsie) sind obligat. Wegen der hohen Rezidivfrequenz der T_{a-1}-Tumoren (70%) werden Zytostatika (Adria-mycin, Mitomycin C) adjuvant nach der transurethralen Resektion zur Senkung der Rezidivrate instilliert. Eine solche adjuvante Chemotherapie empfiehlt sich vor allem bei *ungünstigem prognostischem Profil:* hoher Malignitätsgrad, Carcinoma in situ assoziiert mit einem papillären Blasentumor, Rezidivtumor oder multifokaler Tumorbefall.

Cisplatinum und Methotrexat sind die effektivsten Zytostatika zur systemischen Behandlung des metastasierenden Blasenkarzinoms (Remissionen bis 37%; Remissionsdauer durchschnittlich 7 Monate). Durch Polychemotherapie mittels MVAC-Schema (*M*ethotrexat, *V*inblastin, *A*driamycin, *C*isplatin) steigt die Remissionsrate auf 60%, die Remissionsdauer auf 18 Monate

Radiotherapie

Die externe Hochvolttherapie als definitive Behandlungsform hat sich als Monotherapie der radikalen Zystektomie als unterlegen erwiesen. Sie wird vereinzelt kombiniert mit der radikalen Zystektomie als Vorbestrahlung (2000-4000 rd; SI: 20-40 Gy) mit adjuvanter Zielsetzung durchgeführt. Für unifokale Blasentumoren eines Durchmessers von 5 cm bieten sich in den Stadien T_1 bis T_3 die lokale Radiotherapie mit Radium oder Iridium an. Die hiermit erzielten Ergebnisse übertreffen die der alleinigen externen Radiotherapie.

Endovesikale Lasertherapie

Mit dem Neodym YAG-Laser können Blasentumoren koaguliert (d. h. hitzedenaturiert) werden. Über ein Zystoskop mit Spezialspiegel und flexiblem Glasfiberkabel zur Lichtleitung werden die exophytischen Blasentumoren bestrahlt. Das Verfahren ist am ehesten mit der Elektrokoagulation eines

Tumors vergleichbar. Als vorteilhaft könnte sich erweisen, daß der Tumor selbst nicht manipuliert wird und eine Ausschwemmung und Implantation von Tumorzellen im übrigen Blasenwandbereich seltener als nach der transurethralen Resektion auftreten (*Hofstetter* 1981). Eine wichtige Weiterentwicklung ist die homogene Ausleuchtung der Blase mit therapeutisch wirksamem Laserlicht, wobei neben dem Primärtumor auch multifokale, durch Hämatoporphyrinderivate (HPD) sensibel gemachte Präneoplasien (wie Carcinoma in situ) behandelbar sind (sogenannte HPD-Lasertherapie nach *Jocham* 1984).

Immuntherapie

Immundiagnostik und Immuntherapie stehen noch am Anfang einer Entwicklung, der durch die Entdeckung der Hybridoma-Technik neue Möglichkeiten geboten sind; monoklonale Antikörper können in unbegrenzter Menge produziert werden, d. h. Antikörper gegen nur eine antigene Determinante. Mit therapeutischer Zielsetzung wird das Carcinoma in situ durch intravesikale Instillation von BCG behandelt. Diese unspezifische aktive Immuntherapie, die eine Stimulation der Effektorzellen (Makrophagen) bewirkt, wird mit Erfolg ebenfalls zur prophylaktischen Behandlung nach transurethraler Resektion oberflächlicher Blasentumoren Ta/T$_1$ eingesetzt.

7.5 Harnröhre

Tumoren der männlichen Harnröhre (Tab. 7-12)

Die prostatische und membranöse Harnröhre ist von Übergangsepithel ausgekleidet, der penile Abschnitt der Harnröhre von einem geschichteten und pseudogeschichteten Epithel, die Harnröhre und Mukosa im Bereich der Glans von Plattenepithel. Die Cowperschen Drüsen, die dem Diaphragma urogenitale aufliegen und in die bulbäre Harnröhre münden, enthalten Drüsenepithel.

Unter den benignen Tumoren sind am häufigsten Condylomata acuminata, die sich

Tabelle 7-12 Tumoren der männlichen Harnröhre

A. Gutartige Veränderungen:
  1. Angiome, Zysten, Polypen.
  2. Condylomata acuminata.

B. Bösartige Tumoren der Harnröhre
  1. Plattennephitelkarzinome,
  2. Adenokarzinome,
  3. Übergangszellkarzinome,
  4. mesenchymale Tumoren.

C. Melanome.

D. Tumormetastasen.

vom äußeren Genitale in ca. 0,5-1% auf die Urethra ausbreiten können. Makroskopisch unterscheiden sie sich nicht von den der Glans oder den Labien aufsitzenden Kondylomen. Sie sind rötlich-braun, bluten leicht, und weisen gelegentlich einen kurzen Stiel auf. Am häufigsten kommen sie in der Fossa navicularis vor.

Therapie: Lokale Exzision, Laserbestrahlung und Thiotepa-Instillation, an der Fossa navicularis lokale Podophyllin-Anwendung. Gleichzeitig bestehende venerische Infektionen (Gonorrhö) oder unspezifische Infektionen sollen ausgeschlossen bzw. behandelt werden.

Maligne Tumoren der Harnröhre

Bei multiplen oberflächlichen Blasentumoren Ta/T$_1$ ist in bis zu 10% die Harnröhre mitbefallen. Die hintere Harnröhre (prostatische Urethra) ist 5 bis 6mal häufiger betroffen. Der Befall erfolgt zentrifugal, d. h. in über 90% ausgehend von der Blase. Daher ist beim Carcinoma in situ der Blase die Biopsie der prostatischen Harnröhre obligat, denn der Nachweis von Carcinoma in situ in der Prostata (d. h. nicht nur in dem die prostatische Harnröhre auskleidendem Übergangsepithel) ist ein prognostisch ungünstiges Zeichen und erfordert eine eher radikale Therapie (Zystoprostatektomie).

Obwohl im gesamten Harntrakt der urotheliale Tumor häufiger bei Männern als bei Frauen auftritt (Verhältnis 3 : 1) sind Urethrakarzinome häufiger bei Frauen. Bei Befall des vorderen Urethraabschnittes metastasiert der Tumor in die inguinalen, bei Befall der prostatischen Urethra in die iliakalen Lymphknoten.

Symptome der Tumoren der männlichen Urethra

Dysurie, Algurie und gelegentlich Blutung aus der Urethra dominieren. Sekundäre entzündliche Veränderungen bei Befall des penilen und bulbo-kavernösen Abschnittes der

Urethra mit Abszeßbildung und spontaner Fistelung können im Vordergrund stehen. Nicht selten wird ein Urethrakarzinom längere Zeit als rezidivierende, therapieresistente Harnröhrenstriktur verkannt (Abb. 7-22 a).

Diagnostik der Tumoren der männlichen Harnröhre

Die Palpation der Urethra, des Perineums und die rektale Untersuchung ergibt in Abhängigkeit von entzündlichen Begleitveränderungen den Befund eines indurierten, dolenten oder indolenten Bezirks im Urethraverlauf. Die retrograde Urethrographie oder Miktionszystourethrographie lokalisieren den Befund (Abb. 7-22 a). Die Diagnose wird gesichert durch die Urethroskopie. Die Histologie gibt Auskunft über die Tumorart.

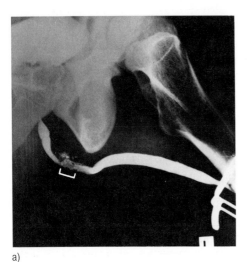

a)

Therapie der Tumoren der männlichen Harnröhre

Die Art der operativen Tumorentfernung wird durch den Tumorsitz bestimmt. Bei Tumoren im Bereich der Fossa navicularis und penilen Urethra erfolgt die Penisteilamputation. Bei bulbokavernösem Befall überleben nur 15% der Patienten auch nach radi-

b)

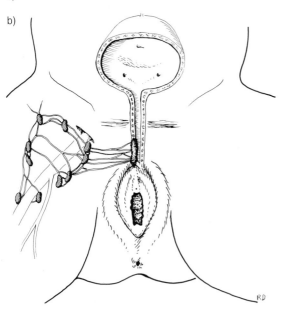

Abb. 7-22 Harnröhrentumoren. a) Retrogrades Urethrogramm: bulbäre Umfließungsfigur (Klammer). – b) Primäre Lymphknotenstation des weiblichen Urethralkarzinoms (oberflächliche und tiefe Leistenlymphknoten).

I. Benigne Tumoren
  Karunkel
  Condylomata acuminata

II. Maligne Tumoren
  Plattenepithelkarzinom (80%)
  Übergangszellkarzinom (14%)
  Adenokarzinom (6%)

Symptome der weiblichen Harnröhren-tumoren

Das meist nach der Menopause entstehende Harnröhrenkarunkel ist gekennzeichnet als ein rötlicher, himbeerähnlicher, vaskulärer Tumor am Orificium externum urethrae und verursacht Schmerzen beim Wasserlassen sowie beim Koitus und blutet leicht.

Therapie

Das Urethralkarunkel wird lokal exzidiert. Urotheliale maligne Tumoren im Harnröhrenmündungsgebiet werden entfernt, anschließend erfolgt eine lokale externe Strahlentherapie. Bei malignen Tumoren im übrigen Harnröhrenabschnitt ergeben sich die besten Behandlungsresultate nach Radiotherapie mit anschließender vorderer Becken-Exenteration.

kaler vorderer Becken-Exenteration mit Einschluß der inguinalen und pelvinen Lymphknoten 5 Jahre.
Nicht-infiltrierende Tumoren in der prostatischen Urethra werden mitsamt der Prostatainnendrüse transurethral reseziert (Fünfjahres-Überlebenszeit 50%). Die infiltrierenden Tumoren entsprechen dem Stadium T_4 der Blasentumoren (s. S. 199).

Tumoren der weiblichen Urethra (Tab. 7-13)

Nur 0,02% aller malignen Tumoren der Frau sind primäre Karzinome der Harnröhre. Im Gegensatz zu den Tumoren im vorderen Urethraabschnitt (Fünfjahres-Überlebensrate 60%) ist die Prognose beim Sitz in der hinteren Harnröhre – unabhängig vom Zelltyp – wegen der frühen Metastasierung in die iliakalen Lymphknoten schlecht (Abb. 7-22 b; Fünfjahres-Überlebensrate 9%).

7.6 Penis (GK 3-7.4) (Tab. 7-14)

Die Condylomata acuminata oder Feigwarzen sind viral bedingt. Sie treten gehäuft nach Gonorrhoe auf. Starker Harnröhrenausfluß mazeriert die Genitalschleimhaut und erleichtert die Inokulation; auch luetisches Reizserum begünstigt die Ansiedlung des Virus.

I. Benigne Tumoren
  1. Angiome
  2. Nävus (s. a. GK „Dermatologie")
  3. Zysten
  4. Condylomata acuminata

II. Präkanzerosen des Penis
  1. Balanitis xerotica obliterans (s. a. GK „Dermatologie")
  2. Leukoplakie
  3. Buschke-Löwenstein-Papillom
  4. Erythroplasie Queyrat

III. Carcinoma in situ – Morbus Bowen

IV. Maligne Tumoren des Penis
  1. Plattenepithelkarzinom (90%)
  2. Basalzellkarzinom
  3. Maligne mesenchymale Tumoren
    (Fibro-Leiomyo- und Rhabdomyosarkome)

Es bilden sich zunächst kleinste, stecknadelkopfgroße, blaß-weißliche oder rötliche Knötchen, die warzenähnlich erscheinen. Sie können bis zu blumenkohlartigen Gebilden heranwachsen, die schließlich das ganze äußere Genitale einnehmen. Häufigster Sitz ist der Sulcus coronarius und das innere Präputialblatt. Übergreifen auf die Harnröhre ist möglich. Bei Sekundärinfektion mit Balanitis ist die Karzinomähnlichkeit groß. Differentialdiagnostisch sind die Condylomata lata abzugrenzen, die breit aufsitzen und nicht papillomatös sind. Wegen der Rezidivneigung nach alleiniger konservativer Behandlung mit Podophyllin ist die chirurgische Abtragung oder Laserbestrahlung häufig notwendig.

7.6.1 Ätiologie

Peniskarzinome sind bei beschnittenen Männern extrem selten. Retiniertes Smegma und eine chronische Balantis, wie sie vor allem bei einer Phimose auftritt, scheinen die entscheidenden Faktoren für ihre Entstehung zu sein. Eine sorgfältige Körperpflege kann den Wert der Zirkumzision ersetzen. Umgekehrt sind fehlende Zirkumzision und mangelnde Hygiene Ursachen für die unterschiedliche regionale Häufigkeit. Sie beträgt in Europa 1% aller Karzinome, in Asien bis zu 20%. Vorkommen vor dem 40. Lebensjahr ist selten, der Häufigkeitsgipfel liegt um das 6. Lebensjahrzehnt. Der pathogenetische Einfluß venerischer Infektionen ist bisher nicht bewiesen.

7.6.2 Klinik

Symptome

Initial bemerkt der Patient eine indolente verruköse oder ulzeröse Läsion der Eichel oder des Präputiums. Bei verengter Vorhaut führen die sekundären entzündlichen Veränderungen den Patienten zum Arzt. Aus dem Präputialsack entleert sich ein fauliger, putrider, gelegentlich sanguinolenter, fötider Fluor. Eine eitrige Balanoposthitis mit oder ohne primäre oder sekundäre Phimose ist im Prädilektionsalter immer verdächtig auf ein hinter der Phimose verborgenes Karzinom. Tastbar sind druckdolente inguinale

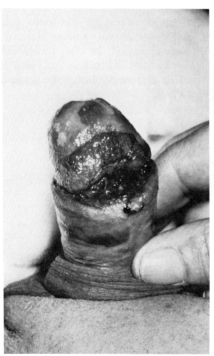

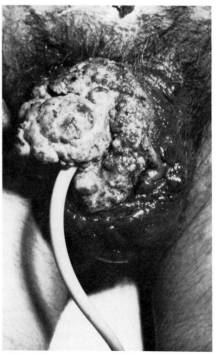

a)
b)

Abb. 7-23 a) T$_1$. – b) T$_4$-Peniskarzinom.

Lymphome: Folge des Tumorbefalls oder der Superinfektion.

Bei der Inspektion findet sich nach Reposition oder Dorsalinzision des verengten Präputiums ein exophytischer oder geschwürig zerfallender Tumor (Abb. 7-23 a). Bei indolenten älteren Patienten sind Destruktionen der Glans und des Penisschaftes (Autoamputation) zu beobachten (Abb. 7-23 b).

Metastasierung

Die Metastasierung erfolgt lymphogen zunächst in die Leistenregion, von den Corpora cavernosa aber auch direkt zu den parailiakalen Lymphknoten. Eine hämatogene Metastasierung tritt nur bei sehr fortgeschrittenen Prozessen auf.

Differentialdiagnose

Verwechslungen mit einem luetischen Ulkus und einem Lymphogranuloma venereum sind im Anfangsstadium möglich. Das Ulcus molle ist sehr schmerzhaft; die Diagnose wird durch den Nachweis des Bazillus gesichert. Der Buschke-Löwenstein-Tumor ist histologisch ein nicht-infiltrierend wachsendes Riesenkondylom. Bioptisch werden Erythroplasie Queyrat, die Balanitis xerotica und der Morbus Bowen abgegrenzt (= Präkanzerosen).

Histologisch handelt es sich in über 90% um ein Plattenepithelkarzinom. Man unterscheidet gut (90%) und wenig differenzierte Karzinome (10%).

Klinisches Staging (Tab. 7-15)

Nach bioptischer Sicherung des Peniskarzinoms sollte routinemäßig die pedale Lymphographie zum Nachweis sive Ausschluß iliakaler Lymphknotenmetastasen durchgeführt werden, palpatorisch verdächtige inguinale Lymphknotenmetastasen sollten wegen der Gefahr protrahierter Wundheilungsstörungen mit Lymphorrhö nicht biopsiert werden. Die Inzidenz inguinaler

Tabelle 7-15 Stadieneinteilung des Peniskarzinoms

T Primärtumor	
T0	Kein Primärtumor nachweisbar.
Tis	Präinvasives Karzinom, sogenanntes Carcinoma in situ.
T1	Der Tumor mißt in seiner Ausdehnung weniger als 2 cm und ist oberflächlich oder wächst exophytisch.
T2	Der Tumor mißt in seiner größten Ausdehnung mehr als 2 cm und weniger als 5 cm, er zeigt minimale Infiltration.
T3	Der Tumor mißt in seiner größten Ausdehnung mehr als 5 cm *oder* der Tumor von beliebiger Größe zeigt tiefe Infiltration, einschließlich der Urethra.
T4	Der Tumor infiltriert die benachbarten Strukturen.

N Regionale Lymphknoten	
Der Kliniker sollte vermerken, ob er die palpablen Lymphknoten für tumorbefallen hält oder nicht.	
N0	Keine palpablen Lymphknoten.
N1	Bewegliche unilaterale Lymphknoten.
	N1*a* Die Lymphknoten scheinen nicht befallen zu sein.
	N1*b* Die Lymphknoten scheinen befallen zu sein.
N2	Bewegliche bilaterale Lymphknoten.
	N2*a* Die Lymphknoten scheinen nicht befallen zu sein.
	N2*b* Die Lymphknoten scheinen befallen zu sein.
N3	Fixierte Lymphknoten.

M Fernmetastasen	
M0	Keine Fernmetastasen nachweisbar.
M1	Fernmetastasen vorhanden.

Metastasen beträgt bei palpatorisch vergrößerten Lymphknoten zwischen 23 bis 73%. Für das Peniskarzinom ist ein spezifisches Lymphknotenzentrum an der Mündung der V. epigastrica superficialis in die V. saphena magna (Schildwächterlymphknoten) identifiziert. Ist dieses Zentrum metastasenfrei, dann sind auch keine anderen Lymphknotenmetastasen zu erwarten und dem Patienten wird die Lymphadenektomie erspart. Nach Fernmetastasen wird durch Röntgen-Thoraxaufnahmen, Knochenszintigraphie und Computertomographie des Abominalraumes gefahndet.

7.6.3 Therapie

Die Behandlung erfolgt in Abhängigkeit von der Ausdehnung des Tumors (,,stadienorientiert"). Vorwiegend exophytische Tumoren sind der organerhaltenden Lasertherapie zugänglich, während in die Tiefe infiltrierende Karzinome durch Amputation oder radikale Exzision des äußeren Genitale (Emaskulinisation) saniert werden.

Tis: lokale Exzision, kurzfristige Kontrollen.
T_1: Penisteilamputation, bei alleinigem Befall des Präputiums genügt gelegentlich die ausgiebige Zirkumzision. Fünfjahres-Überlebensrate 80%.

Alternativ ist auch die lokale Radiotherapie möglich, ihre Ergebnisse entsprechen der chirurgischen Behandlung. Bei einem Rezidiv-Tumor ist die Amputation unumgänglich.
T_2, N_0, M_0: Penisteilamputation. Alternativ wurde auch hier die Radiotherapie eingesetzt und die totale Amputation erst bei Tumorrezidiv durchgeführt. Fünfjahres-Überlebensrate 80%.
T_3, N_0, M_0: totale Emaskulinisation
T_x, N_1/N_2, M_0: Lymphadenektomie. Die Fünfjahres-Überlebensrate beträgt bei alleinigem Befall der ,,Wächter"-Lymphknoten ungefähr 70%, bei Befall der übrigen inguinalen Lymphknoten 50% und sinkt bei gleichzeitigem Befall der iliakalen Lymphknoten auf 20%.
T_4, N_x, M_x: Der Tumor ist lokal inoperabel. Operative Maßnahmen haben palliativen Charakter, d. h. es wird versucht, den übelriechenden zerfallenden Tumor weitgehendst abzutragen und den Defekt plastisch zu decken.

· *Chemotherapie*

Bei Fernmetastasen und/oder Lymphknotenmetastasen ist Bleomycin erfolgversprechend. Diese Substanz wurde auch erfolgreich bei Plattenepithelkarzinomen mit anderem Sitz eingesetzt.

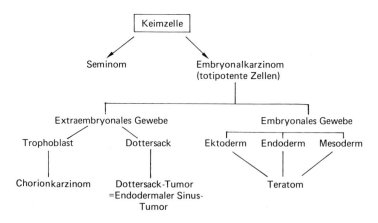

Abb. 7-24 Histogenese der Hodentumoren.

7.7 Hoden (GK 3-7.5)

Die von den germinalen Zellen des Hodens
ausgehenden Tumoren (Seminom, Teratokarzinom, embryonales Karzinom) stellen
90% der primären Hodentumoren dar, die
Tumoren des gonadalen Stroma (Leydig-Zell-
Tumor) lediglich 4-6%. Tumoren des Gang-
systems (Tubuli seminiferi contorti, Rete testis, Epididymis und Samenstrang), des fi-
brovaskulären und muskulären Stützgewe-
bes und Metastasen anderer Tumoren sind
Raritäten.
Die Ätiologie (Abb. 7-24) der Hodentumoren ist unbekannt, gewöhnlich treten sie jedoch in der Zeitspanne der größten sexuellen Aktivität des Mannes auf. Der kryptor-
che Hoden entartet gegenüber dem normo-
topen Hoden 20-30mal häufiger maligne,
auch nach operativer oder konservativer
Korrektur der Hodendystopie.

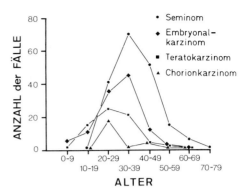

Abb. 7-25 Altersverteilung der Hodentumoren.

Aus der Gruppe der Stroma-Tumoren tritt
der Sertoli-Zell-Tumor vor allem bei jungen
Patienten auf, der Leydig-Zell-Tumor wird sowohl vor als auch nach der Pubertät beobachtet. Gonadoblastome können in jeder
Altersgruppe auftreten. (Einteilung vgl.
Tab. 7-16).

7.7.1 Häufigkeit und Altersverteilung der Hodentumoren

Die Häufigkeit der Hodentumoren in
Deutschland ist in Ermangelung eines zentralen Tumorregisters unbekannt. In den
Vereinigten Staaten beträgt die Inzidenz
3,1 : 100 000; 0,64% aller männlichen Karzinome sind Hodentumoren. 11-13% aller
Krebstoten in der Altersgruppe von 15-34
Jahren litten an Hodenkrebs. In der Altersgruppe von 20-34 Jahren ist der Hodentum-
or der häufigste maligne Tumor, gefolgt von
Leukämie, Morbus Hodgkin und Melanom.
Unter den Karzinomerkrankungen des
männlichen Genitales beträgt die Häufigkeit
des Hodenkrebses 4%.
Unter 12 Jahren sind Seminome und Cho-
rionkarzinome selten (Abb. 7-25), die anderen Tumoren kommen auch in der Kindheit
vor, wobei die Teratome ebenso wie das embryonale Karzinom (Orchioblastom) und
Teratokarzinom eine gutartigere Verlaufsform als im Erwachsenenalter zeigen. Oberhalb des 60. Lebensjahres wird lediglich das
Seminom angetroffen (Abb. 7-25).

7.7.2 Metastasierungsroute

Das lokal-expansive Wachstum des Hodentumors wird durch die Tunica albuginea
begrenzt, so daß inguinale Metastasen äußerst selten sind. Als *Kunstfehler* wird bei
Verdacht auf Hodentumor die skrotale Inzision angesehen, da durch diesen Eingriff die
tiefen Lymphbahnen Anschluß an die oberflächlichen Lymphbahnen erhalten und die
inguinale Metastasierung begünstigt wird.
Aus dem gleichen Grunde ist bei Tumorverdacht eine transskrotale Biopsie absolut
kontraindiziert. Häufigster Metastasierungs-
weg ist entlang der Hodengefäße zu den paraaortalen Lymphknoten in Höhe des Nierenstiels (Abb. 7-26). Hier befindet sich die
erste Filterstation, die deshalb auch als testikuläres Lymphzentrum bezeichnet wird. Bei
Blockade des testikulären Lymphzentrums
erfolgt die Filialisierung in die tiefe Lumbal-
region. Eine kontralaterale Metastasierung
ist möglich, sowohl von rechts nach links als
auch (sehr selten) von links nach rechts.
Überwiegend erfolgt die Metastasierung jedoch homolateral. Die 2. Filterstation führt
zum Mediastinum und zum linken Venenwin-

Tabelle 7-16 Einteilung der Hodentumoren

Germinalzelltumoren des Hodens

Collins und Pugh	%	Dixon und Moore
I. Seminom (S)	40	Seminom
II. Teratom	40	Teratom
Teratom differenziert (T.D.),	1	Teratom, reif
malignes Teratom, intermediär (M.T.I.),	23	Teratokarzinom
malignes Teratom, anaplastisch (M.T.U.),	15	Embryonalkarzinom
malignes Teratom, trophoblastisch (M.T.T.)	1	Chorionkarzinom (rein, kombiniert)
III. Orchioblastom (Dottersackblastom)	2	Juveniles Embryonalkarzinom
I.+II. Seminom + Teratom	14	Mischtumoren

Nichtgerminale Hodentumoren

1. Interstitielle (Leydig-)Zell-Tumoren
2. Stützzell-(Sertoli-)Tumoren
3. Orchidoblastome (Andro-, Gynandroblastome)
(4. Maligne Lymphome)

Metastatische Hodentumoren
1. Lymphome
2. Karzinome (Prostata, Penis, Rektum, Magen)
3. Melanome

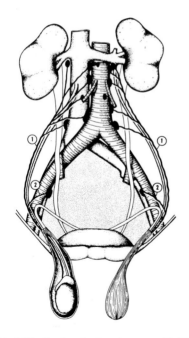

Abb. 7-26 Routen der lymphogenen Metastasierung von Hodentumoren, ① testikuläres Lymphzentrum, ② iliakale Lymphknoten.

kel, folglich sind bei Metastasierung die mediastinalen und die supraklavikulären linksseitigen Lymphknoten befallen.

Abgesehen vom Chorionkarzinom erfolgt die Metastasierung häuptsächlich auf dem Lymphwege. Viszerale Fernmetastasen werden bevorzugt in der Lunge, aber auch in Leber, Knochen und Gehirn angetroffen. Seminome und Teratokarzinome unterscheiden sich in der Geschwindigkeit der Metastasierung, des infiltrativen und lokal aggressiven Wachstums. Das Seminom metastasiert langsamer und infiltriert weniger, das Teratokarzinom neigt zur Frühmetastasierung.

Insgesamt sind bei ca. 50% aller Patienten bei der Erstuntersuchung bereits Metastasen nachzuweisen.

7.7.3 Klinische Symptome

Häufigstes Erstsymptom ist ein derber, tastbarer Knoten im Skrotalfach, in 85% nicht druckdolent. Im Seitenvergleich erscheint

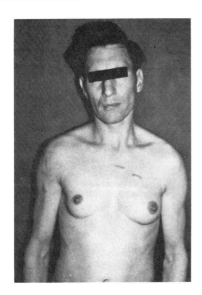

Abb. 7-27 Gynäkomastie infolge eines Leydig-Zell-Tumors.

Gynäkomastie (Abb. 7-27) ist die Folge hormonaler Aktivität: 30% der Sertoli-Zell-Tumoren, 20-25% der Leydig-Zell-Tumoren, 4% der Teratome und 1% der Seminome. Androgenproduzierende Leydig-Zell-Tumoren führen vor der Pubertät zur Pubertas praecox.

5% der Patienten haben die ersten Symptome durch Metastasen: Flankenschmerzen bei retroperitonealer Metastasierung im Nierenhilusgebiet mit sekundärer Harnstauung der Niere oder Dyspnoe bei Lungenmetastasen. Auch hier ist bei genauer Untersuchung meistens der Primärtumor zu palpieren. Der sogenannte okkulte Hodentumor, der primär nicht palpabel ist und dessen Symptome von den Tumormetastasen ausgehen, ist sehr selten.

der betroffene Hoden schwerer, mit einer mittleren Symptomdauer von 7-14 Wochen. In 15% bestehen gleichzeitig entzündliche Veränderungen, was die Differentialdiagnose Entzündung oder Tumor erschwert. Die Notwendigkeit, jeden „unklaren Hoden" von einem Inguinalschnitt freizulegen, wird durch die mögliche Verwechslung mit einem entzündlichen Prozeß unterstrichen.

7.7.4 Diagnostik und Stadieneinteilung

Die Stadieneinteilung (Tab. 7-17) erfolgt nach klinischen, radiologischen (Ausscheidungsurogramm, Röntgen-Thorax, Sonographie, Computertomographie und Lymphographie) und biochemischen Befunden (Alpha-Fetoprotein, Beta-HCG und LDH als Tumor-Marker). Die Sensitivität (= positive Fallfindungsrate) dieser Untersuchungsverfahren zur korrekten Stadienbe-

Tabelle 7-17 Gebräuchliche Stadieneinteilung bei Hodentumoren (nach Weißbach 1985).

Stadium	Lokalisation und Tumormasse	Operabilität
I	Keine Lymphknotenmetastasen	
II	Retroperitoneale Lymphknotenmetastasen (LKM):	
A	Solitäre LKM $\leq$ 2 cm *oder* mikroskopische LKM bzw. $\leq$ 5 LKM $\leq$ 2 cm	resektabel
B	Solitäre oder multiple LKM 2-5 cm	
C	LKM > 5 cm (Bulky Tumor)	nicht oder teilweise resektabel
III	LKM oberhalb des Diaphragmas oder extranodale Metastasen (Lunge, Leber, Gehirn, Knochen)	

stimmung ist besonders bei minimalem Lymphknotenbefall (Stadium II$_A$) nicht zufriedenstellend. Die Rate falsch negativer Befunde ist umso größer, je kleiner die Gesamtmasse der Lymphknotenmetastasen ist und liegt im Durchschnitt bei 20 bis 30% (*Weißbach* 1985).

Klinische Untersuchung

Bei hodentumorsuspektem Befund (s. Abb. 15-12, S. 392), läßt sich der Nebenhoden gewöhnlich gut vom Hoden abgrenzen, die Skrotalhaut ist verschieblich. Später ist die Demarkierung zwischen Nebenhoden und Hoden schwierig. Der Hoden erscheint konsistenzvermehrt, häufig insgesamt vergrößert und nach intratestikulären Blutungen schmerzhaft. Eine Hydrozele, die sich in 2 bis 4 Wochen entwickelt, ist symptomatisch. Das Chorionkarzinom verbirgt sich gerne hinter einer akuten Epididymitis. Die körperliche Untersuchung schließt die sorgfälti-

ge Palpation des Abdomens (Nachweis palpabler retroperitonealer Lymphome) und der Lympgknoten der Supraklavikular-Region ein.

Radiologische Untersuchungen

Urographie und *Kavographie* geben zwar nur indirekt Hinweise auf retroperitoneale Prozesse, sind aber von einer geplanten Lymphadenektomie hilfreich. Eine Verlagerung der Niere und des ipsilateralen Harnleiters (der Ureter ist die Wetterfahne des Retroperitoneums) weisen auf einen retroperitonealen Lymphknotenbefall hin (Abb. 7-28). Die Lymphographie informiert über das Ausmaß des retroperitonealen Lymphknotenbefalls, allerdings werden Lymphknotenstationen oberhalb der Cysterna chyli nicht erfaßt. Die Lymphographie weist zwar retroperitoneale Metastasen von Hodentumoren nur mit 75%iger Zuverlässigkeit nach, ist invasiv und kostenaufwendig, hat aber den Vorteil, daß auch bei *nicht vergrößerten* Lymphknoten (CT und Sonographie sind negativ) strukturelle Veränderungen einen Tumorbefall aufzeigen können.

Die Treffsicherheit der *Computertomographie* für retroperitoneale Metastasen liegt bei 85%. Damit besitzt die Computertomographie, verglichen mit der Lymphographie und der Sonographie, die höchste Treffsicherheit. Das CT zeigt die Beziehung von Metastasen zu den großen Gefäßstraßen (Abb. 7-29). Lebermetastasen werden am sichersten mit dem CT und der Sonographie erkannt.

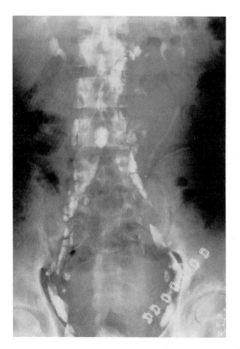

Abb. 7-28 Ausscheidungsurographie mit lateraler Verlagerung des linken oberen Harnleiterdrittels infolge hilärer Lymphknotenmetastasen, die in der Lymphographie teilweise sichtbar gemacht werden können; Wundklammern im linken Inguinalbereich nach hoher Semikastration.

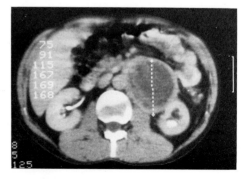

Abb. 7-29 CT einer Lymphknotenmetastase im linken Nierenstielbereich; ∅ 8,5 cm = Stadium II C (Bulky Tumor) bei Teratokarzinom links.

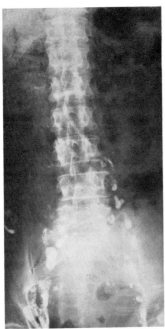 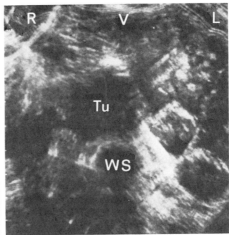

Abb. 7-30 Lymphographie (links) bei linksseitigem Hodentumor. Die ausgedehnten paraaortalen Lymphknotenmetastasen kommen in der Speicherphase des Lymphogramms nicht zur Darstellung, lassen sich jedoch im transversalen Sonogramm als polyzyklisch begrenzte, echofreie Zone darstellen (rechts). R = rechts, V = ventral, L = links Tu = metastasenhaltiges Lymphknotenpaket, WS = Wirbelsäule.

Ultraschalluntersuchung (Abb. 7-30)

Sonographisch können retroperitoneale Lymphknotenmetastasen in ca. 75% nachgewiesen werden, die Sonographie hat ein Auflösungsvermögen von 1,5 cm. Ihre Aussagefähigkeit ist eingeschränkt bei adipösen Patienten und Interposition von gashaltigen Darmschlingen. Die sonographische Untersuchung des Skrotalfachs ist nützlich bei unklaren Befunden. Tumoren im Hoden mit einem Durchmesser von 1 cm oder kleiner, die sich dem palpatorischen Nachweis entziehen, können sonographisch nachgewiesen werden. Deshalb sollte routinemäßig bei jedem suspekten Skrotalbefund sonographisch untersucht werden.

Tabelle 7-18 Diagnostik zur Bestimmung der Tumorausdehnung

	Parameter
Klinisch-chemisch	BSG, Leukozyten, Hb, Transaminasen, LDH, alkalische Phosphatase
Radioimmunologisch	Alpha-Fetoprotein im Serum Beta-HCG im Serum
Radiologisch	Urogramm, Computertomographie (thorakal, abdominal) Röntgen-Thorax, Lymphographie
Sonographisch	Bauchraum

*Laborchemische Untersuchungen
(Tab. 7-18)*

Neben den allgemeinen Parametern (Blutsenkung, Blutbild, Transaminasen, Phosphatasen und Kreatinin) muß bei Verdacht auf einen Hodentumor bereits vor einer operativen Therapie Blut zur Bestimmung der Tumormarker Alpha-Fetoprotein, Beta-HCG und LDH entnommen werden. Die Halbwertszeit für Beta-HCG beträgt 24 Stunden und für Alpha-Fetoprotein 5 bis 7 Tage. Erhöhte Werte eines oder beider Tumormarker präoperativ, die postoperativ entsprechend der Halbwertszeit absinken, lassen vermuten, daß keine Fernmetastasen

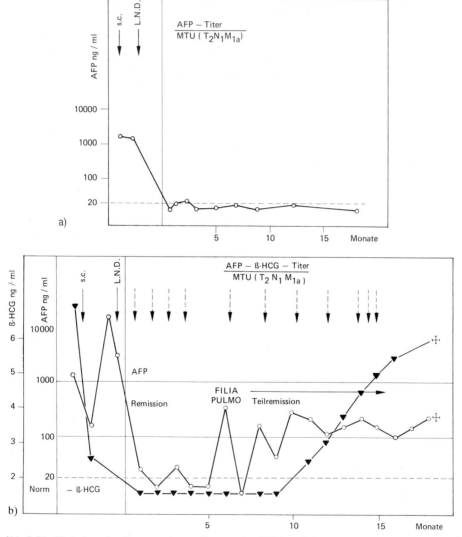

Abb. 7-31 Verhalten der Tumormarker α-Fetoprotein (AFP) und β-Humanchoriongonadotropin (β-HCG) beim undifferenzierten malignen Teratom (MTU). Normalisierung von AFP nach Semikastration (s. c.) und Lymphadenektomie (L. N. D.) bei Rezidivfreiheit (a). Absinken von β-HCG nach der Semikastration und von AFP nach der Lymphadenektomie. Trotz Chemotherapie (Pfeile) Entwicklung von Lungenmetastasen und synchronem Anstieg von AFP. Trotz kontinuierlicher Chemotherapie fehlender Abfall beider Tumormarker infolge Tumorprogredienz (b).

vorliegen. Der Wert der Tumormarker liegt darin, daß 1. ihre Normalisierung den Therapieerfolg anzeigt, 2. konstant erhöhte Werte ein Fortbestehen der Erkrankung signalisieren und 3. ein neuerlicher Anstieg auf Metastasen hinweist (Abb. 7-31 a und b). Bei der Diagnose von germinalen Hodentumoren ist in 75% initial einer der beiden Tumormarker im Serum nachweisbar. In je 50% ist nur Alpha-Fetoprotein oder nur Beta-HCG erhöht nachweisbar. Alpha-Fetoprotein ist bei histologisch „reinem" Seminom nicht erhöht, Beta-HCG in bis zu 15%. Erhöhte Alpha-Fetoproteinwerte weisen auf Metastasen eines nicht-seminomatösen Tumoranteils (Mischtumor) hin.

7.7.5 Differentialdiagnose

Differentialdiagnostisch (Tab. 7-19) lassen sich die Hydrozele und Spermatozele testis durch die positive Diaphanoskopie meist leicht abgrenzen. Wegen der möglichen Kombination von Hydrozele und Hodentumor (symptomatische Hydrozele) sollte bei jungen Patienten im Zweifelsfall der Hoden von einem Inguinalschnitt her freigelegt werden. Die Spermatozele ist vom Hoden eindeutig abgrenzbar und frei beweglich. Die akute Epididymitis (s. S. 386) ist ebenso wie die Mumps-Orchitis (gleichzeitig bestehende Parotitis) leicht gegenüber einem Tumor abzugrenzen. Die Hodentorsion ist eine Erkrankung vor allem der Pubertät (s. Abb. 15-10, S. 390); akute Schmerzhaftigkeit steht im Vordergrund. Die chronische nicht-dolente Epididymitis tuberculosa betrifft nur den Nebenhoden, palpatorisch erscheint er äußerst derb, jedoch deutlich vom Hoden abgrenzbar. Knotenförmige Auftreibungen des Ductus deferens, sogenanntes Rosenkranzphänomen,

erhärten die Verdachtsdiagnose einer Genital-Tbc. Die unspezifische Epididymitis ist nach Übergang in eine abszedierende Epididymoorchitis und bereits abgeklungener akuter Symptomatik nur anamnestisch von einem Hodentumor zu unterscheiden. Palpatorisch findet sich ein derber, mit dem Skrotum verbackener Tumor. Die Oberfläche ist höckrig, der Tumor bis kleinfaustgroß.

Wenn sorgfältige Anamnese, klinische Untersuchung und Laborbefunde Unklarheiten über die Natur eines tastbar vergrößerten Hodens nicht beseitigen konnten, muß bis zum Nachweis des Gegenteils ein Hodentumor angenommen und ohne weiteren Zeitverlust die operative Exploration vorgenommen werden.

7.7.6 Therapie

Die hohe inguinale Semikastration ist stets der erste Behandlungsschritt. Nach Freilegung des Samenstranges wird eine weiche Gefäßklemme angelegt, um eine Tumorzellverschleppung unter der Operation zu verhindern. Der Hoden wird im Skrotum stumpf mobilisiert und luxiert. Nach Eröffnen der Hodenhüllen wird das Organ inspiziert. Im Zweifelsfall erfolgt eine Exzision aus einem tumorsuspekten Bezirk und Schnellschnittuntersuchung! Erfolgte entgegen der Regel bei Verdacht auf Hodentumor die skrotale statt der inguinalen Semikastration, so muß die inguinale Lymphadenektomie und Hemiskrotektomie angeschlossen werden.

Bei allen reinen Seminomen werden nach der Orchiektomie die iliakalen, paraortalen und parakavalen (Stadium I) sowie supraklavikulären Lymphknoten (Stadium $II_{A, B}$) bestrahlt (Abb. 7-32). In den Stadien II C

Tabelle 7-19 Differentialdiagnose des Hodenneoplasmas

Epididymitis	Hämatom
Epididymoorchitis	Torsion
Hydrozele	Spermatozele
Leistenhernie	Varikozele
Hämatozele	Gumma

und III ist eine Chemotherapie wie bei den Non-Seminomen indiziert.

Die Behandlung von Mischtumoren (20% der Hodengeschwülste) richtet sich nach den Gewebskomponenten. Gleiches gilt für das scheinbar „reine" Seminom mit Erhöhung des Alpha-Fetoproteins.

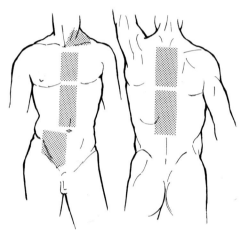

Abb. 7-32 Bestrahlungsfelder.

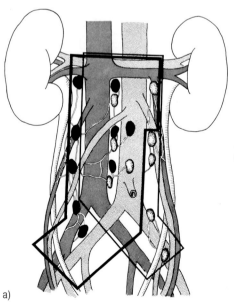

a)

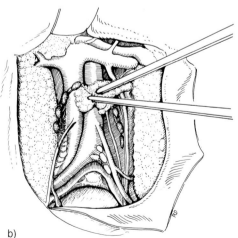

b)

Abb. 7.33 a) Schema der zu exstirpierenden Lymphknoten bei rechtsseitigem und linksseitem Hodentumor. – b) Operationstechnik zur retroperitonealen Lymphknotenexstirpation.

Therapie der nicht-seminomatösen germinalen Hodentumoren („Non-Seminome") nach primärer Orchiektomie

Am Hodentumor erkrankt vornehmlich der junge Mann im produktivsten Lebensabschnitt. Eine erfolgreiche und lebensrettende Behandlung rechtfertigt daher auch aggressive Maßnahmen im operativen und chemotherapeutischen Vorgehen. Die Behandlung der nicht-seminomatösen Testistumoren ist stadienorientiert (vgl. Tab. 7-17).

Die Lymphadenektomie (Abb. 7-33) beginnt in Höhe des testikulären Lymphzentrums (Abb. 7-26). Erweisen sich die Schnellschnittuntersuchung diese Lymphknoten als tumorbefallen, werden auch die Lymphknoten oberhalb des Nierenstiels bis zum Diaphragma ausgeräumt, andernfalls werden nur unterhalb des Nierenstiels bilateral sämtliche Lymphknoten (parakaval, retrokaval, paraaortal) bis in die Höhe der Aortenbifurkation, parailiakal meist nur unilateral auf der befallenen Seite ausgeräumt.

Postoperative Komplikationen wie Thromboembolie, Lymphfisteln, Harnleiterfisteln und Nachblutungen sind selten. Es kommt zu keiner Lymphabflußstörung der unteren Extremitäten.

Stadium I: Der Tumor ist auf den Skrotalinhalt begrenzt. Haben Staging-Untersuchun-

gen keine retroperitonealen oder Organmetastasen ergeben und fielen nach der Orchiektomie erhöhte Tumormarker auf Normwerte, so kann der Tumor dem Stadium I zugeordnet, jedoch kann nicht mit Sicherheit ein Stadium II A ausgeschlossen werden; denn in dieses Stadium gehören auch mikroskopische Metastasen. Derartige Mikrometastasen werden in 10 bis 20% aller Patienten im klinischen Stadium I gefunden. Würde aber bei all diesen Patienten eine retroperitoneale Lymphknotendissektion durchgeführt, hätte sie in 80 bis 90% keinen therapeutischen Effekt. Eine Lymphknotendissektion im Stadium I wird kontrovers diskutiert. Ein Verzicht auf die Lymphhadenektomie wird von *Peckham* (1982) praktiziert (,,wait and see", Abb. 7-34). Sicherer ist: im Stadium I die modifizierte retroperitoneale Lymphknotendissektion (Abb. 7-34). Im Gegensatz zur radikalen Lymphadenektomie (Abb. 7-33), die nahezu zwangsläufig den permanenten Verlust der Ejakulationsfähigkeit zur Folge hat, werden bei der modifizierten Lymphadenektomie die kontralateralen Lymphknoten und damit die untrennbar von diesen verlaufenden sympathischen Nervenfasern, die den Ejakulationsreflex steuern, erhalten. Werden bei der Kontrolle Metastasen entdeckt (13-20% Lungenmetastasen), so kann durch aggressive Chemotherapie in nahezu allen Fällen Heilung erreicht werden.
Stadium II A und B: Bei diesen Patienten mit kleinvolumigen Lymphknotenmetasta-

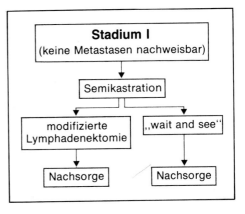

Abb. 7-34 Behandlungsplan der Non-Seminome im Stadium I (Weißbach et al., 1985).

sen ist die retroperitoneale Lymphknotendissektion obligatorisch (Abb. 7-35). Eine Progression wurde bei 10-40% trotz Lymphadenektomie beobachtet (ebenfalls Kontrollen). Diese Patienten werden chemotherapeutisch behandelt.
Stadium II C und III: Bei nicht-resektablen Metastasen (Bulky Tumor; engl. *bulk* = Masse, gemeint sind großvolumige Lymphknotenmetastasen) oder viszeraler Dissemination wird eine primäre, induktive Chemotherapie durchgeführt (Abb. 7-35, Tab. 7-20). Ein eventuell verbleibender Residualtumor wird durch Lymphadenektomie oder Thorakotomie entfernt.

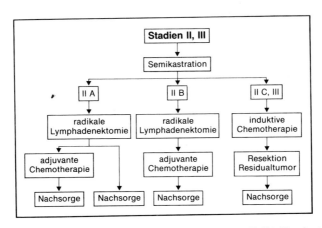

Abb. 7-35 Behandlungsplan der Non-Seminome im Stadium II und III (Weißbach et al., 1985)

Tabelle 7-20   Gebräuchliche Zystostatika-Kombinationen

PVB: Cisplatin 20 mg/m² Ko tgl. × 5 / jede 3. Woche × 4 Vinblastin 0,3 mg/kg tgl. × 2 / jede 3. Woche × 4 Bleomycin 30 mg wöchentlich × 12	*Einhorn*-Schema
BEP: Cisplatin 20 mg/m² Ko tgl. × 5 / jede 3. Woche × 4 VP-16 (Etoposid®) 100 mg/m² Ko tgl. × 5 / jede 3.Woche × 4 Bleomycin 30 mg wöchentlich × 12	

Chemotherapie

Durch die Entwicklung effektiver Zytostatika ist das Non-Seminom selbst im Stadium der Metastasierung heilbar. Wirksamster und wichtigster Bestandteil jeder Chemotherapie ist Cisplatin, das in Kombination mit Vinblastin und Bleomycin oder anderen Zytostatika verabreicht wird (Tab. 7-20). Mit dieser Kombinationsbehandlung wird in 50 bis 70% aller Patienten im Stadium der Metastasierung eine komplette Remission erreicht. Bei großvolumigen Metastasen sinkt diese Rate jedoch auf 30 bis 50% ab. Bei Patienten, die auf die Kombinationstherapie Cisplatin, Vinblastin und Bleomycin (PVB) nicht ansprachen, wurden mit der Kombination Cisplatin, VP-16 und Bleomycin (BEP) noch in 40% komplette Remissionen erreicht.

Nebenwirkungen der Chemotherapie

Wegen der schwerwiegenden Nebenwirkungen der Zytostatika ist die Behandlung auf Zentren beschränkt, die Erfahrung im Umgang mit diesen Substanzen haben. Folgende Nebenwirkungen sind zu berücksichtigen: Die nephrotoxische Wirkung von *Cisplatin* kann durch Flüssigkeitszufuhr vermieden werden. Nausea und Erbrechen sind durch Antiemetika nur schwer unter Kontrolle zu halten, hingegen ist die Myelosuppression selten schwerwiegend. Die schwerste Nebenwirkung von *Vinblastin* ist die Leukopenie. Das Risiko eines Ileus läßt sich durch zellulosearme Diät eine Woche vor Behandlungsbeginn teilweise vermieden. Etwa 50% aller Patienten leiden unter Myalgien; Parästhesien sind ein Frühsymptom der Neuropathie.

Tabelle 7-21 a   Behandlungsergebnisse des Seminoms nach Radiotherapie im Stadium I und II sowie nach Chemotherapie im Stadium II C und III

Stadium	Heilung
Stadium I Stadium II A, B	90%
Stadium II C und III	50%

Tabelle 7-21 b   5-Jahres-Überlebensrate des Non-Seminoms nach retroperitonealer Lymphknotendissektion im Stadium I und II sowie nach Chemotherapie plus Chirurgie im Stadium III

Stadium	5-Jahres-Überlebensrate
Stadium I	100%
Stadium II A, B	97%
Stadium II C, III (kleinvolumig)	50-70%
Stadium II C, III (großvolumig)	30-50%

Pneumonitis und Lungenfibrosen sind die wichtigsten Nebenwirkungen von *Bleomycin*. Bei der Hälfte der Patienten vermindert sich die Vitalkapazität um 20%; 25% haben eine Lungenfibrose. Den röntgenologischen Veränderungen können Belastungsdyspnoen vorausgehen. Die wichtigste Nebenwirkung der Behandlung mit VP-16 (Etoposid®) ist die Myelosuppression. Die Alopezie nach zytostatischer Behandlung ist reversibel. Röntgenbestrahlung, Lymphadenektomie und Zytostatika hemmen die Spermiogenese und den Samentransport.

7.7.7 Prognose

Die Prognose der metastasierenden germinalen Hodentumoren konnte durch den Einsatz der Zytostatika, Radiotherapie und aggressiven Chirurgie bedeutend verbessert werden (Tab. 7-21 a und b). Nach retroperitonealer Lymphknotendissektion sind im Stadium I in 10 bis 15% und im Stadium II in 40 bis 50% zu einem späteren Zeitpunkt Metastasen zu erwarten, dennoch sind dann noch 70% durch den Einsatz der Chemotherapie zu heilen. Auch Seminom-Metastasen sprechen ähnlich gut wie Non-Seminom-Metastasen auf eine Chemotherapie an, so daß die Prognose des Seminoms im Stadium II C und III sich bessern dürfte.

7.8 Nebenhoden, Samenstrang

Etwa 6% aller intraskrotaler Geschwülste sind Samenstrang- und Nebenhodentumoren oder paratestikuläre Tumoren. In der Mehrheit sind es benigne, mesenchymale Tumoren.
Adenomatoidtumoren (dysontogenetische Relikte des Wolffschen Ganges) sind gutartig, Rezidive und Metastasen kommen nicht vor. Synonyme dieses auch im Genitaltrakt der Frau (in den Tuben und Uterus) vorkommenden Tumors sind Mesotheliom und Lymphangiom. Der Begriff Adenomatoidtumor ist rein deskriptiv. Unter den Nebenhodentumoren rangiert dieser Tumor an erster Stelle.

Rhabdomyosarkome kommen am Samenstrang, Nebenhoden und der Tunica vaginalis vor. Der Tumor komprimiert meist nur den Hoden und wächst nicht infiltrierend, er kann deshalb von den testikulären Rhabdomyosarkomen, die als einseitige Entwicklung von Teratomen aufzufassen sind, abgegrenzt werden. Rhabdomyosarkome bevorzugen das jugendliche Alter. Meist wird eine schmerzhafte Schwellung im Bereich des Hodens festgestellt.

7.9 Prostata (GK 3-7.6)

7.9.1 Benigne Prostatahyperplasie (BPH)* (GK 3-7.6.1)

Die Prostata besteht aus einer Vielzahl tubulo-alveolärer Drüsen und ähnelt in ihrer Form einer Kastanie (Abb. 7-36). Ihr Gewicht beträgt ca. 20 g. In der Pubertät entwickelt sich die Prostata synchron mit den Testes zu einem funktionstüchtigen Organ und erreicht ihre volle Größe. Während in den ersten Lebensjahrzehnten die Prostata klinisch unauffällig bleibt, sind mehr als 50% aller Männer über 50 Jahre von einer benignen Prostatahyperplasie (BPH, syn. Prostataadenom) betroffen (Abb. 7-37). Die BPH ist somit die häufigste urologische Erkrankung des alternden Mannes (im Volksmund „Altmänner-Krankheit"). Rassische, genetische und Umwelteinflüsse scheinen für die weltweite Inzidenzvarianz verantwortlich zu sein.

7.9.1.1 Hormonelle Ätiologie (Abb. 7-38)

Kastration, aber auch Hypophysektomie vor der Pubertät verhindern das Wachstum einer normalen Prostata. Die Injektion von Testosteron hebt die Kastrationsfolgen auf. Der biologisch aktivste Androgenmetabolit

---

* Die BPH ist zwar kein Tumor, es bestehen aber formalgenetische Gemeinsamkeiten zum Prostatakarzinom, so daß die GK-Gliederung beibehalten wurde.

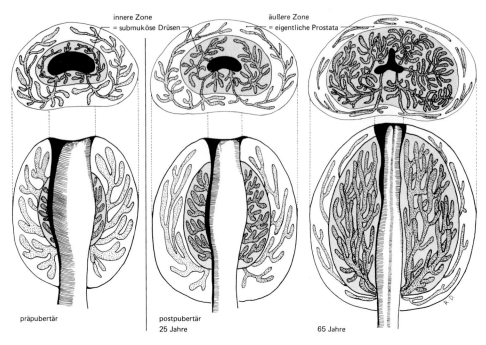

Abb. 7-36 Entwicklungsphasen der benignen Prostatahyperplasie im Quer- und Längsschnitt.

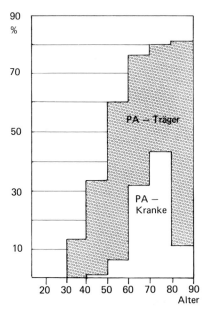

Abb. 7-37 Prozentualer Anteil der Prostataadenomträger und Prostataadenomkranken in der männlichen Bevölkerung.

ist das Dihydrotestosteron (DHT), das in der Prostata selbst gebildet wird. Die Bedeutung des DHT bei der Entstehung der BPH wird unterstrichen durch die dort 5fach höhere Konzentration dieser Substanz im Vergleich zur normalen Prostata (Abb. 7-38b).

DHT wird im Zytoplasma der Prostata an spezifische Rezeptoren gebunden und zum Zellkern transportiert, wo nach Bindung des DHT-Rezeptorkomplexes an Chromatinstrukturen spezifische Zell-Syntheseleistungen induziert werden. Wodurch die geschilderten Vorgänge in Gang gesetzt werden, ist unbekannt. Sicher spielt jedoch eine Verschiebung im Verhältnis zwischen Androgenen und Östrogenen im alternden männlichen Organismus eine auslösende Rolle („Klimakterium virile", Tab. 7-22). In der BPH lassen sich Rezeptoren für Östrogene und Progesteron nachweisen. Von den verschiedenen Strukturelementen der BPH zeigt das fibromuskuläre Stroma (60% Volumenanteil) eine Interaktion mit dem Östrogenspiegel (*Bartsch* 1979).

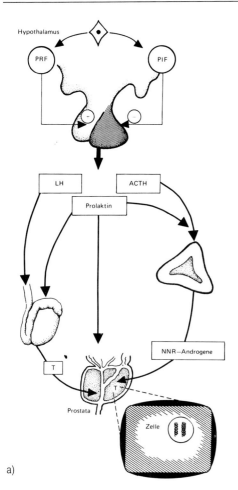

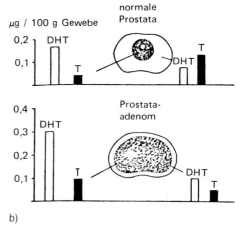

b)

Abb. 7-38 a) Endokrinium des Mannes. PRF = Prolaktin-Releasing-Faktor, PIF = Prolaktin-inhibierender Faktor, LH = Luteinisierungshormon, T = Testosteron, NNR = Nebennierenrinde. – b) Konzentration der natürlich vorkommenden Androgene Testosteron (T) und Dihydrotestosteron (DHT) in der inneren Zone (gesprenkelt) und äußeren Zone (weiß) bei der normalen Prostata und beim Prostataadenom. µg = 10⁻⁶ g (nach *Siiteri* und *Wilson* 1970).

Tabelle 7-22 Hormonverschiebungen im Klimakterium virile. MCR = Metabolische Clearance-Rate. PR = Produktionsrate. LH = Luteinisierungshormon (identisch mit dem interstitielle Zellen stimulierenden Hormon). FSH = Follikel-stimulierendes-Hormon. mIU = Milli International Unit. ng = Nanogramm

	< 50 Jahre	> 50 Jahre	Einheit
Testosteron	633 ± 25	415 ± 51	ng/100 ml
MCR	640 ± 25	530 ± 35	l/24 h
PR	6,6 ± 0,5	4 ± 0,6	mg/24 h
LH	12,5 (9,1-17,1)	22,5 (15,8-31,7)	mIU/ml
FSH	6,8 (5,1-9,2)	15 (10,1-22,0)	mIU/ml
Prolaktin	6,9 ± 3,7	4,8 ± 2,3	ng/ml
Östradiol	1,5 (1,3-1,8)	2,2 (1,7-2,6)	ng/100 ml
Gesamtöstrogene	3,9, (3,3-4,6)	5,3 (4,5-6,2)	ng/100 ml
Dihydrotestosteron	49 (33-74)	89 (53-152)	ng/100 ml

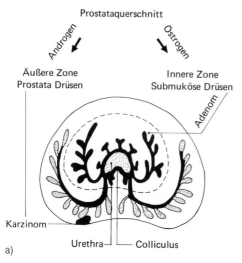

Prostataquerschnitt

Androgen ↓   Östrogen ↓

Äußere Zone
Prostata Drüsen

Innere Zone
Submuköse Drüsen

Adenom

Karzinom

a)   Urethra — Colliculus

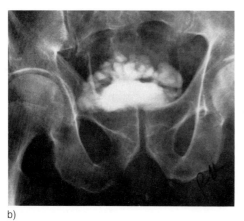

b)

Abb. 7-39 a) Wirkort von Androgenen und Östrogenen innerhalb der Prostata. – b) Pseudo-divertikuläre Balkenblase; Restharnbild.

Die verminderte Androgenproduktion führt zur Involution der äußeren Zone, die relativ höhere Östrogenproduktion zum Wachstum der inneren Zone (Abb. 7-39 a).

7.9.1.2 Anatomie der Prostata

Die Prostata besteht aus den beiden Seitenlappen (Lobus dexter et sinister). Sie sind über den Isthmus prostatae miteinander verbunden. Der Mittellappen (Lobus medius) liegt zwischen Urethra und den beiden Ductus ejaculatorii an der Unterseite der Harnblase.

Histologisch besteht die von einer fibrösen Kapsel umgebene Prostata aus Drüsenschläuchen, elastischen Elementen, glatten Muskelfasern und Bindegewebe (fibromuskuläres Stroma). Das Verhältnis von Drüsengewebe zum bindegewebig muskulären Anteil beträgt 5 : 1 bis 2 : 1 und bestimmt die Konsistenz der Prostata.

Die innere Zone der Prostata (periurethrales Drüsengebiet) läßt sich von der peripheren Drüsenzone (Glandula prostata propria) morphologisch abgrenzen (Abb. 7-39 a).

Die Gefäßversorgung der Prostata erfolgt über die Aa. vesicales inferiores, die Aa. pudendae internae und die Aa. rectales inferiores, ihr Blutabfluß über den Plexus venosus prostaticus in die Vv. iliacae internae.

Die Lymphbahnen der Prostata münden in die periprostatischen Lymphräume. Von da aus fließt die Lymphe in die obturatorischen, hypogastrischen, sakralen, parasakralen und iliakalen Lymphknoten.

Wegen ihrer Lage an der Nahtstelle von Harn- und Geschlechtswegen wird der prostatische Harnröhrenabschnitt als das urogenitale Grenzgebiet bezeichnet *(Alken)*. Durch das Zusammenspiel der Blasenmuskulatur mit der Muskulatur der Prostata wird ein Übertritt des Urins bei der Miktion in die Samenwege und eine retrograde Ejakulation der Samenflüssigkeit in die Harnblase verhindert. Von der Prostata wird ein milchig-schleimiges alkalisches Sekret gebildet, das bei der Ejakulation dem Sperma beigemischt wird.

7.9.1.3 Pathophysiologie

Die BPH nimmt ihren Ausgang von der inneren Zone, die äußere wird komprimiert (Abb. 7-36, s. S. 218 u. Abb. 7-39 a) und bildet bei der operativen Entfernung die „chirurgische Kapsel". Die Vergrößerung der endourethralen Prostata-Seitenlappen engt das Harnröhrenlumen ein und streckt die hintere Harnröhre.

Der vergrößerte Mittellappen breitet sich endovesikal (ventilartig) aus. Die Blase reagiert auf den erhöhten infravesikalen Widerstand mit einer Hypertrophie des Detrusors (Trabekelblase, Abb. 7-39 b). Bei einer weiteren Zunahme des Größenwachstums vermag die Blase den erhöhten Auslaßwiderstand nicht mehr zu kompensieren (Restharn). Infolge des starken Miktionsdruckes

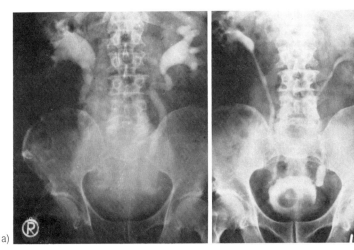

a)   b)

Abb. 7-40 a) Ausgeprägte Harnstauungsnieren beiderseits bei Überlaufblase infolge einer obstruktiven BPH. – b) Praktisch völliges Abklingen der Harnstauung beiderseits nach 2monatiger Dauerkathe-
terentlastung. Die Angelhakenureteren sind deutlich sichtbar.

wird die Blasenschleimhaut zwischen die Muskelzüge gepreßt (Pseudodivertikel, Abb. 7-39 b). Mit fortschreitender Blasendekompensation verlieren die Harnleiterostien ihre Kompetenz (vesiko-ureteraler und vesiko-renaler Reflux).

Die unvollständige Blasenentleerung mit Restharn und vesiko-renalem Reflux führen zur Ektasie der oberen Harnwege, bei längerem Bestehen zur Reduktion des Nierenparenchyms und zur Hydronephrose mit Niereninsuffizienz (Abb. 7-40).

7.9.1.4 Klinische Symptome

Stadium I
  Stadium der Kompensation mit leichter Dysurie und Nykturie, kein Restharn
  (Reizstadium)

Stadium II
  Beginn der Dekompensation des Blasendetrusors, Restharn 100 ml
  (Restharnstadium)

Stadium III
  Überlaufblase oder totaler Harnverhalt, Harnstauungsnieren, progrediente Niereninsuffizienz.
  (Stadium der Dekompensation)

Das klinische Bild der BPH geht den obengenannten pathophysiologischen Veränderungen parallel. Im Frühstadium sind die Symptome diskret, da die Blase durch die Zunahme der Blasenmuskulatur den erhöhten Auslaßwiderstand überwindet. Der Mann ist Krankheitsträger mit normaler Miktion, vollständiger Blasenentleerung und fehlenden Symptomen einer Harnwegserkrankung. Bei der rektalen Untersuchung ist die Vergrößerung der Drüse jedoch palpatorisch nachzuweisen.

Erste, die Ermüdung der Blase anzeigende Symptome sind die Abschwächung des Harnstrahles, verzögerter Miktionsbeginn, das Gefühl einer unvollständig entleerten Blase. Später tritt der totale Harnverhalt oder die Überlaufinkontinenz (sog. *Ischuria paradoxa*) ein. Die unvollständige Blasenentleerung findet ihren Ausdruck in der erhöhten Miktionsfreqenz mit Nykturie. Obstruktion und Restharn begünstigen Harnwegsinfektionen, Urin wird unter Schmerzen ausgeschieden (Strangurie). Die Ruptur ektatischer Venen, die über den Blasenhals und die Seitenlappen ziehen, führt zur Makrohämaturie.

Neben der Gruppe der asymptomatischen BPH-Träger und der Patienten mit lokalen Symptomen ist eine 3. Gruppe von Patienten abzugrenzen, bei denen sekundäre Veränderungen des erhöhten infravesikalen Auslaßwiderstandes im Vordergrund der klinischen Symptomatik stehen. Die Blasenhalsobstruktion mit bilateraler Hydronephrose kann gastrointestinale oder neurologische Beschwerden mit den Symptomen wie Nausea, Brechreiz, Gewichtsverlust, Inappetenz, Apathie und Stupor imitieren. Die aszendierende Harnwegsinfektion mit Befall des Nierenparenchyms, fieberhafte Pyelonephritis und Flankenschmerzen verstellen den Blick auf die primäre Erkrankung (Abb. 7-40).

Alle aufgezählten Symptome sind als Folgeerscheinungen der infravesikalen Obstruktion zu interpretieren. Lokal verursacht die Drüse selbst kaum Beschwerden, außer bei massivem Größenwachstum durch Druck auf das Perineum oder bei einer sekundären Prostatitis mit schneidenden Schmerzen im Unterbauch, inguinal und perineal ausstrahlend (s. S. 37).

7.9.1.5 Diagnostik

7.9.1.5.1 Körperliche Untersuchung

Bei der *rektalen Palpation* der Prostata erscheint die hyperplastische Drüse prallelastisch und allseits gut abgrenzbar. Die mediane Vertiefung, der sogenannte Sulcus, kann verstrichen sein (sog. Mittellappenadenom). Ausgehend vom Tastbefund ist es nicht möglich, das Ausmaß der Obstruktion am Blasenhals zu beurteilen. Bei Harnwegsinfektion ist die Palpation schmerzhaft. Im Rahmen der rektalen Palpation sollte der Tonus des Sphinkter ani beurteilt werden.

Das Ausmaß der infravesikalen Obstruktion wird durch die Uroflowmetrie (Abb. 7-41) objektiviert.

7.9.1.5.2 Sonographie

Wegen ihrer Lage, Größe und Struktur eignet sich die Prostata besonders für die Ultraschalldiagnostik, die den radiologischen Methoden – die Computertomographie eingeschlossen – überlegen ist. Neben der transurethralen und transrektalen Untersuchung ist auch eine transabdominelle Untersuchung möglich. Hierbei dient die prall gefüllte Harnblase als Transmissionsorgan. Bei der transrektalen Untersuchung zeigt das Prostataparenchym eine homogene Echogenität. Beim gesunden Mann hat die Prostata eine dreieckige oder halbmondförmige Gestalt (Abb. 7-42 a-c). Die Prostatakapsel ist gut zu identifizieren, die inneren Echos sind fein und regulär. Bei der Prostatitis werden die Kapselechos unregelmäßig. Abhängig vom Stadium der Erkrankung werden auch die Binnenechos inhomogener. Prostatasteine erscheinen als dichte Echos innerhalb der Prostata. Bei der BPH ist eine symmetrisch gut-abgrenzbare Organvergrößerung zu erkennen. Die Prostatakapsel weist keine Defekte auf, ist symmetrisch und gleichmäßig.

Charakteristisch für die sonographische Diagnose des Prostatakarzinoms ist die asymmetrische oder irreguläre Organkontur. Ein inhomogenes Binnenechomuster ist zweideutig (Abb. 7-42 a). Die fortgeschrittene Karzinomerkrankung kennzeichnet eine extrakapsuläre Ausbreitung mit Infiltration der Samenblase. Die Frage ob BPH oder Karzinom ist nur histologisch zu klären.
Sonographische Restharnbestimmung (s. S. 29).

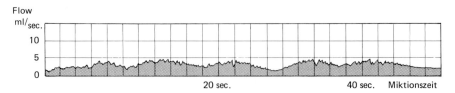

Abb. 7-41. Uroflow-Diagramm bei obstruktiver BPH. Die maximale Flowrate überschreitet nicht 5 ml/ sec. Die Miktionszeit ist verlängert.

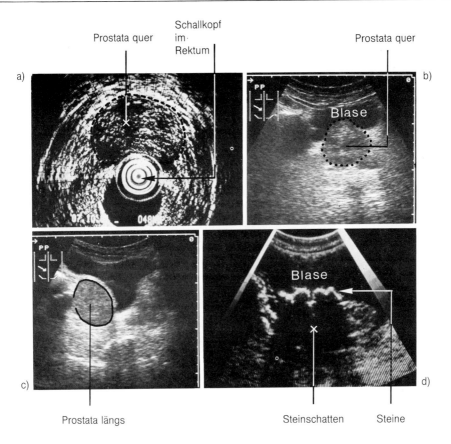

Abb. 7-42 Ultraschalluntersuchung der Prostata. a) transrektales Sonogramm einer BPH (3,2 × 5,8 cm). Wegen pathologischer Binnenechos im linken Seitenlappen (Stern) erfolgte die Biopsie (= negativ). – b) Suprapubisches Sonogramm einer BPH (4,6 × 3,8 cm). Querbild. – c) Suprapubisches Sonogramm einer BPH (6 × 4,5 cm). Längsbild. – Multiple Blasensteine im queren suprapubischen Ultraschallbild (d; angefertigt von G. Egghart, Ulm).

7.9.1.5.3 Laboruntersuchungen

Die Kreatininwerte geben Auskunft über das Ausmaß der Nierenschädigung im Stadium der Harnretention als Folge der infravesikalen Obstruktion. Eventuell besteht eine azotämische Anämie. Bei sekundärer Infektion des abflußgestörten Harntraktes ist der Urin-pH-Wert im alkalischen Bereich, im Urinsediment finden sich vermehrt weiße und rote Blutkörperchen und Bakterien (Uricult® s. S. 46). In seltenen Fällen kann auch bei der BPH die Serum-PAP (s. S. 48) erhöht sein, Begleitentzündung und Prostatainfarkte innerhalb einer großen Hyperplasiedrüse sind hierfür verantwortlich.

7.9.1.5.4 Radiologische Untersuchungen

Das Urogramm erlaubt am besten, den Einfluß der infravesikalen Obstruktion auf die Harnwege abzuschätzen. Verkalkungen der Prostata (chronische Prostatitis, spezifische Prostatakavernen), Blasensteine (s. Abb. 8-26, S. 262) und abnorme Knochenstrukturen offenbart die Abdomenübersichtsaufnahme.

Im *Stadium I* erscheinen die oberen Harnwege unauffällig, die distalen Ureterabschnitte können bereits eine sog. Angelhakenform aufweisen. In der zystographischen Phase zeigt sich der angehobene Blasenboden als Kontrastmittelaussparung (indirek-

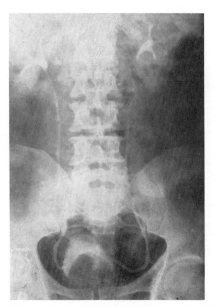

Abb. 7-43 Ausgeprägte Angelhaken – oder Korbhenkelform der terminalen Harnleiter bei der BPH. BPH-bedingter Füllungsdefekt in der zystographischen Phase des Urogramms.

tes Zeichen der Prostatavergrößerung; Abb. 7-43) und die pseudodivertikuläre Balkenblase wird sichtbar (Abb. 7-39 b, s. S. 220).

Die Blasenübersichtsaufnahme nach Miktion dient der Abschätzung des Restharns. Bei guter Darstellung der hinteren Harnröhre im Miktionszysturethrogramm ist die Länge der prostatischen Harnröhre meßbar. Die retrograde Urethrographie (s. S. 57) bildet die gesamte Harnröhre besser ab (Ausschluß einer Harnröhrenstriktur).

Im *Stadium II* und insbesondere im *Stadium III* sind die oberen Harnwege in die pathologischen Veränderungen mit einbezogen (s. Abb. 7-40): verzögerte Kontrastmittelausscheidung, flau abgebildete, ektatische Hohlsysteme und geschlängelte Harnleiter. Unilaterale Ektasie der oberen Harnwege, also asymmetrische Obstruktion, legt den Verdacht auf ein Prostatakarzinom nahe.

7.9.1.5.5 Instrumentelle Untersuchungen

Exakte Restharnbestimmungen sind zwar durch Katheterismus möglich, jedoch nicht

erforderlich, da die Ultraschalluntersuchung hinreichend genau ist. Die Messung der Länge der prostatischen Harnröhre (Abstand: Blasenhals/Colliculus seminalis), die ein ungefähres Maß über die Größe der BPH gibt, ist durch die präzise sonographische Volumenmessung der Prostata hinfällig geworden. Die Verdachtsdiagnose einer blutenden Prostatavergrößerung macht die *urethrozystoskopische* Untersuchung erforderlich, um andere Blutungsquellen nachzuweisen bzw. auszuschließen. Bei obstruktiver BPH zeigt die Blasenwand unterschiedliche Ausmaße der Trabekulierung, im Stadium der Dekompensation ist die Blasenwand schlaff und atonisch.

7.9.1.6 Differentialdiagnose

Die folgenden obstruktiv wirksamen Veränderungen können eine BPH vortäuschen.

Sphinktersklerose: Der Blasenhals ist durch eine Hyperthropie der Muskelfasern, häufiger durch eine Fibrosierung der Fasern (Prostatitis-Folge) starr und verengt, d. h. er öffnet sich unter der Miktion nicht mehr zur normalen Weite und behindert die Blasenentleerung. Die ausgeprägte Dysurie, die zur palpatorisch kleinen Prostata im Kontrast steht, verhalf diesen Kranken zu dem Namen ,,Prostatiker ohne Prostata". Urographie, Urethrozystographie und Endoskopie sichern die Diagnose (s. S. 73).

Die *Harnröhrenstriktur* bleibt selten klinisch stumm, häufige Bougierungsbehandlungen, eventuell operativ-plastische Korrekturversuche werden in der Anamnese angegeben.

Neurologische Erkrankungen, die im Alter zur Manifestation einer *neuropathischen Blase* führen, sind: diabetische Neuropathie, M. Parkinson, Poliomyelitis, vaskuläre Störungen des Rückenmarks, Diskushernien, multiple Sklerose und Rückenmarkstumoren. Sensibilitätsstörungen im ano-genitalen Bereich, Verlust des Bulbokavernosus-Reflexes, fehlendes Gefühl über den Füllungszustand der Harnblase sowie die akute Manifestation dieser Erscheinungen erfordern die neurologische Abklärung.

Der Verdacht auf ein *Prostatakarzinom* wird bereits durch den Palpationsbefund geweckt, wenn nicht der typische Befund einer prallelastischen, tennisballartigen Drüsenvergrößerung zu erheben ist, sondern: *Knoten, fehlende Verschieblichkeit der Rektumschleimhaut, seitlich nicht abgrenzbare Prostatavergrößerungen oder höckrig-harte Prostata.*

Der Karzinomverdacht wird erhärtet bei: Erhöhung der sauren Phosphatase (s. S. 48), asymmetrischen Veränderungen der oberen Harnwege im Urogramm, Nachweis osteoplastischer oder osteolytischer Metastasen. Gesichert wird die Artdiagnose letztlich durch die histologische oder zytologische Untersuchung des Prostatabioptates.

Bei Verdacht auf Prostatakarzinom ist jegliche operative Maßnahme zur Behebung der Obstruktion ohne vorherige bioptische Sicherung der Diagnose kontraindiziert!

Beim *Prostataabszeß* ist die Prostata bei der Palpation sehr druckschmerzhaft. Reicht der Abszeß bis zur Peripherie, erscheint hier die Drüse weich und eindrückbar. Gelegentlich perforiert der Abszeß infolge der Palpation spontan in die Harnröhre.
Akute Prostatitis (s. S. 160).
Blasensteine (Abb. 7-42 d) entstehen meist infolge einer infravesikalen Obstruktion. Durch einen ventilartigen Verschluß des Blasenhalses können sie eine komplette Unterbrechung des Harnstrahls bewirken, die wegen der freien Beweglichkeit der Steine durch Veränderung der Körperhaltung wieder aufgehoben werden kann (intermittierende Obstruktion, „Stakkatomiktion").

7.9.1.7 Komplikationen und Begleiterscheinungen

Hämaturie: Prostatische Blutungen – vor allem bei großen, kongestionierten Hyperplasiedrüsen – treten nach Ruptur ektatischer, submuköser Venen am Blasenhals auf. Die Blasentamponade hat die gleiche Ursache. Weitere Ursachen der Hämaturie sind eine begleitende Zystitis sowie Blasensteine. Die endoskopische Abklärung ist erforderlich, um Tumoren der Blase nicht zu übersehen.

Harnwegsinfektion: Pathogenetisch spielt die Obstruktion eine bedeutende Rolle. Die Entzündung der Hyperplasie selbst kann zur Abszedierung führen. Restharn – auch das obstruktionsbedingte Blasendivertikel, das nur unvollständig entleert wird – begünstigt die Keimvermehrung. Die Zystitis verstärkt die hyperplasietypische Pollakisurie und Dysurie bis zur Strangurie. Die Infektbehandlung führt zum vorübergehenden Rückgang der Beschwerden, die nach Absetzen der Medikation rezidivieren.
Eine ernste Komplikation ist die fieberhafte *Pyelonephritis.* Aggravierend wirkt ein vesiko-renaler Reflux oder die distale Harnleiter-Kompression durch die vergrößerte, sich endovesikal entwickelnde Prostata. Die antibiotische Therapie muß durch die gleichzeitige Harnableitung mit Dauerkatheter oder suprapubische Zystostomie (Zystofix®) ergänzt werden, um die akute Symptomatik zu kupieren.

Die bedrohlichste Komplikation ist die *Urosepsis* (s. S. 395), die durch fehlende Asepsis und Läsionen der unteren Harnwege bei unsachgemäß durchgeführten transurethralen Eingriffen provoziert wird. Die hohe Mortalität dieser Erkrankung erfordert die unverzügliche Therapie (s. S. 398).

Die *Epididymitis* ist eine Komplikation der Infektion der unteren Harnwege. Die Prostatahyperplasie mit Begleitinfektion nimmt pathogenetisch beim älteren Mann die erste Stelle ein.
Die *Blasensteinentstehung* wird durch den hochkonzentrierten, infizierten Restharn begünstigt. Der Dauerkatheterträger bildet Fremdkörpersteine. Im sauren Urin überwiegen Uratsteine, im alkalischen Urin Phosphatsteine. Harnstoffspaltende Keime in der Blase verschieben das Urin-pH in den alkalischen Bereich mit Bildung von Magnesium-Ammonium-Phosphatsteinen (Abb. 7-44).
Die *Hämospermie* (s. Tab. 6-11; S. 163) ist ein typisches Zeichen der kongestionierten infizierten BPH. Ihre Erscheinung beunruhigt die Patienten in stärkerem Maße als die monate- oder jahrelangen dysurischen Beschwerden. Die Ejakulation selbst kann derartige Schmerzen auslösen (schneidende

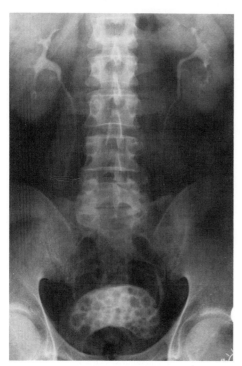

Abb. 7.44 Zahlreiche Phosphatsteine, die als Füllungsdefekte in der zytographischen Phase des AUG imponieren (68j. Mann mit obstruktiver BPH).

Sensationen in Blasenhöhe, ausstrahlend zum Rektum, ins Perineum und die Oberschenkel), daß aus Angst vor Schmerzen jeglicher sexueller Kontakt unterbleibt.

Detrusor-Dekompensation (Stadium III der BPH): Das labile Gleichgewicht zwischen Entleerungskraft und -widerstand wird bei abrupter Steigerung des Sympathikotonus (Streß, Kälte, Nässe, Alkoholzufuhr) gestört: akuter Harnverhalt (s. S. 375).

Mit steigendem Auslaßwiderstand wird die Kompensationsfähigkeit des Blasenmuskels chronisch überfordert: *Überlaufblase* (Ischuria paradoxa, Überlaufinkontinenz). Der Detrusor ist überdehnt, die Blasenwand verdünnt, die funktionelle Kapazität der Blase sinkt umgekehrt proportional mit steigendem Restharn. Eine entleerungswirksame Kontraktion der 1-3 l Restharn führenden Blase ist unmöglich.

Die *progrediente Niereninsuffizienz* ist eine schwere Komplikation der BPH. Bei

Übergang der Harnstauungsnieren in eine Hydronephrose ist die Nierenschädigung irreversibel. Eine sich aufpfropfende akute Pyelonephritis kann in diesem Stadium zur terminalen Niereninsuffizienz führen.

7.9.1.8 Therapie

Das therapeutische Vorgehen wird bestimmt von der Größe der hyperplastischen Prostata, dem Allgemeinzustand des Patienten, seiner Lebenserwartung und letztlich dem Stadium der Erkrankung.

Stadium I

Gelegentlich beeinflussen konservative Maßnahmen die klinische Symptomatik, die Drüsengröße wird nicht verändert. Es sollte deshalb keine überflüssige, zeitverzögernde medikamentöse Behandlung bei Patienten mit großer BPH durchgeführt werden, zumal eine effektive konservative Therapie noch nicht gefunden wurde.
Eine geregelte Darmtätigkeit, Alkohol- und Koffeinabstinenz, Schutz des Unterkörpers vor Abkühlung und Durchnässung und reichlich körperliche Bewegung sind günstig. Es besteht kein Grund zur willentlichen Einschränkung des Sexualverkehrs.

Stadium II

Bei operablen Patienten ist die operative Entfernung der obstruierenden Drüsenanteile indiziert. Wenn aus allgemeinmedizinischen Gründen eine präoperative kardiale oder pulmonale Behandlung erforderlich ist oder wegen nicht korrigierbarem erhöhtem Operationsrisiko ein operativer Eingriff sich verbietet, wird die Blasenentleerung durch konservative Maßnahmen gesichert: Dauerkatheter, suprapubische Zystostomie.

Stadium III

Die wichtigste Maßnahme ist die Drainage der Harnwege durch Dauerkatheter oder suprapubische Harnableitung, damit sich unter Harndauerableitung die Ektasie der Harnwege zurückbildet (s. Tab. 7-40, S. 221) und sich die Nierenfunktion verbessert. Die

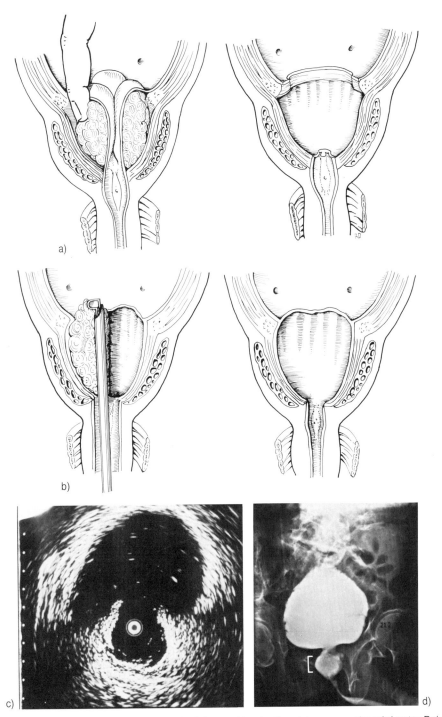

Abb. 7-45 a) Suprapubische, transvesikale Adenomektomie. Das Adenomgewebe wird unter Belassung der chirurgischen Kapsel digital enukleiert. – b) Dasselbe Ergebnis ist auch durch transurethrale Prostataresektion zu erreichen. – c) Transrektales Sonogramm der Loge nach Adenomektomie (angefertigt von G. Egghart, Ulm). – d) Miktionszystourethrogramm mit Abbildung der Loge (Klammer) nach TURP.

Entlastungspolyurie (s. S. 5) erfordert die Überwachung des Wasser-Elektrolyt-Haushaltes. Erst nach Kreatininnormalisierung und Entstauung des oberen Harntraktes wird die operative Therapie durchgeführt (Abb. 7-45 a u. b).

Begleitinfektionen werden entsprechend dem Antibiogramm therapiert.

Bei irreversibel geschädigten Nieren mit Niereninsuffizienz ist wegen des erhöhten Operationsrisikos die Indikation zur Prostataoperation streng zu stellen und ggf. die konservative Therapie mit Dauerkatheter vorzuziehen. Der Dauerkatheter wird unter aseptischen Bedingungen in 3wöchigen Abständen gewechselt. Wird wegen eitriger Urethritis (Fremdkörper), Blasentenesmen mit Urinaustritt neben dem Katheter oder Makrohämaturien (Arrosionsulzera am Blasenboden) der Katheter nicht mehr toleriert, bleibt nur die suprapubische Zystostomie (s. S. 378).

Der akute Harnverhalt, der bei manchen Patienten bereits in einem frühen Stadium der Erkrankungen, bei anderen erst nach jahrelangen dysurischen Beschwerden auftreten kann, zwingt zur prompten Blasenentleerung (s. S. 376).

Bei auf transurethralem Wege geplanter Prostata-Resektion (s. S. 118) und Blasenstein geht die Lithotripsie mit dem Schlagwellen-Lithotriptor, dem Ultraschallzertrümmerer oder dem Steinpunch der eigentlichen Resektion voraus.

Größere Blasendivertikel müssen wegen Infektion und Steinbildung im Divertikel sowie Restharn operativ reseziert werden. Prostatabedingte große Restharnmengen fordern einen höheren intraabdominellen Druck zur Entleerung und begünstigen die Entstehung von Leistenhernien. Es sollte zunächst die BPH entfernt werden, und entweder in gleicher Sitzung oder im Anschluß, auf keinen Fall vor der Prostataoperation, die Herniorrhaphie durchgeführt werden.

7.9.1.8.1. Operative Behandlung

1. *Transurethrale Prostataresektion (TURP)*
2. *Offene suprapubische oder retropubische Prostatektomie* (sog. Adenomenukleation).
3. *Kryotherapie*

Bei 90% aller Patienten erfolgt die Entfernung der Prostata auf transurethralem Wege (s. S. 108). Die Mortalität der TURP (1-1,5%) ist niedriger als für die offene Operation (1,5-2%). In Fällen, in denen wegen der Größe der BPH die transurethrale Resektion technisch nicht möglich ist oder zusätzlich Blasensteine oder Divertikel behandelt werden sollen, erfolgt der suprapubische transvesikale (Abb. 7-45 a) oder retropubische Operationszugang.

Die Kryotherapie (ohne Narkose) bleibt auf eine kleine Gruppe von Patienten beschränkt. Der Eingriff ist rein palliativer Natur. Durch die Vereisung über eine transurethral eingeführte Kühlsonde und Abkühlung der obstruierenden Drüsenanteile auf − 250° C für 5 sec. werden die an der Sonde angrenzenden Gewebe irreversibel geschädigt und nekrotisch. Niemals kann die gesamte BPH entfernt werden. Dauerkatheterträger können nach diesem Eingriff restharnfrei entleeren, protrahierte Entzündungsverläufe schmälern den therapeutischen Nutzen der Kryotherapie.

7.9.1.8.2 Komplikationen der Prostataoperation

a) **Frühkomplikationen**
   Nachblutung, Wundinfektion, Epididymitis, Lungenembolie, Niereninsuffizienz, Urinfistel.
b) **Spätkomplikationen**
   1. Urininkontinenz
   2. Dysurie
   3. Harnwegsinfektionen.

Während die Frühkomplikationen noch während der Hospitalisationszeit auftreten und behandelt werden, beobachtet die Spätkomplikationen zunächst der Allgemeinmediziner.

Die postoperative Streßinkontinenz (s. S. 356) kann innerhalb von 3 Monaten völlig abklingen. Das postoperative Ödem, die Infektion der Prostataloge, die chronische Blasenreizung und der schlaffe quergestreifte Sphinkter externus sind für diese vorübergehende Erscheinung verantwortlich. Infektbehandlung und Sphinktertraining (aktives Unterbrechen des Harnstrahles unter der Miktion, aktive Kontraktion der Beckenbodenmuskulatur) begünstigen die Rekonstitution des Sphinktermechanismus. Alpha-Rezeptorenstimulation (z. B. Sympatol®) und Elektrostimulation (z. B. Continaid®) des Sphinkters können zusätzlich versucht werden. Eine nach 6 Monaten bestehende Urininkontinenz ist als irreversibel anzusehen. Ursache ist eine operative Schädigung des intrinsischen Harnröhrensphinkters. Spezielle Behandlungsverfahren *(Sphinkterprothese)* sind erforderlich.

Die postoperative Dysurie hat 4 Ursachen:
1. Unvollständige Resektion der obstruierenden BPH-Anteile
2. Blasenhalssklerose
3. Narbige Retraktion der Prostataloge
4. Harnröhrenstriktur.

Vor Krankenhausentlassungen wird bei allen Patienten nach Prostataoperation sonographisch oder durch Einmalkatheterismus der Restharn überprüft. Wurde bei der transurethralen Resektion die BPH unvollständig entfernt (Abb. 7-45c u. d), erfolgt bei deutlichem Restharn in einer zweiten Sitzung die Abtragung des Restgewebes. Die Blasenhalssklerose ist vor allem eine Komplikation der transvesikalen Prostatektomie, da hiernach die Prostataloge zur Hämostase zirkulär verschlossen wird und nur eine Öffnung für den drainierenden Katheter frei bleibt. Die narbige Verengung der gesamten Prostataloge wird nach Enukleation sehr kleiner BPH und Verletzung der chirurgischen Kapsel bei der Enukleation beobachtet.
Die Harnröhrenstriktur ist Folge einer intraoperativen Läsion der Harnröhrenschleimhaut oder einer mechanischen Irritation der Harnröhrenschleimhaut durch den Katheter und Begleitinfektion. Häufig stenosiert nur der Meatus urethrae externus, da von hier aus über den Katheter Keime leicht in die Harnröhre gelangen (Katheterpflege postoperativ). Bei einer Stenosierung der übrigen Urethra (meist im bulbären Abschnitt) kann zunächst eine vorsichtige Bougierungsbehandlung versucht werden, sonst kommt die interne Urethrotomie in Frage (s. Abb. 4-14, S. 93).

7.9.2 Prostatakarzinom (GK 3-7.6.2)

Das Prostatakarzinom entsteht in der äußeren, peripheren Zone der Prostatadrüse (s. Abb. 7-39a, S. 220). Es ist der häufigste maligne Tumor in der Urologie und der zweithäufigste Tumor des Mannes über 40 Jahre. Der Häufigkeitsgipfel des Prostatakarzinoms liegt in der 7. und 8. Lebensdekade, vor dem 4. Lebensjahrzehnt kommt es praktisch nicht vor.

Die Morbidität des klinisch manifesten Karzinoms beträgt in der Bundesrepublik 28,5 (Hamburg), in den USA 41 (Weiße) bzw. 72 (Schwarze) und in Japan 3,4 pro 100 000 Männer. In diesen Zahlen ist die deutliche Abhängigkeit der Inzidenz des Prostatakarzinoms von der Rasse ausgedrückt. Ähnlich verhält es sich mit der Mortalität klinisch manifester Prostatakarzinome: Bundesrepublik 16,1 und in Japan 2,5. Sowohl Morbidität als auch Mortalität zeigen in den letzten 10 Jahren eine ansteigende Tendenz.

Ätiologisch ist über das Prostatakarzinom wenig bekannt. Die hormonelle Beeinflussung des Karzinoms lenkte die Aufmerksamkeit auf das endokrine System. Die Hypothese des Einflusses von Hormonen bei der Ätiologie des Prostatakarzinoms wird gestützt durch die Entdeckung von Steroidhormonrezeptoren im Prostatakarzinom, die erfolgreiche Behandlung des Prostatakarzinoms durch kontrasexuelle Therapieformen und schließlich durch die Tatsache, daß tierexperimentell Prostatakarzinome durch die Verabreichung von männlichen Hormonen induziert werden konnten. Testosteron und Dihydrotestosteron finden sich in ähnlicher Konzentration im Prostatakarzinom wie in der normalen Prostata. In der Prostatahyperplasie liegen die Werte für Dihydrotestosteron weit über denen der normalen Prostata und des Prostatakarzinoms (vgl. Abb. 7-38b). Epidemiologische und klinische Studien lassen vermuten, daß neben den hormonellen Faktoren andere Momente (womöglich Umwelteinflüsse im weitesten Sinne) ätiologisch mitentscheidend sind.

Folgende Manifestationsformen lassen sich unterscheiden:

- ● *Klinisch manifestes Prostatakarzinom*
  – rektal palpabler Tumor mit/ohne Symptome, mit/ohne Metastasen
- ● *Inzidentelles Prostatakarzinom* ($T_0N_{0,x}M_0$)
  – normaler Palpationsbefund, der Tumor wird zufällig im Operationspräparat einer vermeintlich benignen Prostatahyperplasie entdeckt; Metastasen können bereits vorliegen
- ● *Latentes Prostatakarzinom*
  – zu Lebzeiten nicht diagnostiziert, während der Autopsie unerwartet gefunden
- ● *Okkultes Prostatakarzinom*
  – Primärmanifestation durch Metastasen bei unauffälligem rektalen Palpationsbefund

Das inzidentelle und das latente Prostatakarzinom wächst eher lokal (Frühkarzinom). Alle genannten Manifestationsformen steigen in ihrer Inzidenz mit dem Alter an. Zumindest ein latentes Karzinom ist bei 25% aller Männer jenseits des 50. Lebensjahres statistisch zu erwarten.

Histologie

Etwa 98% der Prostatakarzinome sind Adenokarzinome. Selten sind: das ,,intraduktale'' Urothelkarzinom, das Plattenepithel- und das schleimbildende Karzinom. Je nach Klassifikationsschema werden 3 oder 4 Malignitätsgrade (,,Grading'') unterschieden (Abb. 7-46 a), wobei die drüsige Ausdifferenzierung und der Kernanaplasiegrad als Parameter gelten.
In 55% werden im gleichen Tumor verschiedene Differenzierungsrichtungen gefunden: pluriform gebaute Prostatakarzinome. Das ,,Grading'' richtet sich aber nach dem unreifsten (,,bösartigsten'') Anteil. Das klinisch manifeste Prostatakarzinom ist häufig niederdifferenziert ($> G_2$), das inzidentelle sowie das latente Prostatakarzinom sind häufiger hochdifferenziert ($< G_2$).

7.9.2.1 Stadieneinteilung des Prostatakarzinoms

Mit dem Stadium (Abb. 7-46 b) wird die Tumorausdehnung bestimmt (,,Staging'').

Das ,,Grading'' (Abb. 7-46 a) bestimmt die Dynamik des Tumorwachstums, das ,,Staging'' ist als Funktion des Malignitätsgrades aufzufassen: je unreifer der Tumor, umso höher sein Stadium. Während im Frühstadium (T_{1-2}) des Prostatakarzinoms hochdifferenzierte Adenokarzinome ($< G_2$) überwiegen, sind über 50% der fortgeschrittenen Tumorstadien (T_{3-4}) kribriforme und solide bzw. anaplastische (G_3) Prostatakarzinome mit hoher Wachstumspotenz und ungünstiger Prognose. Diese Befunde unterstreichen die Notwendigkeit, neben dem Tumorstadium den Malignitätsgrad (,,Grading'') zu berücksichtigen.

In der Bundesrepublik haben trotz Vorsorgeuntersuchung ca. 80% aller Patienten mit einem Prostatakarzinom bereits bei der Erstdiagnose ein nicht mehr radikal operables Spätstadium (T_{3-4} oder N_{1-4} oder M_1): 1985 haben nur 14% (!) der zur Vorsorgeuntersuchung berechtigten männlichen Bevölkerung diese Früherkennungsmaßnahme ausgenutzt.

7.9.2.2 Klinische Symptome des Prostatakarzinoms

Im Frühstadium des Prostatakarzinoms fehlen typische Symptome. Im Spätstadium stehen irritative und obstruktive Miktionsbeschwerden wie bei der benignen Prostatahyperplasie oder Symptome seitens der Metastasen im Vordergrund.
Knochenmetastasen verursachen Schmerzen in der Wirbelsäule, im knöchernen Becken und Lumbosakralbereich (,,Kreuzschmerzen''; ,,Ischiasschmerz'', s. S. 38).
Bei ausgedehntem lokalem Tumorwachstum werden eher ein- mitunter beidseits die Harnleiter komprimiert. Harnstauungsnieren mit allmählichem Übergang in die postrenale Niereninsuffizienz und urämische Symptome resultieren. Bei generalisierter Metastasierung in das Skelettsystem präsentiert sich der Patient im stark reduzierten bis kachektischen Allgemeinzustand. Meist bestehen heftige Knochenschmerzen mit einer Anämie wegen tumoröser Verdrängung des blutbildenden Knochenmarks.

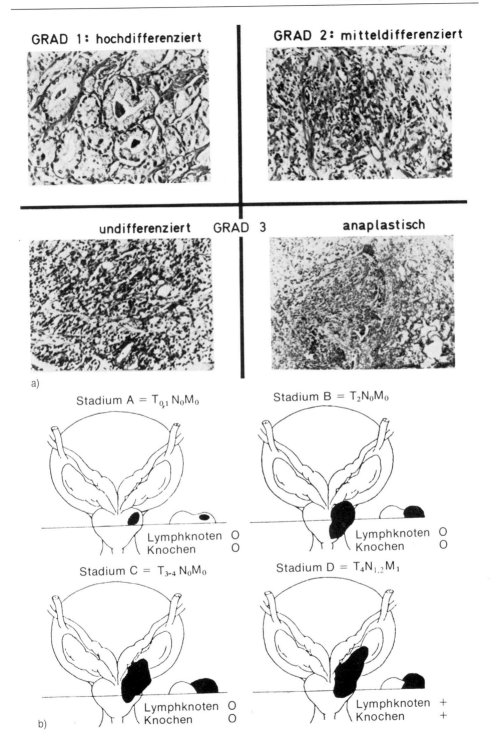

Abb. 7-46 a) Gradeinteilung des Prostatakarzinoms. – b) Stadieneinteilung des Prostatakarzinoms nach dem amerikanischen A-, B-, C-, D- und dem TNM-System. T_0 = inzidentelles Prostatakarzinom.

7.9.2.3 Diagnostik

7.9.2.3.1 Körperliche Untersuchung

Wichtigste diagnostische Maßnahme zur Frühentdeckung des Prostatakarzinoms ist die rektale Untersuchung. Jeder *holzharte Bezirk* oder *tastbare Knoten* erfordert die bioptische Abklärung. In 50% aller Fälle mit suspektem Knoten (Tab. 7-23) werden Karzinomzellen gefunden.

Palpatorisch ist eine Unterscheidung zwischen benignen und malignen Knoten nicht möglich. Die Noduli finden sich gleichermaßen häufig im Apex sowie in zentralen und basalen dorsalen Abschnitten der Prostataseitenlappen. Der tastbare Knoten muß die Oberfläche der Prostata nicht überragen. Eindeutiger zu beurteilen ist ein Befall des gesamten Seitenlappens oder beider Seitenlappen mit höckriger Oberfläche, seitlich ist die Prostata meist nicht mehr abgrenzbar, mediale und seitliche Sulci sind verstrichen. Zur klinischen Untersuchung gehört ferner die Beurteilung des äußeren Genitale und der Beine (Lymphstau) und des Abdomens (palpable LK-Pakete).

7.9.2.3.2 Bioptische Untersuchung

1. Transrektale Saugbiopsie (Abb. 7-47 a).
2. Perineale oder transrektale Stanzbiopsie (Abb. 7-47 b).

Am gebräuchlichsten sind die perineale Stanz- und transrektale Saugbiopsie. Die perineale Biopsie erlaubt die exakte Position der Nadel im tumorsuspekten Bezirk. Die Biopsie erfolgt ambulant nach lokaler Anästhesie des Perineums, eine medikamentöse Infektprophylaxe ist nicht erforderlich. Zur Stanzbiopsie wird mit der Travenol-Nadel aus dem suspekten Bezirk ein bis 2 cm langer Gewebszylinder (∅ 2 mm) gewonnen. Ein schonenderes Verfahren ist die transrektale Saugbiopsie mit der Franzén-Nadel (Abb. 7-47 a) zur Aspiration von Zellmaterial. Das Aspirat wird auf einen Objektträger gebracht und fixiert. In erfahrenen Händen ist der Aussagewert der Saugbiopsie der Stanzbiopsie nahezu gleichzusetzen. Die Komplikationsrate ist niedriger als bei der Stanzbiopsie. Die Saugbiopsie eignet sich besonders zur Verlaufskontrolle behandelter Karzinome.

Mit 90%iger Sicherheit wird bioptisch ein Karzinom nachgewiesen. Deshalb sollte ein tastbarer Knoten mit negativem bioptischem Befund innerhalb von 6 Monaten palpatorisch nachuntersucht werden. Bei Größenwachstum des Knotens ist eine nochmalige Biopsie indiziert. Eine lokale Tumorausbreitung wird durch die Biopsie nicht begünstigt, ebenfalls wird eine spätere radikale Operation durch die vorangegangene Biopsie nicht erschwert.

7.9.2.3.3 Laboruntersuchungen

Die sauren Phosphatasen im Serum dürfen als einer der ersten *Tumormarker* angesprochen werden. Die Aktivität der sauren Phosphatasen in den Zellen und dem Sekret der Prostatadrüse ist hoch. Physiologischerweise beeinflussen die Phosphatasen im Prostatasekret die metabolische Aktivität der Spermatozöen. Phosphatasen sind außerdem ubiquitäre Hydrolasen (hohe Konzentrationen in den Blutzellen). Ein prostataspezifisches Isoenzym, die PAP (*prostatic acid phosphatase*), durch die

Tabelle 7-23 Differentialdiagnose des palpablen Knotens in der Prostata

● Prostatakarzinom
  ● Granulomatöse Prostatitis (9%)
    ● „Fibrotischer" Knoten
      ● Prostatasteine
        ● Prostatakavernen
          ● Prostatazyste (Abb. 7-47)

konventionelle kolorimetrische Bestimmungsmethode als tartratlabile saure Phosphatase erfaßt, kennzeichnet den eigentlichen Prostatakarzinom-Tumormarker (s. S. 48).

12% der Patienten mit intrakapsulärem Prostatakarzinom ($< T_3$), 20% der Patienten mit extrakapsulärem, aber noch lokal begrenztem Prostatakarzinom (T_3) und 70% der Patienten mit Knochenmetastasen haben eine erhöhte PAP bei der kolorimetri-

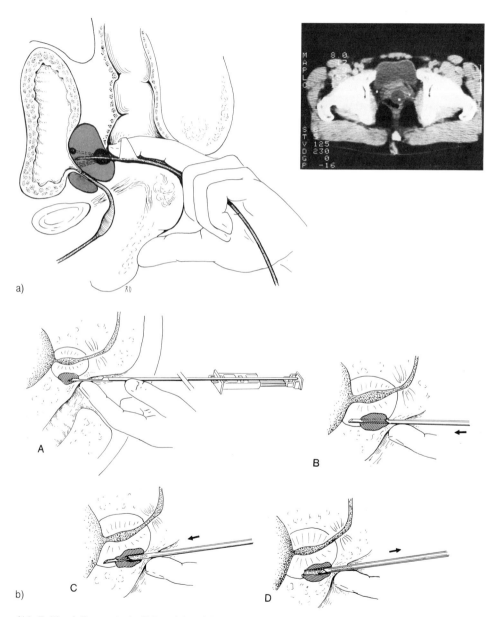

Abb. 7-47 a) Transrektale Feinnadelpunktion eines suspekten Knotens der Prostata. Inset: CT bei kreisrunder Prostatazyste (weißes Quadrat), die bioptisch negativ war. – b) Transrektale Stanzbiopsie der Prostata mit der Travenol-Nadel.

schen Messung. Ein Abfall der sauren Phosphatase unter Therapie kann einen guten Therapieeffekt signalisieren.

Wesentlich höher als bei der kolorimetrischen Messung der sauren Phosphatase liegt die Spezifität der PAP, gemessen mit dem Enzymimmunoassay oder dem Radioimmunoassay, da hiermit das eigentliche Isoenzym der prostataspezifischen sauren Phosphatase erfaßt wird. Bei bereits bestehender Metastasierung liegen die Sensitivität (100% minus falsch-negative Werte) und Spezifität (100% minus falsch-positive Werte) bei fast 90%.

Die alkalische Phosphatase (AP) wird freigesetzt bei Knochenerkrankungen mit erhöhter Osteoblastentätigkeit sowie bei Lebererkrankungen, die eine Ausscheidungshemmung des Enzyms zur Folge haben. Beim Prostatakarzinom finden sich überwiegend osteoplastische, nur in ca. 8% osteolytische Metastasen (die zu keiner Erhöhung der alkalischen Phosphatase führen). Laborchemisch lassen sich für die AP ossäre und hepatische Isoenzyme differenzieren, bei nicht-

erhöhter alkalischer Phosphatase läßt sich mit 80%iger Sicherheit eine Metastasierung ausschließen.

Hormonprofile (etwa Androgene, Gonadotropine, Prolaktin) haben für die Primärabklärung keine Bedeutung.

7.9.2.3.4 Röntgenologische Untersuchungsmethoden

Abdomenübersichtsaufnahme: Knochenmetastasen bevorzugen die Wirbelsäule und den knöchernen Beckengürtel. Bei osteoplastischen Metastasen mit vermehrter Dichte des Knochens ist die normale Knochentrabekulierung nicht mehr erkennbar (Abb. 7-48). Osteolytischen Metastasen entsprechen Bezirke verminderter Dichte. Sie können neben osteoplastischen Metastasen oder alleine vorkommen. Differentialdiagnose der osteoplastischen Metastasen: Morbus Paget.

Urographie, Miktionszystourethrographie mit *Restharnprüfung* sind Standarduntersuchungen. Die unilaterale Harnstauungsniere mit durchgezeichnetem dilatiertem Harnleiter, palpatorisch vergrößerter Prostata und Ausschluß anderer distaler Harnabflußhindernisse (tiefsitzender Ureterstein, Blasentumor im Harnleitermündungsgebiet) sollte die differentialdiagnostischen Überlegungen in Richtung eines asymmetrisch wachsenden Prostatakarzinoms lenken.

Die lymphogene Metastasierung erfolgt am frühesten in die obturatorischen Lymphknoten, die lymphangiographisch nicht dargestellt werden; daher ist die *Lymphangiographie* von begrenztem Aussagewert. Die Rate der falsch-negativen Befunde beträgt ca. 30%. Da bei kurativen Behandlungsmethoden (radikale Prostatovesikulektomie und Radiotherapie) histologisch durch die sogenannte „Staging-Lymphadenektomie" Metastasen der pelvinen Lymphknoten ausgeschlossen werden sollten, erscheint die Lymphangiographie als Routinediagnostik zur Stadienfestlegung entbehrlich. Von höherer Treffsicherheit und geringerer Belastung ist die *Computertomographie,* die in 60% ebenfalls das T-Stadium des Primärtumors richtig einschätzt.

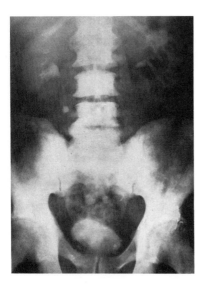

Abb. 7-48 Diffuse, osteoplastische Metastasierung in die Lendenwirbelsäule und Beckenknochen infolge eines Prostatakarzinoms. Freier Kontrastmittelabfluß aus dem oberen Harntrakt.

7.9.2.3.5 Nuklearmedizinische Untersuchungen

Skelettmetastasen werden aufgrund des lokal gesteigerten Mineralstoffwechsels mit Hilfe von knochenaffinen Radionukliden erfaßt. Die Knochenszintigraphie ist empfindlicher zum Nachweis von Knochenmetastasen als die röntgenologische Skelettuntersuchung. Die Aussagekraft dieser Untersuchungsmethode wurde vergrößert, seit man ^{99m}Tc-Phosphat-Verbindungen verwendet (Abb. 7-49). Die Sensitivität der Knochenszintigraphie für bestehende Metastasen beträgt praktisch 100%.

Ausgehend von der T-Kategorie des Tumors (rektaler Befund) findet sich ein positiver Scan im Stadium T_1 in 8,5%, im Stadium T_2 in 20%, im Stadium T_3 in 24%, d.h. auch bei palpatorisch abgrenzbarem Tumor können bereits Fernmetastasen vorliegen.

Die diagnostische Spezifität ist jedoch niedrig durch falsch-positive Befunde bei osteoarthrotischen und arthritischen Prozessen sowie M. Paget. In Kombination mit dem Röntgenbild kann hier jedoch die Diagnose gestellt werden. In Fällen, in denen Röntgenbild und Szintigramm positiv ausfallen, erweist sich in der Regel das Ausmaß der Metastasierung im Szintigramm als wesentlich treffender als im Röntgenbild. Ein Vorteil der Knochenszintigraphie ergibt sich auch bei der Therapiekontrolle: Eine Abnahme der Anzahl, Größe und Intensität der „heißen" Knochenherde (bzw. gegenteiliges bei Therapieversagen) kann dokumentiert werden.

7.9.2.4 Therapie

Die Gesamtzahl der prätherapeutischen diagnostischen Untersuchungen wird als *Staging* bezeichnet. Ihre Bedeutung für die Therapie ergibt sich aus folgenden Zahlen: Im Stadium T_2 (lokal; radikal-operabel) finden sich in 20%, im Stadium T_3 in 50% Lymphknotenmetastasen, d.h. eine kurative Behandlung ist nicht mehr möglich.

Auf einen *einfachen therapeutischen Nenner gebracht: Das lokale Prostatakarzinom wird lokal, das metastasierende Karzinom systemisch behandelt.*

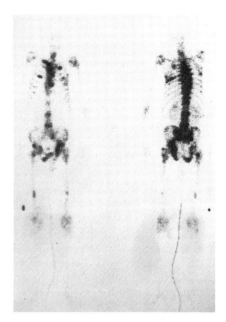

Abb. 7-49 Technetium-Phosphat-Knochenscan bei metastasierendem Prostatakarzinom in Bauchlage (linke Bildhälfte) und Rückenlage (rechte Bildhälfte). Multifokale, asymmetrische Metastasierung des gesamten Skelettsystems. Das Radioisotop wird mit dem Harn ausgeschieden: Nierensilhouette in der rechten Bildhälfte und Dauerkatheter sichtbar.

Diese banal klingende Unterscheidung ist erforderlich, da in der Vergangenheit die Diagnose eines Prostatakarzinoms meist gleichbedeutend mit der Orchiektomie und kontrasexuellen Hormonbehandlung (lebenslang Östrogene) war. Die an mehreren Zentren durchgeführte radikale Prostatektomie und vor allem die mit der operativen Behandlung in kurativer Absicht konkurrierende Strahlentherapie des Prostatakarzinoms sorgten hier für einen Wandel. Wie bei anderen Karzinomerkrankungen sollte auch das Prostatakarzinom streng stadiumbezogen therapiert werden.

Stadium $T_0N_{0,x}M_0$. Dieses inzidentelle Prostatakarzinom (s. S. 230) ist weder formalgenetisch noch prognostisch als Einheit anzusehen. Während unifokale G_1-Karzinome mit der Prostatahyperplasie-Entfernung als geheilt anzusehen sind und nur einer regelmäßigen Kontrolle bedürfen, ist das multifokale Karzinom geringerer Differenzierung

(G_{2-3}) ein aggressiver, weiterzubehandelnder Tumor: LK-Metastasen in 30%, Skelettmetastasen in 15% bei Primärdiagnose. Daher wird diese Tumorvariante behandelt wie ein T_2-Karzinom.

Stadium $T_1N_0M_0$. Bei diesem Frühkarzinom des „kleinen Knotens" ist bei gutem Differenzierungsgrad (G_1) die exspektative Haltung gerechtfertigt. Im Falle eines schlechteren Differenzierungsgrades werden sie behandelt wie T_2-Karzinome.

Stadium $T_2N_0M_0$. Tumoren dieses noch auf die Prostata begrenzten, intrakapsulären Tumorstadiums stellen *die* klassische Indikation zur radikalen Prostatektomie dar, der Differenzierungsgrad ist hier von untergeordneter Bedeutung. Bei diesem retropubisch oder perineal durchgeführten Eingriff werden Prostata und Samenblasen *in toto* exstirpiert und der Blasenhals mit dem Harnröhrenstumpf anastomosiert. Signifikante Nebenerscheinungen wie erektile Impotenz (bis zu 100%), Harninkontinenz (5-20%) und Urethrastriktur (15%) müssen

Anlaß sein, mit dem Patienten die Alternative der schonenderen, aber weniger kurativen lokalen Hochvolt-Radiotherapie zu besprechen. Jedoch findet sich bei 45% aller unter kurativer Zielsetzung bestrahlten Patienten 2 Jahre nach Radiotherapie bioptisch noch vitaler Residualtumor.

Stadium $T_{3+4}N_xM_x$. Bei Kapselüberschreitung oder Infiltration in die Samenblasen verspricht eine primär auf Heilung gerichtete Therapie keinen Erfolg. In der Regel wird eine kontrasexuelle Behandlung wie beim fernmetastasierten Prostatakarzinom angewandt. Eine Großfeldbestrahlung kann in Erwägung gezogen werden, ebenso ein verzögertes Therapiekonzept wie beim asymptomatischen M_1-Karzinom.

Stadium N_{2-4} oder M_1. Diese Tumorstadien sind leider heute noch *die* Therapiedomäne, da sich an die 60% der Patienten nach sorgfältigem Staging mit dieser fortgeschrittenen Tumorerkrankung primär präsentieren; eine kurative Behandlung ist nicht mehr möglich.

Allerdings sind die Auffassungen über die einzuschlagende Behandlung kontrovers, dies hat seine Ursache in der *zellulären Heterogenität:* etwa 80% der Tumorzellklone sind hormonsensitiv und 20% hormonresistent („hormontaub"). Hormonsensitivität bzw. Hormonresistenz decken sich aber nur teilweise mit der wichtigsten Tumoreigenschaft, der Neigung zur Metastasierung (Abb. 7-50). Daraus ist abzuleiten, daß die am häufigsten praktizierte Hormontherapie (Östrogene einschließlich der Orchiektomie) niemals alle Klone am Wachstum hemmen kann.

Die erste Hormontherapie des metastasierenden Prostatakarzinoms *Östrogene und/oder Orchiektomie* geht auf *Charles Huggins* (1941) zurück, der für diese Entdeckung den Nobel-Preis erhielt. Es gelang tatsächlich, mit dieser kontrasexuellen (oder androgenopriven Therapie) die Überlebensrate der Erkrankten zu erhöhen.

Hierzu einige Daten:

1. 10% der Patienten mit metastasierendem Prostatakarzinom überleben mit einer Östrogenanwendung 10 Jahre, während ohne Behandlung der Tumor seinen Träger in etwa einem Jahr tötet.

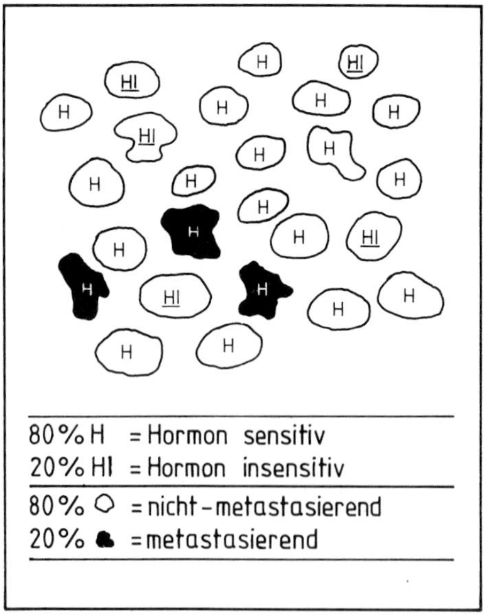

80% H = Hormon sensitiv
20% HI = Hormon insensitiv
80% ○ = nicht-metastasierend
20% ♣ = metastasierend

Abb. 7-50 Schema der zellulären Heterogenität des Prostatakarzinoms. Die Neigung zur Metastasierung deckt sich nicht mit der Hormonempfindlichkeit (nach Coffey, 1981).

2. Die Kombination Orchiektomie und Östrogene erzielt trotz initialer Metastasen eine 5-Jahres-Überlebensrate von 56%.
3. Die Tumorsterblichkeit sinkt um 45%.
Die Bedeutung der Orchiektomie-Östrogen-Therapie wurde durch prospektive, randomisierte, kontrollierte Studien (= Phase III-Studien) relativiert. Es ist das Verdienst der ältesten und wichtigsten Phase III-Studie beim metastasierenden Prostatakarzinom, der I. VACURG-Studie (= **V**eterans **A**dministration **C**ooperative **U**rological **R**esearch **G**roup, eine Studie, die gemeinsam an den Veterans-Administration-Krankenhäusern der amerikanischen Armee durchgeführt wurde), eine unvertretbar hohe kardiovaskuläre Komplikationsrate einer hochdosierten Östrogengabe aufgedeckt zu haben. In dieser Studie starben nahezu gleichviel Patienten am Herzinfarkt oder Schlaganfall wie am Prostatakarzinom selbst. Diese

Beobachtung stimulierte die Suche nach äquieffektiven, aber nebenwirkungsärmeren Behandlungsalternativen. Die einfachste Maßnahme, um die kardiovaskulären Nebenwirkungen zu senken, ist die Senkung der Östrogendosis von 5 mg auf 1 mg Diäthylstilböstrol (internationales Östrogen-Referenzpräparat). Gegenwärtig ist die Zahl der Behandlungsmöglichkeiten stark angewachsen, die Nebenwirkungsdichte konnte zwar gesenkt werden, dies aber ohne Zunahme der therapeutischen Effektivität. Das klassische Huggins-Postulat nach **Androgen-Kontrolle** besteht unverändert, wenngleich auch auf vier verschiedenen Wegen verwirklicht (Abb. 7-51). Für die Praxis ergeben sich folgende Konsequenzen, die unter fünf Gesichtspunkten diskutiert werden:

1. Therapieziel: Die Behandlung mit Hormonen ist palliativ und wird daher indivi-

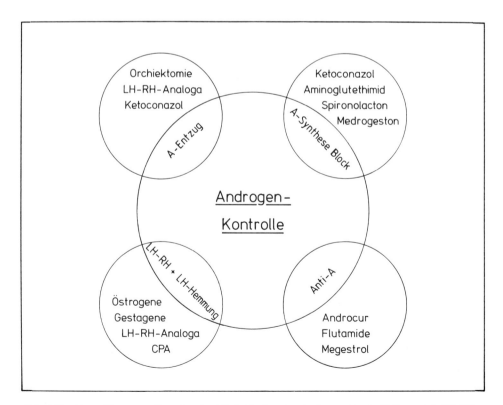

Abb. 7-51 Venn-Diagramm über die vier Möglichkeiten der Androgen-Kontroll(-Therapie). LH-RH = Luteinisierungshormon-Releasinghormon (-Analog, z. B. Buserelin), A = Androgen, CPA = Cyproteronacetat (= Androcur®).

dualisiert, um dem Kranken mit der Behandlung nicht mehr zu schaden (Östrogene!) als zu nützen. Angestrebt wird eine Verzögerung der Tumorprogression; echte Remissionen beispielsweise von Knochenmetastasen sind selten, so daß häufig das unveränderte Fortbestehen von Knochenfiliae als Therapieerfolg bewertet und mit der Bezeichnung „Tumorstabilisierung" versehen wird.

2. Therapiebeginn: Da die I. VACURG-Studie nachwies, daß quoad vitam eine verzögerte Hormontherapie gleich wirksam ist wie eine sofort eingeleitete Therapie, beginnen amerikanische Urologen die Behandlung eines metastasierenden Prostatakarzinom erst bei Symptombeginn, etwa beim Auftreten von Metastasenschmerzen (*Paulson* 1985), eine Auffassung, die sich in Deutschland bisher nicht durchsetzen konnte.

3. Therapieform: Die Frage nach der Therapieart ist dann zu beantworten, wenn man bedenkt, daß keine Hormontherapie *tumorizid* wirkt, sondern lediglich *indirekt* durch Androgenkontrolle. Östrogene wirken in vitro durchaus tumorizid aber in einer Dosis, die in vivo (Abb. 7-52) nicht zu

realisieren ist. Aus dieser Feststellung ist abzuleiten, daß von allen Möglichkeiten der Androgenkontrolle (vgl. Abb. 7-51) die verträglichste zu bevorzugen ist. Somit sind drei Formen zur Primärtherapie des unbehandelten Prostatakarzinoms sinnvoll (Tab. 7-26). Die Gonadotropin-Releasinghormon-Analoga sind gleich wirksam wie die Orchiektomie (Abb. 7-53).

4. Restandrogene: Schreitet die Tumorerkrankung unter einer der drei Primärtherapien fort (= Progression), dann stellt sich für die Auswahl der *Sekundärtherapie* die Frage nach der Bedeutung der Restandrogene. Hierunter versteht man ca. 0,5 ng/ml im Serum meßbares Testosteron nach bilateraler Orchiektomie oder pharmakologischer Kastration, welches aus dem Nebennierenrinden-Stoffwechsel stammt. Es zeigt sich, daß auch bei Versagen einer primären Hormontherapie (vgl. Tab. 7-24) der Tumor oder seine Metastasen nicht *in toto* hormontaub sind, denn die Gabe von Testosteron steigert die saure Phosphatase und führt zu Knochenschmerzen. Weiterhin ist die Orchiektomie bei erhöhtem Plasma-Testosteron trotz einer wie auch immer gearteten primären Androgen-Kontroll-Therapie noch wirk-

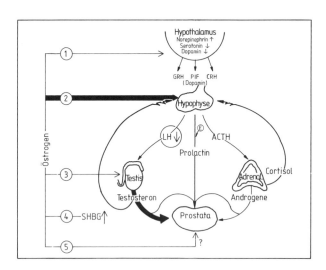

Abb. 7-52 Östrogen-Wirkungen auf den männlichen Hormonhaushalt. GRH = Growth hormone-Releasing-Hormon, PIF = Prolaktin-inhibierender Faktor, CRH = Corticotropin-Releasing-Hormon, SHBG = Sexualhormon-Bindungsglobulin.

Tabelle 7-24   Primärtherapie des metastasierenden Prostatakarzinoms: M_1, $+/-$ Schmerzen, G_{1-3}.

Androgenkontrolle	Bewertung

1. a. Orchiektomie
    b. GnRH-Analoga
    (Suprefact®, Decapeptyl®)
	„Compliance 100%", Psychische Auswirkungen.
	Initialer Testosteronanstieg und Schmerzen.
	Monotheraphie möglicherweise unzureichend.

2. a. Androcur® b. Fugerel®	gestagene Wirkung, kardiovaskuläre Nebenwirkungen (Phlebothrombose). eventuell Potenzerhalt, Androgenanstieg trotz Rezeptorblock problematisch.
3. Antiandrogene + GnRH-Analoga	adrenale Androgene werden geblockt.

sam. Aus diesen Beobachtungen ergibt sich die nachstehende sekundäre Hormontherapie.

5. Sekundäre Hormontherapie: Drei Alternativen sind gerechtfertigt (Tab. 7-25). Die Chemotherapie scheint in Kombination mit einer kontrasexuellen Maßnahme durchaus gerechtfertigt; primär wurden Langzeitüberlebensraten trotz initialer Metastasen von etwa 60% erreicht (*Servadio* 1983). Die sekundäre Chemotherapie ist vergleichsweise weniger effektiv.

Schmerztherapie als ultima ratio

Gelingt es nicht, eine Schmerzlinderung mit der sekundären Hormontherapie zu erreichen, bieten sich verschiedene Verfahren

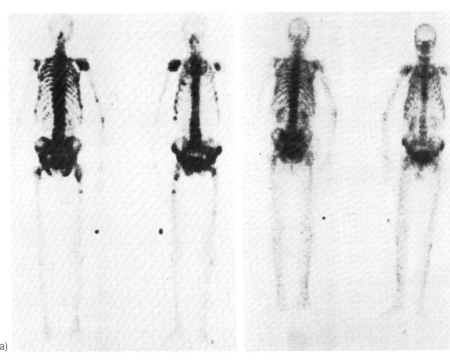

a)

b)

Abb. 7-53 Effekt von Buserelin-Nasenspray: Rückbildung diffuser Knochenmetastasen (a) ein Jahr nach Therapieeinleitung (b).

Tabelle 7-25 Sekundäre Hormontherapie nach Versagen der Primärtherapie

	Bewertung
1. Orchiektomie	bei erhöhtem Testosteron-Spiegel
2. Östrogene	nach Fugerel®-Relaps
3. Estracyt®*	~ 60% kurzzeitige Remission

* Ist ein N-Lost-Assoziat und damit eine zytostatische Therapie

an, die ambulant oder stationär anzuwenden sind. Ein Behandlungsversuch mit einer Polychemotherapie ist gerechtfertigt. Bei umschriebenen Knochenschmerzen werden mit gezielter Radiotherapie (15 bis 20 Gy) über die Hälfte der so behandelten Patienten vorübergehend schmerzfrei. Bei diffusen Knochenmetastasen wird die Schmerzbehandlung stationär vorgenommen. Schmerzlinderung mit osteotropem Strontium oder Yttrium, welches i. v. verabreicht wird, erfolgt nur in wenigen Zentren.

7.9.2.5 Vorsorgeuntersuchung

Richtlinien des Bundesausschusses der Ärzte und Krankenkassen über die Früherkennung von Krebserkrankungen (Fassung vom 26. April 1976).
Die nach diesen Richtlinien durchzuführenden ärztlichen Maßnahmen dienen
● der Früherkennung von Krebserkrankungen der Brust, des Genitale, des Rektums, der Nieren, der Harnwege und der Haut bei Frauen vom Beginn des 30. Lebensjahres an sowie des übrigen Dickdarms vom Beginn des 45. Lebensjahres an;
● der Früherkennung von Krebserkrankungen des Dickdarmes, der Prostata, des äußeren Genitales, der Nieren, der Harnwege und der Haut bei Männern vom Beginn des 45. Lebensjahres an.
Die Maßnahmen zur Früherkennung von Krebserkrankungen des Mannes umfassen folgende Leistungen:
● Klinische Untersuchung: Gezielte Anamnese, Inspektion und Palpation des äußeren Genitales, Digitaluntersuchung des Rektums und Abtasten der Vorsteherdrüse vom After aus sowie Palpation regionärer Lymphknoten.
● Schnelltest auf okkultes Blut im Stuhl mittels Testbriefen (Haemoccult).

● Folgerung aus den Ergebnissen und Beratung des Untersuchten. Ergeben diese Untersuchungen das Vorliegen oder den Verdacht auf das Vorliegen einer Krankheit, sollte der Arzt dafür Sorge tragen, daß im Rahmen der Krankenhilfe diese Fälle weiterer, insbesondere gezielter fachärztlicher Diagnostik, im gegebenen Fall Therapie, zugeführt werden.

Weiterführende Literatur

Ackermann, R., B. J. Schmitz-Dräger: Biologie des Harnblasenkarzinoms. Akt. Urol. 17 (1986) 63

Alken, C. E.: Die unspezifische Entzündung in der Urologie. Urologe 1 (1962) 2

Altwein, J. E., H. Porst: Das infiltrierende Harnblasenkarzinom: Probleme der radikalen und palliativen Behandlung. Akt. Urol. 15 (1984) 196

Ammon, J., Karstens, J. H., Rathert, P.: Urologische Onkologie. 2. Aufl. Springer-Verlag, Berlin 1981

Bandhauer, K., H. Toggenburg, H.-W. Bauer: Die Prostatahyperplasie. Klin. Exp. Urol. 4 (1982) 1

Bartsch, G., H. R. Müller, M. Oberholzer et al.: Light microscopic stereological analysis of normal human prostate and of benign prostatic hyperplasia. J. Urol. 122 (1979) 487

Cabanas, R. M.: An approach for the treatment of penile carcinoma. Cancer 39: 456-466, 1977.

Coffey, D. S., J. T. Jsaacs: Prostate tumor biology and cell kinetics-theory. Urology [Suppl.] 17 (1981) 41

Conolly, J. G.: Carcinoma of the Bladder. Raven Press, New York 1981

Einhorn, L. H., J. Donohue: Cis-diamminedichloroplatinum, vinblastine and bleomycin combination chemotherapy in disseminated testicular cancer. Ann. Intern. Med. 87 (1977) 293

Faul, P., Altwein, J. E. (Hrsg.): Aktuelle Diagnostik und Therapie des Prostatakarzinoms. Informed, München 1983

Günther, R.: Perkutane Harnleiterembolisation – Technik, therapeutische Anwendung und Weiterentwicklung. Akt. Urol. 12 (1981) 89

Helmstein, K.: Treatment of bladder carcinoma by hydrostatic pressure technique. Br. J. Urol. 44 (1972) 434

Hinman, F.: Benign Prostatic Hypertrophy. Springer, New York 1983

Hofstetter, A.: Endoskopische Zerstörung von Blasentumoren mit Laser. Urologe A 20 (1981) 317

Huggins, C., W. W. Scott: Studies on prostatic cancer; effect of castration, of estrogen and of androgen injection on serum phosphatases in metastastic carcinoma of the prostate. Cancer Res. 1 (1941) 293

Huland, H., H. Klosterhalfen: Therapie und Rezidivprophylaxe oberflächlicher Harnblasenkarzinome. Thieme, Stuttgart 1984

Illiger, H. J., H. Sack, S. Seeber et al.: Nicht-seminomatöse Hodentumoren. Beitr. Onkol. 8 (1981) 1

Jacobi, G. H., Altwein, J. E.: Chemotherapie urologischer Malignome. In: Beiträge zur Onkologie, Band 1, Herausgeber: Eckhart, S. et al. Karger-Verlag, Basel 1979

Jocham, D., G. Staehler, Ch. Chaussy et al.: Integrale Photoradiotherapie des Blasenkarzinoms nach tumorselektiver Photosensibilisierung mit Hämatoporphyrin-Derivat. Akt. Urol. 15 (1984) 109

Johnson, D. E.: Embolisation of renal cell cancer. Vortrag. 1. W. F. Leadbetter Symposium, Minneapolis (USA), 1.-3. 9. 1977

Kurth, K. H., Debruyne, F. J. M., Schröder, F. H., Splinter, T. A. W., Wagener, D. J. T.: Progress and Controversies in Oncological Urology. A. R. Liss Inc., New York 1984

Paulson, D.: Management of metastatic prostatic cancer. Urology [Suppl.] 25 (1985) 49

Peckham, M. J., A. Barrett, J. E. Husband et al.: Orchidectomy alone in testicular stage I nonseminomatous germ-cell tumours. Lancet II (1982) 678

Rattenhuber, U., W. Wieland: Diagnostik und Therapie des Nierenkarzinoms. Klin. Exp. Urol. 2 (1981) 1

Rübben, H.: Prognostische Faktoren des Blasentumors. Therapiewoche 32 (1982) 169

Servadio, C., E. Mukamel, H. Lurie et al.: Early combined hormonal and chemotherapy for metastatic prostatic carcinoma. Urology 21 (1983) 493

Siiteri, P. K., J. D. Wilson: Dihydrotestosterone in prostatic hypertrophy. I. The formation and content of dihydrotestosterone in the hypertrophic prostate of man. J. Clin. Invest. 49 (1970) 1737

Skinner, D. G.: Urological Cancer. Grune & Stratton, New York 1983

Spiers, A. S. D. (Hrsg.): Chemotherapy and Urological Malignancy. Springer-Verlag, Berlin 1982

Union Internationale Contre le Cancer (UICC): TNM-Klassifikation der malignen Tumoren. Springer-Verlag, Berlin 1979

Voogt de H. J., Rathert, D., Beyer-Boon, M. E.: Urinary Cytology. Springer-Verlag, Berlin–Heidelberg–New York 1977

Walsh, P. C., P. J. Donker: Impotence following radical prostatectomy: insight into etiology and prevention. J. Urol. 128 (1982) 492

Weißbach, L., E. A. Boedefeld, S. Seber: Hodentumoren: Frühzeitige Diagnose und stadiengerechte Therapie sichern den Erfolg. Dtsch. Ärztebl. 82 (1985) 1340

8 Urolithiasis (GK 3-8)

J. Joost

8.1 Steinarten (GK 3-8.1)

Jeder Harnstein setzt sich zusammen aus einer kristallinen, anorganischen Substanz, die 95 bis 98% des Gewichtes ausmacht, und einem organischen Netzwerk, der sog. Steinmatrix, die aus Mukoproteinen besteht. Da nur eine genaue Kenntnis der Steinart Rückschlüsse auf seine Entstehung zuläßt und Grundvoraussetzung für weitere therapeutische Maßnahmen ist, muß jeder Stein analysiert werden.

Harnsteine bestehen aus verschiedenen chemischen Substanzen und haben eine spezifische, kristalline Struktur (Tab. 8-1). Bisher wurde die Analyse meist auf chemischem Weg durchgeführt. Besser eignen sich jedoch kristallographische Untersuchungen, da sie nicht nur Hinweise auf die chemische Zusammensetzung, sondern auch auf die kristalline Struktur geben. Eines der besten Verfahren ist die Röntgendiffraktionsanalyse. Sie beruht auf der Beugung der Röntgenstrahlen durch die gesetzmäßige Anordnung der Atome im Kristallgitter.

Makroskopisch unterscheiden sich die Steinarten aufgrund ihres Erscheinungsbildes, der Farbe, Härte und Bruchart: Der Kalziumoxalatstein ist meist klein, sehr rauh und hart, manchmal in der Form eines Morgensternes und von dunkelbrauner bis schwarzer Farbe (meist Oxalat-Monohydrat). Die größeren Steine zeigen eine maulbeerförmige Gestalt durch warzenförmige Auflagerungen. Die Oxalat-Dihydrat-Formen sind äußerst scharfkantig und von gelblicher Farbe. Häufig kommen jedoch beide Formen gemeinsam vor. Der Kalziumphosphatstein ist etwas weicher, von unterschiedlicher Größe und Gestalt und grau-weißlicher Farbe. Der Struvitstein hat eine mörtelartige Konsistenz und eine schmutziggraue Farbe. Der Harnsäurestein kann in jeder Größe vorkommen mit rundlicher, glatter Oberfläche und von gelbbrauner bis rostbrauner Farbe. Er ist hart und zeigt an der Oberfläche eine konzentrische Schichtung. Der Zystinstein hat eine wachsartige, glatte Oberfläche und eine gelbliche Färbung.

Tabelle 8-1   Zusammensetzung der Harnsteine

Chemische Bezeichnung		Kristallographische Bezeichnung	% Häufigkeit als Hauptkomponente
Kalzium-Steine			
Oxalat-Monohydrat		Whewellit ⎫	
Oxalat-Dihydrat		Weddellit ⎭	60
Phosphat		Hydroxylapatit ⎫	
		Carbonatapatit ⎬	10
	seltener:	Brushit ⎭	
Kalziumfreie Steine			
Harnsäure		Harnsäure	**20**
Mg-Ammonium-Phosphat (Tripelphosphat)		Struvit	**10**
Zystin		Zystin	**0,5-1**

8.2 Epidemiologie, Ätiologie und Pathogenese (GK 3-8.2)

Die Prävalenz des Harnsteinleidens beträgt in den Industrienationen 4%-10%; damit hat die Urolithiasis den Charakter einer Volkskrankheit (*Hautmann* 1985). Die Inzidenz des *ersten* Steines wird für die Bundesrepublik auf 0,12% (= 120 pro 100000 Einwohner) geschätzt. Die Chance, unbehandelt einen *zweiten* Stein zu entwickeln, wird bereits auf 50% berechnet. Männer erkranken 2- bis 4mal häufiger als Frauen, mit einem Häufigkeitsgipfel um das 35. Lebensjahr.

Der Harnstein darf nur als Manifestation einer übergeordneten System- oder Grundkrankheit aufgefaßt werden. Die Entstehung beruht auf einem multifaktoriellen Geschehen, wobei nur ein Teil der Ursachen bisher bekannt ist. Neben geographischen, klimatischen und rassischen Faktoren spielen insbesondere Änderungen der Ernährung (möglicherweise ist hierauf die Zunahme der Steinhäufigkeit nach dem Zweiten Weltkrieg zurückzuführen), Verschiebungen der Harnzusammensetzung und Reaktion sowie Harninfektionen und Stauung eine Rolle. Besonders hervorzuheben ist die tägliche Zufuhr an tierischem Eiweiß; ein gemeinsamer Nenner bei Wohlstand und Urolithiasis. Es überrascht daher nicht, daß in Ländern der Dritten Welt (Indien und Pakistan) das Nierensteinleiden selten ist. Allerdings sei

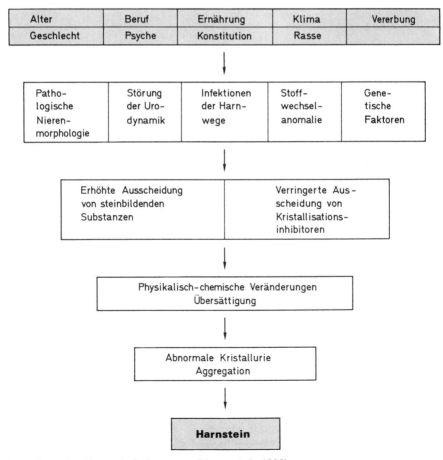

Abb. 8-1 Allgemeine Harnstein-Pathogenese (Hesse et al., 1982)

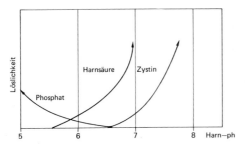

Abb. 8-2 Beziehung zwischen Harn-pH und Löslichkeit steinbildender Substanzen im Urin.

vor einer unzulässigen Vereinfachung gewarnt; wie erwähnt, ist die allgemeine Pathogenese multikausal (Abb. 8-1).
Die im folgenden angeführten Krankheiten verursachen häufig eine Veränderung der Harnzusammensetzung und Harnreaktion, indem vermehrt steinbildende Substanzen wie Harnsäure, Kalzium, Oxalsäure, Phosphat und Zystin ausgeschieden werden oder zu einer konstanten Änderung des Harn-pH führen, wodurch die Löslichkeit für manche Substanzen vermindert wird (Abb. 8-2; Tab. 8-2).

8.2.1 Krankheiten, bei denen die Bildung kalziumhaltiger Steine häufig ist

Dem *primären Hyperparathyreoidismus* liegt eine vermehrte Parathormonbildung durch Adenome oder Hyperplasien der Nebenschilddrüsen zugrunde. Das Parathormon bewirkt eine vermehrte Kalziumresorption aus dem Knochen, eine verminderte tubuläre Phosphatresorption und eine vermehrte Kalziumresorption im distalen Tubulus (Abb. 8-3). Durch die hierdurch bedingte Hyperkalzämie kommt es zu einer vermehrten glomerulären Filtration und insgesamt zu einer erhöhten Nettoausscheidung von Kalzium (resorptive Hyperkalziurie). Etwa 70% der Patienten bilden Nierensteine, wobei Kalziumphosphat gegenüber dem Kalziumoxalat überwiegt. In 4% aller Steinpatienten läßt sich ein primärer Hyperparathyreoidismus nachweisen.
Immobilisation führt beim Menschen zu einer vermehrten Resorption von Kalzium aus dem Knochen und in der Folge zu einer erhöhten Kalziumausscheidung.
Bei der *Vitamin D-Überdosierung* wird vermehrt Kalzium im Darm absorbiert und bei normalem Knochenumbau eine Hyperkalziurie ausgelöst.
Seltene Ursachen, die zu einer Störung im Kalziumstoffwechsel führen können, sind Neoplasien und Sarkoidose.
Bei der primären *Hyperoxalurie* liegt eine angeborene Enzymstörung vor. Sie ist charakterisiert durch rezidivierende Kalziumoxalatsteine, Nephrokalzinose, eine progressive Niereninsuffizienz und meist frühzeitige Urämie. Zum Auftreten einer sekundären Hyperoxalurie kann es bei der Colitis ulcerosa und bei der operativen Ausschaltung des Ileums wegen Adipositas kommen.

Tabelle 8-2 Krankheiten, die eine vermehrte Ausscheidung steinbildender Substanzen fördern

	Serum	Harn
Prim. Hyperparathyreoidismus	Ca ↑, P ↓, Parathormon ↑	Ca ↑, P ↑, spezif. Gewicht ↓
Normokalzäm. Hyperkalziurie:		
Renale Form		Ca ↑ auch im Nüchternharn
Absorptive Form		Ca im Nüchternharn normal
Immobilisation		Ca ↑
Vit. D-Überdosierung	Ca ↑	Ca ↑
Neoplasie	Ca (↑)	Ca (↑)
Sarkoidose		
Hyperoxalurie		Oxalsäure ↑
Renale tubuläre Azidose	K ↓, Bicarbonat (↓)	ph ↑, Ca ↑
Gicht	Harnsäure ↑	ph ↓, Harnsäure (↑)
Zystinurie		Zystin (Arginin, Lysin, Ornithin) ↑

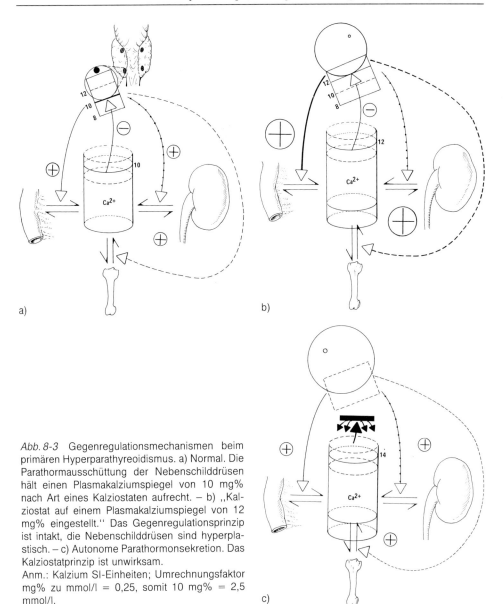

Abb. 8-3 Gegenregulationsmechanismen beim primären Hyperparathyreoidismus. a) Normal. Die Parathormausschüttung der Nebenschilddrüsen hält einen Plasmakalziumspiegel von 10 mg% nach Art eines Kalziostaten aufrecht. – b) „Kalziostat auf einem Plasmakalziumspiegel von 12 mg% eingestellt." Das Gegenregulationsprinzip ist intakt, die Nebenschilddrüsen sind hyperplastisch. – c) Autonome Parathormonsekretion. Das Kalziostatprinzip ist unwirksam.
Anm.: Kalzium SI-Einheiten; Umrechnungsfaktor mg% zu mmol/l = 0,25, somit 10 mg% = 2,5 mmol/l.

Normalerweise ist die Oxalsäure im Darmtrakt an Kalzium gebunden. Es findet sich deshalb nur eine geringe Absorption. Bei Erkrankungen des Ileums tritt jedoch häufig eine Malabsorption von Fetten ein. Das Kalzium verbindet sich mit den Fettsäuren zu sog. Fettseifen. Damit steht vermehrt freie Oxalsäure zur Absorption zur Verfügung.
Bei der *renalen tubulären Azidose* (bis zu 4% in einem Steinkrankengut) handelt es sich um die Unfähigkeit des distalen Tubulus (Abb. 8-4), Wasserstoffionen in ausreichender Menge zu sezernieren. Man findet daher immer einen Harn-pH über 6 und meist eine verminderte Bikarbonatkonzentration im Serum. Im Gefolge der Azidose kann es zu einer vermehrten Kalziumausscheidung kommen (Tab. 8-3). Durch die Anhebung des Harn-pHs überwiegt die Bildung von Kalziumphosphatsteinen.

Tabelle 8-3 Charakteristika der renalen tubulären Azidose

- Hyperchlorämische Azidose
- Unproportional alkalischer Harn (pH > 6)
- insuffiziente Ansäuerung unter Belastung
- Hyposthenurie
- Hypozitraturie
- Nephrolithiasis/-kalzinose (ca. 70%)

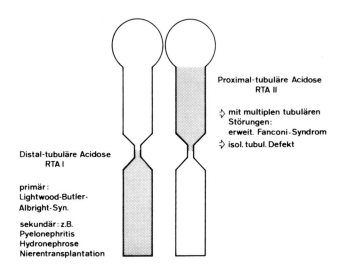

Proximal-tubuläre Acidose
RTA II

⇒ mit multiplen tubulären
Störungen:
erweit. Fanconi-Syndrom
⇒ isol. tubul. Defekt

Distal-tubuläre Acidose
RTA I

primär:
Lightwood-Butler-
Albright-Syn.

sekundär: z.B.
Pyelonephritis
Hydronephrose
Nierentransplantation

Abb. 8-4 Grundformen der renalen tubulären Azidose (nach Sommerkamp, 1977).

8.2.2 Idiopathische Nephrolithiasis

Von einer idiopathischen Nephrolithiasis kann gesprochen werden, wenn „Krankheiten mit häufiger kalziumhaltiger Steinbildung" ausgeschlossen wurden. Dies trifft für $2/3$ aller Patienten mit kalziumhaltigen Steinen zu. 50-75% der Patienten mit idiopathischer Urolithiasis haben eine gesteigerte intestinale Absorption *(absorptive Hyperkalziurie)* oder seltener eine verminderte Resorption in den Nierentubuli *(renale Hyperkalziurie)*. Sowohl die absorptive wie auch die renale Hyperkalziurie haben normale Serum-Kalzium-Spiegel *(normokalzämische Hyperkalziurie)*, unterscheiden sich jedoch diagnostisch durch die erhöhte Kalziumausscheidung im Nüchternharn bei der renalen Form (Kalzium-Kreatinin-Quotient >0,11 mg).

8.2.3 Krankheiten, die zur Harnsäuresteinbildung führen

Bei der Gicht treten Harnsäuresteine in etwa 20% auf. Die Ursache der Gicht liegt meist in einem Überkonsum von Nahrungspurinen. Nur in etwa 10% der Patienten findet man eine erhöhte endogene Harnsäureproduktion. Neben der erhöhten Harnsäure-Ausscheidung im Harn spielt auch der niedrige Harn-pH für die Steingenese eine wichtige Rolle (bedingt durch eine verminderte Bildung von Ammoniak aus Glutamin in der Niere; Abb. 8-5). Die Gicht kann auch neben der Steinbildung zu anderen pathologischen Veränderungen an den Nieren führen (Abb. 8-6). Seltener kommt es zur Hyperurikosurie durch myeloproliferative Erkrankungen und im Rahmen der Zytosta-

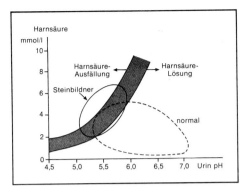

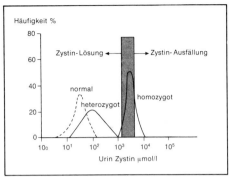

Abb. 8-5 Löslichkeitsdiagramm für Harnsäuresteine. Grau = Zone der metastabilen Übersättigung; diese Zone wird von der Sättigungskurve (Abszissen-wärts) und der Übersättigungskurve (Ordinaten-wärts) begrenzt. Die Verteilung der Konzentrationswerte und des pH ist für Steinbildner und Gesunde wiedergegeben (Hautmann, 1985)

Abb. 8-7 Löslichkeitsdiagramm für Zystinsteine. Das Übersättigungskonzept ist zutreffend. Gemäß der Zystinkonzentration ist nur bei Homozygoten mit einer Zystinsteinbildung zu rechnen (Hautmann, 1985).

tikatherapie (sog. sekundäre Hyperurikämien). Vorsicht ist geboten bei der Gabe von Urikosurika, also Medikamenten, die eine vermehrte Harnsäureausscheidung bewirken, ohne jedoch die Harnsäureproduktion zu vermindern.
Bei etwa 40% der Harnsäuresteinträger finden sich normale Harnsäurewerte im Serum und Urin. In fast allen Fällen läßt sich je-

doch ein erniedrigtes Harn-pH (sog. Säurestarre) und ein geringes Harnvolumen nachweisen.

Zystinsteine

Sie treten bei angeborenen Resorptionsstörungen für Zystin im Nierentubulus auf. Übersteigt die Zystinausscheidung bei einem normalen Urin-pH 300 mg/l ($\triangleq$ 1248 µmol/l), so kommt es zur Steinbildung Abb. 8-7).

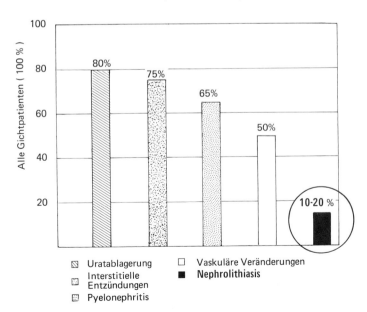

Abb. 8-6 Nierenveränderungen bei Gicht (modifiziert nach *Mertz*, 1973).

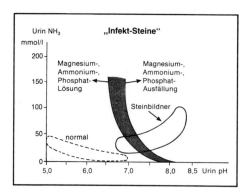

Abb. 8-8 Löslichkeitsdiagramm für Infektsteine (Hautmann, 1985).

Harnwegsinfekt

Er begünstigt die Steinbildung durch Verschiebung des Harn-pH in das alkalische Milieu, was zu einer Verminderung der Löslichkeit von Phosphaten führt (Abb. 8-8). Die Bildung von Struvitsteinen tritt meist bei Proteusinfekten ein. Diese Bakterien bilden ein Enzym (Urease), das in der Lage ist, Harnstoff zu spalten. Hierdurch kommt es zum Freiwerden von Ammoniak und bei gleichzeitiger Anwesenheit von Magnesiumionen zur Bildung von Magnesium-Ammonium-Phosphat:

$$\text{Harnstoff} + H_2O \xrightarrow{\textit{Urease}} CO_2 + 2NH_3$$

Ein begünstigender Faktor ist auch die *Harnstauung,* die zu einer Änderung der Harnstromdynamik (verminderte Ausschwemmung von Kristallen?) und zu einer vermehrten Infektanfälligkeit führt (s. Blasenstein S. 261).

8.3 Formale und kausale Genese

Die Beantwortung so grundsätzlicher Fragen: Warum, wie und wo ein Stein sich bildet, ist bei dem heutigen Stand der Forschung nur teilweise möglich.
Die Frage nach dem ,,Warum" (kausale Steingenese) läßt sich klar beantworten bei Harnsäure-, Zystin- und Struvitsteinen. Beim Harnsäurestein ist von entscheidender

Bedeutung der Harn-pH. Der pKa der Harnsäure liegt bei 5,75, d. h., daß darunter die freie Säure überwiegt. Diese ist schlecht löslich und kristallisiert leicht aus. Bei Werten über 5,75 kommt es zur Dissoziation der Säure und bei einem pH von 7,0 liegen fast nur noch Urate vor, die sehr gut löslich sind. Weitere Faktoren sind eine vermehrte Harnsäureausscheidung und die Reduktion des Harnvolumens. Entscheidend ist jedoch die Konzentration an undissoziierter Säure (Abb. 8-5).
Zur Zystinsteinbildung kommt es, wenn das Löslichkeitsprodukt im Harn überschritten wird (Abb. 8-7). Beim Struvitstein führt der Proteusinfekt (seltener auch andere Keime) über die Urease zu einem alkalischen Harn und vermehrtem Ammoniumgehalt (Abb. 8-8).
Es scheint also grundsätzlich so zu sein, daß die *Übersättigung* des Harnes mit bestimmten Stoffen zu deren Auskristallisation führt (Abb. 8-9 a). Beim kalziumhaltigen Stein stoßen wir mit dieser Erklärung auf gewisse Schwierigkeiten. Wir haben zwar gesehen, daß viele Krankheiten zu einer vermehrten Ausscheidung von Kalzium, Oxalsäure und Phosphat führen können. Es tritt jedoch auch beim Gesunden öfter eine Übersättigung des Harnes mit Kalziumoxalat ein, ohne daß sich ein Konkrement bildet, und unter den Steinbildnern findet man Patienten, die nur einmal in ihrem Leben einen Stein entwickeln, andere wieder haben mehrmals im Jahr einen Steinabgang zu verzeichnen. Verschiebungen des Harn-pH in das alkalische Milieu spielen bei Phosphatsteinen eine große Rolle, jedoch nicht beim Oxalatstein. Gerade beim Oxalatstein, der die häufigste Steinart überhaupt darstellt, läßt sich in etwa 40% der Fälle keine Ursache für die Steinbildung nachweisen. Vielleicht spielt hier die verminderte Ausscheidung von Hemmkörpern (Inhibitoren) im Urin eine Rolle, die bei Normalpersonen das Wachstum von Kristallen verhindern (Abb. 8-9 b). Im weiteren Sinne gehören in diese Gruppe auch Komplexbildner wie Magnesium und Zitrat, die die Löslichkeit von Kalzium und Oxalat im Harn erhöhen. Hemmkörper im engeren Sinne sind verschiedene nieder- und hochmolekulare Substanzen wie Glukosaminoglykane, Pyrophosphat, Nuklein-

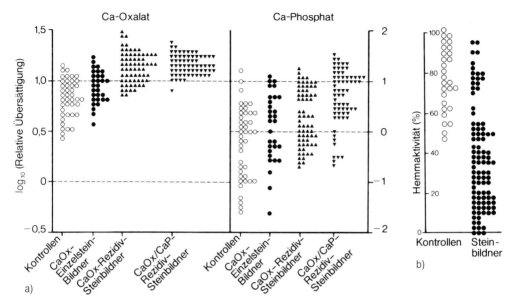

Abb. 8-9 a) Sättigung des Urins an Kalziumsalzen. Deutlich gefährdeter sind die beiden Gruppen der rezidivierenden Steinbildner; die eine Gruppe bildet überwiegend reine Kalziumoxalatsteine, die andere aus Kalziumoxalat und Kalziumphosphat gemischte Steine. – b) Steinbildner haben signifikant weniger Hemmkörper im Urin als Normalpersonen (nach *Robertson,* 1979).

säuren u. a., die unterschiedlich hemmend auf die Nukleation, das Wachstum und die Aggregation von Kristallen einwirken sollen.

8.3.1 Wie stellt man sich das Wachstum eines Steines vor? (Formale Genese)

Da der Harnstein aus zwei verschiedenen Strukturen zusammengesetzt ist, einerseits aus Kristallen, andererseits aus der sog. Steinmatrix, haben sich hieraus zwei Haupttheorien entwickelt. Die *Matrixtheorie* ist in der letzten Zeit etwas in den Hintergrund getreten; sie sieht in dem Ausfall der Steinmatrix den primären Vorgang der Konkrementbildung. Erst sekundär kommt es dann zur Auskristallisation von Salzen. Die *Kristallisationstheorie* (Abb. 8-10) nimmt an, daß primär eine Auskristallisation erfolgt und erst sekundär die Matrix eingelagert wird. Bereits beim Gesunden kommt es immer wieder zur Löslichkeitsüberschreitung von verschiedenen Salzen, die als Kristalle

im Harn ausgeschieden werden. Harnsteine gelten als Grenzfälle der Biomineralisation (*Schneider* 1985). Bei Steinträgern konnte man größere Kristalle nachweisen und eine vermehrte Tendenz zur Aneinanderlagerung, zur sog. Aggregation der einzelnen Kristalle. Diese werden als Vorstufen der Steinbildung angenommen. Möglicherweise liegt hier ein Mangel an Hemmkörpern vor, die beim Gesunden das Wachstum und die Aggregation der Kristalle verhindern. Das Wachstum zum endgültigen Stein über die Zwischenstufe des Mikrolithen tritt wahrscheinlich nur bei Fixation desselben im Harntrakt ein.

Die Frage nach dem „Wo" der Steinbildung ist ebenfalls noch umstritten. Experimentell konnten Kristalle, als potentielle Vorstufen der Steinbildung, bereits im proximalen Tubulus erzeugt werden. Der Ort der endgültigen Steinbildung (bedingt durch die Fixierung von Mikrolithen?) ist von der Wachstumsgeschwindigkeit der Kristalle, von den Strömungsverhältnissen (Abflußhindernisse) und von Gewebeveränderungen abhängig.

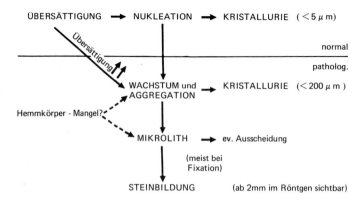

ÜBERSÄTTIGUNG ➡ NUKLEATION ➡ KRISTALLURIE (<5 μm)

normal

patholog.

WACHSTUM und ➡ KRISTALLURIE (<200 μm)
AGGREGATION

Hemmkörper - Mangel?

MIKROLITH ➡ ev. Ausscheidung

(meist bei
Fixation)

STEINBILDUNG (ab 2mm im Röntgen sichtbar)

Abb. 8-10 Erläuterung der Kristallisationstheorie.

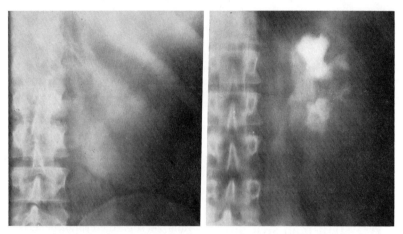

Abb. 8-11 Leeraufnahme (links) und Infusionsnephrotomogramm (rechts) bei nicht schattengebendem Nierenbecken-Kelchstein der linken Niere mit Stauung. Steinanalyse: Harnsäure.

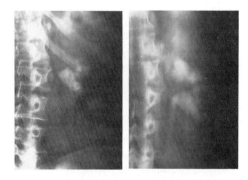

Abb. 8-12 Nierenbecken-Kelchstein links mit Stauung; Leeraufnahme (links), Nephrotomogramm (rechts), Steinanalyse: Struvit.

8.4. Röntgendiagnostik

Die einzelnen Steinarten weisen ein unterschiedliches Absorptionsvermögen für Röntgenstrahlen auf. Harnsäuresteine geben keine Schatten. Sie sind im Urogramm als Kontrastmittelaussparung zu erkennen (Abb. 8-11). Zystinsteine sind leicht opaque, etwas stärker treten Struvitsteine (Abb. 8-12) vor. Stark schattengebend sind Kalziumphosphat- (Abb. 8-13) und Kalziumoxalatsteine (Abb. 8-14), wobei letztere oft eine radiäre Struktur aufweisen. Die Diagnostik im Röntgenbild wird jedoch dadurch erschwert, daß meist mehrere Komponenten in einem Stein vorhanden sind.

8.5 Prophylaxe

Unter der Prophylaxe des Steinleidens versteht man im Grunde nur eine Rezidivprophylaxe oder besser *Metaphylaxe,* da es keine Möglichkeit gibt, einen potentiellen Steinträger zu erkennen. Bei der Metaphylaxe unterscheidet man zwischen allgemeinen und speziellen medikamentösen Maßnahmen.

Wichtig ist eine ausreichende *Flüssigkeitszufuhr,* um eine Verdünnung des Harnes zu erreichen und eine mögliche Übersättigung zu verhindern. Die Kontrolle erfolgt durch Messen der Harnmenge in 24 Stunden, die möglichst über 2 Liter liegen sollte. Besser ist die Bestimmung des spezifischen Gewichtes (unter 1015) mit Hilfe eines Urometers. Die Trinkmenge sollte über 24 Stunden verteilt werden, da besonders nachts eine erhöhte Konzentration des Harnes eintreten kann.

Diätetische Maßnahmen: Harnsäuresteine findet man oft bei übergewichtigen Perso-

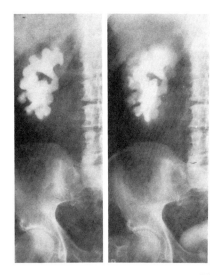

Abb. 8-13 Korallenstein der rechten Niere (links). Beachte die minimale Aufstauung im Ausscheidungsurogramm (rechts). Steinanalyse: Hydroxylapatit.

nen (Gewichtsreduktion). Purinreiche Nahrungsmittel wie Innereien, Fleischextrakte, Sardinen usw. sollten gemieden werden. Geeignete Getränke sind Säfte von Zitrusfrüchten, da diese zu einer leichten Alkali-

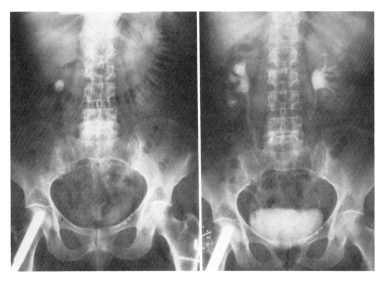

Abb. 8-14 Leeraufnahme (links) und Ausscheidungsurogramm (rechts) bei Nierenbeckenstein rechts. Steinanalyse: Kalziumoxalat (Whewellit und Weddellit).

Tabelle 8-4 Pathomechanismus, therapeutisches Prinzip und Medikamente in der Infektsteinrezidiv-Prophylaxe (*Schneider* 1985)

Pathomechanismus	Therapeutisches Prinzip	Medikament
Harnwegsinfektion mit ureasepositiven Keimen	1. Infekttherapie 2. Ureasehemmung	Antibiotika Ureasehemmer
Alkalischer Urin	Harnsäuerung	NH_4Cl
Hyperphosphaturie	Phosphatresorptionshemmung	Aluminium-Phosphatbinder

sierung des Harnes führen. Oxalatsteinträger müßten zurückhaltend sein bei kalzium- und oxalatreichen Speisen und Getränken, wie Milch- und Molkereiprodukten, Spinat, Rhabarber, Bitterschokolade und Kakao. Bei Vorliegen eines Kalziumphosphatsteines empfiehlt sich ebenfalls die Einschränkung stark kalziumhaltiger Speisen. Bei Struvitsteinträgern kann eine leichte Ansäuerung durch das Trinken von sauren Mineralwässern (sog. Säuerlinge) und Johannisbeersaft erreicht werden. Einschneidende diätetische Maßnahmen, die zu einer Verminderung der Lebensqualität führen, sind nicht gerechtfertigt. Bei der vielfach sitzenden Tätigkeit des modernen Menschen muß für ausreichende Bewegung gesorgt werden.

Spezielle medikamentöse Maßnahmen: Harnsäure- und Zystinsteinträger (s. S. 262).

Bei Vorliegen von Kalziumphosphatsteinen kann versucht werden, die Kalziumausscheidung durch Thiazide zu senken. Letztere führen zu einer vermehrten Kalziumresorption im Tubulus. Harnwegsinfekte werden gezielt antibiotisch therapiert.

Struvitsteine erfordern eine antibiotische Langzeittherapie über mindestens ein halbes Jahr. Eine Ansäuerung des Harnes gelingt mit Ammoniumchlorid, der pH-Wert des Harnes sollte nicht über 6 liegen. Zu beachten ist, daß manche Antibiotika und Sulfonamide im sauren Milieu eine geringere Wirksamkeit aufweisen (Tab. 8-4).

Tabelle 8-5 Pathomechanismus, therapeutisches Prinzip und Medikamente in der Kalziumoxalatrezidivstein-Prophylaxe (*Schneider* 1985).

Pathomechanismus	Therapeutisches Prinzip	Medikament
Hyperkalziurie		
– absorptiv	intestinale Resorptionshemmung	Ionenaustauscher
– resorptiv	verbesserte tubuläre Ca-Rückresorption	Thiazide
Hyperoxalurie		
– angeborene Oxalose	Beeinflussung des Oxalsäurestoffwechsels Lösungsvermittlung (Komplexierung)	Vitamin B_6 Mg
– enterale	intestinale Oxalatbindung	Ca-Glukonat Anionenaustauscher
Hypomagnesämie	Mg-Substitution	Mg
Hyperurikosurie	Senkung des Harnsäurespiegels	Allopurinol
Inhibitorenmangel	Erhöhung des Zitratspiegels durch Alkalisierung Erhöhung der Pyrophosphatexkretion	Alkalizitrat Orthophosphat

Die Metaphylaxe bei Kalziumoxalatsteinträgern ist kostspielig und sollte nur bei Rezidivsteinen vorgenommen werden. Eine Senkung der Oxalsäureausscheidung ist nur in geringem Ausmaß möglich. Die Reduktion der Kalziumausscheidung bei der absorptiven Hyperkalziurie kann über eine Verminderung der Kalziumabsorption im Darm durch Ionenaustauscher erfolgen (Campanyl®). Diese binden Kalziumionen im Intestinaltrakt und werden über den Faeces ausgeschieden. Durch die Gabe von Magnesium konnte bei Rezidivsteinträgern die Steinhäufigkeit gesenkt werden. Magnesium führt u. a. zu einer erhöhten Löslichkeit von Kalziumoxalat. Bei manchen Oxalatsteinträgern konnte eine vermehrte Harnsäureausscheidung nachgewiesen werden, in diesen Fällen empfiehlt sich die Gabe von Allopurinol (Tab. 8-5).

8.6 Nierenstein (GK 3-8.3)

8.6.1 Symptomatik (GK 3-8.3.1)

Die Symptomatik von Nierensteinen ist abhängig von ihrer Lage und Beweglichkeit. Parenchymsteine sind meist symptomlos und werden häufig zufällig entdeckt. Ruhende Steine in den Kelchen oder im Nierenbecken machen nur geringe Beschwerden im Sinne eines unbestimmten Druckgefühls in der Flanke. Bedingt durch Irritation der Schleimhaut können sie eine Hämaturie hervorrufen. Zum Auftreten einer Nierenkolik kommt es beim Übertritt eines Steines vom Kelchsystem in das Becken oder von dort in den Harnleiter. Die Nierenkolik beginnt in der Flanke und strahlt in Richtung Harnleiter aus. Falls sich der Stein im Kelchhals oder am pyeloureteralen Übergang verklemmt, kann es zur Abflußbehinderung und zum Auftreten eines Hydrokalyx bzw. einer Hydronephrose kommen (s. S. 89).
Größe und Form der Nierensteine können stark variieren. Sie reichen vom kleinen, stecknadelkopfgroßen, im Röntgenbild gerade noch sichtbaren Kelchstein über den Nierenbeckenstein (Abb. 8-14) bis zum großen Ausguß- bzw. Korallenstein (Abb. 8-13), wobei sich die Symptomatik umgekehrt zur Größe verhält. Ausgußsteine, die sich meist aus Struvit (Abb. 8-12) oder Apatit (Abb. 8-13) zusammensetzen, machen oft erst aufgrund einer Hämaturie oder Harninfektion auf sich aufmerksam. Sie führen zwar selten zu Abflußstörungen, jedoch zu einer chronischen Pyelonephritis mit langsamem Parenchymuntergang. Bei beidseitigem Auftreten kann es im Spätstadium zur Urämie kommen.

8.6.2 Diagnostik (GK 3-8.3.2)

Eine Röntgendiagnose gelingt direkt (kalziumhaltige Konkremente) oder indirekt (Füllungsdefekt im Urogramm bei nicht schattengebenden Steinen). Es genügt jedoch nicht, nur die Anwesenheit eines Niresteines zu dokumentieren, man muß sich klar sein über Größe, Zahl und Lage der Steine, über das Vorhandensein eines Harnwegsinfekes und die Funktion der betroffenen Niere.
Die Anamnese (wiederholte Steinabgänge usw.) gibt bereits entscheidende Hinweise auf Krankheiten mit kalziumhaltigen Steinen (s. S. 244). Bei der bimanuellen Untersuchung erscheint das Nierenlager bei Vorliegen einer Stauung oder einer Pyelonephritis druckschmerzhaft. Bei Steinobstruktion mit Hydronephrose oder Steinpyonephrose ist die Niere so vergrößert, daß sie tastbar wird. Im Harn kann eine Mikrobis Makrohämaturie sowie eine Leukozyturie vorliegen.
Die wertvollste Information erhält man durch das Nierenleerbild und anschließende Urogramm. Dieses sollte jedoch nie in der Kolik durchgeführt werden, da das Kontrastmittel eine osmotische Diuresesteigerung herbeiführt und bei gleichzeitiger Stauung Fornixrupturen mit Kontrastmittel-Extravasation auftreten (Abb. 2-3, s. S. 34). Das Urogramm gibt einem Aufschluß über die Größe der Niere, die noch vorhandene Funktion, Größe, Lage und Zahl der Steine. Bei Vorliegen einer Stauung und mangelhafter Kontrastmittelausscheidung kann

manchmal durch Spätbilder nach 24 und 48 Stunden noch eine ausreichende Darstellung des Hohlsystems erzielt werden.

Die Veränderungen von
– Kalzium [Serumnormalwerte 8,6-10,5 mg/ 100 ml, SI: 2,15-2,65 mmol/l],
– Phosphat [Serumnormalwerte 2,5-4,5 mg/ 100 ml; SI: 0,8-1,4 mmol/l] und
– Harnsäure [Serumnormalwert: 2-7 mg/ 100 ml; SI: 0,1-0,4 mmol/l],
im Serum und Urin [normale 24-Stunden-Exkretion: Kalzium 200 mg = SI: 5 mmol; Phosphat 1000 mg = SI: 30 mmol; Harnsäure 500 mg = SI: 3 mmol], orientieren bereits über die verschiedenen zugrundeliegenden Krankheiten (Tab. 8-2, S. 244).

8.6.3 Differentialdiagnose (GK 3-8.3.3)

Differentialdiagnostische Schwierigkeiten können bei Parenchymverkalkungen (Abb.

8-15) und nicht schattengebenden Konkrementen auftreten. Nierenbeckentumoren und Blutkoagel sind im Urogramm nur schwer zu differenzieren. Hier ist eine weitere Abklärung mit Harnzytologie, Sonographie, Computertomographie und evtl. retrograder Pyelographie notwendig (s. Tab. 7-7, S. 188).

8.6.4 Maßnahmen zur Nierensteinentfernung

Eine **offene, chirurgische Entfernung** ist bei bestimmten Ausgußsteinen sowie bei manchen multiplen Nierenbecken-Kelchsteinen vorzunehmen. Die hierbei am meisten angewandten Operationsmethoden sind die Pyelotomie, Pyelo-Kalikotomie evtl. kombiniert mit radiären (der Gefäßversorgung folgenden) Nephrotomien (Abb. 8-16). Die intraoperative Suche bei kleinen Kelchsteinen kann mittels eines Pyeloskops erfolgen, mit

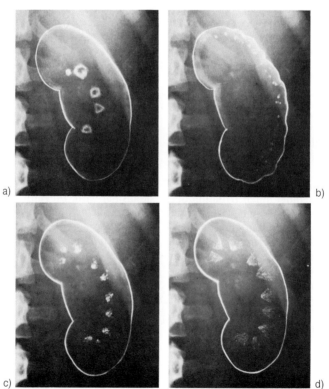

a) b)

c) d)

Abb. 8-15 Häufige Ursachen von Parenchymverkalkungen. a) Renale tubuläre Azidose – b) Glomerulonephritis – c) Papillennekrose – d) Markschwammniere.

dem die einzelnen Kelche visuell inspiziert werden. Die Lokalisation von Steinen, die mittels einer Nephrotomie entfernt werden müssen (bei einem Mißverhältnis zwischen Steingröße und Kelchhals), gelingt durch das Aufsetzen einer Ultraschallsonde auf die freigelegte Nierenoberfläche. Um die Verletzung größerer Gefäße bei der Nephrotomie zu vermeiden, können diese ebenfalls mittels Ultraschall nach dem Doppler-Prinzip geortet werden. Gegenwärtig müssen sich nur noch 10-15% der Nierenkranken einer offenen Operation unterziehen (*Schmiedt* und *Chaussy* 1985).

In den letzten 10 Jahren sind zwei Methoden entwickelt worden, die besonders bei singulären Nierenbecken- bzw. Kelchsteinen eingesetzt werden.

1. *Berührungsfreie Nierensteinzertrümmerung durch Stoßwellen* oder *extrakorporale Stoßwellenlithotripsie* (ESWL): Bei diesem Verfahren werden Stoßwellen durch Unterwasserfunkenentladung erzeugt, über Wände eines Halbellipsoids reflektiert und auf den zweiten Brennpunkt fokussiert (Abb. 8-17). Wenn Steine in diesen Brennpunkt (F_2) gebracht werden, kommt es zu einer Zertrümmerung durch Schockwellen (Abb. 8-18). Der Patient muß hierzu in einem Wasserbad gelagert werden und mittels einer komplizierten Röntgenanlage wird der Stein exakt in den zweiten Brennpunkt plaziert (Abb. 8-19). Zur vollständigen Zerstörung der Konkremente sind viele Stoßwellenexpositionen notwendig. Während dieser Zeit von ca. 45 Minuten erhält der Patient eine Periduralanästhesie. Ein gewisser Nachteil besteht darin, daß die Steinfragmente über den Harnleiter abgehen und hierdurch Koliken in 10-20% auftreten (sog. Steinstraße). Über die ESWL wurde erstmals 1976 von *Chaussy* und Mitarb. berichtet, 1980 wurden die ersten Patienten mit Nierensteinen behandelt (*Chaussy* und *Schmiedt* 1980).

2. *Perkutane Nephrolithotomie* (PCN) oder *Nephrolitholapaxie* (PNL). Im Regelfall um-

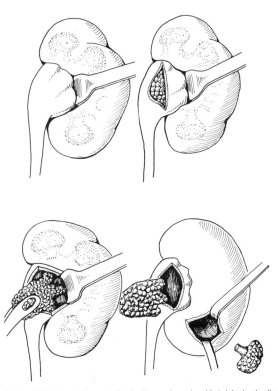

Abb. 8-16 Prinzip der Pyelo-Kalikotomie nach Freipräparation der Kelchhalsabgänge im Nierenhilus. Ein zurückgebliebener Kelchstein wurde durch gezielte Nephrotomie (untere Bildhälfte) entfernt.

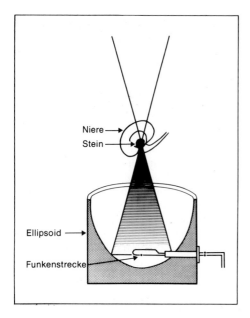

Abb. 8-17 Schema der Stoßwellenlithotripsie von Nierensteinen: Im ersten Brennpunkt eines Halbellipsoids wird durch einen Unterwasserfunkenschlag einer Elektrode eine *Stoßwelle* erzeugt, die nach Reflexion im zweiten Brennpunkt fokussiert ist. In dieses Areal höchster Energiedichte wird der Nierenstein gebracht (Schmiedt und Chaussy, 1984).

Abb. 8-18 Prinzip der Fokussierung der einzelnen Kelchsteine einer Niere im zweiten Brennpunkt (F₂) des Halbellipsoids durch Röntgenortung (R) mit zwei unabhängigen achsengetrennten Bildwandler-Systemen (B) (Schmiedt und Chaussy, 1984).

faßt der Indikationsbereich für die perkutane Steinentfernung Nierenbecken- und Kelchsteine beliebiger Größe, die auf geradem Weg mit starren Instrumenten erreichbar sind (Abb. 8-20). Können aber in verschiedenen Kelchen gelegene Steine oder Steinausläufer nicht mit flexiblen Instrumenten erreicht werden, sind unter Umständen mehrfache Zugänge durch das Nierenparenchym zu legen. Damit sind Ausgußstei-

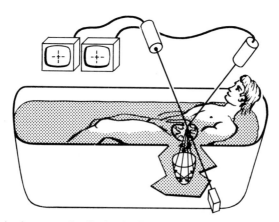

Abb. 8-19 Prinzip der Apparatur des Stoßwellenlithotriptors.

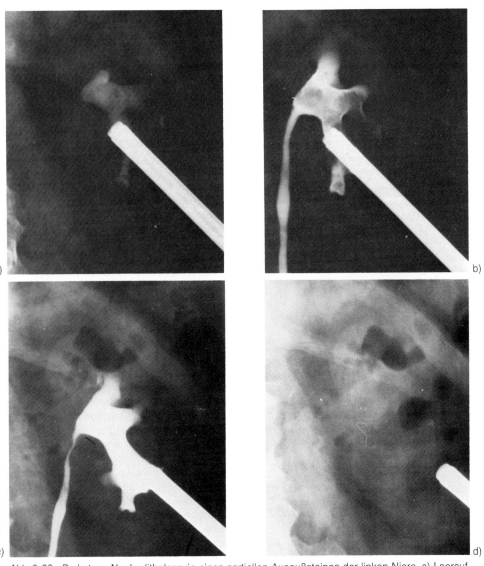

a)

b)

c)

d)

Abb. 8-20 Perkutane Nephrolitholapaxie eines partiellen Ausgußsteines der linken Niere. a) Leeraufnahme nach perkutaner Punktion des unteren Kelches und Bougierung. – b) Antegrale Pyelographie mit Steinbedingtem Füllungsdefekt. – c) Pyelographie mit Steinzertrümmerung und Entfernung. – d) Die Leeraufnahme zeigt nur noch ein 2 × 2 mm großes Restkonkrement, das herausspülbar war (Behandlung durch P. Alken, Mainz).

ne nur bedingt geeignet für eine perkutane Nephrolitholapaxie mit Zertrümmerung des Steines durch Ultraschall (s. Abb. 3-26, S. 75) oder hydraulisch (wie beim Blasenstein, s. S. 111).

Die ESWL hat einen deutlich größeren Indikationsbereich als die perkutane Nephrolitholapaxie, da nur wenige Kontraindikationen wie etwa Harnwegsobstruktion beste-

hen. Demgegenüber hat die perkutane Steinentfernung Vorrang bei schwach schattengebenden Steinen (sonographisch sichtbar, Abb. 8-21), Harnabflußbehinderung, bei notwendiger akuter perkutaner Entlastung (Steinpyonephrose), besonders aber in Ergänzung zur ESWL (*Auxiliärverfahren;* Abb. 8-22).

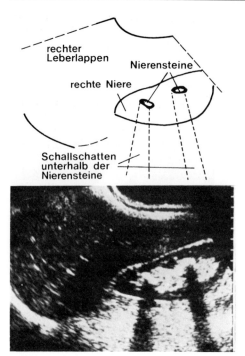

Abb. 8-21 Sonogramm von zwei nichtschatten-gebenden Steinen der rechten Niere; cm-Ei-chung am rechten Bildrand.

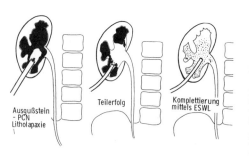

Abb. 8-22 Teilweise Entfernung eines Ausguß-steines der rechten Niere durch perkutane Ne-phrolitholapaxie. Nach Legen einer Nephrostomie wird der Reststein per ESWL desintegriert und abgesaugt (nach Miller et al., 1985).

8.7 Harnleiterstein (GK 3-8.4)

8.7.1 Symptomatik (GK 3-8.4.1)

Der Ureterstein entsteht in der Niere. Auf seinem Weg distalwärts muß er mehrere physiologische Engen passieren: Am pye-loureteralen Übergang, an der Überkreu-zung der Iliakalgefäße sowie im Bereich der Blasenwand und des Ostiums. Seine Sym-ptomatik ist gekennzeichnet durch plötzlich einsetzende kolikartige Schmerzen, begin-nend in der Flankengegend, die sich unab-hängig von der Lage des Steines nach unten verlagern und bis in die Hoden bzw. die Vul-va ausstrahlen können (abb. 2-12, s. S. 32). Durch Einklemmung des Steines im Ureter tritt eine lokale Irritation der Schleimhaut und der Nervenrezeptoren ein. Bedingt durch den Stein und das hinzukommende Ödem wird der Urinabfluß behindert. Die anfänglich isoperistaltischen Wellen werden geblockt, und es kommt zur heterotopen Er-regungsbildung mit unkoordiniertem Harn-transport. Vorwiegend durch die Dehnung des Harnleiters werden die afferenten, schmerzleitenden Fasern der Nn. splanchnici gereizt (s. 33). Über zentrale Rückkopp-lungseffekte tritt eine Entgleisung des vege-tativen Nervensystems mit Beeinträchtigung der Psyche auf. Der Patient ist unruhig und bewegt sich ständig hin und her. Viszerovis-zerale Reflexe führen zu einer Beeinträchti-gung der Magen-Darmmotorik mit Brech-reiz und Blähung. Die anfänglich erhöhte Uretermotorik flacht nach einer gewissen Zeit ab, wobei jedoch ein erhöhter Tonus bestehen bleibt. Die Dauer einer Kolik reicht von wenigen Minuten bis zu Stunden. Nach dem meist abrupten Sistieren der Schmerzen ist der Patient erschöpft und schwach. Bei prävesikal gelegenen Steinen klagen die Patienten häufig über vermehr-ten Harndrang und Pollakisurie. Eine Mi-kro- bis Makrohämaturie kann im Rahmen der Kolik auftreten.

Die pathologischen Veränderungen durch den Harnleiterstein sind abhängig von dem Ausmaß und Dauer der Obstruktion sowie von dem Vorhandensein eines Infektes. Eine inkomplette Obstruktion ohne Infekt führt auch bei längerem Bestehen zu keinem bleibendem Schaden. Bei kompletter Obstruktion kommt es bereits nach wenigen Wochen zu einer erheblichen Schädigung der Niere (Abb. 8-23). Zuerst dilatieren der Harnleiter und das Nierenbecken, da die Niere trotz kompletter Obstruktion weiterhin Harn produziert, der über Lymphbahnen teilweise abtransportiert wird. Kann die Drucksteigerung vom Høhlsystem nicht abgefangen werden, tritt im Laufe der Zeit eine Druckatrophie des Nierengewebes ein. Je distaler die Obstruktion im Ureter erfolgt, desto größer ist die Kompensationsfähigkeit des Hohlsystems. Bei Vorliegen einer Stauung wird durch den verminderten Auswascheffekt das Auftreten eines Harnwegsinfektes begünstigt, der seinerseits wieder eine Noxe nicht nur für die Niere, sondern für den ganzen Organismus darstellt. Durch die Kombination von Stauung und Infektion kann es zum Einschwemmen von Erregern in die Blutbahn und zu dem lebensbedrohlichen Bild einer Urosepsis kommen. Bei länger bestehender Obstruktion, geringer Virulenz der Erreger und entsprechender Abwehrlage bleibt das Geschehen auf die Niere begrenzt, wobei sich als Endstadium eine Pyonephrose (s. S. 152) findet.

8.7.2 Diagnostik (GK 3-8.4.2)

Muß aufgrund der Symptome und des Harnbefundes ein Harnleiterstein vermutet werden, erfolgt die weitere Abklärung mit Hilfe des Urogramms (Abb. 8-23 u. 15-7, S. 383). Bereits auf dem Leerbild (s. Abb. 3-7, S. 52) kann der Verdacht auf ein schattengebendes Konkrement geäußert werden, jedoch müssen differentialdiagnostisch Phlebolithen, verkalkte Lymphknoten und andere intraabdominale Verkalkungen in Betracht gezogen werden. Im Beckenbereich kann ein kleiner Stein oft durch die Knochenstruktur überdeckt werden. Im Ausscheidungsbild läßt sich die Lage der Verkalkung im Bezug auf das Harnleiterlumen eindeutig festlegen, wozu manchmal gedrehte Aufnahmen notwendig sind. Bei Vorliegen einer Stauung bringen Spätbilder oft eine ausreichende Darstellung des Hohlsystems.

8.7.3 Differentialdiagnose (GK 3-8.4.3)

Bei Verdacht auf einen nicht schattengebenden Harnsäurestein muß differentialdiagnostisch an einen Uretertumor, Blutkoagel oder nekrotische Papillen gedacht werden. Falls auch Spätaufnahmen zu keiner Darstellung der betroffenen Niere führen, liegt eine röntgenologisch funktionslose Niere vor. Eine Aplasie oder ektope Lage der Niere kann ausgeschlossen werden, wenn ein Nierenschatten im Leerbild zu erkennen ist. Die Ursachen einer röntgenologisch funktionslosen Niere sind mannigfaltig: Nierengefäßverschlüsse, intrarenale Prozesse wie Tumoren und Entzündungen (Tbc!) sowie eine supravesikale Obstruktion, die zu weitgehendem Untergang des Parenchyms geführt hat. Bei der Obstruktion müssen differentialdiagnostisch intra- und extrauretale Prozesse in Betracht gezogen werden. Die weitere Abklärung erfolgt mittels Sonographie, Computertomographie, Isotopennephrogra-

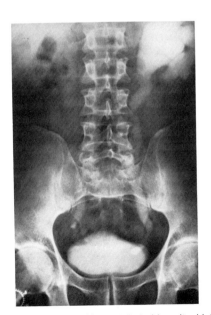

Abb. 8-23 Distaler Ureterstein beiderseits. Links Stauung Emmett III, rechts Stauung Emmett V.

phie, retrograder Pyelographie und Nieren-angiographie. Besonders hingewiesen sei auf den akuten Nierenarterienverschluß, dessen Symptome ähnlich wie bei der Stein-kolik sein können: plötzlich einsetzender Flankenschmerz (jedoch ohne Ausstrahlung nach unten), Erbrechen und Hämaturie. Im Röntgenbild findet sich eine kleine (nicht gestaute!) funktionslose Niere.

8.7.4 Therapie (GK 3-8.4.4)

Die therapeutischen Maßnahmen beim Harnleiterstein sind von mehreren Faktoren abhängig. Aufgrund klinischer Erfahrung ist ein Spontanabgang (Abb. 8-24) bei einer Größe von über 1 cm kaum zu erwarten. Wichtig ist die Dauer der Einklemmung ei-nes Steines. Als Faustregel kann gelten, daß ein Stein, der innerhalb von 3 Monaten kei-ne Tendenz zum Wandern zeigt, operiert wird. Eines der wichtigsten Entscheidungs-kriterien ist das Ausmaß der vorliegenden Stauung. Bei ausgeprägter Dilatation ist ei-ne Entfernung des Steines empfehlenswert, falls binnen 2 Wochen keine Bewegung des Steines mit Rückgang der Stauung zu ver-zeichnen ist.

Kommt es zum Auftreten einer Infektion, verbunden mit Fieber und Leukozytose, so muß eine rasche chirurgische Intervention erfolgen, wenn es trotz Antibiotikagabe zu keiner Entfieberung und Rückgang der Leu-kozyten kommt, da die Gefahr der Urosepsis besteht.

Die Möglichkeiten bestehen in der Uretero-tomie und in der Extraktion des Steines mit der Schlinge (Abb. 8-25). Diese darf nur bei Steinen im unteren Harnleiterdrittel (Abb. 8-23) und Fehlen einer Infektion ge-legt werden. Wenn der Stein nicht sehr mo-bil ist, wird die Schlinge über Tage bei gleichzeitig zunehmender Gewichtsbelastung belassen.

Die *Ureterorenoskopie* (s. S. 73), aber auch die ESWL haben zunehmende Bedeutung bei der Entfernung von Uretersteinen.

Die konservative Therapie beim unkompli-zierten, abgangsfähigen Harnleiterstein < 1 cm, mit geringer Stauung und ohne Infek-tion zielt auf die Schmerzbefreiung und die Ermöglichung des Spontanabganges hin. Spasmoanalgetika (Baralgin®) mit peripher-er und zentraler Wirkung (keine reinen Pa-rasympatholytika, da der Harnleiter sym-pathisch innerviert wird!) haben sich in der Praxis bewährt. Zur raschen Kupierung ei-

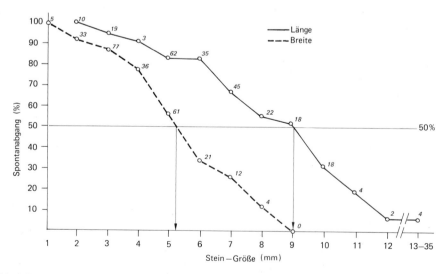

Abb. 8-24 Beziehung zwischen Steingröße und spontaner Abgangsfähigkeit (%). Von Steinen, die 5 mm breit und 9 mm lang sind, ist noch bei jedem 2. Patienten ein Spontangang zu erwarten. Die Zahlen beziehen sich auf die Beobachtungszahl pro Größe (mod. nach Ueno, 1977).

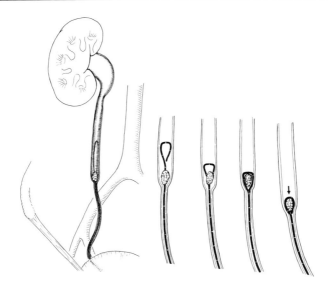

Abb. 8-25 Prinzip der Steinextraktion mit der Zeiss-Schlinge.

ner Kolik sollten diese Medikamente intravenös verabreicht werden. Nach Abklingen der akuten Symptomatik muß die Spasmoanalgesie (Spasmo-Cibalgin©-Supp.) über längere Zeit fortgesetzt werden, um den Patienten weiterhin schmerzfrei zu halten, eine für den Steintransport normale Peristaltik zu ermöglichen und die meist vorhandene vegetative Irritation zu vermindern. Zusätzliche Maßnahmen bestehen in einer Diuresesteigerung und einer vermehrten körperlichen Bewegung. Durch diese konservativen Maßnahmen gelingt es in 80%, den Spontanabgang von Ureter-Konkrementen herbeizuführen!

8.8 Blasenstein (GK 3-8.5)

8.8.1 Ätiologie (GK 3-8.5.1)

Die Steinbildung in der Blase tritt nur bei Vorliegen einer Entleerungsstörung ein, da diese die Retention bzw. Fixation von Mikrolithen begünstigt. Eine Blasenentleerungsstörung liegt vor bei Divertikeln, der neurogenen Blase sowie bei infravesikaler Obstruktion (Prostataadenom, Harnröhrenstriktur). Zu 90% sieht man Blasensteine

bei Männern im höheren Lebensalter infolge der zunehmenden Obstruktion im Bereich des Blasenhalses (s. Abb. 7-44, S. 226). Weitere prädisponierende Faktoren der Steinbildung sind Fremdkörper wie Katheter, Nahtmaterial und vom Patienten selber eingeführte Gegenstände wie Haarnadeln, Drähte usw. Die Harninfektion ist meist ein sekundäres Geschehen im Gefolge von Entleerungsstörung und Fremdkörpern, begünstigt jedoch ihrerseits wieder die Bildung von Phosphatsteinen.

8.8.2 Symptomatik (GK 3-8.5.2)

Die typischen Symptome sind der terminale Miktionsschmerz und rezidivierende Hämaturien. Manchmal klagen die Patienten über ein Fremdkörpergefühl in der Blase, das sich bei Bewegung verstärkt. Bei kleineren Steinen kann es bis zum ,,Harnstottern" kommen, wenn der Blasenhals ventilartig durch den Stein verschlossen wird. Bei ausgeprägter Obstruktion können die obstruktiven Miktionsbeschwerden überwiegen, und bei Vorliegen eines Infektes stehen die zystitischen Beschwerden im Vordergrund.

8.8.3 Diagnostik (GK 3-8.5.3)

Häufig findet man eine Mikrohämaturie und Harnwegsinfekte. Harnsäuresteine treten nur als Füllungsdefekt in Erscheinung, wobei kleinere solitäre Steine bei Vorliegen eines Prostataadenoms oft nicht sichtbar sind. Differentialdiagnostisch muß bei einem nicht schattengebenden Konkrement immer an einen Blasentumor gedacht werden. Schattengebende Konkremente werden bereits im Leerbild sichtbar (Abb. 8-26), können jedoch manchmal nur schwierig von extravesikalen Verkalkungen wie Phlebolithen und verkalkten Adnex- und Uterustumoren unterschieden werden. Manchmal bedarf es gedrehter Aufnahmen und der Zystoskopie als sicherster diagnostische Methode, um die Lage eindeutig zu bestimmen.

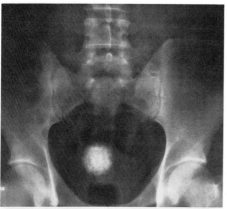

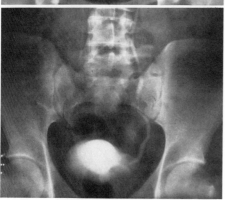

Abb. 8-26 Morgensternförmiger Blasenstein. Leeraufnahme (oben) und zystographische Phase des Urogramms (unten). Analyse: Kalziumoxalat (Kern: Whewellit, Schale: Weddellit).

8.8.4 Therapie (GK 3-8.5.4)

Aus dem Vorhergehenden ergibt sich, daß die Behandlung nicht allein in der Entfernung des Steines bestehen kann, sondern in der gleichzeitigen Beseitigung von Obstruktion und Infektion. Die operative Behandlung kann über den transurethralen oder suprapubischen Zugangsweg erfolgen. Der offene Eingriff von einem queren (Pfannenstiel) oder medianen Unterbauchschnitt wird bei großen Steinen gewählt, insbesondere bei dem gleichzeitigen Bestehen eines ausgeprägten Prostataadenoms, das in einer Sitzung entfernt werden kann. Hierbei wird die Blase extraperitoneal eröffnet, der Stein entfernt und das Adenom digital ausgeschält. Transurethral bestehen heutzutage mehrere Möglichkeiten der Steinzertrümmerung (Lithotripsie). Der Stein kann mit einer Zange zerkleinert und die Bruchstücke anschließend abgesaugt werden. Bei Vorliegen eines Prostataadenoms kann in derselben Sitzung oder zu einem späteren Zeitpunkt die transurethrale Resektion erfolgen. Weitere Möglichkeiten sind die Zertrümmerung durch Ultraschall oder elektrohydraulische Schlagwellen. Bei beiden wird eine Sonde transurethral in die Blase eingeführt, diese mit Wasser gefüllt und der Stein durch Ultraschall- oder elektrohydraulische Wellen, die durch Funkenentladung erzeugt werden, zerstört (s. S. 111).

8.9 Litholyse

Die Auflösung von Harnsteinen durch orale Verabreichung von Medikamenten gelingt nur beim *Harnsäure-* und *Zystinstein.* Bei einem ph-Wert im Urin von 6,8 bis 7 kommt es zur vollständigen Dissoziation der Harnsäure zum gut löslichen Urat. Dies wird therapeutisch genutzt, indem man durch Verabreichung harnalkalisierender Stoffe wie Zitraten, den Harn-pH auf diesen Wert anhebt. Bei einer vermehrten Ausscheidung von Harnsäure (> 900 mg; SI $= 5,35$ mmol) sollte Allopurinol verabreicht werden. Mit diesen Maßnahmen und zusätzlicher Diuresesteigerung gelingt es, auch größere Steine aufzulösen. Bei Vorliegen eines Infektes muß dieser zuerst behandelt werden, weil es sonst durch die Alkalisierung des Harnes zur Phosphatsteinbildung kommen kann. Desgleichen sind regelmäßige Harnkontrollen während der Therapie unerläßlich.

Zystinsteine lassen sich durch alleinige Alkalisierung meist nicht auflösen, da zu große Mengen an Zystin ausgeschieden werden. Der Anstieg der Löslichkeit bei pH-Werten ab 7,5 wird jedoch zur Rezidivprophylaxe ausgenutzt und der Harn-pH durch die Gabe von Natriumbikarbonat auf diesen Wert eingestellt. Eine Steinauflösung wird durch die Gabe von Penicillamin oder besser Thiola (6-Mercaptopropionyl-glycin) erzielt. Diese Medikamente führen zu einer Verminderung der Zystinausscheidung, indem sie mit Zystin (zusammengesetzt aus 2 Molekülen Zystein) reagieren und sich mit jeweils einem Molekül Zystein verbinden (Thiol-Disulfid-Austauschreaktion Abb. 8-27). Die ausgeschiedenen Substanzen, nämlich Zystein und das Kopplungsprodukt von Medikament plus Zystein sind um ein Vielfaches besser löslich. Zur Steinauflösung muß die Zystinausscheidung auf Werte unter 100 mg/l gesenkt werden. Zur Rezidivprophylaxe reicht bereits eine Einstellung auf 200 mg/l aus.

Unter der instrumentellen Chemolyse versteht man die direkte Spülung eines Steines im Nierenbecken zum Zwecke der Auflösung (S. 112). Der Nachteil liegt darin, daß ein Fremdkörper eingeführt werden muß, sei es eine Nephrostomie oder ein doppelläufiger Ureterenkatheter, und dadurch die Gefahr der Keimeinschleppung sehr groß ist. Zum anderen hat sich gezeigt, daß die Auflösung von kalziumhaltigen Steinen Spülungen über mehrere Monate erfordert. Bei den derzeit vorhandenen Spüllösungen ist die Indikation zur instrumentellen Chemolyse nur sehr selten gegeben (bei kleinen Restkonkrementen, Abb. 8-20, S. 257). Hierzu wird postoperativ eine Nephrostomie belassen und über diese das Hohlsystem gespült. Zur Chemolyse wurden die verschiedensten Lösungen angegeben, aber am entscheidendsten dürfte beim Phosphatstein der pH-Wert der Lösung sein, der unter 5 liegen muß. Weitere Komponenten sind die bereits erwähnten Komplexbildner wie Zitrat. Auch bei einem Harnsäurestein kann eine

$$\begin{array}{cccc} \text{(Thiol)} & \text{(Zystin)} & \text{(Disulfid)} & \text{(Zystein)} \\ R'\text{-SH} + & R\text{-S-S-R} = & R'\text{-S-S-R} + & R\text{-SH} \\ \text{löslich} & \text{schlecht} & \text{löslich} & \text{löslich} \\ & \text{löslich} & & \end{array}$$

Abb. 8-27 Thiol-Disulfid-Austauschreaktion.

Chemolyse notwendig sein, wenn eine massive Obstruktion und/oder eingeschränkte Nierenfunktion vorliegt. Zur Spülung werden ebenfalls alkalisierende Substanzen verwandt.

Bei Zystinsteinen läßt sich eine Litholyse auf diesem Weg rascher erzielen als mit der peroralen Methode allein. Neben alkalisierenden Lösungen (pH 8,5) wird auch die Thio-Disulfid-Austauschreaktion angewendet durch die Spülung mit z.B. Azetyl-Zystein.

Weiterführende Literatur

Alken, P., J. E. Altwein: Die perkutane Nephrolitholapaxie. Verh. Dtsch. Ges. Urol. 31 (1980) 109

Alken, P., J. Thüroff, P. Walz et al.: Perkutane Nephrolithotomie. Dtsch. Ärztebl. 82 (1985) 257

Chaussy, Ch., F. Eisenberger, K. Wanner et al.: The use of shock waves for the destruction of renal calculi without direct contact. Urol. Res. 4 (1976) 175

Chaussy, Ch., W. Brendel, E. Schmiedt: Extra-Corporally induced destruction of kidney stones by shock waves. Lancet 1 (1980) 1265

Hartung, R.: Urolithiasis: Prophylaxe und Metaphylaxe. Dtsch. Ärzteblatt 82 (1985) 40

Hautmann, R.: Urolithiasis: Epidemiologie und Pathogenese. Dtsch. Ärztebl. 82 (1985) 27

Hesse, A., D. Bach: Harnsteine und klinisch-chemische Diagnostik. Thieme, Stuttgart 1982

Kurth, K. H., R. Hohenfellner, J. E. Altwein: Ultrasound litholapaxy of staghorn calculus. J. Urol. 117 (1977) 242

Mertz, D. P.: Gicht, Thieme, Stuttgart 1973

Miller, K., G. Fuchs, J. Rassweiler et al.: Perkutane Nephrolithotomie (PCN) als Möglichkeit der Indikationserweiterung der berührungsfreien Nierensteinzertrümmerung bei komplizierter Nephrolithiasis. Urologe B 25 (85) 11

Robertson, W. G., M. Peacock, P. J. Heyburn et al.: Should recurrent calcium oxalate stone-formers become vegetarians. Br. J. Urol. 51 (1979) 427

Roth, R. A., B. Finlayson: Stones-Clinical Management of Urolithiasis. Williams & Wilkins, Baltimore 1983.

Schmiedt, E., Ch. Chaussy: Extrakorporale Stoßwellenlithotripsie von Harnleitersteinen. Therapiewoche 34 (1984) 6567

Schmiedt, E., Ch. Chaussy: Die extrakorporale Stoßwellenlithotripsie von Nieren- und Harnleitersteinen. Dtsch. Ärztebl. 82 (1985) 247

Schneider, H. J.: Nierensteine – Harnabflußstörungen. Inform. Arzt 1 (1985) 6

Schneider, H. J. (Hrsg.): Urolithiasis. Handbuch der Urologie, Band 17 I und II. Springer, Berlin 1985

Sommerkamp, H.: Diagnostik der renalen tubulären Azidose. In: *Gasser, G., W. Vahlensieck* (Hrsg.) Fortschr. Urol. Nephrol. 9 (1977) 165

Ueno, A., T. Kawamura, A. Ogawa et al.: Relation of spontaneous passage of ureteral calculi to size. Urology 10 (1977) 544

Vahlensieck, W. (Hrsg.): Urolithiasis. Springer, Heidelberg 1986

9 Verletzungen (GK 3-9)

K. H. Kurth

9.1 Verletzungsarten (GK 3-9.1)

Trauma der Niere

Im Gefolge von Verkehrs-, Sport- und Arbeitsunfällen stehen gegenwärtig Mehrfachverletzungen mit 60% im Vordergrund. Die Niere ist in 43% mitbeteiligt (*Rutishauser* 1982). Die Letalität der Harntraktverletzungen erreicht 16% (Abb. 9-1).

Die geschlossene Nierenverletzung nach indirektem oder direktem Trauma macht 80-90% aller Nierenverletzungen aus. Bei den im Zivilleben seltenen penetrierenden Wunden des Abdomens finden sich Nierenverletzungen in 7%. Nach schweren stumpfen Bauchtraumen liegen meist Mehrfachverletzungen (Polytrauma: Milz, Leber, Darm und Niere) vor, so daß die primäre Versorgung zunächst in der Traumatologie bzw. chirurgischen Klinik erfolgt. Die Niere ist nach stumpfen Bauchtraumen nach der Milz das am häufigsten verletzte viszerale Organ.

Stumpfe Nierentraumen werden untergliedert in:

1. Gruppe: Kontusio der Niere oder oberflächliche Verletzung des Nierenparenchyms (Abb. 9-2a).
2. Gruppe: urographisch transkapsuläre Ruptur der Niere bis zum Hohlsystem mit oder ohne Urinextravasation und perirenalem Hämatom (Abb. 9-2b).
3. Gruppe: Fragmentierung des Nierenparenchyms oder Verletzungen des Gefäßstiels (Abb. 9-2c).

Etwa 60% aller Patienten entfallen auf die erste Gruppe. Aus dem Ausmaß der Verletzung ergeben sich die notwendigen therapeutischen Maßnahmen. Rückschlüsse auf die Prognose sind möglich.

Uretertraumen

Ureterverletzungen (iatrogene Ureterläsionen wie Ureterligatur ausgenommen) sind selten, da die Harnleiter dünnkalibrige und bewegliche Hohlorgane sind, die durch die umgebenden Skelett- und muskulären Anteile (nach dorsal Psoasmuskel, nach medial Wirbelsäule, nach ventral und lateral Abdominalorgane) geschützt werden. In 80% sind sie mit Verletzungen der viszeralen Organe

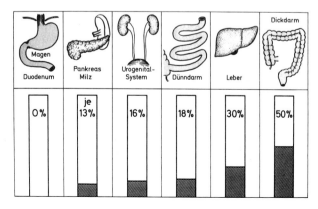

Abb. 9-1   Letalität nach Bauchtraumen (getrennt nach Organsystemen; Bünte, 1976)

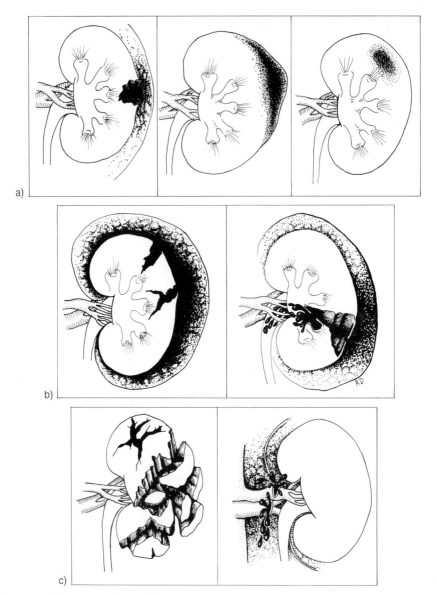

Abb. 9-2 a) Nierenkontusion, subkapsuläres Hämatom und Parenchymlazeration (von rechts nach links). – b) Multiple Parenchymeinrisse mit perirenalem Hämatom (links) und Nierenquerruptur unter Einschluß des Hohlsystems (rechts). – c) Nierenberstung (links) und Nierenstielverletzung (rechts).

und in 40% mit Gefäßverletzungen kombiniert. Unterschieden werden:

1. Partielle Ruptur der Ureterwand ohne Urinaustritt
2. Partielle Ruptur mit Urinaustritt
3. Komplette Ruptur mit Durchtrennung der Kontinuität.

Blasentraumen

Auch hier werden stumpfe und perforierende Traumen unterschieden. Die geschlossenen Verletzungen nach direkter oder indirekter Gewalteinwirkung insbesondere nach Beckenfrakturen stehen im Vordergrund. Unterschieden werden:

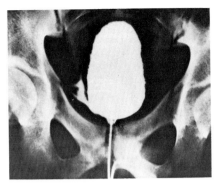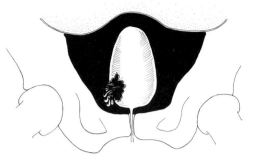

Abb. 9-3 Zystogramm bei extraperitonealer Blasenruptur mit Kontrastmittelaustritt, Verformung der Blase aufgrund des Beckenhämatoms. Vordere Beckenringfraktur (im Schema nicht wiedergegeben).

1. Extraperitoneale Blasenruptur (44%), bis zu 80% kombiniert mit Beckenfrakturen (Abb. 9-3).
2. Intraperitoneale Blasenruptur: infolge plötzlicher Distension der gefüllten Blase Ruptur der Blasenwand am Locus minoris resistentiae, dem Blasendom; intraperitonealer Urinübertritt (Häufigkeit 48%; Abb. 9-4).
3. Kombinierte intra- und extraperitoneale Blasenruptur (8%).

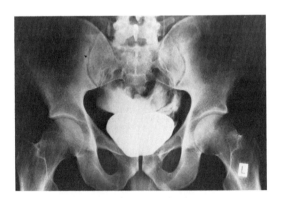
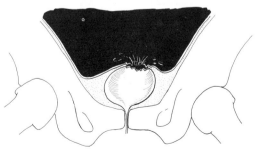

Abb. 9-4 Intraperitoneale Blasenruptur. In der zystographischen Phase des Urogramms ist der Kontrastmittelübertritt in die Peritonealhöhle deutlich.

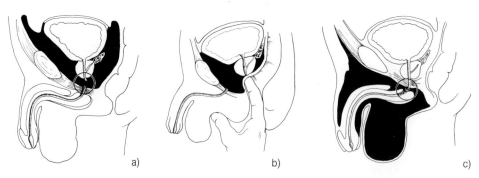

Abb. 9-5 Intrapelvine Harnröhrenruptur mit paravesikalem Beckenhämatom (a); Dislokation der Prostata bei der rektalen Palpation (b). Extrapelvine Harnröhrenruptur mit perinealem Hämatom, das durch die Collé-Faszie begrenzt wird (c).

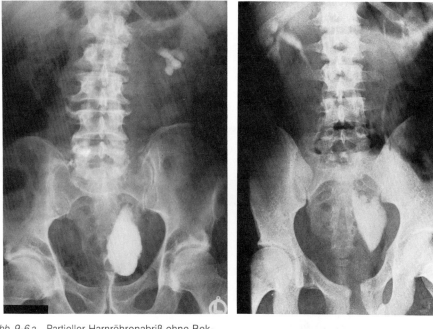

a)   b)

Abb. 9-6 a Partieller Harnröhrenabriß ohne Bekkenfraktur. Die Blase ist durch das Hämatom nach links verlagert; die linke Niere ist gestaut (Urogramm).

Abb. 9-6 b Traumatische Symphysensprengung mit vollständiger intrapelviner Harnröhrenruptur mit Verlagerung von Blase und Prostata. Der Sphinkter internus verhindert den perivesikalen Kontrastmittelaustritt. – c) Im Schema ist das Beckenhämatom schwarz gezeichnet. Die Symphysensprengung ist nicht wiedergegeben.

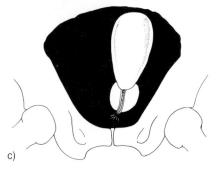

c)

Trauma der Harnröhre

Traumatische Verletzungen der Harnröhre sind selten. Ihre Klassifikation erfolgt entsprechend ihrer Beziehung zum Diaphragma urogenitale.

1. Intrapelvine Harnröhrenverletzungen oberhalb des Diaphragma urogenitale (Abb. 9-5 a u. b).
2. Extrapelvine Harnröhrenverletzungen unterhalb des Diaphragma urogenitale (Abb. 9-5 c).

Intrapelvine Harnröhrenverletzungen resultieren aus einer plötzlichen externen Gewalteinwirkung auf den Unterbauch. Die Vorsteherdrüse wird von ihrer Verbindung zum Diaphragma urogenitale abgeschert, die pubo-prostatischen Bänder, an denen die Prostata fixiert ist, reißen ein, die Urethra ist partiell (Abb. 9-6 a) oder in ihrer gesamten Zirkumferenz rupturiert. Bei noch erhaltener Funktion des Sphincter internus tritt trotz gefüllter Blase kaum Urin aus (Abb. 9-6 b). Manipulationen mit einem Katheter zur Drainage der Harnwege machen eventuell aus der partiellen eine komplette Urethraruptur!

Unter den extrapelvinen Harnröhrenverletzungen (ausgenommen sind iatrogene Läsionen: Fausse route nach Katheterversuch) nach einem Unfall rangiert das „Straddle"-Trauma, d. h. stumpfe Gewalteinwirkung am Perineum, an erster Stelle (Abb. 9-7).

Penisfraktur und Skrotaltrauma

Penisfrakturen sind Rupturen der Corpora cavernosa und treten in erregtem Zustand bei forciertem Koitus auf. Es kommt zu teilweise erheblichen Hämatomen, eine operative Versorgung (Naht der Schwellkörper) ist angezeigt.

Bei Skrotalverletzungen dominieren Ablederungen mit teilweise ausgedehnten Weichteildefekten.

9.2 Symptomatik (GK 3-9.2)

Bei jedem penetrierenden Flanken- oder Abdominaltrauma sollte an eine Verletzung der Niere gedacht werden. Gleiches gilt nach einem Fall aus großer Höhe oder Einwirkung grober Kraft auf die Flankenregion. Unfallhergang, Hämatom-Lokalisation, Schwellungen, Schmerzen in der Flankenregion oder Makrohämaturie deuten auf eine Verletzung der Harnwege. Wenn von dem bewußtlosen Patienten keine Angaben über Unfallhergang und Schmerzen zu erhalten sind, müssen bei schweren abdominellen Mehrfachverletzungen die Harnwege immer in die Diagnostik einbezogen werden (Sonographie, Computertomographie, Urographie, Zysto-Urethrographie, Angiographie).

9.2.1 Symptomatik des Nierentraumas

Eine Hämaturie *fehlt* bei Stielabriß der Niere oder Verlegung des Harnleiters durch Blutkoagula. Bei der körperlichen Untersuchung werden Schmerzen in der kostovertebralen Region angegeben; inspektorisch finden sich Prellmarken oder ein Hämatom über der 11. und 12. Rippe dorsal. Ein heftiger Dauerschmerz in der Flankenregion mag ein Fingerzeig auf eine Thrombose der Arteria renalis mit folgender Infarzierung der Niere nach Schleudertrauma sein (Abb. 9-8). Charakter, Intensität und Lokalisation

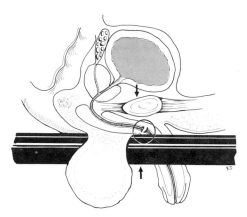

Abb. 9-7 „Straddle"-Verletzung der vorderen Urethra.

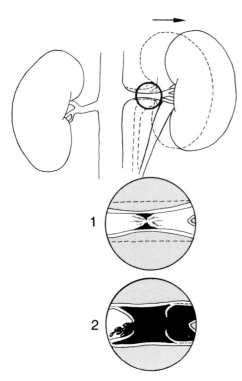

Abb. 9-8 Prinzip des Intimaabrisses der A. renalis bei Nierenschleudertrauma (nach Peters, 1977).

der Schmerzen sind für die Abschätzung des Nierentraumas von Bedeutung.

Da im allgemeinen, außer bei sehr schlanken Menschen, die Nieren nicht tastbar sind, weist eine palpable Resistenz im Nierenlager auf eine retroperitoneale Blutung und/oder Urin-Extravasation hin. Nierenerkrankungen wie Nierentumor oder Zyste vor dem Unfall können zur Verwechslung führen. Bei leichteren Traumen besteht gegenüber dem nicht betroffenen Nierenlager eine erhöhte Klopfschmerzhaftigkeit, in den meisten Fällen sind Spontanschmerz und Klopfschmerzhaftigkeit ausgeprägt, im Schweregrad variierend von beständig bis heftig mit Zunahme bei Bewegung. Der Schmerz wird in den Oberbauch oder in die Lende lokalisiert. Wie bei einer Kolik kann er in die Leiste oder in den Oberschenkel ausstrahlen. Er ist eine Folge der Parenchymverletzung, der Dehnung der Capsula fibrosa der Niere, oder der Passage von Blutkoagel im Harnleiter. Die Ruptur des Nierenbeckens provoziert einen plötzlichen, scharfen, heftigen Schmerzanfall.

Eine exakte Palpation der Nierenregion ist wegen der vermehrten Bauchdeckenspannung nicht möglich *(Sonographie);* bei ausgedehntem perirenalen Hämatom kann ein Palpationsbefund auch bei erhöhtem Muskeltonus erhoben werden.

Bei perforierender Verletzung besteht gewöhnlich eine ausgeprägte Abwehrspannung. Das Hämatom aus einer verletzten Niere kann den gesamten Retroperitonealraum auf der betroffenen Seite bis zur Leiste ausfüllen und dort als Vorwölbung erkennbar sein. Wenn durch das Trauma nicht gleichzeitig das Peritoneum eröffnet wurde und Blut in die Bauchhöhle übertrat, wird das Hämatom durch den Retroperitonealraum begrenzt. Durch einen Druckanstieg in diesem umschlossenen Raum wird die Niere komprimiert, die Blutung aus der Niere kommt zum Stehen. Wie bei der Milz ist auch bei der Niere eine zweizeitige Ruptur 2-3 Wochen nach dem eigentlichen Traumaereignis möglich.

80% der Nierentraumen weisen das Symptom *Hämaturie* auf. Nach kleineren Traumen ist Blut nur mikroskopisch nachweisbar. Wenn Blutkoagel den Harnleiter verlegen, oder nur Verletzungen des Parenchyms an der Konvexität bestehen, muß die Hämaturie nicht unmittelbar nach dem Unfallereignis nachweisbar sein. Bei allen schweren Traumen mit Fragmentation der Niere, nach Stielabriß oder massiver Blutung in den Retroperitonealraum sind die Patienten *schockiert.* Schock-Zustände mit blasser Gesichtsfarbe, kalten Extremitäten, feuchter Haut, leichtem Blutdruckabfall und Tachykardie werden auch nach „kleinen Traumen" beobachtet.

Entsprechend dem Ausmaß der Organschädigung erholt sich der Patient innerhalb kurzer Zeit spontan oder erst nach entsprechender Schockbehandlung.

9.2.2 Symptomatik der Harnleiterverletzung

Die meisten Harnleiterverletzungen sind iatrogener Natur nach Operation (z. B. Hysterektomie [S. 350]) oder instrumentellen Untersuchungen (z. B. Steinschlingen). In beiden Fällen ist das distale Harnleiterdrittel am häufigsten geschädigt. Andere Ursachen sind penetrierende Verletzungen durch Stich- oder Schußwunden und selten stumpfe Bauchtraumen (besonders bei Kindern). Eine geschlossene Harnleiterverletzung mit Abriß ist Folge einer heftigen, plötzlichen Lateralflexion des Stamms, wobei die kontralaterale Niere über einen Wirbelquerfortsatz geschleudert und der Harnleiter hierbei maximal gedehnt wird. Typisch ist deshalb der Harnleiterabriß im *subpelvinen* Abschnitt. Nach Überfahrungen – hierbei wird der Harnleiter gegen das Lumbalskelett gequetscht – ist bevorzugt der lumbale Abschnitt verletzt.

Da es sich häufig um schwere Traumen handelt, steht der Unfallschock im Vordergrund. Eine Hämaturie kann völlig fehlen. Keinesfalls ist sie ausgeprägt wie bei Nierenrupturen. Die Schmerzsymptome werden auf die Gesamtverletzung bezogen und können deshalb täuschen, wenn sie in Form eines dumpfen Dauerschmerzes in der Unterbauchregion auftreten. Einen Hinweis gibt ein Schmerz von kolikartigem Charakter.

Bei einem größeren retroperitonealen Hämatom oder einer Urinphlegmone mit zunehmender Abwehrspannung der zugehörigen Unterbauchseite im weiteren Verlauf ist die Läsion der Harnwege evident. Deshalb sollte immer dann, wenn nach dem Traumaereignis eine Mitbeteiligung der Harnwege möglich erscheint, frühzeitig (d. h. nach Behebung des Schockzustandes und soweit lebensbedrohliche Verletzungen nicht eine Primärversorgung verlangen) eine urologische Diagnostik eingeleitet werden.

9.2.3 Symptomatik des Blasentraumas

Nach Beckenbrüchen mit vorderer Ringfraktur sind Verletzungen der Harnblase in 5% und der Harnröhre in 6% zu erwarten. Knochensplitter, die die Blasenwand perforieren, führen meist zur extraperitonealen Blasenverletzung. Als Folge einer stumpfen Gewalteinwirkung auf den Unterbauch rupturieren vorgeschädigte Blasen (atone Harnblase, Divertikelblase) und urinvolle Blasen.

Der Verdacht auf eine Blasenverletzung nach Trauma liegt nahe, wenn ein schmerzhafter Harndrang besteht, ohne daß es zu einer Urinentleerung kommt. Prellmarken, Hämatome und Wunden im Unterbauchbereich lassen an eine Harnblasenverletzung denken. Trotz Ruptur ist eine Urinausscheidung noch möglich. Blutiger Urin macht eine Verletzung wahrscheinlich, obwohl bei dem bewußtlosen Patienten, der keine Angaben über Schmerzlokalisation machen kann, die Entscheidung, ob es sich um eine Blutung aus den oberen oder unteren Harnwegen handelt, erschwert ist.

9.2.4 Symptomatik der Harnröhrenverletzung

Beckenfrakturen gehen in 6% mit Harnröhrenzerreißungen einher. Offene Verletzungen sind seltener als geschlossene. Vordere und hintere Harnröhre sind gleich häufig betroffen. Bei direkter Gewalteinwirkung am Damm (Straddle-Trauma, Abb. 9-7) werden die perineale Harnröhre und das Corpus spongiosum urethrae gegen den Schambeinbogen gepreßt und häufig inkomplett rupturiert. Die Blutung aus dem Corpus spongiosum und den mitverletzten Pudendalgefäßen führt zu einem perinealen Hämatom, das durch die Collé- sowie die Buck-Faszie begrenzt ist (Abb. 9-5c; S. 268) und typischerweise eine *Schmetterlingsfigur* zeigt. Bei dieser Hämatomfigur muß eine extrapelvine vordere Harnröhrenverletzung vermutet werden.

Bei indirekter Gewalteinwirkung auf die Harnröhre nach vorderer Beckenringfraktur reißt die Harnröhre im Bereich der Pars membranacea infolge ihrer Fixierung durch das Diaphragma urogenitale und den Zug der Ligamenta pubo-prostatica ganz oder teilweise ab (Abb. 9-6; s. S. 268). Das Hämatom breitet sich im kleinen Becken aus und gelangt hinter der Symphyse unter die Bauchdecke. Ein gleichzeitig bestehendes perineales Hämatom ist nur dann zu erwarten, wenn das Diaphragma urogenitale oder

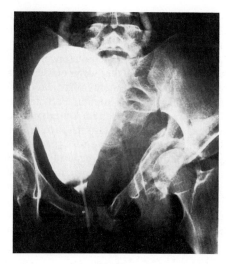

Abb. 9-9 Vordere Beckenringfraktur mit Rechts-verlagerung und birnenförmiger Konfiguration der Blase infolge des Beckenhämatoms. Harnstau-ung beiderseits Emmett I (beide Ureteren sind erweitert). Wegen Harnsperre erfolgte die retro-grade Urethrographie, die eine intakte Harnröhre darstellte, so daß ein Dauerkatheter gelegt wer-den konnte.

die Collésche Faszie mitverletzt wurden. Bei inkompletter Harnröhrenverletzung kann die Miktion initial erhalten bleiben. Infolge der Ausbreitung des Hämatoms im kleinen Becken nimmt der Druck auf die Harnröhre zu und führt zur Harnsperre (Abb. 9-9). Blutaustritte aus der Harnröhre sind eher typisch für eine vordere, extrapelvine als eine hintere, intrapelvine Harnröhrenverlet-zung.

9.3 Diagnostik (GK 3-9.3)

9.3.1 Diagnostik der Nierentraumen

Die Symptomentrias *Hämaturie, Flanken-schmerz und Flankentumor* nach einem Unfall erzwingen ebenso wie die mikrosko-pisch nachgewiesene Hämaturie eine uro-logische Diagnostik (Abb. 9-10). Auch schwere Verletzungen der Nierengefäße und des Harnleiters können über Stunden, Tage und Wochen zunächst symptomlos verlaufen. Die verzögerte Diagnostik nach übersehenem Nierentrauma schädigt nor-malerweise die Niere irreversibel.

Schock, peritoneale Symptomatik und Blu-tungsanämie entscheiden über die Dring-lichkeit des diagnostischen und therapeuti-schen Vorgehens. Art und Reihenfolge des Untersuchungsgangs werden bei poly-traumatisierten Patienten in Zusammenar-

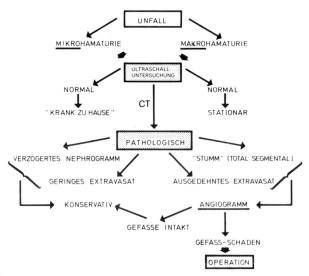

Abb. 9-10 Abklärungsprogramm bei Nierentraumen.

beit mit dem Unfallchirurgen, Anästhesisten und Röntgenologen entschieden. Sobald der Zustand des Patienten es erlaubt und die Schockgefahr behoben ist, sind gezielte Untersuchungen zur Sicherung der Verdachtsdiagnose eines urogenitalen Traumas indiziert. Bis die beweisende Diagnostik eingeleitet ist, bleibt der Patient in ständiger klinischer Beobachtung. Regelmäßig erfolgen Blutdruckkontrollen, Urinsediment-Untersuchungen, Messung der Urinausscheidung und Überwachung der klinischen Symptome (Spannung der Nierenlogen, der Bauchdecken, zunahme des Flankentumors, Dokumentation der Schmerzäußerungen und Schmerzausstrahlung).

Ultraschalluntersuchung nach Nierentrauma

Mit der Sonographie läßt sich schnell und sicher retro- oder intraperitoneale freie Flüssigkeit als Hinweis auf eine Organruptur aufdecken. Die zur Verfügung stehenden transportablen Geräte ermöglichen Untersuchungen bereits während eventuell notwendiger intensiv-medizinischer Maßnahmen (Schockbehandlung), im Abdomen sind bereits Blutmengen von 200 ml nachweisbar. Nierenruptur, Flankentumor durch Hämatom oder ein großes Urinextra-

vasat lassen sich darstellen (Abb. 9-11). Hilfreich ist die Ultraschalluntersuchung auch zur Verlaufskontrolle (Größenzunahme eines Hämatoms). Sonographisch werden Nierentraumen mit einer 80%igen Sicherheit erkannt (Ausscheidungsurogramm 67%, Renovasographie 88%).

Die Röntgendiagnostik bei Nierentraumen

Sie ist indiziert bei jedem Verdacht auf Nierentrauma und jeder auch nur mikroskopisch nachgewiesenen Hämaturie nach einem Unfall.

Die Abdomenübersichtsaufnahme

Auf Frakturen der unteren Rippen und der Lendenwirbelquerfortsätze ist zu achten. Flüssigkeitsspiegel und freie Luft im Abdomen sprechen für Begleitverletzungen des Bauchraumes. Auf Nierenverletzungen deuten breite Verschattung der Nierengegend, verwaschene Psoaskontur, Verschiebung des Nierenparenchyms aus dem Nierenlager, Hochdrängung des Zwerchfells bei Unterbelüftung der betreffenden Lungen, Meteorismus, Skoliose der Lendenwirbelsäule zur verletzten Niere hin und Kolon-Verdrängung.

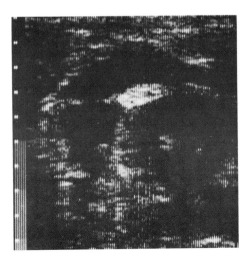
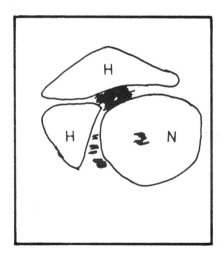

Abb. 9-11 Sonogramm der linken Niere (N) quer; zwei perirenale Hämatome (H) stellen sich echoarm dar. cm-Eichung am linken Bildrand.

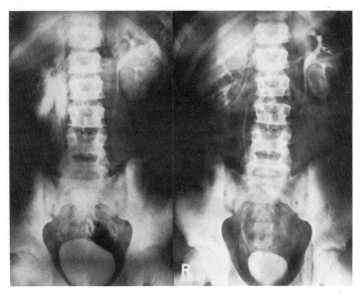

Abb. 9-12 Querruptur der rechten Niere mit Kontrastmittelaustritt (links). Zustand nach operativer Reanastomose beider Nierenhälften. Die Wunddrainage ist noch erkennbar.

Das Ausscheidungsurogramm

Das Urogramm hat einen hohen Aussagewert und zeichnet die Therapie vor. Es erlaubt im übrigen die Feststellung der Funktion beider Nieren. Es wäre ein Kunstfehler, eine verletzte Niere zu entfernen, ohne Kenntnis über die Funktion der kontralateralen Niere zu haben.

Das Urogramm erfolgt vorzugsweise als Infusionsurographie, da hiermit größere Kontrastmittelmengen rasch appliziert werden können und durch die vermehrte Harnausscheidung eine optimale Anreicherung des Urins mit Kontrastmittel (KM) erreicht wird. Das Nierenbecken kann vollständig dargestellt werden, ebenso die Harnleiter in ihrem gesamten Verlauf.

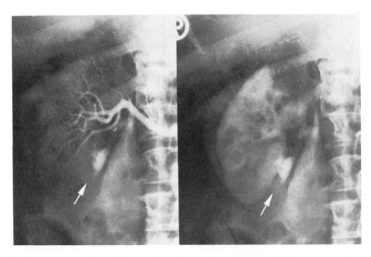

Abb. 9-13 Angiogramm (arterielle Phase, links; Parenchymphase, rechts) bei traumatischer Amputation des rechten oberen Nierenpoles (ausgespannte Kapselarterie erkennbar). Der M. psoas wird von einer Kontrastmittelfahne überdeckt. Kontrastmittelretention im Nierenbecken (Pfeil) nach Ureterabriß.

Gleichzeitig ist der nephrographische Effekt verstärkt und bis zu 30 Minuten nach Infusion verlängert. Auch bei schlechter Nierendurchblutung wird eine bessere Kontrastierung erzielt. Unter Ausnutzung des nephrographischen Effektes kann in Verbindung mit dem Nephrotomogramm die Nierenkontur und bei dem nicht vorbereiteten Patienten die Morphologie des Hohlsystems besser beurteilt werden.

Da das gesamte Harnwegssystem kontrastreich dargestellt wird, läßt sich eine Verlagerung der Ureteren oder Verdrängung der Blase nachweisen (Abb. 9-6a; S. 268). Durch das rasche Auffüllen der Harnblase mit kontrastmittelhaltigem Urin ist bereits nach 30 Minuten eine hohe Kontrastdichte in der Blase erreicht, die die Anfertigung eines Miktionszystourethrogrammes erlaubt.

Hinweise für Nierenverletzungen im Ausscheidungsurogramm sind:

Verlagerungen der Niere (sekundäre Dystopie durch Hämatom), KM-Extravasation in das angrenzende Gewebe (Urinextravasation; Abb. 9-12) und Füllungsdefekte im Nierenhohlsystem (Blutkoagula).

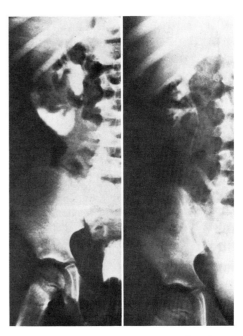

Abb. 9-14 Nierenruptur mit sichelförmigem, subkapsulärem Hämatom (links). Vollständige Ausheilung nach konservativer Therapie (rechts).

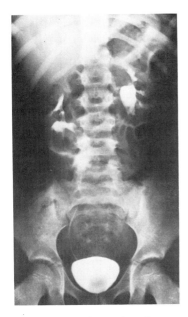
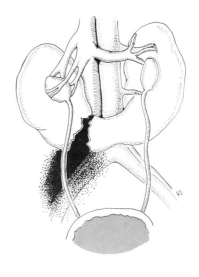

Abb. 9-15 Rupturierte Hufeisenniere. Das austretende Kontrastmittel wird teilweise von der Lendenwirbelsäule verdeckt.

Tabelle 9-1   Nierentrauma: Stumme Niere (15% der Urogramme)

Zertrümmerung	35%
A. und V. renalis – Thrombose	23%
Schwere Nierenkontusion	14%
Polamputation	14%
Querruptur	7%
Stielabriß	7%

Spätbilder nach 60-120 Minuten erlauben auch bei gestörter Hämodynamik und dadurch verminderter Ausscheidung den Nachweis der KM-Extravasation bei Nierenbecken- und Ureterrupturen (Abb. 9-13). In der Gruppe mit leichten Nierentraumen (Nierenkontusion, subkapsuläres Hämatom [Abb. 9-14], oberflächliche Verletzung) ist das primäre Infusionsurogramm in Verbindung mit der Nierentomographie oder Ultraschalluntersuchung ausreichend. Nierenmißbildungen, die traumatisch geschädigt sind, sind schwierig zu deuten (Abb. 9-15).

Angiographie

Wichtigste Indikation für die renale Angiographie ist die urographisch „stumme" Niere (Tab. 9-1). Nur durch die Angiographie lassen sich traumatisch bedingte aneurysmatische Formationen, arteriovenöse Fisteln, Nierenarterienthrombosen, Niereninfarkte oder Nierenstielabriß (Abb. 9-16) nachweisen. Durch die Angiographie sind Ausmaß und Sitz der Parenchymläsion eindeutig zu definieren (Abb. 9-13 u. 17; S. 274 u. 277), Fehldiagnosen jedoch nicht ausgeschlossen.

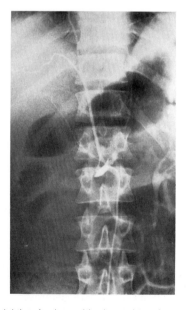
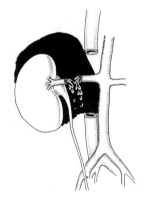

Abb. 9-16   Selektive Angiographie der rechten A. renalis bei Nierenstielabriß.

Nuklearmedizinische Untersuchungen nach Nierentraumen

Wenn die apparativen Voraussetzungen und der Zeitaufwand es gestatten, kann durch die Nierenszintigraphie die Blutversorgung der einzelnen Nierenabschnitte aufgeklärt und in der Verlaufskontrolle nach Trauma die Erhohlung oder der Verlust der Funktion des Nierenparenchyms dokumentiert werden.

Computertomographie nach Nierentrauma

Die computertomographische Untersuchung erlaubt eine exakte Darstellung des retroperitonealen Hämatoms, des Urinextravasats und Ausmaßes von Nierenrupturen. Darüber hinaus können nach Kontrastmittelbolus nicht-perfundierte Nierenareale identifiziert werden.

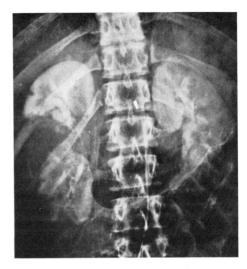

Abb. 9-17 Parenchymphase nach Übersichtsaortographie. Nierenquerruptur rechts.

9.3.2 Diagnostik der Uretertraumen

Um die Verdachtsdiagnose einer Ureterläsion zu sichern, muß der Harnleiterverlauf von der Niere bis zur Blase im Urogramm verfolgt werden können. Die Kontrastmittel-Extravasation im Harnleiterverlauf ist eindeutig für die Ureterläsion, ein normales Ausscheidungsurogramm schließt die Harnleiterverletzung jedoch nicht aus. Häufig wird die Diagnose erst sekundär bei Auftreten von Fieber, Flankenschmerzen, einem tastbaren Flanken- oder Bauchtumor, Sepsis unbekannter Genese oder nach verminderter Urinausscheidung gestellt.
Nur wenn trotz Infusionsurographie und nach Anfertigung von Spätbildern ein Harnleiter nicht ausreichend dargestellt ist oder beim Abbruch der KM-Säule im Harnleiterverlauf eine Läsion vermutet wird, erfolgt in Operationsbereitschaft die retrograde KM-Darstellung des Harnleiters. Der Ureterkatheter wird nicht im Harnleiter hochgeführt, sondern mit einem Chevassu-Katheter wird lediglich das Harnleiterostium von der Blase her intubiert und Kontrastmittel instilliert (Abb. 3-13; S. 58). Die Untersuchung erfolgt unter Bildschirmkontrolle.

9.3.3 Diagnostik der Blasentraumen

Die urologische Diagnostik erfolgt nach Beckenfrakturen, Kontusion des Unterbauchs mit Hämaturie (in über 90% bei Blasenruptur) und suprapubischen Schmerzen.

Die Dislokation der Beckenfragmente muß nicht ausgeprägt sein, um zu Verletzungen der infravesikalen Harnwege zu führen. Da durch die Infusionsurographie bei ungestörter Nierenfunktion eine hohe Kontrastdichte in der Blase erreicht wird, ist bereits durch diese Untersuchung die Blasenkontur sowie der paravesikale KM-Austritt bei extraperitonealer Blasenruptur oder intraabdominell bei intraperitonealer Blasenruptur (Abb. 9-4; S. 267) erkennbar. Immer muß eine Blasenübersichtsaufnahme nach Blasenentleerung angefertigt werden, da die KM-gefüllte Harnblase Kontrastmittel-Extravasationen verdecken kann. Am schnellsten und sichersten ist die vermutete Läsion der Blase durch die retrograde Urethrozystographie zu klären. Im gleichen Untersuchungsgang wird geprüft, ob es sich um eine Harnröhrenverletzung, einen Harnröhrenabriß bzw. um eine extra- oder intraperitoneale Harnblasenruptur handelt.

Durch die primäre Katheterung wird bei gleichzeitiger Harnröhrenverletzung der Defekt eventuell noch erweitert. Sie ist deshalb kontraindiziert.

Bei extraperitonealer Blasenruptur stellt sich die KM-gefüllte Blase typischerweise infolge Kompression durch das paravesikale Beckenhämatom nach Fraktur tränentropfenförmig dar. Das Kontrastmittel-Extravasat verteilt sich flammenförmig beiderseits der Blase oder fehlt (Abb. 9-6, S. 268).

Bei intraperitonealer Blasenruptur tritt das KM in die Bauchhöhle über und verteilt sich dort (Abb. 9-4; S. 267). Auch nach retrograder Darstellung der unteren Harnwege erfolgen Aufnahmen im schrägen Strahlengang und nach Blasenentleerung, da nur so auch kleinere KM-Extravasationen erkennbar werden.

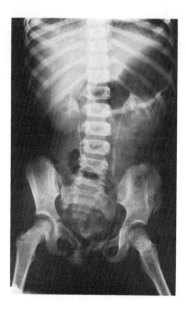

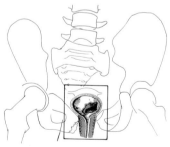

Abb. 9-18 Urogramm nach Trümmerfraktur des vorderen Beckenringes bei einem 6jährigem Mädchen, das von einem Traktor überrollt wurde. Ruptur des Diaphragma urogenitale mit traumatischer vesiko-vaginaler Kommunikation, Ruptur des Scheidengewölbes und Dünndarmvorfall vor die Vulva: diffuser KM-Austritt zwischen den vorderen Beckenfragmenten.

9.3.4 Diagnostik der Harnröhrentraumen

Wichtig ist bei vermuteter Harnröhrenverletzung die *rektale Untersuchung*. Bei intrapelviner Harnröhrenruptur ist die Prostata disloziert bzw. abnorm beweglich. Hinweise auf die Lokalisation der Verletzung gibt die einfache Röntgenübersichtsaufnahme des Beckens. Bei Beckenfrakturen ist mit intrapelvinen Harnröhrenverletzungen bzw. Rupturen zu rechnen. Das klinische Bild einer blutenden Urethra, die Unfähigkeit Urin auszuscheiden, das perineale Hämatom und die bei der rektalen Untersuchung abnorme Lage der Prostata erfordern die weitere urologische Röntgendiagnostik. In der zystographischen Phase des Ausscheidungsurogramms deutet der Blasenhochstand im kleinen Becken (ohne Austritt von KM) bereits auf einen Abriß der proximalen intrapelvinen Harnröhre (Abb. 9-6; S. 268). Die retrograde Urethrozystographie ohne Katheter klärt, ob es sich um eine vollständige Abscherung der Harnröhre handelt. Hierbei passiert das KM ohne Widerstand die Harnröhre und verteilt sich retrosymphysär. Gelangt das KM teilweise in die Blase, handelt es sich um eine inkomplette Ruptur. Ein Abbruch der Kontrastmittelstraße ohne Kontrastmittel-Extravasation zeigt eine inkomplette Ruptur der Harnröhre mit Einrollung der Wundränder an. Urethraverletzungen bei Frauen sind selten. Verletzungen oberhalb des Diaphragma urogenitale sind häufig kombiniert mit Scheidenverletzungen und erkennbar bei Übertritt des Kontrastmittels in die Scheide (Abb. 9-18).

9.4 Therapie (GK 3-9.4)

Das therapeutische Vorgehen läßt sich unterteilen in (z. B. bei Nierentraumen)

1. Schockbekämpfung,
2. Notfallmäßige Freilegung,
3. Eingriff mit Latenz,
4. Spätoperation,
5. konservatives Vorgehen.

Für die Therapieplanung ist die Klassifikation von *Hodges* (1951) hilfreich (Tab. 9-2). Während im Stadium Hodges I und II eine sorgfältige Abklärung das Verletzungsausmaß offenbart, erzwingt die kritische Situation des Traumatisierten im Stadium Hodges III die sofortige Intervention.

Durch Infusionen von Blutplasma oder Expanderlösung wird initial der hypovolämische Kreislaufkollaps beherrscht. Innerhalb 30 Min. sind in den entsprechenden Zentren Blutkonserven zu erhalten. Die Behandlung der verletzten Niere richtet sich nach dem klinischen Verlauf und dem radiologischen Befund. Die notfallmäßige Freilegung ist selten erforderlich, sie ist indiziert bei

1. akuter Verblutungsgefahr nach Totalzertrümmerung und Nierenstielabriß (Abb. 9-16, s. S. 276)
2. Kombinationsverletzungen der Bauchorgane mit rascher Verschlechterung des Allgemeinzustandes (Leber-, Milz-, Darm- und Nierenverletzungen).

Nach abgelaufener Diagnostik ergibt sich die Indikation zur Nierenfreilegung bei

1. ausgedehnter Zertrümmerung des Nierenparenchyms, totaler sekundärer Dystopie der Niere;
2. vollständiger Ruptur eines Nierensegmentes;
3. Verschluß der Arteria renalis;
4. subpelvinem Harnleiterabriß;
5. sonographischem Nachweis einer Größenzunahme des perirenalen Hämatoms;
6. Urinphlegmone oder periureteritischer Infektion;
7. vorbestehender Hydronephrose und
8. in Zweifelsfällen bei Solitärnieren.

Obwohl Mehrfachverletzungen eine unverzügliche operative Versorgung als Notfallmaßnahme verlangen können und bei ausgedehnten Beckenfrakturen mit Zerreißung der Beckenfaszie der Blutverlust erheblich ist, sind röntgendiagnostische Maßnahmen bei Verletzungen der Harnwege im allgemeinen möglich.

Zunächst muß der Schock-Zustand des Patienten behandelt werden. Um die Aussagekraft der diagnostischen Maßnahmen zu erhöhen, d. h. nicht unter Zeitdruck auf die vollständige Darstellung der ableitenden Harnwege zu verzichten, sollen die vitalen Funktionen (Atmung, Kreislauf) stabil oder deren Störung zunächst behoben sein.

Tabelle 9-2   Nierentraumen: Klassifikation und Häufigkeitsverteilung

Hodges-Stadium	Kriterien	Hodges et al. 1951	Eggers et al. 1976	Altwein et al. 1980
I	Parenchymbegrenzte Läsion Kein Schock Makrohämaturie < 48 h	62,2%	41,4%	41%
II	Parenchymüberschreitende Läsion Schock	32,4%	34,3%	38%
III	Kritischer AZ Nierenstielabriß Nierenberstung Nebenverletzungen	1,4%	12,3%	21%
		n = 71	n = 70*)	n = 91

*) 12,9% präexistente Nierenerkrankungen

9.4.1 Niere (GK 3-9.4.1)

Die Therapie erfolgt entsprechend der Läsion (Abb. 9-2; S. 266). Patienten mit einem normalen Ausscheidungsurogramm und Mikrohämaturie verbleiben in klinischer Kontrolle bis zum Verschwinden der Symptome (Gruppe I).

Auch in der Gruppe II bei Patienten mit Ruptur des Nierenparenchyms, Urinextravasation und perirenalem Hämatom ist eine konservative nicht-operative Behandlung mit guten Spätergebnissen möglich. Gründe für die abwartende Haltung sind die bei konservativer Behandlung niedrigere Nephrektomierate (3-16%) gegenüber der Frühoperation (bis 30%) und die etwa gleich hohe Rate von Spätkomplikationen (5-20%). Die operative Behandlung strebt eine sorgfältige Hämostase, die Rekonstruktion vital erhaltener Nierenanteile und die Resektion von nicht mehr blutversorgten Parenchymanteilen an (Abb. 9-19). Einem organerhaltenden Eingriff wird immer der Vorzug gegeben. Defekte des Nierenparenchyms, die nicht durch die Capsula fibrosa gedeckt werden können, werden mittels der perirenalen Fettkapsel oder durch einen Peritoneallappen verschlossen. Rupturen des Nierenbeckens werden durch extramuköse Naht versorgt, um einer späteren Steinbildung durch Fadeninkrustation vorzubeugen.

Auch bei Gefäßabrissen oder Gefäßverschluß ist eine Versorgung möglich. Einrisse der Vena renalis werden übernäht. Bei komplettem Venenabriß wird die Vene mit der V. cava inferior reanastomosiert. Die linke Nierenvene kann ggf. ligiert werden, wenn die Verletzung zwischen der V. cava inferior und dem Zufluß der Nebennierenvene und Gonadengefäße liegt. Die rechte Nierenvene verfügt nicht über diese Kollateralgefäße und darf deshalb nicht ligiert werden.

Nierenarterien sind Endarterien und deshalb muß die Arterienverletzung versorgt werden. Falls eine Segmentarterie ligiert wird, muß der ausgefallene Parenchymbereich reseziert werden, da er ansonsten Ort einer erhöhten Renin-Produktion sein kann, die zur diastolischen Hypertonie führt.

Hingegen versorgen die Arterien am unteren Nierenpol nicht nur das kaudale Nierenparenchym, sondern auch den oberen Harnleiterabschnitt. Die Ligatur der unteren Polarterie führt in 6-20% zur Hypertonie. Kleinere Defekte der Hauptarterie werden durch Naht verschlossen, größere mit einem Patch versorgt, um eine Arterienstenose zu verhindern. Defekte größeren Ausmaßes werden mit einem Segment der A. iliaca interna oder der V. saphena überbrückt. Bei Thrombose der Arteria renalis wird nach Thrombektomie die Intima-Läsion versorgt oder der geschädigte Teil reseziert und die Arterie End-zu-End reanastomosiert.

Bei sorgfältiger Rekonstruktion des Nierenhohlsystems, Deckung von Parenchymdefekten und Erhaltung noch vital versorgter Parenchymanteile ist die Wahrscheinlichkeit postoperativer Komplikationen gering.

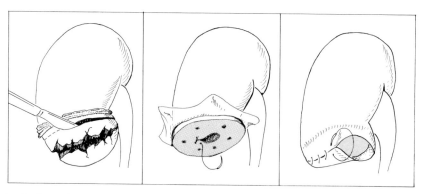

Abb. 9-19 Operative Versorgung einer traumatischen Polamputation. Defektdeckung mit Capsula fibrosa.

Falls nach totaler Nierenruptur und Mehrfachverletzungen wegen des lebensbedrohlichen Schockzustandes auch nach Blutersatz keine Zeit für eine präoperative urologische Diagnostik verblieb, kann auf dem Operationstisch ein Ausscheidungsurogramm oder ein Angiogramm durchgeführt werden.

Ohne die entsprechende Röntgendiagnostik ist die Beurteilung über die Erhaltbarkeit des Parenchyms nicht möglich und die primäre Nephrektomierate hoch.

Durch Drainage des Operationsgebietes sollen Urinextravasate und Hämatome, wenn trotz sorgfältiger Hämostase noch Blutungen bestehen oder neuerlich auftreten, abgeleitet werden. Wenn keine Abflußbehinderung besteht, schließen sich Urinfisteln meist spontan. Bestehen sie über mehrere Wochen trotz konservativer Maßnahmen (versenkter Splint zur Drainage des Urins von der Niere zur Blase) müssen sie operativ verschlossen werden. Dies gilt vor allem für Fisteln infolge Nekrose des Hohlsystems bei unzureichender Gefäßversorgung. Eine weitere Frühkomplikation ist der perinephritische Abszeß. Gewebsnekrose und Urinextravasation wirken prädisponierend.
Neben der Gewebsnekrose oder der Schrumpfniere infolge Kompression der Gesamtniere durch ein organisiertes perirenales Hämatom führt auch die Stenose der A. renalis oder Segmentarterie zur Hypertonie. Hieraus ergibt sich die Notwendigkeit regelmäßiger Kontrolluntersuchungen. Eine

5jährige Kontrolle in 6monatlichem Intervall wird als ausreichend betrachtet.

9.4.2 Ureter

Meist ist der subpelvine Ureter verletzt. Bei vollständigem Abriß werden nach Resektion der geschädigten Rupturenden und Spatulierung des Harnleiters (um eine weite Anastomose zu gewährleisten) Nierenbekken und Harnleiter End-zu-End reanastomosiert (Abb. 9-20). Durch einen transrenal herausgeleiteten Splint wird der Urinabfluß gesichert. Das Operationsgebiet wird drainiert.
Im allgemeinen ist die Niere mitverletzt oder das Nierentrauma steht im Vordergrund. Inkomplette Ureterläsionen können deshalb bei nicht ausreichender präoperativer Röntgendiagnostik leicht übersehen werden.
Verletzungen des Harnleiters im mittleren Abschnitt werden durch End-zu-End Anastomose bzw. bei inkompletter Ruptur durch Verschluß des Ureterlumens und Drainage, distale Harnleiterverletzungen durch Reimplantation des Harnleiters nach Resektion des verletzten Abschnittes versorgt.

9.4.3 Blase (GK 3-9.4.2)

Wichtigstes Prinzip ist rascher und sicherer Verschluß der Blasenwunde, suffiziente Harnableitung und ausreichende Wund-

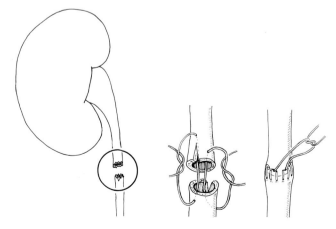

Abb. 9-20 End-zu-End-Anastomose nach Ureterruptur.

drainage. Verletzungsart bzw. Kombination mit anderen Verletzungen erzwingen gelegentlich eine Modifikation des Vorgehens. Die unmittelbare offene Harnblasenverletzung infolge Stich-, Hieb- und Schußverletzung oder nach Durchspießung von Fragmenten bei Beckenfrakturen geht nicht selten mit einer Darmverletzung einher. Um spätere Blasendarmfisteln zu vermeiden, ist neben der primären 2-schichtigen Blasen- und Darmnaht eine Drainage des perivesikalen, suprapubischen und peritonealen Raumes notwendig. Bei intraperitonealen Blasenrupturen ist die Ablösung des Peritoneums, die Exzision der Wundränder und

der Verschluß der Blase und des Peritoneums erforderlich.

Bei gleichzeitig bestehender Beckenfraktur wird, wenn durch die sogenannte Beckenschwebe eine Ruhigstellung des Beckens nicht gesichert ist, die primäre operative Reposition und Fixation der Fraktur angestrebt. Ist nach schweren Mehrfachverletzungen eine unmittelbare Versorgung der Harnblasenruptur nicht möglich, muß zumindest primär die suprapubische Harnableitung (Zystostomie) gesichert sein. Alle Patienten mit einem Blasentrauma und Beckenhämatom werden wegen der möglichen periureteralen Fibrose mit Obstruktion der oberen Harnwege über mehrere Jahre kontrolliert.

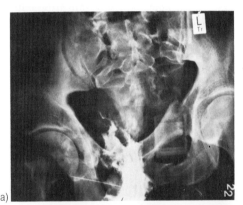

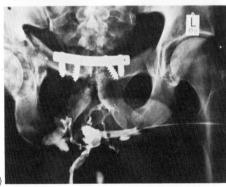

Abb. 9-21 Retrogrades Urethrogramm nach vorderer Beckenringfraktur; diffuser KM-Austritt im Bereich der zentralen Harnröhre (a). Die erneute retrograde Urethrographie nach Reposition der Fraktur und Symphysenplatte ohne primäre Harnröhrenversorgung offenbart eine vollständige Unterbrechung der Harnröhrenkontinuität zwischen bulbärer und prostatischer Harnröhre. Das KM tritt in die Dammvenen über (b).

9.4.4 Genitale und Harnröhre (GK 3-9.4.3)

9.4.4.1 Behandlung der hinteren intrapelvinen Harnröhrenverletzung

Grundsätzlich ergeben sich 2 Möglichkeiten: Erstens bei nachgewiesener Ruptur lediglich *suprapubisch zu zystostomieren*. Unter der Vorstellung, daß ein gleichzeitig bestehendes Hämatom sich spontan resorbiert und durch einen Verzicht auf Drainage des retropubischen Raumes die sekundäre Infizierung und Fibrosierung vermieden wird, kann man auf weitere Maßnahmen verzichten. Die bei kompletter Ruptur der membranösen Harnröhre unvermeidliche Unterbrechung der Harnröhrenkontinuität wird in Kauf genommen (Abb. 9-22). In einer 2. Sitzung, 3-4 Monate später, wird die Harnröhrenkontinuität wiederhergestellt. Vorteil dieser Methode ist, daß später nur ein sehr kurzstreckiger Defekt zu überbrücken ist, und bei inkompletter Harnröhrenruptur die Harnröhre ohne wesentliche Strikturierung heilen kann. Nachteil der sekundären operativen Harnröhrenversorgung ist die schwierige Revision durch sehr derbe Narbenbezirke (Abb. 9-21). Die sekundäre Versorgung der Harnröhrenobliteration nach Trauma birgt aber ein geringeres Impotenz-Risiko.

Die Verfechter einer primären Harnröhrenversorgung argumentieren, daß nur durch
die exakte Hämatomausräumung, Beseitigung von Knochenstücken und interponier-
ten Weichteilen, eine exakte Adaptation der
verletzten Harnröhre und richtige Stellung
der frakturierten Beckenknochen ein gutes
Ergebnis möglich sei. Eine Kombination
beider Behandlungsmethoden in Abhängigkeit von dem Ausmaß der traumatischen
Schädigung scheint sinnvoll. Bei nicht dislo-

zierter vorderer Beckenringfraktur ohne
Symphysenruptur oder Knochensplitterung
mit sicherer Ruhigstellung des Patienten in
der Beckenschwebe wird der sekundären
Harnröhrenversorgung und primären Urinableitung durch eine suprapubische Zystoto-
mie der Vorzug gegeben. Wenn hingegen
das Ausmaß der Beckenfraktur eine chirurgische Reposition erforderlich macht, die
Symphysenruptur osteosynthetisch versorgt
wird, kann in gleicher Sitzung die primäre
Reanastomose der komplett rupturierten
Harnröhre versucht werden. Bei kompletter
Dislokation der Prostata (Zerreißung der
pubo-prostatischen Bänder) wird ein aufge-
blockter Katheter eingeführt, über den 4-6
Tage lang ein leichter Zug ausgeübt wird,
um den Apex der Prostata an das Diaphragma urogenitale heranzubringen (Abb. 9-22).
Der Zug erfolgt in einem Winkel von 45°
zur Horizontalen, um Spannung auf das Ligamentum suspensorium penis zu vermeiden.
Nach Auflassung des Dauerzugs verbleibt
der Katheter mindestens 4 Wochen in der
Harnröhre um eine feste Verbindung und
Regeneration der Mukosa zu gewährleisten.
Periodische Harnröhrensondierungen sind
zur Erkennung von Restrikturierung über
mindestens 12 Monate erforderlich.

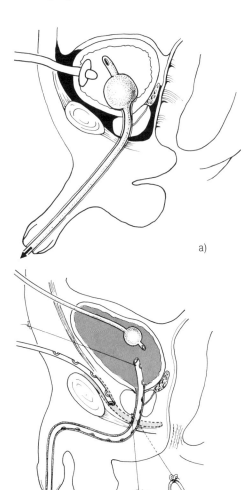

a)

b)

Abb. 9-22 Behandlung der kompletten intrapelvinen Harnröhrenruptur durch temporäre Kathe-
terableitung (a) oder operative Intervention (b).

9.4.4.2 Therapie der vorderen extrapelvinen Urethraverletzung

Die Versorgung der penilen und bulbären
traumatisierten Harnröhre erfolgt nach ein-
heitlichen Gesichtspunkten. Das Vorgehen
ist abhängig vom Ausmaß der Verletzung,
Größe des Hämatoms oder Urinextravasats
und der Schädigung der perinealen Region.
Bei geringem Harnröhreneinriß ohne Urinextravasation wird der Urin über eine suprapubische Zystostomie für 10 Tage abgeleitet. Vor Zystostomieentfernung erfolgt die
Überprüfung des Behandlungsergebnisses
durch Miktionszystourethrographie.
Bei Hämatom und Urinextravasat wird das
Perineum eröffnet und drainiert. Eine Drainage ist im gesamten Ausbreitungsgebiet
des Extravasates notwendig. Bei durch-
trennter Harnröhre werden die traumati-

sierten Ränder exzidiert, die Harnröhre nach distal und proximal mobilisiert, dann die Ränder um 180° gegeneinander versetzt und spatuliert. Schließlich folgt die Anastomose der Urethra (Abb. 4-15; S. 94). Die Harnröhre wird mit einem mehrfach gelochten Splint geschient. Nach 10-14 Tagen wird der Katheter entfernt und ein Miktionszystourethrogramm durchgeführt.

Bei ausgedehnten Verletzungen der bulbären Urethra, die eine primäre End-zu-End Anastomose nicht erlauben, wird die Harnröhrenschleimhaut mit der Perineal- und Skrotalhaut zu einer Urethrostomie anastomosiert. Einige Monate später wird die Harnröhre durch Umschneidung des Stomas und Anastomose der freien Ränder rekonstruiert.

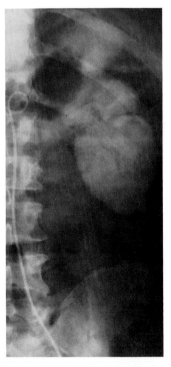

Abb. 9-23 Hochdruck infolge Ischämie des linken oberen Nierenpols nach traumatischer Amputation. Parenchymanfärbung nach Übersichtsaortographie.

9.5 Prognose (vgl. GK 3-9.5)

Kontusionen der Niere heilen spontan ab und hinterlassen keine nachweisbare Schädigung. Eine Nierenruptur kann dagegen schwerwiegende Komplikationen nach sich ziehen. Es ist daher wichtig, über Monate Kontrolluntersuchungen durchzuführen, wobei regelmäßig die Blutdruckwerte überprüft werden. Urographisch werden durch periureterale Fibrose hervorgerufene Hydronephrosen und segmentale Schrumpfungsprozesse der Niere ausgeschlossen bzw. die Entwicklung einer Schrumpfniere oder abgekapselte perirenale Prozesse (pseudozystisches Harnextravasat, Hämatom) nachgewiesen.

Eine Hypertonie nach subkapsulärem Hämatom *(Page-Niere)* und infolge ischämischer Infarzierung eines Nierenparenchymanteils nach Abriß eines Polgefäßes wird in 6-20% beobachtet. Jeder infarzierte Bezirk kann zu einer vermehrten Renin-Produktion führen und die diastolische Hypertonie begünstigen. Diese Spätkomplikationen betreffen in erster Linie nicht operativ behandelte Nierentraumen mit Ruptur des Parenchyms und übersehenen Läsionen des Gefäßsystems (Abb. 9-23).

Eine gute Prognose haben frühzeitig versorgte Ureterläsionen. Wenn sekundäre entzündliche Veränderungen oder Fibrosierungen hinzutreten, ist die Wiederherstellung der Harnwegskontinuität erschwert und evtl. die Nephrektomie erforderlich. Die innerhalb der ersten Stunden erkannte Verletzung der Harnblase und eine danach eingeleitete adäquate Behandlung hat eine günstige Prognose. Wenn jedoch die Läsion übersehen wurde, besteht wegen der Urinphlegmone oder Peritonitis ein lebensbedrohlicher Zustand mit hoher Mortalität (50%).

Rechtzeitige Erkennung und zweckmäßige Behandlung einer frischen Harnröhrenverletzung sind die Voraussetzungen für eine optimale Wiederherstellung der Urethra. Häufigste Spätkomplikation ist die Harnröhrenstriktur (20-50%) und nach Ruptur der membranösen Harnröhre die erektile Impotenz (40%).

Weiterführende Literatur

Altwein, J. E., P. Walz: Nierentrauma . Notfall-med. 6 (1980) 1125

Bünte, H.: Urologische Komplikationen nach stumpfen Nierentraumen. Notfallmed. 2 (1976) 412

Carrol, P. R., J. W. McAninch: Major bladder trauma: mechanism of injury and a unified method of diagnosis and repair. J. Urol. 132 (1984) 254

Cass, A. S.: Urethral injury in the multiple-injured patient. J. Trauma 24 (1984) 901

Eggers, H. D., U. Menzel, M. Ziegler: Nierenverletzungen. Unfallheilkunde 79 (1976) 359

Guerriero, W. J.: Trauma to the kidneys, ureters, bladder and urethra. Surg. Clin. N. Am. 62 (1982) 1047

Hodges, V., D. R. Gilbert, W. W. Scott: Renal trauma: a study of 71 cases. J. Urol. 66 (1951) 627

Jakse, G., H. Madersbacher, D. Flora: Nierenverletzungen und Polytrauma. Helv. chir. Acta 44 (1977) 317

Jakse, G., A. Putz: Operative Sofortversorgung von 100 konsekutiven, stumpfen Nierenverletzungen. Akt. Urol. 13 (1982) 239-245

Krauss, B: Penisfraktur: Pathologie – Diagnostik – Therapie. Akt. Urol. 14 (1983) 141-144

Lutzeyer, W.: Traumatologie des Urogenitaltraktes. Springer, Berlin 1981

Marx, F. J.: Begutachtung von Erkrankungen und Verletzungen der Harnröhre und der Harnleiter. In: K. H. Bichler (Hrsg.) Begutachtung und Arztrecht in der Urologie. Springer, Berlin 1986 p. 76

Peters, P. C., T. C. Bright. III: Blunt renal injuries. Urol. Clin. N. Am. 4 (1977) 17

Peters, P. C., A. I. Sagalowsky: Genitourinary Trauma. In: Campbell's Urology. Band 1. 5. Aufl. W. B. Saunders, Philadelphia 1986 p. 1192

Rutishauser, G.: Wiederherstellende Chirurgie bei Nierenverletzungen. Indikationen und taktisches Vorgehen. Dtsch. Ärztebl. 79 (1982) 33

Thompson, I. M., H. Latourette, J. E. Montie et al.: Results of non-operative management of blunt renal trauma. J. Urol. 118 (1977) 522–524

10 Nebenniere (GK 3-10)

G. H. Jacobi

10.1 Operable Erkrankungen (GK 3-10.1)

Die *Nebennierenrinde* macht morphologisch ca. 80% des Adrenalorgans aus und besteht aus 3 Anteilen unterschiedlicher Morphologie und Funktion. Die inkretorische Bildung der Hormone (Steroide, da abgeleitet vom Steranring = Cyclopentano-Perhydrophenanthren) ist abhängig von der unterschiedlichen Bestückung mit Enzymsystemen, so daß aus dem *Ursteroid* Pregnenolon in der weiteren Folge durch Interkonversion Steroidhormone differenzierter biologischer Potenz und damit unterschiedlicher Funktion entstehen.

Steroidhormone der Nebennierenrinde

- Glukokortikoide
- Mineralokortikoide
- Androgene
- Östrogene
- Gestagene

Diese Nebennierenrindenhormone stehen unter der fortdauernden, glandotropen Kontrolle des hypophysären ACTH (*A*dreno-*C*ortiko*t*ropes *H*ormon) und des entsprechenden Releasinghormons des Hypothalamus.

Durch *angeborene* Defekte, *dysregulierte* hypophysäre Stimulation, *entzündungsbedingte* Schädigung oder *tumorös* induzierte Veränderungen der die Steroidgenese fördernden Enzyme entstehen Anhäufungen oder Ausfälle bestimmter Hormone, welche spezifische Krankheitsbilder induzieren. Diese Funktionsstörungen der Nebennierenrinde (nur Überfunktionszustände sind operabel) sind urologisch von Bedeutung:

1. spielen diese Krankheitsbilder zum Teil bezüglich des äußeren Genitales eine differentialdiagnostische Rolle;

2. bedarf ein Teil dieser Erkrankungen einer operativen Therapie an der Nebenniere selbst oder am äußeren Genitale.

Das *Nebennierenmark*, entwicklungsgeschichtlich, morphologisch und funktionell von der Nebennierenrinde streng abgrenzbar, ist spezialisierter Teil des sympathischen Nervensystems. Da das Nebennierenmarkgewebe sich wie die hormonaktiven Paraganglien des Retroperitonealraumes mit Kalium-Dichromat intensiv anfärbt, spricht man vom *chromaffinen Zellsystem*.

Die im Nebennierenmark in hoher Konzentration nachweisbaren Hormone sind Kate-

Tabelle 10-1 Wirkung der Katecholamine an den Target-Organen

Hormonangriff	Organ	Effekt
• *Kardiovaskuläres System*	Herz Arteriolen Venen	Frequenz, HZV, Koronardurchblutung peripherer Gefäßwiderstand, Blutdruck
• *Andere glatte Muskulatur*	Bronchi Uterus Pupillen	Tonus der Muskulatur
• *Metabolismus*	ubiquitär unter Vermittlung des zyklischen AMP	Glykogenolyse Glukoneogenese Lipolyse

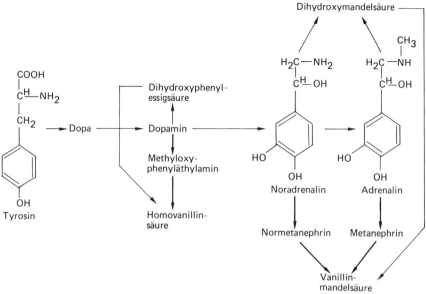

Abb. 10-1 Synthese und Abbau der Katecholamine.

cholamine (Abb. 10-1), deren Muttersubstanz die Aminosäure *Tyrosin* ist. *Dopamin* ist direkter Vorläufer der medullären Hauptsekretionsprodukte *Noradrenalin* und *Adrenalin* (Abb. 10-1). Während Noradrenalin als ubiquitärer Neurotransmitter an den sympathischen Nervenendigungen des peripheren und Zentralnervensystems entsteht, ist Adrenalin fast ausschließlich adrenalen Ursprungs. Beide Katecholamine haben differenzierte, rezeptorabhängige Wirkungen an verschiedenen Target-Organen (Tab. 10-1).

Abbauprodukte der Katecholamine sind Homovanillinsäure, Vanillinmandelsäure und Hydroxy-Methoxy-Phenylglykol.

Infolge der erhöhten Produktion androgenwirkender Steroide kommt es beim *männlichen Geschlecht* schon im 2. Lebensjahr zum Wachstum eines großen Penis ohne entsprechende Entwicklung der Hoden, da diese direkt unter gonadotropen Stimuli der Hypophyse stehen: *Dissoziierter Virilismus*. Auch später bleiben die Hoden klein und azoosperm, da die LH- und FSH-Ausschüttung (Abb. 11-3; S. 302) aus dem Hypophysen-Vorderlappen durch den hohen Androgenspiegel gehemmt wird: *Hypogonadotroper Hypogonadismus*.

Die anabole Wirkung des *Hyperandrogenismus* bewirkt:

10.1.1 Diagnostik (GK 3-10.1)

Das adreno-genitale Syndrom (AGS)

- Enzymdefekt:
- Hormonveränderung:

- Nebennieren-Morphologie:
- Klinik:

21 und 11-Hydroxylasemangel
Cortisolmangel
Hypophysärer ACTH-Überschuß
Androgen-Überschuß
Hypertrophie
Pseudopubertas praecox
Pseudohermaphroditismus femininus

- athletische Muskulatur,
- jugendlichen Hochwuchs,
- frühzeitigen Epiphysenschluß,
- späten Kleinwuchs.

Beim *weiblichen Geschlecht* kann die erhöhte Androgen-Produktion Mißbildungen am äußeren Genitale hervorrufen, die von einer Klitorishypertrophie bis zur Vermännlichung reichen, abhängig vom zeitlichen Beginn des Hyperandrogenismus.
Da einerseits das innere weibliche Genitale (Uterus, Tuben, Ovarien) ausgebildet ist, zum anderen diese Individuen genetisch eindeutig weiblich sind, spricht man vom weiblichen Pseudohermaphroditismus, der einer plastischen Korrektur des äußeren Genitale bedarf (Abb. 10-2).
Wie beim männlichen Geschlecht die Hoden, bleiben bei den Mädchen der Uterus

und die Ovarien infantil, die Menarche setzt nicht ein: *primäre Amenorrhoe*.
Besondere Formen des adreno-genitalen Syndroms sind:

- *AGS mit Hypertonie* (11-Hydroxylasemangel);
- *AGS bei Nebennierenrindentumoren* (unterschiedlicher Hormonüberschuß entsprechend der befallenen Nebennierenrindenzone);
- *Postpubertales AGS* (Nebennierenrindenhyperplasie).

Das Cushing-Syndrom

Es ist seitens seines pathogenen Substrats vom Morbus Cushing (ACTH-produzierendes basophiles Adenom des Hypophysen-Vorderlappens) abgeleitet:

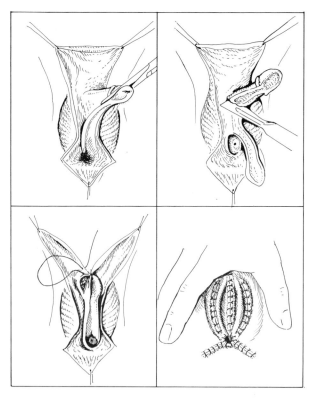

Abb. 10-2 Plastische Korrektur des intersexuellen Genitale in die weibliche Richtung (nach *Marberger*, 1975).

Hyperglukokortizismus

- Enzymdefekt: Keiner
- Hormonveränderung: Überschuß von Cortisol, evtl. auch Androgene, Östrogene, Mineralokortikoide.
- Nebennierenmorphologie: Hyperplasie, Karzinom, Adenom, aberrierendes Nebennierengewebe.

Sonderform: Paraneoplastisches Syndrom bei Bronchialkarzinom und Nierenzellkarzinom.

Da einerseits in 30% aller Fälle von Cushing-Syndromen Nebennierentumoren (bei Kindern liegt in 50% ein Nebennierenkarzinom zugrunde) gefunden werden, andererseits ein Hypophysenvorderlappentumor die Ursache des Hyperkortisolismus sein kann, bedarf jedes *Cushing-Syndrom* differentialdiagnostischer Erwägungen, um die eigentliche *Erkrankung* zu behandeln.

Bei den Fällen von Cushing-Syndrom ohne Hypophysenvorderlappentumor oder Nebennierenrindenadenomen wird, falls ein paraneoplastisches Syndrom ausgeschlossen ist, eine komplexe Störung des Rückkopplungsregelkreises (Cortisol; Corticotropin Releasing Faktor des Hypothalamus) angenommen (Abb. 10-3).

Das klinische Bild des Cushing-Syndroms ist bestimmt durch die Effekte von Cortisol am Fett-, Kohlenhydrat- und Eiweißstoffwechsel (katabole und antianabole Wirkung). *Cushing-Stigmata (Abb. 10-4) sind: Stammfettsucht, Vollmondgesicht, Büffelhöcker, Muskelschwund mit Striae cutaneae, Osteoporose, Hypertonie, Plethora, verminderte Glukosetoleranz, Steroid-Diabetes und Psychosen. Bei zusätzlich erhöhter Androgenproduktion kommt es zum Hirsutismus, Virilismus, zur Akne sowie zur sekundären Amenorrhoe.*

Laborchemisch finden sich Leukozytose mit Eosinopenie, Polyzythämie (50%), Hypernatriämie, Hypokaliämie und metabolische Alkalose. Das klinische Bild ist recht variabel und entspricht dem Schweregrad der Hormonentgleisung und den noch partiell intakten Regulationsmechanismen.

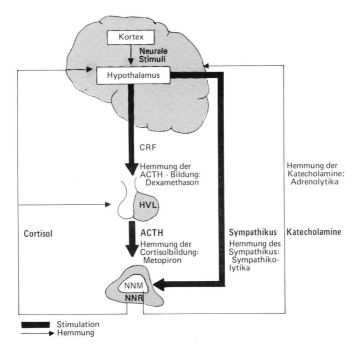

Abb. 10-3   Neuro-humorale Regulation der Glukokortikoidsekretion beim Cushing-Syndrom.

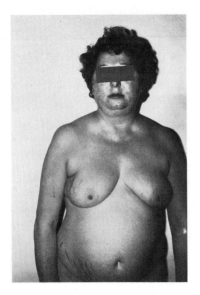

Abb. 10-4 Cushing-Stigmata.

Die fast regelmäßig beim Cushing-Syndrom nachweisbare Hypertonie ist bedingt durch die Cortisol-induzierte hepatische Angiotensinogen-Bildung. Der erhöhte Cortisolspiegel führt über die antiphlogistische und antiproliferative Wirkung außerdem zu einer Schädigung des Immunsystems (Immundepression) mit möglicher Störung der Wundheilung.

Differentialdiagnose

Die Differenzierung des Cushing-Syndroms entsprechend seines zugrunde liegenden Pathomechanismus ist für den einzuschlagenden therapeutischen Weg und – im Falle eines Karzinoms – für die Prognose von Bedeutung. Bezogen auf Adenom und Karzinom der Nebennierenrinde ist die klinische Symptomatik allein für eine Unterscheidung nicht ausreichend.

Labortests im Serum und Urin, Röntgenuntersuchungen der Nieren, Nebennieren und des Schädels (inklusive Angiographie) sowie die modernen *Tomographieuntersuchungen* stehen zur Verfügung. Das Nebennierenrinden-Adenokarzinom kann sich selbst bereits durch seine Metastasen (Leber, Lunge, Skelett, Hirn) verifizieren.

a) *Laboruntersuchungen*
   Serum: Dexamethason-Suppressionstest
   Plasma-ACTH-Bestimmung
   Plasma-Cortison Tagesprofil
   Metopiron-Test (Abb. 10-5)
   Urin: 17-Hydroxysteroide im 24-Std.-Harn
   17-Ketosteroide im 24-Std.-Harn
   11-Desoxycortisol im Harn
   Cortisol im 24-Std.-Urin
b) *Röntgendiagnostik*
   Urographie, Infusionsnephrotomographie (Abb. 10-6 a)
   Nebennierenangiographie
   Nebennierenphlebographie (Abb. 10-6 b)
   Nebennierenszintigraphie (Abb. 10-7)
   Schädel mit Sella-Spezialaufnahmen.

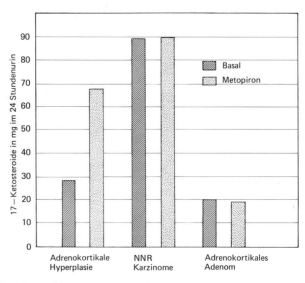

Abb. 10-5 Verhalten der 17 Ketosteroide im 24-Stunden-Urin unter Metopiron.

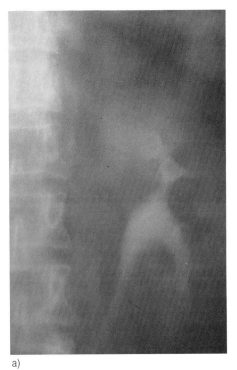

a)

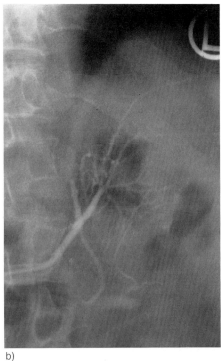

b)

Abb. 10-6 a) Infusionsnephrotomogramm bei
Nebennierentumor links mit Cushing-Syndrom. –
b) Nebennierenphlebographie (derselbe Patient).
– c) Noduläre Hyperplasie der linken Nebenniere
(→) in der Computertomographie (aus: Frommhold, W., H.-St. Stender, P. Thurn [Hrsg.] Radiologische Diagnostik in Klinik und Praxis. Band IV.
Thieme, Stuttgart 1984).

c)

c) *Tomographieverfahren* (Abb. 10–6 c)
 Sonographie
 Computertomographie
 Kernspintomographie

Befunde

Adenome und Karzinome der Nebenniere
werden heute mit der weiten Verbreitung
der Oberbauch-Sonographie immer häufi-

ger zufällig aufgespürt (sogenannte Inciden-
talome; *incidere* (lat.) = unvermutet stoßen
auf). Ein Beispiel hierfür ist in Abb. 10-6 c
aufgeführt.

Hypophysenadenom

Hohes Serum-ACTH;
ACTH durch Dexamethason nicht suppri-
mierbar;

Nebennierenrinde mit reaktiver Hyperplasie beiderseits;
17-Keto-Steroide und 17-Hydroxysteroide im Urin erhöht;
ballonförmige Sella, evtl. bitemperale Hemianopsie (s. GK 3-Ophthalmologie).

Nebennierenrindenadenom

Niedriges Plasma-ACTH;
ACTH-Stimulationstest immer positiv;
Dexamethason-Test negativ;
17-Hydroxysteroide im Urin erhöht;
Urincortisol erhöht;
17-Keto-Steroide normal;
Nebennieren im Renovasogramm und Tomogramm gut abgrenzbar, meist unilateral;
kontralaterale Nebenniere atrophisch;
Schädelröntgen: normale Sella.

Nebennierenrindenkarzinom

Durch ACTH selten stimulierbar;
17-Keto- und 17-Hydroxysteroide im Urin erhöht;
11-Desoxycortisol im Urin nachweisbar;
Plasma-ACTH erniedrigt;
Tumor in Nebennieren – Arterio- bzw. – Phlebographie und Tomographie infiltrativ, wachsend;
Urogramm: eventuell Invasion in den oberen Nierenpol;
eventueller Nachweis von Fernmetastasen;
Schädelröntgen: Sella normal.

Das Conn-Syndrom

Bei spontaner Hyperplasie der Zona glomerulosa oder Tumor kommt es zu einer exzessiven Produktion des Mineralokortikoids Aldosteron: *Primärer Hyperaldosteronismus.*
In 90% liegen einzelne, kleine (mm-cm), benigne, gut eingekapselte Adenome von gelb-orangefarbigem Aussehen vor.

Die klinische Manifestation wird vornehmlich bestimmt durch die Wirkung von *Aldosteron* am distalen Nierentubulus mit weitreichenden Wirkungen auf den Elektrolytstoffwechsel und die Hämodynamik:

Aus diesen 3 metabolischen *Kardinalveränderungen* leiten sich folgende klinische Befunde ab:
Hypervolämie mit arterieller Hypertonie, Kopfschmerzen, Kardiomegalie, Retinopathie, Poly- und Nykturie, Muskelschmerzen, Parästhesien und Tetanie.
Laborchemisch kommt es neben der pathognomonischen Aldosteronerhöhung im Serum und Urin und neben den Natrium- und Kaliumveränderungen zu einer Harnazidifikationsschwäche und infolge Hypokaliämie zu einer Harnkonzentrierungsschwäche. Aus gleichem Grunde ist die Glukosetoleranz vermindert.

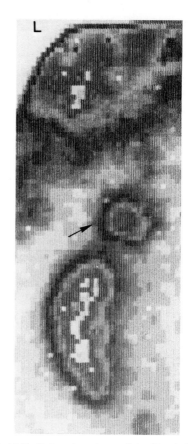

Abb. 10-7 Nebennierentumor links (L) mit deutlicher Aktivität im Nebennierenszintigramm (Pfeil).

Renaler Kaliumverlust	→ Hypokaliämie
Renale Natrium-Reabsorption	→ Hypernatriämie
Renaler H$^+$-Ionenverlust	→ metabolische Alkalose

Entsprechend den Regulationsmechanismen des Renin-Angiotensin-Systems (s. S. 20) ist beim primären Hyperaldosteronismus der Serum-Reninspiegel erniedrigt.

Diagnostische Routineuntersuchungen beim Conn-Syndrom:

Serumelektrolyte
Glukosetoleranz-Test
Harnazidität und -osmolarität
Harnelektrolyte im 24-Std.-Urin.

Spezialuntersuchungen

Desoxykortikosteron-Suppressionstest
Bestimmung von Aldosteron im Serum und Urin
Bestimmung des Extrazellulär-Volumens und Ganzkörpernatriums.

Besteht laborchemisch der Verdacht auf ein Conn-Adenom, so kann mit der CT und Nebennieren-Phlebographie der Versuch einer Tumorlokalisation vorgenommen werden. Gleichzeitige Bestimmung des Aldosteron-Spiegels im Nebennieren-Venenblut erlaubt nicht selten zumindest eine Seitenlokalisation, die gezielte Freilegung ist indiziert. Präoperativ sollte die Elektrolytentgleisung durch den Aldosteronantagonisten Spironolacton korrigiert werden. Bei winzigen Adenomen können Biopsien und intraoperative histologische Schnellschnittuntersuchungen notwendig werden. Fast 90% aller Patienten mit Conn-Adenomen sind postoperativ von ihren Symptomen befreit.
Anhang: *Sekundärer Hyperaldosteronismus:* Hierbei liegt eine renale Ursache mit Aktivierung des Renin-Angiotensin-Mechanismus vor (s. Abb. 1-16, S. 20).

Das Phäochromozytom

Der Terminus Phäochromozytom wird heute für alle Tumoren chromaffiner Gewebe unabhängig von ihrem adrenalen oder extraadrenalen Ursprung (Paraganglien) benutzt. Ca. 80% entspringen als gutartige Geschwülste aus dem Nebennierenmark (Abb. 10-8). Bei $^1/_5$ aller Patienten, bei Kindern sogar in bis zu 40%, werden multiple

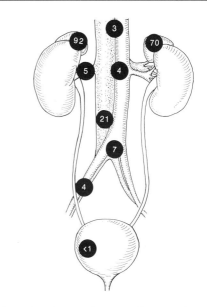

Abb. 10-8 Lokalisation von 207 operativ nachgewiesenen Phäochromozytomen, 79% waren in den Nebennieren lokalisiert (nach *Graham,*1951).

Tumoren vorgefunden. Der Häufigkeitsgipfel liegt in der 2.-5. Lebensdekade. Extrarenale Phäochromozytome können im Retroperitonealraum, im hinteren Mediastinum, am Hals, sehr selten aber auch im Nierenparenchym, der Milz oder der Blasenwand auftreten.
Maligne Phäochromozytome mit möglicher Metastasierung in die paraaortalen Lymphknoten, in die Leber, Lunge oder das Skelettsystem sind Seltenheiten. Allerdings ist die histologische Differenzierung des lokalen Tumors zwischen gut- und bösartig nicht unproblematisch: Auch benigne Phäochromozytome können Gefäß- und Kapselinvasionen zeigen.
Das *klinische Bild* wird bestimmt durch die Überschüttung des Organismus mit aktiven Katecholaminen; Adrenalin, Noradrenalin und deren Abbauprodukte erscheinen im Überschuß im Serum und im Harn.
Kardinalsymptome sind die *paroxysmale Hypertonie,* die in attackenartiger Erhöhung der systolischen und diastolischen Drucke (durchweg höher als 200/100 mm Hg) in Minuten-, Stunden- oder Tagesintervallen auftritt, oder aber die kontinuierliche Hy-

pertonie mit möglichem Übergang in eine maligne Verlaufsform (Abb. 10-9).

● *Begleiterscheinungen* sind:
Kopfschmerzen, Tachykardie, präkordiale Schmerzen, Schwitzen, periorale Blässe, nervöse Gereiztheit, Tremor.

● *seltenere Symptome* sind:
Schwindel, Dyspnoe, Brechreiz, Sehstörungen, kalte Extremitäten.

● *differentialdiagnostisch* muß gedacht werden an:
Hyperinsulinismus, Diabetes, Thyreotoxikose, paroxysmale Tachykardie, Eklampsie.

Folgende *spezielle Phäochromozytomformen* werden beobachtet:
mit metabolischer Auswirkung,
mit multipler endokriner Adenopathie kombiniert,
mit Polyzythämie,
mit vorwiegender DOPA-Sekretion,
mit Harnblasenbefall und miktionssynchroner Symptomatik und Hämaturie.

Laboruntersuchungen
1. Phentolamintest (Cave: Blutdruckabfall)
Phentolamin ist ein kurz wirksamer Alpha-Rezeptorenblocker, der bei Normotensiven den Blut-

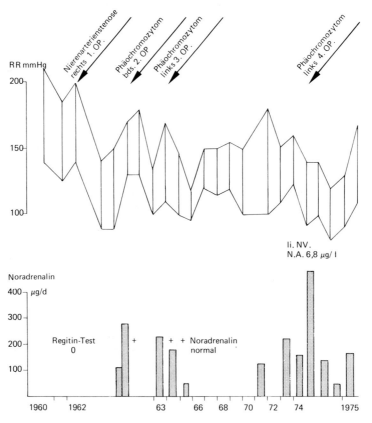

Abb. 10-9 Verlauf eines 34jährigen Patienten mit rezidivierenden, doppelseitigen Phäochromozytomen. Die Nierenarterienstenose wurde durch Tumorkompression von außen vorgetäuscht. Nach Entfernung des Phäochromozytoms nur vorübergehende Blutdrucknormalisierung. Wegen erneutem Blutdruckanstieg Re-Operation und Entfernung von 3 paraaortalen Phäochromozytomen. 1964 erhöhte Katecholaminausscheidung und positiver Regitintest mit erneuter Hypertonie. Erneutes Phäochromozytom im Bereich der linken Polarterie. Bei der Re-Operation wurde ein erneutes Rezidiv festgestellt, das eine isolierte 10fache Nor-Adrenalin(N.A.)-Ausscheidung aus der linken Nierenvene (NV.) zur Folge hatte.

druck nur unwesentlich senkt. Beim Vorliegen eines Phäochromozytoms tritt nach intravenöser Injektion ein plötzlicher Blutdruckabfall systolisch wie diastolisch von mindestens 30-40 mm Hg ($\triangleq$ 4-5,33 k Pa) ein.

2. Vanillinmandelsäure im Urin (VMS):
Bei 95% aller Phäochromozytom-Patienten ist im mehrmalig kontrollierten 24-Std.-Urin die VMS-Konzentration erhöht. Bei nicht eindeutigem Ergebnis wird die VMS-Untersuchung durch die Bestimmung der Katecholamine selbst komplettiert.

Lokalisationsdiagnostik

Röntgen- und tomographische Untersuchungen (Abb. 10-10), wie sie beim Cushing-Syndrom aufgeführt wurden, sind zur Lokalisation eines Phäochromozytoms geeignet. Im Rahmen einer Nebennierenphlebographie kann selektiv Venenblut aus den Nebennieren zur quantitativen Katechola-

min-Bestimmung gewonnen werden. Vor jeder Kontrastmittel-Diagnostik sollte zur Vermeidung hypertensiver Krisen über mehrere Tage mit Alpha-Rezeptorblockern (z. B. Dibenzyran®) behandelt werden.

Das Neuroblastom

Es entwickelt sich aus Zellen der Neuralleiste und ist hochmaligne. 75% aller Neuroblastome sind hormonaktiv und sezernieren Katecholamine oder Vorstufen und können eine Hypertonie hervorrufen. Neuroblastome sind die zweithäufigsten soliden Malignome des Säuglings- und Kleinkindesalters und können bei der Geburt bereits vorhanden sein (Abb. 10-11); fast die Hälfte der Patienten sind in ihrem ersten Lebensjahr. Die Lokalisation ist: $^1/_3$ im Nebennieren-

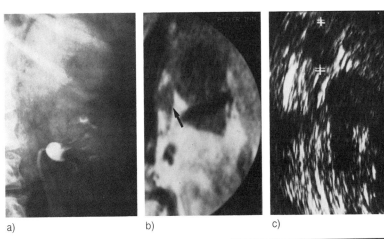

a) b) c)

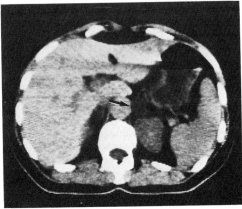

Abb. 10-10 Urogramm (a), Kernspintomogramm (b) und Sonogramm (⌀ 2,5 cm) eines Phäochromozytoms der linken Nebenniere (c), (d) extraadrenales Phäochromozytom kaudal der linken Nebenniere im Computertomogramm (Abb. 10-10 d aus: Frommhold, W., H.-St. Stender, P. Thurn [Hrsg.] Radiologische Diagnostik in Klinik und Praxis, Band IV, Thieme, Stuttgart 1984).

d)

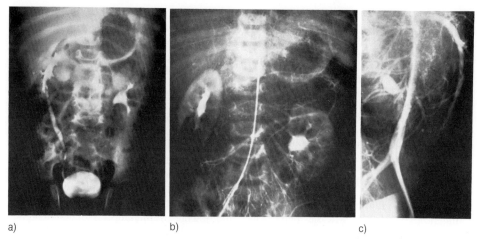

a)   b)   c)

Abb. 10-11   Urogramm (a), Übersichtsaortogramm, anterior-posterior (b) und seitlich (c) bei einem Neuroblastom der linken Nebenniere, das über die Mittellinie zur Gegenseite reichte. Die linke Niere ist nach kaudal verlagert. Aorta und A. mesenterica superior sind im seitlichen Strahlengang aufgrund des retroperitoneal vorwachsenden Neuroblastoms nach ventral verlagert (5 jähriger Knabe).

mark, $^1/_3$ von abdominalen Ganglien ausgehend sowie $^1/_3$ in extraabdominellen sympathischen Geweben. Neuroblastome sind extrem radiosensibel. Daher ist bei Verdacht auf Neuroblastom die laborchemische Hormondiagnostik von Bedeutung, damit bestrahlungsfähige Tumoren nicht einer primären operativen Behandlung zugeführt werden. Eine Operation erfolgt erst nach Vorbestrahlung und Chemotherapie *(verzögerte Erstoperation).*

10.1.2   Therapie (GK 3-11.1.3)

Die unilaterale Adrenalektomie

Die einseitige Entfernung der Nebenniere ist indiziert bei Nebennierenadenomen, die ein Cushing-Syndrom hervorrufen, bei Conn-Adenomen (primärer Hyperaldosteronismus) sowie bei adrenalen Phäochromozytomen.

In allen Fällen ist darauf zu achten, daß das gesamte Retroperitoneum dargestellt und eventuell versprengtes ektopes, hormonaktives Gewebe radikal entfernt wird. Mitunter können zur Identifizierung aberrierenden Gewebes Schnellschnittuntersuchungen intraoperativ notwendig sein.

Bei der einfachen Adrenalektomie (Nebennierenrindenadenom bei Cushing-Syndrom) ist in der Regel ein Flankenschnitt mit eventueller Resektion der 11. und 12. Rippe ausreichend. Bei der erweiterten Adrenalektomie (Conn-Adenom, Phäochromozytom) läßt sich der gesamte retroperitoneale Raum am zweckmäßigsten von einem transabdominalen oder thorakoabdominalen Operationsschnitt aus explorieren. Dabei werden alle tumorverdächtigen Strukturen radikal entfernt.

Da beim Cushing-Syndrom die kontralaterale Nebennierenrinde aufgrund des fehlenden ACTH-Stimulus atrophisch ist, kann je nach Plasmacortisol-Spiegel postoperativ unter ausschleichender Dosierung (schrittweise Dosisreduktion) eine Substitutionstherapie mit Kortikoiden notwendig werden.

Bei der operativen Therapie eines Phäochromozytoms sollte zumindest bei Vorliegen einer kontinuierlichen Hypertonie mit Alpha-Rezeptorenblockern zur Verminderung intraoperativer hypertensiver Krisen über mehrere Tage vorbehandelt werden. Wegen seines hypotensiven Effekts ist in diesen Fällen Halothan bevorzugtes Narkosemittel. Insbesondere wegen der Gefahr intraoperativer Hochdruckkrisen durch Mani-

pulation am Tumor mit konsekutiver Erhöhung der Hormonausschüttung oder wegen
des Blutdruckabfalles nach plötzlicher Entfernung der Katecholaminquelle (besonders
bei Vorbereitung mit Alpha-Blockern) ist
eine peinlich genaue anästhesiologische
Kreislaufüberwachung intra- und postoperativ notwendig.

Weiterführende Literatur

Altwein, J. E., P. Gutjahr: Tumoren des Kindes-
alters. In: Hohenfellner, R., E. J. Zingg
(Hrsg.) Urologie in Klinik und Praxis. Band 1.
Thieme, Stuttgart 1982 p. 668

Altwein, J. E., P. H. Walz: Urologische Behandlung der Intersexualität. In: Hohenfellner, R.,
E. J. Zingg (Hrsg.) Urologie in Klinik und Praxis. Band 2. Thieme, Stuttgart 1983 p. 1114

Dluhy, R. G., R. G. Gittes: The Adrenals. In:
Campbell's Urology. Band 3, 5. Aufl.;
W. B. Saunders, Philadelphia 1986 p. 2976

Graham, J. B.: Pheochromocytoma and hypertension; analysis of 207 cases. Int. Abstr. Surg.
92 (1951) 105

Marberger, M., H. Marberger, K. Stockamp et al.:
Die Korrektur des intersexuellen Genitale in
die weibliche Richtung. Akt. Urol. 6 (1975)
102

Ringert, R. H., K. A. Walz: Ergebnisse operativer
Therapie der virilisierten Vulva. Akt. Urol. 16
(1985) 229

*Snyder, H. McC., G. J. D'Angio, A. E. Evans et
al.:* Pediatric Oncology. In: Campbell's Urology. Band 2, 5. Aufl.; W. B. Saunders, Philadelphia 1986 p. 2244

Vogler, E., H. Schreyer, G. Dietrich et al.: Harnsystem und männliche Genitalorgane, Nebennieren, Retroperitonealraum. In: Frommhold,
W., H.-St. Stender, P. Thuru (Hrsg.) Radiologische Diagnostik in Klinik und Praxis, Band
IV. Thieme Verlag, Stuttgart 1984 p. 1

11 Andrologie (GK 3-11)

H. Heidler, G. H. Jacobi

Die Funktionsstörungen der männlichen Geschlechtsorgane treten als *erektile Dysfunktion* (Impotentia coeundi) und *Infertilität* = Sterilität (Impotentia generandi) in Erscheinung. Die *Andrologie* oder Männerheilkunde ist daher ein Spezialgebiet der Urologie.

11.1 Erektionsstörungen (Erektile Dysfunktion; ED)

Die ED ist in der urologischen Praxis häufig, aber die Natur der Erkrankung verhindert genaue epidemiologische Angaben: 16% der Männer sind jünger als 30 Jahre (primäre ED); 2% der 40jährigen und bereits 7% der 55jährigen leiden an sekundärer permanenter ED, die bereits 25% der 65jährigen betrifft. Ging man bis vor kurzem davon aus, daß 80-90% der ED psychogen sind, so hat sich in den letzten Jahren durch die Anwendung neuer Untersuchungsmethoden (Tab. 11-1) der prozentuale Anteil somatischer Störungen deutlich erhöht: 15% werden heute als rein psychogen angesehen, während 85% auf mehrere Ursachen zurück-

zuführen sind (*Virag* 1984). Unter diesen dominieren Gefäßschäden mit nahezu 50% (Tab. 11-2).

Definition: Masters und *Johnson* (1970) klassifizieren einen Mann als impotent, wenn er bei mindestens 75% seiner koitalen Versuche zu einer Penetration nicht in der Lage ist. Diese Definition berücksichtigt jedoch nicht diejenigen Patienten, die *post intromissionem* einen Erektionsverlust erleiden. Dennoch gilt die ED heute als nosologische Einheit.

Der Erektionsmechanismus ist noch unvollständig geklärt. Grundvoraussetzung ist die gesteigerte arterielle Blutzufuhr über die A. pudenda interna. Nerval gesteuert ist die mikrovaskuläre Volumenzunahme mit Druckanstieg in den Corpora cavernosa, was unter passiver Mitwirkung der nur teilweise dehnbaren Bindegewebshüllen des Penis zu adäquater Rigidität führt.

Während der Erektion erschlaffen die glatte intravenöse Muskulatur und die arteriellen *von Ebner*schen Polster. Dadurch erweitert sich der Querschnitt des zuführenden arteriellen Systems; gleichzeitig vermindert sich das Lumen der arteriovenösen Anastomosen (hämodynamische Umstellung).

Therapie: Der Libidomangel dominiert in der Gruppe der psychogenen ED und begründet die dort notwendig werdende Psychotherapie unter Einschluß des Partners. Die arteriell bedingte ED kann durch ver-

---

Tabelle 11-1   Abklärungsprogramm der ED

Nicht-invasiv	Invasiv
● Psychosexuelle Anamnese	● Phalloarteriographie
● Blutfette und Blutzucker	● Dynamische Cavernosographie
● Hormonstatus	● Papaverin-Schwellkörperinjektionstest
● Doppler-Sonographie des Penis	
● Nächtliche Tumeszenzmessung (NPT)	
● Bulbocavernosus-Reflex-Latenzzeit (BCRL)	
● Psychometrie	

Tabelle 11-2 Somatische Ursachen der ED (85%); 15% psychogen

Ursache	Häufigkeit (%)
● **Arterielle Schädigungen**	50
– Dysplasie: idiopathisch	
Arteriosklerose	
Diabetes	
● **Venöse Schädigungen**	20
– isoliert/kombiniert	
● **Neurogene Schädigungen**	10
– peripher/zentral	
● **Traumatisch**	5
– (z. B. Beckenfraktur, iatrogen)	

schiedene Verfahren der Schwellkörper-Revaskularisation operativ korrigiert werden. Alternativ steht heute die Anwendung der Schwellkörper-Autoinjektionstherapie (SKAT) mit einem Regitin-Papaveringemisch zur Verfügung (*Stief et al.*, 1986). Die Versorgung mit rigiden Schwellkörperprothesen hat Bedeutung in der Rehabilitation. Penile Mißbildungen, die eine Immissio verhindern, werden chirurgisch korrigiert (Hypospadie, Epispadie, kongenitale Peniskurvatur).

11.2 Fertilitätsstörungen (GK 3-11.1)

Von *Infertilität* oder *Sterilität* wird dann gesprochen, wenn in einer Ehe trotz regelmäßiger Kohabitationen ohne kontrazeptionellen Schutz nach 2 Jahren keine Schwangerschaft eingetreten ist. Nach großen Statistiken liegen die Ursachen für die Infertilität einer Ehe zu 30-50% beim männlichen Partner. Die Fertilitätsuntersuchungen des Mannes sollten deshalb dem diagnostischen und therapeutischen Eingriff bei der Frau vorausgehen.

Das Ejakulat wird meist durch Masturbation gewonnen, hat ein milchig-weißes, opales Aussehen und setzt sich aus Spermien, Nebenhoden-, Samenblasen- und Prostatasekret zusammen. Durch reichliche Leukozytenbeimengung erhält das Ejakulat einen gelblichen Ton (Pyospermie), Blutbeimengung färbt das Sperma je nach Alter der Blutung rot bis schwarz-braun (Hämospermie). Ursache in beiden Fällen ist meist eine Prostatovesikulitis.

Das Sperma koaguliert unmittelbar nach der Ejakulation und wird innerhalb von 5-30 Minuten wieder *verflüssigt*. Eine verlängerte Verflüssigungszeit sowie eine geänderte *Viskosität* findet man in erster Linie bei verändertem Samenblasensekret.

Das *Ejakulatvolumen* beträgt normalerweise zwischen 2 und 5 ml und wird durch die Funktion der akzessorischen Geschlechtsdrüsen bestimmt.

Die *Wasserstoffionenkonzentration* (pH) des Ejakulates wird nach dem Anteil des alkalischen Samenblasen- und Hodensekretes und des sauren Prostata- und Nebenhodensekretes bestimmt. Der pH-Wert liegt gewöhnlich zwischen 7,2-7,8.

Die mikroskopische Nativuntersuchung ermöglicht die Feststellung des Vorhandenseins von Spermien und der Qualität der *Beweglichkeit* der Samenfäden.

Die *Spermiendichte* wird durch Auszählen in der Zählkammer bestimmt. Die Gesamtzahl ergibt sich aus dem Produkt von Spermiendichte und Volumen.

Die Bestimmung der Quantität der sich bewegenden Spermien ergibt den Prozentsatz der *Motilität*.

Abschließend erfolgt nach Färbung eines Spermienausstriches die Beurteilung der *Spermienmorphologie* auf pathologische Veränderungen an den Spermien (Differentialspermiogramm). Diese finden sich hauptsächlich am Kopf, weniger am Schwanz und Mittelstück (Abb. 11-1 a und b).

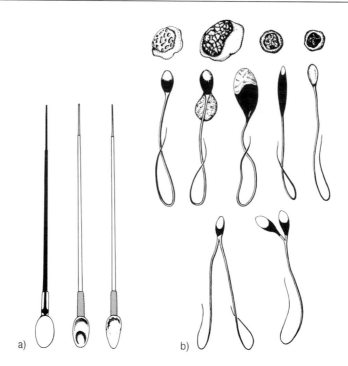

Abb. 11-1 a) Spermien des Menschen. Jedes Spermium besteht aus Kopf, Mittelstück und Schwanz.
b) Samenreifungszellen:
(obere Reihe von links) Spermatogonie, Spermatozyt, Präspermatide, Spermatide; (mittlere Reihe von links) normalaussehendes Spermium, Spermium mit Protoplasmatropfen, Spermium mit Riesenkopf „tapering form", Hypochromakopf; (untere Reihe von links) Spermium mit Schwanzdoppelung und Kopfdoppelung.

Von den biochemischen Untersuchungen hat die *Fruktosebestimmung* die größte Bedeutung. Die Fruktose bildet die Energiequelle des anaeroben Stoffwechsels der Spermien im Ejakulat. Sie wird von den Samenblasen gebildet.

Liegen die einzelnen Spermaqualitäten innerhalb der an fertilen Männern gewonnenen Norm, so wird das Ergebnis der einfachen Fertilitätsuntersuchung als Normozoospermie bezeichnet (Tab. 11-3).

Die Befruchtungswahrscheinlichkeit sinkt, je mehr sich die einzelnen Eigenschaften des Ejakulates von diesen Durchschnittswerten entfernen. Mittelgradige Abweichung einer Samenqualität kann durch gute andere Qualität kompensiert werden. Erhebliche Verschlechterung einer Samenqualität oder Kombination mehrerer Abweichungen äußern sich in einem Absinken der Fertilitätschancen. Die Tabellen 11-4a und b geben den Überblick über die Nomenklatur der pathologischen *Ejakulatbefunde* und über die Klassifizierung der verschiedenen Spermaparameter.

Tabelle 11-3 Kriterien der Normozoospermie

Ejakulationsvolumen	2,5-6 ml
Spermienzahl	> 40 Mill./ml und 125 Mill. im Gesamtejakulat
Motilität	> 50% spontane gute Beweglichkeit 2 Stunden nach Gewinnung
Differentialspermiogramm	> 60% Normalformen
Ejakulatfruktose	1200 µg/ml

Tabelle 11-4 a Pathologische Spermiogrammbefunde

Aspermie	= kein Sperma
Hypospermie	= Spermavolumen < 2,0 ml
Hyperspermie	= Spermavolumen > 5,0 ml
Azoospermie	= keine Spermien im Samen
Oligozoospermie	= < 40 Mill. Spermien/ml
Polyzoospermie	= > 250 Mill. Spermien/ml
Asthenozoospermie	= herabgesetzte Motilität unter 50%
Teratozoospermie	= > 40% abnormale Spermatozoen

Tabelle 11-4 b Klassifizierung der Spermaparameter Dichte, Gesamtmotilität und Morphologie, sog. Fertilitätsindex

Gruppe	Spermatozoen-Dichte (Mill/ml)	Gesamtmotilität (%)	Morphologie (%)
I	1-10	< 30	< 40
II	10-20	30-40	40-50
III	20-40	40-50	50-60
IV	> 40	> 50	> 60

11.2.1 Ätiologie (GK 3-11.1.1)

Die Beeinträchtigung der Fertilität kann durch eine Störung der Hodenfunktion oder Erkrankung der samenableitenden Wege und akzessorischen Geschlechtsdrüsen (Abb. 11-2) bedingt sein.

Hodenfunktionsstörungen

Bei der Hodeninsuffizienz muß die tubuläre Hodeninsuffizienz mit Störung der Spermiogenese von der inkretorischen Hodeninsuffizienz mit unzureichender Testosteronproduktion durch die Leydig-Zellen unterschieden werden. Bei primärer Erkrankung der Hoden besteht ein primärer *Hypogonadismus*. Ist die Hodeninsuffizienz die Folge einer Funktionsstörung der übergeordneten Zentren wie Hypophyse und Hypothalamus, so spricht man von einem sekundären *Hypogonadismus*. Die Unterscheidung erfolgt durch Bestimmung der Funktionsparameter der Hypophysen-Gonaden-Achse (Abb. 11-3), wobei FSH, LH und Testosteron im Serum radioimmunologisch bestimmt werden (s. S. 47).

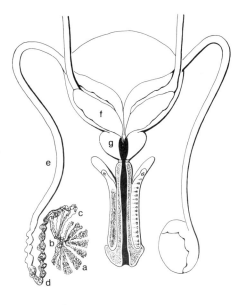

Abb. 11-2 Übersicht der männlichen Geschlechtsorgane. Auf der linken Seite sind die Tubuli seminiferi (a), das Rete testis (b), die Ductuli efferentes (c), der Ductus epididymidis (d), der Ductus deferens (e), die Samenblase (f) und die Prostata mit den Ductuli ejaculatorii (g) dargestellt.

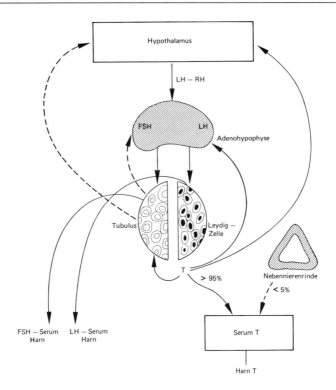

Abb. 11-3 Hypothalamisch-hypophysär-testikulärer Gegenregulationsmechanismus des Mannes. RH = Releasing Hormon, T = Testosteron.

Störungen im Bereich der samenableitenden Wege

Der *beidseitige Verschluß* im Bereich der samenableitenden Wege führt zur Azoospermie. Ein einseitiger Verschluß oder eine Stenose der samenableitenden Wege kann Ursache einer Oligozoospermie sein. Die Röntgenkontrastmitteldarstellung der Samenwege erlaubt die Lokalisation des Passagehindernisses.

Als *Mißbildungen* der aus dem Wolffschen Gang stammenden Organe werden Aplasie, Hypoplasie und Zystenbildung von Rete testis, Nebenhoden, Samenleiter und Ductuli ejaculatorii beobachtet.

Unterbrechung des Samentransportes als Folge einer artifiziellen *Unterbindung* des Samenleiters bei Bruchoperationen im Kleinkindesalter sowie *Traumen* im Genitalbereich und funktionelle *Durchgängigkeitsstörungen* bei neurologischen Erkrankungen sind seltenere Ursachen der Infertilität.

Eine wesentliche und häufige Ursache von Störungen im Bereiche der samenableitenden Wege stellen die Entzündungen dar. Die *Orchitis* entsteht in erster Linie hämatogen als Begleiterkrankung im Rahmen von Mumps, Influenza-Grippe, Varizellen, M. Pfeiffer, septischer Angina und Lues, seltener durch Übergreifen einer akuten unspezifischen Epididymitis auf den Hoden. Die Beeinträchtigung der Fertilität ist abhängig vom Ausmaß der Hodenläsion. Die Mumps-Orchitis führt in ca. einem Drittel der Fälle zur Infertilität.

Die *Epididymitis* entwickelt sich durch aszendierende, kanalikuläre Keiminvasion über den Ductus deferens oder fokusbedingt hämatogen. Die akute Entzündung kann mit einem Verschluß des Nebenhodenganges abheilen. Bei der chronischen Entzündung ist der Spermientransport stets unterbrochen. Eine konsequente Therapie der akuten Epididymitis ist deshalb von größter Bedeutung.

Die chronische *Prostatovesiculitis* als häufigste Entzündung der männlichen Adnexe wird meist durch kanalikuläre Ausbreitung von Keimen aus der hinteren Harnröhre hervorgerufen, jedoch ist auch hier ein hämatogener Infektionsweg möglich. Begünstigend wirken Herabsetzung der allgemeinen oder lokalen Resistenz und sexuelle Dysfunktionen. Bei annähernd der Hälfte der Patienten mit einer bakteriellen chronischen Prostatitis finden sich pathologische Spermiogramme, wobei eine Oligozoo- und Asthenozoospermie am häufigsten anzutreffen sind. Die Ursache von Infertilität bei Infektionen mit Mykoplasmen und Chlamydien liegt in der Störung frühester embryonaler Entwicklungen der Spermatozoen.

Varikozele

Die Varikozele gehört zu den häufigen Genitalerkrankungen des Mannes, die bei über 10% der 12-25jährigen in Reihenuntersuchungen nachgewiesen wurde. Wehrpflichtigen-Musterungen offenbaren sogar bei über 20% eine Varikozele. Bei Fragen der Fertilität kommt ihr eine größere Bedeutung zu als bisher angenommen wurde; 15-20% der Patienten einer andrologischen Sprechstunde leiden an einer Varikozele. Mindestens zwei Drittel der Varikozelenträger haben ein pathologisches Spermiogramm.

Als Varikozele wird die Erweiterung und Verlängerung der Venen des Plexus pampiniformis und der Hodenhüllen bezeichnet. Sie tritt in 90% der Fälle linksseitig auf, bedingt durch schlechtere hämodynamische Verhältnisse an der rechtwinkligen Einmündungsstelle in die linke Vena renalis mit Venenklappen-Insuffizienz. Der negative Einfluß der Varikozele auf die Spermiogenese ist unbestritten. Infolge der venösen Hyperämie werden als schädigende Faktoren die Hyperthermie, die Hypoxie und die erhöhte Katecholaminkonzentration diskutiert. Eine Beeinträchtigung der Leydig-Zell-Funktion wurde bisher nicht nachgewiesen.

Deszensusstörungen

Die männliche Keimdrüse wandert unter Leitung des Gubernaculum testis während des 3. bis 10. Lunarmonats bis in das Skrotalfach. Der mütterlichen Gonadotropinproduktion wird dafür eine wichtige Rolle zugeschrieben. Die skrotale Lage des Hodens gilt als Reifezeichen des Neugeborenen.

Deszensusstörungen werden als Hodendystopie, Maldeszensus oder Kryptorchismus bezeichnet und finden sich bei den unbehandelten Erwachsenen in 3‰. Bei beidseitigem Maldescensus testis ist mit starker Einschränkung der Fertilitätschancen zu rechnen. Auch bei unilateralem Maldeszensus ist nur bei ⅓ der Patienten mit guten Fertilitätschancen zu rechnen. Histologische Untersuchungen haben gezeigt, daß die postembryonale Reifungsentwicklung kontinuierlich stattfindet und somit eine operative Korrektur möglichst noch während des 2. Lebensjahres eine stärkere Parenchymschädigung verhindern kann.

11.2.2 Diagnostik (GK 3- 11.1.2)

Der diagnostische Weg zur Klärung der männlichen Infertilität beginnt bei der allgemeinen *Anamnese*, erweitert durch die Sexualanamnese. Gezielte Fragen sind zu richten nach Mumps-Orchitis, Operationen und Verletzungen im Genitalbereich, verspätetem Deszensus, verzögertem Eintritt der Pubertät, nach Nikotin- und Alkoholabusus sowie regelmäßiger Medikamenteneinnahme.

Bei der *körperlichen Untersuchung* sind Wachstumsproportionen, Fettverteilung, Hautbeschaffenheit und Behaarungstyp aspektmäßig zu erfassen und die Inspektion und Palpation des Genitales einschließlich der Prostata, möglichst mit Gewinnung und Beurteilung des Prostatasekrets, durchzuführen.

Daran schließt sich die *Ejakulatuntersuchung* an. Bei abnormem Ergebnis der Grunduntersuchung ist die Indikation zur weiteren Diagnostik gegeben.

Spezialuntersuchungen

Neben der Überprüfung der Invasionsfähigkeit der *Spermien* in das Zervikalsekret, der Bewegungsgeschwindigkeit (im Normalfall 1-4 mm/min) und biochemischen Untersuchungen des *Seminalplasma* gewinnen die *Hormonuntersuchungen* in der Diagnostik von Fertilitätsstörungen zunehmende Bedeutung.

Das follikelstimulierende Hormon (FSH) bewirkt beim Mann die Aufrechterhaltung der Spermiogenese. Das zwischenzellstimulierende Hormon (ICSH = LH*) ist beim Mann für die Entwicklung der Leydigschen Zwischenzellen und die Produktion von Androgenen in diesen Zellen verantwortlich; die Sekretion dieser Gonadotropine wird von den Produkten der Erfolgsorgane in reziproker Weise gesteuert (Abb. 11-3; S. 302).

Die Gonadotropine werden heute selektiv im Blutplasma radioimmunologisch bestimmt. Beim primären Hypogonadismus sind die Serum-Gonadotropine erhöht, wir sprechen von einem **hypergonadotropen Hypogonadismus.** Fehlt eine reziproke Erhöhung der Gonadotropine, so handelt es sich um einen **hypogonadotropen Hypogonadismus.** Zur weiteren ursächlichen Abklärung dient nun der Stimulationstest des Hypothalamus mit Clomiphen sowie der LH-Releasing-Test (LH-RH*-Test oder Gn*-RH-Test) als Stimulation der Hypophyse.

Die quantitative Bestimmung von *Testosteron* im Blut ermöglicht eine selektive Beurteilung der inkretorischen Hodenfunktion. Aufgrund großer Schwankungsbreiten der Basalwerte stellt der Stimulationstest eine wesentliche Bereicherung in der endokrinologischen Diagnostik dar.

Der *Choriongonadotropin-Test* (HCG*-Test) gibt Aufschluß über den Funktionszustand und die *Funktionsreserve* der Leydigschen Zwischenzellen durch ihre Stimulierbarkeit. Der Test ermöglicht bei niedrigen Plasmatestosteronwerten die Differenzierung zwischen primärer und sekundärer In-

---

* LH = **L**uteinisierendes **H**ormon
  RH = **R**eleasing **H**ormon
  Gn = **G**onadotropin
  HCG = **H**uman **C**horiongonadotropin = Primogonyl®

suffizienz (bei mangelhafter Stimulierung durch LH) der Leydigschen Zellen.

Eine weitere Spezialuntersuchung stellt die *Hodenbiopsie* dar, für die bei Azoospermie bei normaler Hodengröße eine absolute Indikation besteht. Spermien im Tubuluslumen oder auf einem Abklatschpräparat weisen auf den Verschluß in den samenableitenden Wegen hin. Bei Oligozoospermie und Teratozoospermie ermöglicht die Hodenbiopsie eine Beurteilung der Erfolgschancen einer einzuleitenden Therapie. In aussichtslosen Fällen können dadurch den Patienten kostspielige und nutzlose Therapieversuche erspart bleiben.

11.2.3 Therapie (GK 3-11.1.3)

Das primäre Ziel der Therapie von Fertilitätsstörungen des Mannes ist die Verbesserung der Spermaqualität und somit eine höhere Schwangerschaftsrate.

Medikamentöse Therapie

Der Schwerpunkt der medikamentösen Therapie liegt in der Hormonbehandlung. Die Behandlung erstreckt sich normalerweise über einen Zeitraum von 3 Monaten. Jeder Patient soll darauf hingewiesen werden, daß die Behandlung nur als Versuch zu werten ist.

Beim *hypergonadotropen Hypogonadismus* (= primärer Hodenschaden mit hypergonadotroper Reaktion der Hypophyse) bestehen praktisch keine Therapiechancen.

Hingegen beim *hypogonadotropen Hypogonadismus* (= sekundärer Hodenschaden bei verminderter Hypophysen-Hypothalamusfunktion) bestehen gute Therapiemöglichkeiten durch Substitution von HCG und HMG in Form von Primogonyl® 5000 IE/Woche und Humegon® 150 IE 3 × pro Woche.

Beim *normogonadotropen oder idiopathischen Hypogonadismus* existiert kein einheitliches Therapiekonzept. *Clomiphen* und *Tamoxifen* bewirken über ihre Angriffspunkte am Hypothalamus eine erhöhte Freisetzung von LHRH und somit von FSH und ICSH (= LH) und daher auch von Testosteron (Abb. 11-3; S. 302). Die empfohlene

Dosis beträgt 1-2 × tägl. 25 mg *Dyneric®* bzw. *Novaldex®* 20 mg tägl. über mehrere Monate. Bei dieser Therapie kann zusätzlich *Mesterolon* als oral anwendbares Androgen in Form von *Proviron®* 3 × 25 mg tägl. verabreicht werden. Es bestehen jedoch nur mäßiggradige Erfolgsaussichten. Bei dem *selteneren Hodenschaden mit Androgenmangel* mit negativem HCG-Stimulationstest besteht in erster Linie eine Dauersubstitutionstherapie mit *Depot Testosteron* bis maximal 250 mg/Monat (Testoviron Depot®). Die *Hyperprolaktinämie* bei Hypophysenerkrankungen mit deutlichem Anstieg des Serum-Prolaktins stellt eine neuerdings erkannte Ursache von Infertilität und noch mehr von Impotenz dar, wobei es mit *Bromocriptin (Pravidel®* 10-20 mg tägl.) meist gelingt, den Serumspiegel zu normalisieren und Spermiogramm und/oder Potenz zu verbessern.

Bei der *isolierten Asthenozoospermie* besteht eine weitere Therapiemöglichkeit mit *Kallikrein* (*Padutin® 100*) von 3 × 1-2 Tabl. tägl. über 3 Monate. Bei Vorliegen einer chronischen *Prostatovesikulitis* als nicht seltene Ursache von Infertilität empfiehlt es sich, laut Antibiogramm der Ejakulatkultur über zumindest 6 Wochen antibiotisch in voller Dosis zu behandeln, wobei als häufigste Antibiotika dafür Doxycyclin, Erythromycin, Trimethoprim und Amoxycyclin bzw. Bacampicillin in Frage kommen.

Operative Therapie

Bei der *Verschlußazoospermie* liegen meist Obstruktionen im Bereiche des Nebenhodenschwanzes als Folge einer unspezifischen Epididymitis vor. Durch eine Anastomose zwischen Ductus deferens und Nebenhodenkörper bzw. -kopf (*Epididymovasostomie,* Abb. 11-4) kann dieses Hindernis umgangen werden. Voraussetzungen für den Versuch einer operativen Korrektur sind ausreichend bewegliche Spermien im Abklatschpräparat, das intraoperativ von der Nebenhodeninzision gewonnen wird, sowie eine freie Durchgängigkeit des Ductus deferens. Auch diese Prüfung erfolgt erst intraoperativ durch langsame Perfusion von 10 ml physiologischer Kochsalzlösung durch den Ductus deferens. Die Erfolgsrate dieser Operation liegt bei 30-50%.

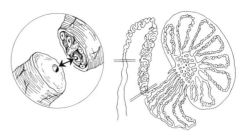

Abb. 11-4 Einschichtig splintfreie Epididymovasostomie nach Resektion einer entzündlichen Stenose des Ductus deferens (Verschlußazoospermie).

Seltener wird als Ursache eine Obstruktion des Ductus deferens gefunden. Hier wird durch End-zu-End-Vereinigung *(Vasovasostomie,* Abb. 11-5) der Samenleiterstücke nach Resektion des veränderten Abschnittes in 50% eine Durchgängigkeit erreicht.

Bei der *Varikozele* wird die Operationsindikation aufgrund der Beschwerden oder des Kinderwunsches des Patienten gestellt. Postoperativ wird bei $^2/_3$ der Fälle mit herabgesetzter Fertilität mit Verbesserung der Motilität, Dichte und Spermienmorphologie gerechnet. Zur Ligatur der meist mehrfach vorhandenen Äste der Vena spermatica bieten sich mehrere Zugangswege an. Die hohe Resektion der Vena spermatica (*Bernardi,* Abb. 11-6) erfolgt im Bereiche des inneren Leistenringes, bei der Operation nach *Palomo* werden die Venen retroperitoneal aufgesucht und unterbunden. Eine heute weit verbreitete Therapiemöglichkeit der Varikozele stellt die radiologische Vena sperma-

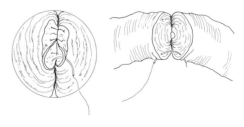

Abb. 11-5 Zweischichtige mikrochirurgische Vasovasostomie nach stattgehabter Vasektomie (Refertilisierung nach 3 Jahren).

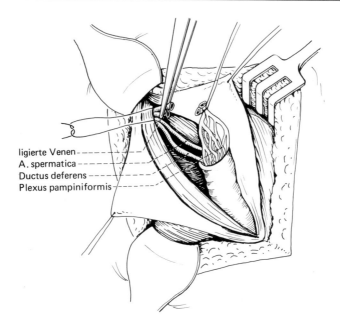

Abb. 11-6 Inguinale Resektion der Vv. spermaticae nach Bernardi zur Behandlung der Varikozele. Am innneren Leistenring werden die Vv. spermaticae ligiert und durchtrennt. A. spermatica und Ductus deferens bleiben unberührt.

tica-Okklusion mit Metallspiralen oder Varicocid® dar. Der Vorteil dieses Verfahrens der interventionellen Radiologie (sog. Sklerotherapie) besteht – neben dem Verzicht auf einen chirurgischen Eingriff – in der Möglichkeit zur phlebographischen Darstellung der Gegenseite: asymptomatische subklinische kontralaterale Varikozele in bis zu 30%! Beim Varikozelenrezidiv nach primärer Operation ist die Phlebographie immer

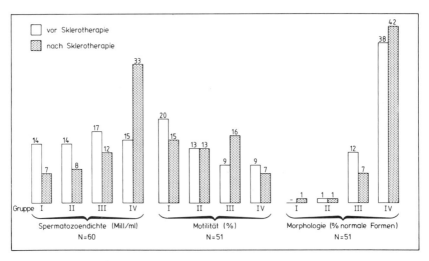

Abb. 11-7a Effekt der Sklerotherapie (Vena Spermatica-Okklusion mit Varicocid®) auf den Fertilitätsindex (Gruppen I-IV der Tab. 11-4b).

Spermiendichte

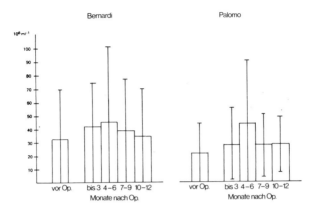

Abb. 11-7b Spermiendichte vor und nach konventioneller Varikozelenoperation (Methode nach *Bernardi* bzw. *Palomo; Gruennagel* und Mitarb., 1984).

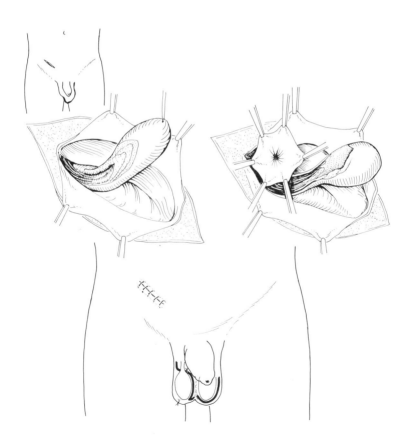

Abb. 11-8 Operationsschritte und Korrektur eines Leistenhodens. Der Prozessus vaginalis peritonei wird vom Samenstrang abpräpariert und ligiert. Nach Abpräparation der Fasern des M. cremastericus vom Samenstrang wird der Hoden in eine Sub-Dartostasche verlagert und mit einer Naht pexiert.

indiziert und die radiologische Venenokklu-sion Methode der Wahl. Ursächliche Fakto-ren für eine Rezidivvarikozele sind

- Kollateralvenen, welche die Ligatur überspringen,
- die sich gelöste Ligatur,
- kreuzende Venen von der Gegenseite, die distal der Ligatur die Varikozele speisen.

Bei 1100 Varikozelenoperationen aus dem Schrifttum betrug die Varikozelenpersistenz 8%, und schwankt zwischen 1-25% je nach Ligaturhöhe bei primärer Operation. Nach adäquater Therapie der Varikozele ist eine Verbesserung der Spermaqualität zu beob-achten (Abb. 11-7).

Bei der *Deszensusstörung* soll bei Erfolg-losigkeit der Hormontherapie aus den vor-her erwähnten Gründen möglichst früh-zeitig die operative Korrektur durchgeführt werden. Der Schwerpunkt liegt auf einer Befreiung der Samenstranggefäße und des Samenleiters von Adhäsionen und einer eventuellen Begleithernie. Der spannungs-frei in das Skrotum gebrachte Hoden darf nur elastisch fixiert werden (*Orchidopexie*, Abb. 11-8). Dafür wurden zahlreiche opera-tionstechnische Verfahren beschrieben und angewandt.

11.3 Sterilisierung des Mannes (GK 3-11.2)

Die Konzeptionsverhinderung durch Sterili-sation des Mannes gewinnt auch in Europa zunehmende Bedeutung, nachdem sich in den Vereinigten Staaten in den letzten Jah-ren 13% der männlichen Ehepartner der *Vasektomie* als derzeit sicherste Methode zur Kontrolle der männlichen Fertilität unterzo-gen haben. 1984 haben schätzungsweise 33 Mill. Ehepaare weltweit der Vasektomie zur Geburtenkontrolle vertraut. Der medika-mentösen Sterilisation kommt vorläufig kei-ne praktische Bedeutung zu.

Die Durchtrennung des Samenleiters wird meist in Lokalanästhesie von 2 kleinen Skrotalinzisionen durchgeführt (Abb. 11-9). Von jedem Ductus deferens werden nach

Möglichkeit 3 cm reseziert und zur histologi-schen Untersuchung eingesandt. Die Stümpfe werden 2fach ligiert, umgeschlagen und durch ein Bindegewebsseptum ge-trennt, um Spermagranulombildung und spontane Rekanalisierung zu verhindern.

Als Indikation für diesen Eingriff ergeben sich für den Arzt medizinische, eugenische und soziale Gründe, sowie Gründe im Sinne der sogenannten Familienplanung.

Probleme aus *medizinischer Sicht* können neben den üblichen Frühkomplikationen mit Hämatom- und Wundinfektion in zwei-erlei Hinsicht auftreten: Einmal die Frage nach der *Reversibilität* und die Frage über die Häufigkeit des Auftretens immunologi-scher *Reaktionen*, die eine spätere Schwan-gerschaft evtl. verhindern. Die Möglichkeit der Wiedervereinigung der durchtrennten Stümpfe der Samenleiter ist absolut gege-ben. Bei 16 000 ambulant durchgeführten Vasektomien haben *Philp* und Mitarb. (1984) Wundheilungsstörungen in 0,9% so-wie eine frühe Rekanalisation in 0,36% be-richtet. Spermiogramme 4 und 8 Wochen nach Vasektomie zeigen den Operationser-folg an und werden auch aus forensischen Gründen gefordert.

Vor allem nach Ehescheidung und neuer Partnerwahl suchen heute zunehmend Män-ner den Urologen mit der Frage einer *Refer-tilisierung* auf. Bei 115 unter Verwendung des Operationsmikroskops durchgeführten Vasovasostomien lag die Durchgängigkeits-rate bei 65%, die Schwangerschaftsrate bei 40% (*Papadopoulos* und Mitarb. 1985). Für den Operationserfolg ausschlaggebend sind neben der mikrochirurgischen Technik

- Art und Ausmaß der stattgehabten Va-sektomie
- Zeitintervall zwischen Vasektomie und Vasovasostomie;
- mögliche Autoimmunisierung durch Anti-körper gegen Spermatozoen.

Probleme aus juristischer Sicht

Da die Sterilisation die Fähigkeit zur Zeu-gung auf Dauer beseitigt, darf sie nur nach eingehender ärztlicher Aufklärung über die Folgen und die Bedeutung des Eingriffs aus-geführt werden. Sie soll nur erfolgen, nach-

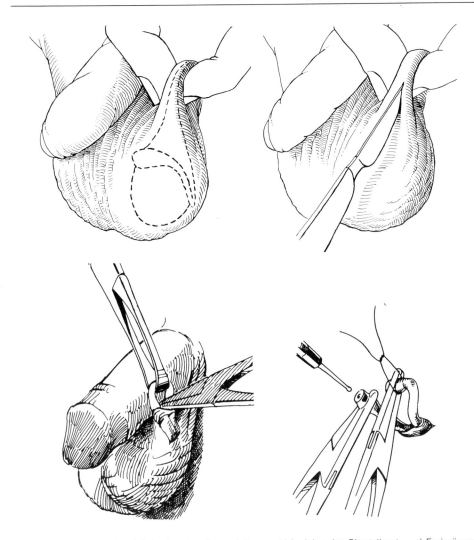

Abb. 11-9 Vasektomie. a) Palpation des Samenleiters. – b) Inzision der Skrotalhaut. – c) Freipräparation und Luxation. – d) Elektrokoagulation des Lumens und Ligatur.

dem die Beteiligten über andere Möglichkeiten der Empfängnisverhütung beraten worden sind.

Der Arzt darf eine Sterilisation erst dann ausführen, wenn die Voraussetzungen für eine nicht rechtswidrige Sterilisation festgestellt worden sind. In der Bundesrepublik Deutschland ist nach § 226 a des StGB eine Körperverletzung mit Einwilligung des Verletzten nur dann rechtswidrig, wenn sie gegen die guten Sitten und Gebräuche verstößt.

Nach Entscheidung des Bundesgerichtshofes vom 27. 10. 1964 gibt es keine deutsche Strafvorschrift mehr, die freiwillige Sterilisation mit Strafe bedroht.

Aus diesen rechtlichen Bestimmungen resultieren als generelle Richtlinien für Vasektomie die kritische Prüfung der *Beweggründe* für den Sterilisationswunsch, die erschöpfende *Aufklärung* beider Ehepartner über die Art des Eingriffs und dessen Folgen, und die Abfassung einer *rechtswirksamen Einwilligung* beider Ehepartner für diesen Eingriff. Die schriftliche Einwilligung sollte die Feststellung der Notwendigkeit postoperativer Spermiogrammkontrollen enthalten. Vor einem Verzicht auf anderweitige Verhütungsmittel ist aus juristischen Gründen der 2malige Nachweis einer Azoospermie erforderlich.

11.4 Anhang: Induratio penis plastica (Peyronie'sche Erkrankung)

Die *I*nduratio *p*enis *p*lastica (IPP) ist eine Erkrankung des männlichen Gliedes, in der sich sowohl Erektions- und Kohabitationsstörungen als auch Ejakulations- und damit Fertilitätsstörungen vereinigen. Auf diesen Zusammenhang hat *F. Peyronie* in seiner Erstbeschreibung 1743 bereits hingewiesen. *Pathologisch* handelt es sich um solitäre oder multiple fibrotische Plaques zwischen tunica albuginea und Corpora cavernosa dorsal am Penis. Chronisch entzündliche, fibroblastische Proliferationen führen zur Kontraktur.

Klinisch prädominiert bei der Erektion dieser Männer in mittlerem Lebensalter die kontrakturbedingte schmerzhafte Abknikkung des Penis nach dorsal oder dorsolateral mit schwersten Störungen bei der Intromissio. Beim erschlafften Glied sind die steinharten flachen Plaques tastbar.

Ätiologische Faktoren sind Beta-Blocker, Trauma, Atherosklerose, immunogenetische Faktoren und Alkoholabusus, eine familiäre Prädisposition und Koinzidenz mit der Dupuytren'schen Kontraktur an der Hand sind bekannt.

Diagnostisch ist neben der Anamnese (Eigenfotografie bei Erektion zeigt das Ausmaß der Penisdeviation), die Palpation und die Sonographie, falls die Plaques sekundär kalzifiziert sind.

Therapeutische Möglichkeiten beinhalten die orale Gabe von Vitamin D oder Paraaminobenzoat (Potaba®), die unter manuellem Druck durchzuführende fokale Injektion von Orgotein oder Kortison sowie die lokale Radiotherapie. Eine Erfolgsquote von 20-50% steht einer spontanen Besserungsrate

von 30% gegenüber. In therapieresistenten Fällen kann durch Resektion der Plaques und Defektdeckung (Dura, Hautlappen, Faszie) oder kontralateraler Tunica albuginea-Excision (Operation nach Nesbit) eine Gliedbegradigung erreicht werden, mitunter ist die Implantation einer flexiblen Penisprothese indiziert (*Kelâmi* 1983).

Weiterführende Literatur

Amelar, R. D., L. Dubin, P. C. Walsh: Male Infertility. Saunders, Philadelphia 1977

Bartsch, G.: Andrologie. In: *R. Hohenfellner, E. J. Zingg* (Hrsg.): Thieme, Stuttgart 1983

Gruennagel, H. H., J. Mauss, O. Richter et al.: Klinische und funktionelle Ergebnisse nach 275 Varikozelen-Operationen. Dtsch. Ärztebl. 81 (1984) 2881

Joel, C. H. A.: Fertility Disturbances in Men and Women. Karger, Basel 1972

Kelâmi, A., J. P. Pryor: Peyronie's Disease, Induratio penis plastica. Karger, Basel 1983

Ludvik, W.: Andrologie. Thieme, Stuttgart 1976

Lunenfeld, B., V. Insler (Hrsg.): Diagnosis and Treatment of Functional Infertility. Grosse, Berlin 1978

Masters, W. H., V. E. Johnson: Human Sexual Inadequacy. Little, Brown & Co., Boston 1970

Nesbit, R. M.: Congenital curvature of the phallus: Report of 3 cases with description of corrective procedure. J. Urol. 93 (1965) 230

Papadopoulos, O., B. McO'Brien, A. McLeod, et al.: Reparation microchirurgicale des canaux déférents. Ann. Urol. 19 (1985) 177

Philp, T., J. Guillebaud, D. Budd: Complications of vasectomy: Review of 16000 patients. Brit. J. Urol. 56 (1984) 745

Pincus, G.: The Control of Fertility. Academic Press, New York 1965

Schirren, C.: Praktische Andrologie. Hartmann, Berlin 1971

Schirren, C., K. Senn (Hrsg.): Fortschritte der Fertilitätsforschung, Vol. 8. Grosse, Berlin 1980

Spilman, C. H., T. H. Lobl, K. T. Kirton: Regulatory Mechanism of Male Reproductive Physiology. Excerpta medica. Amsterdam 1976

Stief, C. G., W. Bähren, H. Gall et al.: Schwellkörper-Autoinjektionstherapie (SKAT): erste Erfahrungen bei erektiler Dysfunktion. Urologe A 25 (1986) 59

Virag, R., M. Frydman, M. Legman et al.: Hemodynamic evaluation of arterial and venous lesions as a cause of impotence. Inter. Angio. 3 (1984) 241

12 Urologische Erkrankungen im Kindesalter (GK 3-12)

K. F. Klippel, J. E. Altwein

12.1 Besonderheiten der Symptomatik

Das urologisch kranke Kind weist spezielle, von der Erwachsenenurologie unterschiedliche Probleme auf. Das Kind ist oft unfähig, seine Symptome zu beschreiben und die Konsequenzen und Schwere seiner Krankheit zu begreifen.

Hauptsymptom: „Bauchweh"

Kinder mit Nieren- Harnleiter- und Blasenaffektionen klagen über vage abdominelle Schmerzen, teilweise assoziiert mit akuter Flankensymptomatik. Übelkeit, Brechreiz sind manchmal die einzigen differenzierbaren Symptome. Die ausführliche Anamnese kann zwischen dem Stauungsschmerz des Nierenbeckens, der meist in der Flanke ohne Ausstrahlung lokalisiert ist, und der Ureterstauung, die durch den scharfen in die Leiste ausstrahlenden Schmerz charakterisiert ist, unterscheiden. Flankenschmerzen unter Diuresebedingungen können einen Hinweis auf eine subpelvine Stenose geben.

Hauptsymptom: Abdomineller Tumor

Keineswegs ungewöhnlich wird beim Kind mit einem urologischen Leiden die Primärdiagnose „abdominal palpabler Tumor", gestellt (Abb. 12-1). Die urologische Differentialdiagnose bezieht sowohl die von der Niere (polyzystische Nierendegeneration, Wilms Tumor, Neuroblastom, subpelvine Stenose, Nierenvenenthrombose, neurogene Blase, Harnverhalt infolge Urethralklappe, Meatusstenose oder Phimose) als auch andere von der Blase und Urethra ausgehenden Erkrankungen ein.

Hauptsymptom: Anomales Miktionsverhalten

Ein Neugeborenes sollte innerhalb der ersten 48 Stunden zwischen 50-60 ml Urin gelassen haben. Die Miktionsfrequenz des Säuglings beträgt etwa 20-30mal in 24 Stunden. Anurie oder Harnverhalt bei männlichen Neugeborenen lassen an Urethralklappen, neurogene Blase, Meatusstenose und Urethralstriktur denken.
Inkontinenz und Enuresis sind Symptome,

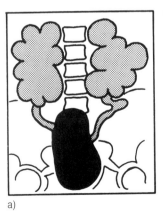 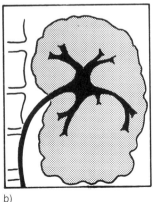 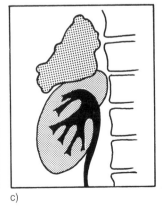

a)   b)   c)

Abb. 12-1 Möglichkeiten großer palpabler abdomineller Raumforderungen beim Kind; a) = Polyzystische Nierendegeneration, b) = Wilms Tumor, c) = Neuroblastom.

keine Diagnose und sind Aufforderung zu weiterer Untersuchung. Urogramm, Zystourethrogramm, Zystomanometrie und Zystoskopie gehören zum urologischen Abklärungsprogramm. Ständiges Einnässen kombiniert mit normaler Miktion legt den Verdacht auf eine urethrale Ektopie nahe. Urge-Inkontinenz kann Ausdruck einer akuten oder chronischen Zystitis, einer okkulten neuropathischen Blase oder ungehemmter Blasenkontraktionen sein.

Allgemeine Symptome

Viele urologische Erkrankungen werden zunächst aufgrund der Symptomatologie anderen Organsystemen zugeschrieben. Übelkeit, Brechreiz sind Symptome der Urämie, der Azidose, der akuten Pyelonephritis und der Nierenbecken-Ureter-Obstruktion. Eine metabolische Azidose wirkt sich in körperlicher Schwäche aus; Knochenschmerzen können die Folgen von Kalzium-Phosphatstörungen sein.
Die wichtigsten allgemeinen Untersuchungen sind:
1. Die Größen- und Gewichtsbestimmung des Kindes und
2. die Blutdruckmessung (s. S. 114). Die ermittelten Werte sollten dann anhand der statistisch ermittelten Somatogramme über eine evtl. relative Größenverschiebung Auskunft geben. Wuchsretardierung ist die häufigste Folge der chronischen Niereninsuffizienz. Kinder mit urologischen Erkrankungen unterliegen einem besonderen Risiko der Hypertonie.

Laboruntersuchung

Zur Uringewinnung gibt es für den männlichen oder weiblichen Säugling speziell adaptierbare Klebebeutel. Unter Umständen muß zur genauen bakteriologischen Differenzierung ein Blasenpunktionsurin gewonnen werden.

Zur Beurteilung einer Leukozyturie (Pyurie) muß berücksichtigt werden, daß die normale Leukozytenexkretion beim Kind bis zu 10 000/ml liegt, was beim Erwachsenen bereits pathologisch ist.

Psychologische Aspekte

Psychologische Faktoren wie Trennungsängste, Kastrationsängste, besonders in der Adoleszenz, bedürfen der vorsichtigen Führung nicht nur des Kindes, sondern auch der Eltern.

12.2 Kongenitale Fehlbildungen (GK 3-12.1)

12.2.1 Fehlanlagen der Nieren (s. Tab. 5-2, S. 115)

Nierenparenchymanomalien (Hypoplasie, Dysplasie und zystische Nierenerkrankungen) treten in mannigfachen Spielarten entweder allein oder in Kombination mit anderen Mißbildungen auf. Sie karikieren bestimmte ontogenetische Phasen. Hochdruck (multizystische Nierendysplasie), Niereninsuffizienz (polyzystische Nierendegeneration) oder Steinbildung (Ureterstenose bei Hufeisenniere) sind typische behandlungsbedürftige Komplikationsmöglichkeiten der Nierenfehlanlage.

12.2.2 Perinatale Urologie

Durch die Einführung des Realtimebildes und der Grauwertstufen wurden neue sonografische Möglichkeiten zur Beurteilung des *Feten in utero* geschaffen. Durch diese Voraussetzung können die einzelnen fetalen Organsysteme systematisch nach Mißbildungen und Fehlfunktionen abgesucht werden. Das normale Urogenitalsystem läßt sich leicht darstellen und in seiner Funktion beurteilen. Insbesondere lassen sich Harntraktsmißbildungen mit und ohne Stauung durch echofreie Areale leicht diagnostizieren. Nach den bisherigen Erfahrungen werden bei 0,4-0,7% aller Schwangerschaften Mißbildungen des fetalen Harntrakts entdeckt (Tab. 12-1). Folgende sonographische Verdachtsdiagnosen sind pränatal zu stellen:

Tabelle 12-1   Zeitpunkt des sonographischen Nachweises fetaler Organe/Mißbildungen

Organ/Mißbildung	Schwangerschaftswoche	
	Beginn	Optimal
Wirbelsäule	14	22
→ Anenzephalus	13	16
→ Spina bifida	17	22
Blase	14	–
Niere	16	22
→ Potter Syndrom	22	22
→ Hydronephrose	18	22
→ Multizystische Dysplasie	18	26
→ Zystennieren	18	26
Weite hintere Urethra	30	36
Skrotum/Vulva (Sonographische Geschlechtsdifferenzierung)	22	28

1. Subpelvine Stenose   16%
2. Megaureter   10%
3. Prune-Belly-Syndrom   6%
4. Harnröhrenklappe   4%
5. Megaureter-Megazystis-
   Syndrom   4%
6. Ureterozele   2%
7. Nierenaplasie (Potter Syndrom) 2%

Bei 56% aller Feten wird eine vorübergehende Harntransportstörung diagnostiziert. Der rechte und linke Ureter sind gleichhäufig betroffen; als Ursachen werden unter anderem eine Basisplattenschwäche mit vesikouretalem Reflux diskutiert. Gegenwärtig läßt sich folgende Schlußfolgerung aus den pränatal gewonnenen Erkenntnissen ziehen:

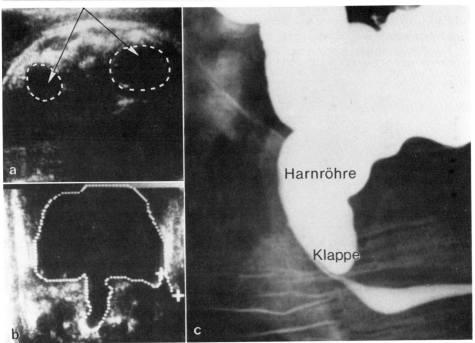

Abb. 12-2   a) Die Sonographie in der 33. Schwangerschaftswoche (routinemäßige Schwangerenvorsorge) zeigt im Rumpf-Horizontalschnitt beiderseitige Hydronephrosen. – b) Im dazugehörigen Frontalschnitt stellt sich eine maximal gefüllte Harnblase mit weiter hinterer Harnröhre dar; zusammen mit dem Symptom des Oligohydramnion der Mutter liegt die Verdachtsdiagnose einer Harnröhrenklappe nahe. – c) Postpartale Bestätigung der weiten hinteren Harnröhre infolge der Klappe im Miktionszystourethrogramm.

● Die pränatale Verdachtsdiagnose ist noch mit einem hohen Unsicherheitsfaktor belastet. Allein aus diesem Grund ist eine pränatale Therapie *in utero* weder zweckmäßig noch ungefährlich.
● Hauptvorteil dieser vorverlegten Diagnostik ist die frühzeitige Festlegung eines Therapieplanes bereits am Geburtstermin.
● Diese Strategie ist an folgendem Fallbeispiel verdeutlicht (Abb. 12-2).

12.2.3 Harnstauungsniere

Die Harnstauungsniere wird anhand des Urogramms klassifiziert (Abb. 1-9, S. 14).

12.2.3.1 Hydrokalix-Megakaliose

Bereits eine Hydrokalix (s. Abb. 4-8, S. 88) bedingt durch Kelchhalsstenose, vermag beim Kleinkind das Symptom des tastbaren Tumors hervorzurufen. Demgegenüber ist die kongenitale Megakaliose (Abb. 12-3) si-

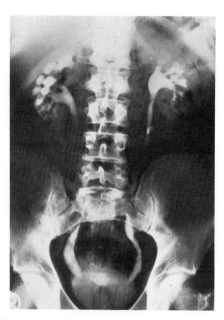

Abb. 12-3 Kongenitale Megakaliose bei einem Knaben mit deutlicher Verplumpung sämtlicher Kelche rechts.

cher abzugrenzen, bei der sich alle Kelche (mehr als 12) ektatisch im Urogramm ohne nachweisbares Abflußhindernis darstellen. Eine Therapie ist bei der Megakaliose meist nicht erforderlich.

12.2.3.2 Subpelvine Harnleiterstenose

Die Harnleiterabgangsstenose ist fast immer embryonaler Genese. Im Anschluß an das Nierenbecken folgt ein enges, aperistaltisches Segment, dessen muskuläre Spiralformation durch longitudinale Fasern oder Bindegewebe ersetzt ist. Häufig finden sich um den Ureter Adhäsionen, embryonal remnante Briden, die zur Knickbildung, Abflußstörung und damit dem röntgenologischen Erscheinungsbild einer subpelvinen Stenose führen (Abb. 12-4). Auch die hohe Ureterinsertion am Nierenbecken, aberrierende Gefäße, Ureterklappen und Polypen können Ursache dafür sein.

Bilaterales Vorkommen der subpelvinen Ureterstenose führt zu Gedeihstörungen. Die Nierenschädigung ist vom Ausmaß der Stenose (Transportkapazität), Dauer des Krankheitsbildes und von Begleitinfektionen abhängig. Die kompensierte subpelvine Stenose imitiert beim älteren Kind eine gastrointestinale Symptomatik. Der stechende, auch dumpfe Flankenschmerz nach Flüssigkeitsbelastung weist auf das Überschreiten der Transportkapazität des engen Segmentes im Harnleiter hin und führt zur Druckerhöhung im Nierenbecken (Norm bis 1,96 kPa $\triangleq$ 12 cm H_2O). Die plötzliche Druckerhöhung führt zur Ballonierung des Nierenbeckens mit möglicher Fornixruptur. Mikro- und Makrohämaturie können Begleitsymptome der subpelvinen Stenose sein.

Azotämie tritt auf bei bilateraler subpelviner Stenose, Einzelniere oder anderer urologisch-nephrologischer Erkrankung der kontralateralen Niere.

Die Diagnose wird durch das Urogramm (Abb. 12-4), gegebenenfalls durch das Diurese-Belastungsurogramm gestellt. Die Spätaufnahme gibt Aufschluß über das Ausmaß der Kontrastmittelabflußverzögerung.

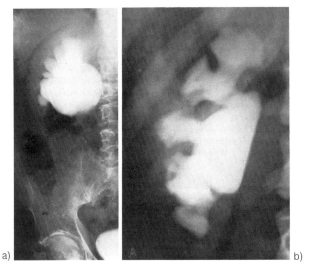

a)   b)

Abb. 12-4 a) Rechtsseitige extreme Ballonierung des Nierenbeckens bedingt durch eine subpelvine Stenose. b) Subpelvine Stenose mit dem sogenannten Hutterschen Psoas-Randphänomen, das das Nierenbecken linear nach medial scharf abgrenzt und oftmals eine intrinsische subpelvine Stenose vortäuschen kann.

Therapie

Nach Ausschluß einer tiefsitzenden Obstruktion ist die Therapie der Wahl die Nierenbeckenplastik unter Exzision des engen Segmentes, Verkleinerung des Nierenbeckentotraumes und Vereinigung des längsinzidierten kranialen Ureters mit den freien Enden des ,,maßgeschneiderten" Nierenbeckens am tiefsten Punkt (s. Abb. 4-9, s. S. 90).

12.2.4 Megaureter

Der Begriff Megaureter bedeutet weit dilatierter Ureter ohne Hinweis auf die Ätiologie. Zur Abgrenzung der verschiedenen Formen der Ureterdilatation empfiehlt sich folgende Einteilung:

1. Megaureter mit freiem Abfluß im Urogramm = *primär refluxiver Ureter.*
2. Megaureter mit verzögertem Abfluß (fakultativ refluxiv) = *primär obstruktiver Ureter.*
3. Megaureter bei infravesikaler Obstruktion und neuropathischer Blase = *sekundär refluxiver* oder *obstruktiver Ureter.*

Die Ausnahmen finden sich beim Prune-Belly-Syndrom (,,dysplastischer" Megaureter) und Diabetes insipidus (,,adaptiver" Megaureter).

Warum ist der Megaureter klinisch relevant?

1. Der Ureter hat einen so großen Durchmesser, daß die peristaltische Welle nur einen unvollständigen Bolusschub bewirkt, es kommt zur Stase des Urins. Urinstase bedeutet höchste Infektionsgefährdung.

2. Obstruktiver Megaureter bedeutet Druckerhöhung. Druckerhöhung führt auf Dauer zu Nierenschädigung.

3. Refluxiver Megaureter bedeutet bei jeder Miktion eine plötzliche Druckerhöhung im Harnleiter, Nierenbecken, Sammelrohren und tubulärem Apparat (sogenannter Wasserhammereffekt), die bei zusätzlicher und häufiger Infektion zum progredienten irreversiblen Nierenschaden führt.

Dem primären Megaureter liegt wahrscheinlich ein kongenitaler Defekt der Ureterwand zugrunde. Elektronenmikroskopische Studien ergaben ähnlich wie in den Segmenten der subpelvinen Stenose, so auch in den obstruktiven Segmenten unterhalb des Megaureters eine vermehrte Kollageneinlagerung zwischen den Muskelzellen und dicht proximal davon degenerierte Muskelzellen, verbunden mit ausgeprägter Hypertrophie in der Muskularis des Megaureters.

Die sekundären Megaureteren, seien sie refluxiv oder obstruktiv, basieren auf der rein mechanischen Annahme, daß sich eine infravesikale Obstruktion (z. B. Urethralklappen) sekundär über die Blase dem Ureter mitteilt, sei es über einen Reflux oder über eine sekundär sich ausbildende Stenose.

Die Harnleiterverengung kann auch bedingt sein durch eine Muskelwandhypertrophie der Blase, also durch reine Muskelmassenzunahme oder Tonuserhöhung (neuropathische Blase) und so sekundär zu einem Abflußhindernis und Ureterdilatation führen.

In gleicher Weise wird die Weitstellung des Harnleiters beim Diabetes insipidus erklärt, da durch die exzessive Urinexkretion die Transportkapazität des intramuralen Harnleitersegmentes überschritten wird und so als funktionelle Stenose wirkt.

Therapie

Der primär obstruktive Megaureter (Abb. 12-5) wird unter Exzision des engen Segmentes in die Blase mit einer Antirefluxplastik neu eingepflanzt.

Der primär refluxive Ureter wird ebenfalls mit einer Antirefluxtechnik neu in die Blase eingepflanzt. Eine Verschmälerung des Ureterkalibers hat kosmetischen Charakter, erleichtert aber die technische Durchführung der Antirefluxplastik. Indikationen zur Operation sind entweder rezidivierende Infekte mit klinischer Symptomatik oder die noch mehr als ein Drittel Restfunktion aufweisende asymptomatische Niere. Beim sekundären Megaureter gilt es zunächst, das auslösende Abflußhindernis zu identifizieren und zu beseitigen (transurethrale Resektion von Harnröhren-Klappen) (Abb. 12-6).

Der dekompensierte, obstruktive Megaureter (septisches Krankheitsbild) wird durch supravesikale Harnableitung entlastet (perkutane Nephrostomie, s. Abb. 4-21, S. 99; Ring-Ureterokutaneostomie, s. Abb. 4-23, S. 100). Der dekompensierte refluxive Megaureter wird durch Einlegen eines Dauerkatheters in die Blase entlastet.

12.3 Blasenentleerungs-
störungen
(GK 3-12.2)

12.3.1 Ursachen von Blasen-
entleerungsstörungen

Wie bei Erwachsenen findet sich bei Kindern die Gruppe der *neural bedingten* Blasenentleerungsstörungen sowie die Gruppe, bei denen die Miktionsstörung lediglich durch ein *infravesikales Hindernis* bedingt ist.

Bei den *neural bedingten* Blasenentleerungsstörungen handelt es sich entweder um *erworbene Störungen* wie z. B. nach Enzephalitis oder Poliomyelitis, oder, bei Kindern häufiger, um *angeborene Defekte* mit Auswirkungen auf die Blasenzentren wie Myelomeningozele, Spina bifida occulta, Sakral-

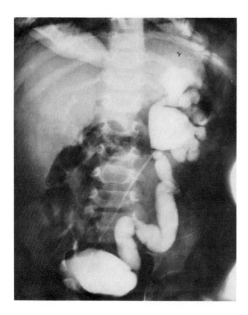

Abb. 12-5 Primär obstruktiver Megaureter links mit sekundärer Schleifenbildung des Ureters und sekundärer subpelviner Stenose, während auf der rechten Seite das Kontrastmittel bereits in die Blase abgelaufen ist.

Colliculus

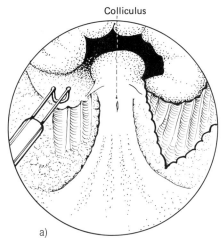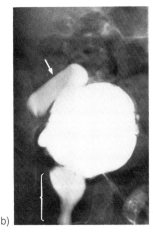

a)   b)

Abb. 12-6 a) Zystoskopischer Blick nach proximal auf den Colliculus, wobei sich vom Colliculus ausgehend Harnröhrenklappen nach lateral aufstellen (Typ Young I). Die elektrische Schlinge zeigt angedeutet die therapeutische Elektroresektion an. – b) Miktionszystourethrogramm bei Harnröhrenklappe. Deutlich wird die kolbige Auftreibung der prostatischen Harnröhre (Akkolade) mit sekundärer Einengung am Blasenhals sowie ausgeprägtem Reflux rechts (Pfeil).

agenesie oder Blockwirbelbildung (über weitere Einzelheiten über neurogene Blasenentleerungsstörungen sowie deren Diagnostik s. Kap. 14.1).

Auch die *infravesikalen Hindernisse* sind auf angeborene Störungen zurückzuführen, bei denen *morphologische* und *funktionelle* Hindernisse zu unterscheiden sind. Typische Lokalisationen der infravesikalen Obstruktion sind

- der Blasenhals
- die hintere Harnröhre
- der Beckenboden
- die distale Harnröhre
- der Meatus externus.

Der *Blasenhals* kann infolge funktioneller *Blasenhalshypertrophie* oder morphologischer *Blasenhalssklerose* mit vorwiegend fibrosierten Gewebsanteilen obstruierend wirken.

In der proximalen *Harnröhre* lokalisierte *Harnröhrenklappen* (Abb. 12-6), die segelförmig durch den Miktionsstrahl aufgebläht werden, wirken je nach Schweregrad obstruierend. Aufgrund ihrer Anordnung stellen sie einem transurethral eingeführten Katheter keinen Widerstand entgegen und werden bei der retrograden Urethrozysto-

skopie wegen ihres membranartigen Charakters häufig übersehen („wie ein geöffnetes Ventil").

Der Beckenboden sowie der *Sphincter externus* wirken als funktionelles Hindernis bei der sogenannten *Detrusor-Sphinkter-Dys-*

Detrusor inaktiv   Detrusor aktiv

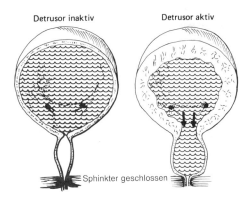

Sphinkter geschlossen

Abb. 12-7a Die Detrusor-Sphinkter-Dyssynergie (DSD) deutet die mangelnde Kooperation zwischen Sphinkter und Detrusor an. Während der Miktion öffnet sich der Sphinkter nicht genügend oder bleibt geschlossen, so daß sekundäre Veränderungen am Blasenhals und der Blasenmuskulatur im Sinne einer infravesikalen Obstruktion auftreten (vgl. Abb. 14-3, S. 364).

synergie (DSD) und beim *Beckenboden-spasmus.* Als Dyssynergie ist die Beckenbodenaktivitätssteigerung simultan zur Detrusorkontraktion zu verstehen (Abb. 12-7). Es resultiert daraus ein abnorm hoher Harnröhrenwiderstand. Die normalerweise reziproke Innervation von Detrusor und Sphincter externus ist durch mangelnde zentrifugal-hemmende Impulse aufgehoben, es entwickelt sich ein Massenreflex (s. S. 363). *Die distale Harnröhrenstenose* bei Mädchen und die bulbäre *Ringstenose* bei Knaben besteht im wechselnden Ausmaß aus fibrosiertem Bindegewebe und quergestreifter Mus-

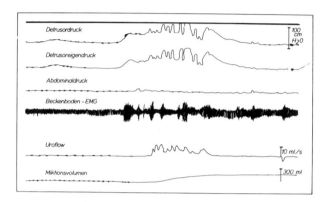

Abb. 12-7b Urodynamische Untersuchung bei DSD. Zeitgleich mit dem Detrusordruck steigt die Beckenbodenaktivität, so daß nur ein frustraner Uroflow resultiert; das Miktionsvolumen ist gering.

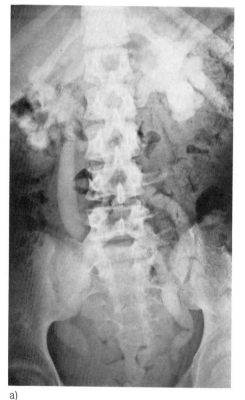

a)

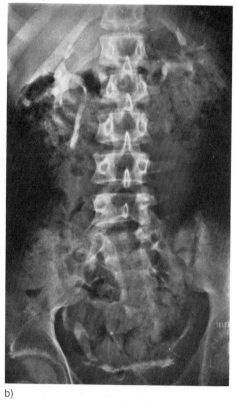

b)

Abb. 12-8 a) Harnstauungsnieren beiderseits infolge DSD auf dem Boden einer Myelodysplasie. – b) Prompte Besserung der Harnstauung nach suprapubischer Entlastung durch Zystostomie; die Sphinkterotomie wurde anschließend vorgenommen.

kulatur, so daß auch hier eine angeborene Störung als sogenannte *dyskinetische distale Urethra* angenommen werden kann.

Die Meatusstenose (s. Abb. 4-18, S. 95) stellt einen Narbenring dar und entwickelt sich meist aufgrund chronisch rezidivierender Entzündungen im Vestibulum vaginae oder der Präputialtasche und kann bis zur schwersten Obstruktion führen.

Zur mitunter nicht einfachen Diagnostik der infravesikalen Hindernisse sind Miktionszystourethrogramm, Urethrozystoskopie mit Kalibrierung (s. Abb. 4-16, S. 94) und urodynamische Untersuchung unentbehrlich.

12.3.2 Folgen von Blasenentleerungsstörungen für die oberen Harnwege

Je nach Schweregrad der infravesikalen Obstruktion beträgt die *klinische Latenzzeit* – bis zum Auftreten von Symptomen – Monate bis viele Jahre. An klinischen Befunden sind in erster Linie rezidivierende Harnwegsinfektionen, Enuresis, Pollakisurie und Nykturie zu erwarten. Die Diagnostik stellt den untersuchenden Arzt häufig vor große Probleme, so daß sich nach Auftreten der Befunde bis zur richtigen Diagnosestellung die *diagnostische Latenzzeit* anschließt. Aufgrund der so erklärbaren meist mehrjährigen Erkrankungsdauer ist in einer beträchtlichen Anzahl mit Folgen für den oberen Harntrakt zu rechnen (S. 142).

Pathophysiologisch bewirkt das infravesikale Hindernis eine *Detrusorhypertrophie,* die eine intramurale beidseitige Ureterstenose bedingt. Die nachfolgende Harnstauung führt zu Hydroureter und Hydronephrose (Abb. 12-8 a u. b). Ebenso kann das infravesikale Hindernis durch Blasenüberdehnung zur Trigonuminsuffizienz führen, es kommt zur Entwicklung eines vesiko-renalen Refluxes.

So werden die urologischen Probleme langsam zu nephrologischen Problemen; nach der Detrusorhypertrophie entwickelt sich die *Detrusordekompensation* mit Restharnbildung und Urinstase-bedingter Harnwegsinfektion, die durch Reflux- und Harnstauung in den oberen Harnwegen zu Pyelonephritis mit Nierenrindenabszessen führt. Wiederholte entzündliche Nierenparenchymerkrankungen führen zur Niereninsuffizienz. Die chronische Urämie mit Wachstumsstörung stellt den klinischen Endzustand mit „ausgebrannten" pyelonephritischen Nieren dar.

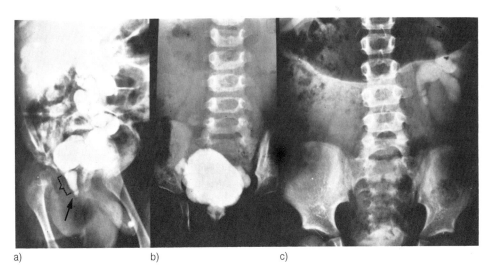

a)   b)   c)

Abb. 12-9   a) Harnröhrenklappe (Pfeil) bei einem neugeborenen Knaben mit sekundär refluxivem Megaureter beiderseits; typisch ist die weite hintere Harnröhre (Akkolade) im Miktionszystourethrogramm (= MZU). – b) MZU nach transurethraler Klappenresektion, Entfernung der funktionslosen Niere rechts; Verschmälerung und Neueinpflanzung des linken Harnleiters. – c) Urogramm im Alter von 8 Jahren.

12.3.3 Behandlungsmöglichkeiten der Harnabflußstörungen im Bereich des kindlichen Blasenhalses und der Harnröhre

Für *morphologische infravesikale Hindernisse* stehen uns transurethrale Operationsmethoden zur Verfügung.

Am *kindlichen Blasenhals* wird als Blasenhalserweiterungsplastik die Y-V-Plastik bei offenen Blasen-Operationen vorgenommen. Bei Blasenhalssklerose wird allerdings bevorzugt die transurethrale Resektion oder Blasenhalsschlitzung nach *Turner-Warwick* bei 5,7 und 12 Uhr durchgeführt (s. Abb. 4-13, S. 93). Harnröhrenklappen im Bereich der hinteren Harnröhre werden ebenfalls transurethral reseziert (s. Abb. 12-6a, S. 317). Sonstige Harnröhrenstenosen werden sowohl durch Urethrotomia interna (s. Abb. 4-14, S. 93) als auch externe offene Urethrotomie beseitigt. Die Meatusstenose wird durch Meatotomie korrigiert (s. Abb. 4-9, S. 95).

Funktionelle infravesikale Hindernisse können meist konservativ medikamentös erfolgreich beseitigt werden. Bei Hypertonie des Blasenhalses und der proximalen Urethra werden α-Sympathikolytika (Dibenzyran®) mit gutem Erfolg eingesetzt. Die Detrusor-Sphinkter-Dyssynergie wird durch Antispastika wie Lioresal® (β-Aminobuttersäure) oder Dantamacrin® (Dantrolennatrium) behandelt. Zusätzlich können je nach Verhalten des Detrusors diese Medikamente mit Parasympathikolytika (Vagantin®) oder Parasympathikomimetika (Ubretid®) kombiniert werden. Spricht die primär funktionelle Obstruktion auf die Pharmakotherapie nicht an, muß auf die oben angeführten operativen Maßnahmen zurückgegriffen werden (Abb. 12-9).

12.4 Vesikoureteraler Reflux (GK 3-12.3)

Entwicklungsgeschichtliche Erkenntnisse haben wesentlich zum Verständnis des vesikorenalen Refluxes beigetragen. Die Ureterknospe entspringt dem Knie des Wolffschen Ganges und strebt dem Metanephros, der zukünftigen Niere, entgegen, um sich nierenbecken- und nierenkelchbildend mit ihr zu vereinigen.

Möglicherweise trifft der refluxive Ureter mit dem ektopen lateralisierten Ostium durch Entwicklungsverzögerung nicht auf das vorgesehene Metanephros, sondern auf minderwertige Randteile des Metanephros oder auf Reste des Mesonephros. Diese Hypothese beinhaltet, daß die Ursache einer späteren chronischen Pyelonephritis oder Schrumpfniere bei refluxivem Ureter weniger auf dem Reflux selbst, sondern auf anlagemäßiger Minderwertigkeit der Niere beruht. Da die Ureterentwicklung sich durchaus metachron vollziehen kann, spricht eine unilaterale Refluxlokalisation nicht gegen diese Hypothese von *Mackie* und *Stephens*.

12.4.1 Anatomie

Bei Eintritt des Ureters in die Blase bildet die äußere Längsmuskelschicht und die mittlere Ringmuskelschicht die Waldeyer Scheide, während die innere Längsmuskelschicht als leicht zusammendrückbarer Muskelschlauch die Kontinuität bis zum Colliculus seminalis erhält. Das Ostium bedeutet nicht das kaudale Ende des Ureters. Die funktionelle Einheit Ureter-Waldeyer Scheide-Trigonum-Bell-Muskel ist anatomisch, embryonal und neurologisch definierbar (Abb. 12-10).

12.4.2 Physiologie

Die „uretero-vesikale Klappe" hat zwei Aufgaben:

1. ungehinderter Transit des Urins in die Blase
2. Verhinderung von Reflux.

Normalerweise ist die Klappe geschlossen und öffnet sich nur während der bolusartigen, peristaltikbedingten Urinpropulsion in die Blase. Dehnt sich der Detrusor füllungsbedingt aus, so wird durch den Füllungsdruck die Klappe geschlossen; das intramurale Uretersegment kollabiert. Während der

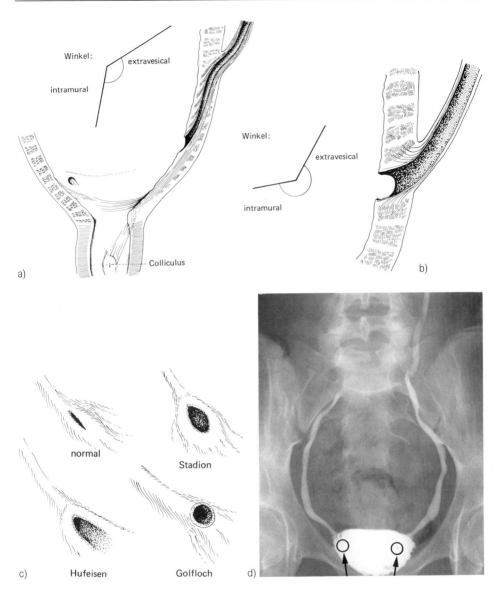

Abb. 12-10 a) Normale Einmündung eines Harnleiters in die Blase, wobei der extravesikale Winkel unter 180° liegt. – b) Refluxives Golflochostium: extravesikaler Einfallswinkel zwischen intramuralem und extravesikalem Harnleitersegment über 180°. – c) Ostienmorphologie: Spielarten der zystoskopischen Erscheinung der Harnleiterostien zwischen normal und dem sicher refluxiven Golflochostium. Die Zwischenformen sind refluxverdächtig. – d) 18jährige Patientin mit Parkkulainen II-Reflux bei röntgenologisch sichtbaren Golflochostien (Pfeile).

Miktion wird durch die Öffnung des Blasenhalses durch Streckung des Trigonums nach kaudal eine Zugspannung durch den Bellschen Muskel ausgeübt, was ebenfalls den Ostiumverschluß zur Folge hat.

Je länger das intramurale Segment des Ureters ist, desto größer die Fläche, die durch den intravesikalen Druck komprimiert wird und den Reflux verhindert. Dies ist wichtig für das Verständnis der Antirefluxoperation. Die Länge des intramuralen Anteiles wird durch drei Faktoren beeinflußt:

1. Maturation,
2. Ödem und
3. Strukturveränderungen (der vesikoureteralen Klappe).

Aufgrund des kurzen intramuralen Segmentes beim Neugeborenen und Säugling kann der Reflux in dieser Altersgruppe noch physiologisch sein. Unter Maturation versteht man die wachstumsbedingte Verlängerung des intramuralen Ureteranteiles. Dieser Prozeß ist bis zum 10.-12. Lebensjahr abgeschlossen.

Das periostiale, entzündliche Ödem vermag durch Verlagerung des Ostiums, Achsenknickung und Störung der intramuralen Motilität ebenfalls einen Reflux hervorzurufen. Strukturveränderungen der ureterovesikalen Klappe durch Trauma, Mißbildung (Abb. 5-30, s. S. 138), Operationen oder rezidivierende Infekte führen auch zum Reflux. Die Strukturveränderungen können zum Beispiel an der Ostiummorphologie erkannt und klassifiziert werden (Abb. 12-10 c und d):

a)normales Ostium
b)hufeisenförmiges Ostium
c)stadionförmiges Ostium
d)Golflochostium.

Das Golflochostium ist pathognomonisch für einen vesiko-uretero-renalen Reflux. Hufeisen- und Stadionform sind verdächtig für das Vorliegen eines Refluxes.

12.4.3 Klinik

Röntgenologisch wird der Reflux durch ein Refluxzystogramm bewiesen. Via Katheter wird Kontrastmittel in die Blase gefüllt, die Einlaufphase im Intervall auf das Vorhandensein eines „low-pressure"-Refluxes geprüft, um dann nach Entfernung des Katheters unter Miktionsbedingungen einen evtl. „high pressure"-Reflux im Röntgenbild zu dokumentieren.

Das Ausmaß des Refluxes kann mit Hilfe des Refluxzystogrammes in die 5 Stadien

nach *Parkkulainen* eingeteilt werden (Abb. 12-11).

Indikation zur Operation

a) dringliche Indikation
Rezidivierender Harnwegsinfekt mit und ohne klinisches Korrelat wie Fieberschübe und Flankensymptomatik über einen längeren Zeitraum mit und ohne Zeichen pyelonephritischer Veränderungen im Ausscheidungsurogramm, bei einer Nierenfunktion über 30% auf der refluxiven Seite, sind Parameter einer dringlichen Indikation. Eine Entscheidungshilfe ist die Ostiummorphologie; eindeutige Golflochostien unterliegen erfahrungsgemäß nicht der Maturation.

b) Indikation mit aufgeschobener Dringlichkeit
Bei Säuglingen unter dem 1. Lebensjahr und bei Kindern, die nicht konsequent oder nicht lange genug antibiotisch vorbehandelt wurden (mindestens 6 Monate), bei Anamnese ohne klinisches Korrelat wie fehlende Fieberschübe und Seitensymptomatik, fehlende radiologische Zeichen einer Pyelonephritis, normale Nierengröße und nicht eingeschränkte Nierenfunktion und fehlende Gedeihstörung, kann im Therapieplan die refluxkorrigierende Operation zunächst zurückgestellt werden. Dies setzt die sorgfältige Untersuchung des äußeren Genitales, der Urethra und des Meatus voraus.

c) Kontraindikation
Nicht antibiotisch vorbehandelte Säuglinge unter dem 1. Lebensjahr ohne eindeutiges Golflochostium sowie Kinder mit ausgeprägten pyelonephritischen Veränderungen mit Einschränkung der Nierenfunktion auf weniger als $^1/_3$ Restfunktion sollten nicht operiert werden.
Zusätzliche Entscheidungshilfen bieten immunologische Untersuchungen wie z. B. das „antibody coating" von nephrogenen Bakterien mittels Immunfluoreszenz. Die mit Antikörper beladenen, von der Niere stammenden Bakterien sollen Indikator einer Pyelonephritis sein und somit die Differentialdiagnose zwischen banalem Harnwegsinfekt und Nierenparenchymbeteiligung erleichtern.

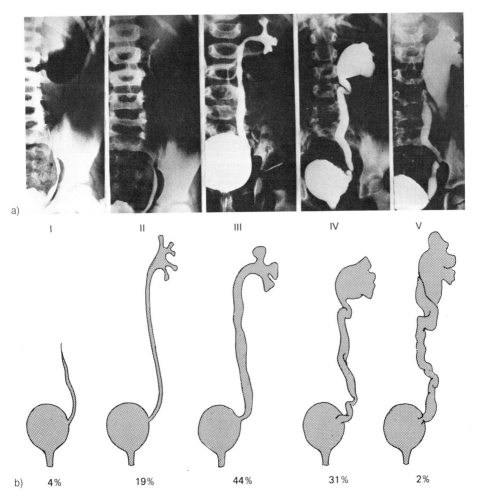

Abb. 12-11 a) Parkkulainen-Klassifikation des vesikoureteralen-renalen Refluxes von I-V. – b) Verteilung der verschiedenen Refluxgrade (Parkkulainen I-V) an der Urologischen Universitätsklinik Mainz an einem großen Patientenkollektiv.

12.4.4 Antirefluxoperation

Das Prinzip der Antirefluxplastik beruht auf der Bildung bzw. Verlängerung des intramuralen Uretersegmentes. Das erste erfolgreiche Korrekturverfahren wurde von *Politano* und *Leadbetter* 1958 angegeben.

Grundsätzlich unterscheidet man zwischen dem extravesikalen Verfahren von *Lich-Grégoir*, bei dem unter Belassung des Originalostiums der intramurale Ureter freipräpariert wird. Anschließend wird der Ureter in eine völlig von Detrusormuskulatur freie Rinne direkt von außen auf die Blasenschleimhaut gelegt. Darüber wird die Muskulatur über dem Harnleiter durch Nähte verschlossen (Abb. 12-12).

Die vielfach modifizierten intravesikalen Verfahren streben die Neueinpflanzung des Harnleiters nach völliger Trennung des vesikoureteralen Übergangs unter Bildung eines 4-5 cm langen submukösen Tunnels an. Beispiele sind die Technik von *Politano* und *Leadbetter* sowie die Antirefluxplastik von *Cohen* (Abb. 12-13).

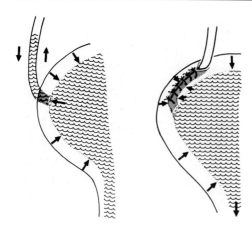

Abb. 12-12 Prinzip der extravesikalen Antirefluxtechnik nach Grégoir: Der refluxive Ureter mit dem Golflochostium und dem kurzen intramuralen Segment wird in eine von Muskulatur freipräparierte Rinne direkt über die Blasenschleimhaut gelegt und anschließend die Muskulatur über dem Harnleiter vereinigt, so daß durch den neu gebildeten Tunnel ein langes intramurales Segment entsteht.

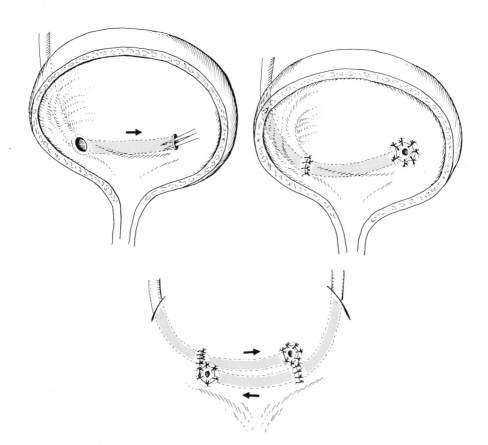

Abb. 12-13 Transvesikale Antirefluxoperation nach Cohen: Bildung eines submukösen Tunnels. Lösen des Harnleiters aus seiner Originalverankerung am Originalostium, Durchziehen des Harnleiters durch den vorgebildeten Tunnel, so daß das ehemals rechte Ostium zur kontralateralen Seite wandert. Bei doppelter Einpflanzung sind die Ostien seitenvertauscht wie in unterer Abbildung gezeigt.

Beide Verfahren zeigen mit über 90% Erfolg hohe Effizienz. Eine antibiotische Nachbehandlung ist erforderlich, da nach heutiger Auffassung der Reflux nur als kofaktorieller Verursacher der chronischen Pyelonephritis angesehen wird. Nicht die intermittierenden Drucksteigerungen (Wasserhammereffekt), sondern die refluxbegünstigten Infekte seien letztlich für die Schrumpfniere verantwortlich. Demgegenüber steht die Theorie von *Mackie* und *Stephens*, die als Ursache des Refluxes (bei Doppelniere) die embryonal anomale Entwicklung der Ureterknospe mit Vereinigung von minderwertigem Nephroblastom beschreibt.

12.5 Ureterozele (s. a. S. 133)

Zur allgemeinen Bedeutung der Ureterozele sei auf das Kapitel 5.2 hingewiesen.
Einfache, orthotope Ureterozelen (Abb. 12-14) findet man bei Kindern selten, was zu der Vermutung Anlaß gab, es könnte sich um eine erworbene Mißbildung handeln. Am wahrscheinlichsten ist die teilweise Persistenz einer Membran, die entwicklungsgeschichtlich zunächst das Ureterlumen von dem der Blase trennte. Die transurethrale sog. Schlitzung der Ureterozele sollte wegen der Gefahr des iatrogenen Refluxes nicht mehr durchgeführt werden. Therapie der Wahl ist die Ureterneueinpflanzung nach Exzision des unteren Ureter-Segmentes.
Häufiger findet man im Kindesalter die ektope Ureterozele, bevorzugt bei kleinen Mädchen (Knaben : Mädchen 1 : 6). Die zystische Aufblähung des distalen intramuralen Ureteranteiles kann zum Ausballonieren des gesamten Blasenlumens führen. Extremformen können als extraurethrale Prolapse imponieren. Ist das Ostium hierbei außerhalb des Sphinkters, so ist die Inkontinenz Leitsymptom. Die ektope Ureterozele unterscheidet sich vom ektopen Ureter durch intravesikale Ausbildung.
Das Ostium kann stenotisch oder refluxiv weit sein. In beiden Fällen finden sich an den oberen Harnwegen die typischen Erscheinungsformen der Druckerhöhung (Me-

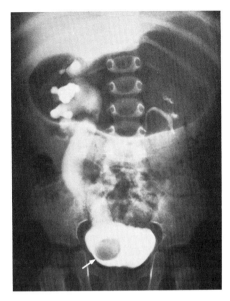

Abb. 12-14 Typische orthotope Ureterozele rechts (Pfeil) mit Megaureter und Ektasie des Nierenbeckenkelchsystems rechts (s. Abb. 5-24, S. 133).

gaureter, Hydronephrose usw.). Die häufige Konstellation Doppelniere und Ureterozele (zugehörig zum oberen Nierenanteil) wird bei stummem oder funktionell minderwertigem oberen Teil durch Hemi-Nephroureterektomie behandelt.

12.6 Therapie von Abflußstörungen

Die Therapie der verschiedenen Abflußstörungen ergeben sich aus dem Text der im einzelnen besprochenen Erkrankungen.

12.7 Mißbildungen von Blase und Urethra

12.7.1 Blasenekstrophie (vgl. Kap. 5.3)

Wegen der äußerlich sichtbaren und ständig Uringeruch verbreitenden Mißbildung stellt die Blasenekstrophie eine für das Kind und die Umwelt schwere pflegerische und psychische Belastung dar.

Die Ekstrophie der Blase geht mit einem Defekt der mittleren kaudalen Bauchwand einher. Die Blase liegt am Unterbauch offen – eine urethrale „Tubulisation" (Epispadie) hat nicht stattgefunden. Die Symphyse ist nicht geschlossen, in einigen Fällen kann zusätzlich eine vesiko-intestinale Fistel gefunden werden.

Klinik

Beim Knaben sind Prostata und Testes normal, wenn auch in 40% ein Leistenhoden gefunden wird. Häufig findet sich ein Scrotum bifidum und ein total epispader kleiner Penis. Beim Mädchen geht die Blasenekstrophie mit einer gespaltenen Klitoris – bei deutlicher vorderer Separation der Labia majora und minora – einher. Bei $^2/_3$ der Patientinnen sieht man eine Vaginalstenose.

Therapie

Die Therapie des Kindes mit Blasenekstrophie läßt sich nicht schematisieren. Die Keratinisierung der offenen Urothelschicht beginnt bereits zwei Wochen nach der Geburt. Dadurch gelegentlich verursachte Harnstauungsnieren bedürfen primärer Versorgung.

Alle Patienten leiden unter dem unvollständigen Beckenringverschluß bei klaffender Symphyse und dadurch bedingter Rektusdiastase. Während heute die Harnleiterdarmimplantation mit Resektion der Blasenplatte durchgeführt wird, bemühen sich auch mit wechselndem Erfolg verschiedene Arbeitsgruppen, die Blase primär zu verschließen. Die Chance, Urinkontinenz zu erreichen, liegt bei 30-50%. Das erste Operationsalter ist zwischen 1 und 2 Jahren: Windelkinder sind noch unbeeinflußt vom gesellschaftlichen Trauma „der ständig nassen Hose".

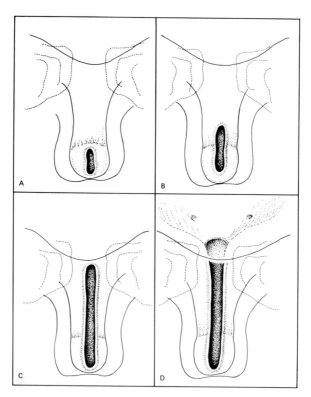

Abb. 12-15 Verschiedene Formen der männlichen Epispadie, wobei nur B, C und D behandlungsbedürftig sind.

Der chirurgische Blasenverschluß wird nur vereinzelt durchgeführt. Gleichzeitig wird versucht, die klaffende Symphyse durch Dauerzugnähte zu approximieren, teilweise unter Zuhilfenahme der bilateralen iliakalen Osteotomie (vgl. S. 139).

12.7.2 Epispadie

Unter Epispadie versteht man den unvollständigen Verschluß der Urethralrinne. Beim Knaben liegt die Urethralrinne dorsal des Penis (Abb. 12-15). Der Penis ist charakteristischerweise kurz, bei klaffender Symphyse. Die Corpora cavernosa haben jedoch normale Größe. Das Corpus spongiosum urethrae fehlt. Das Präputium ist ventral im Überschuß vorhanden, dorsal findet sich eine Chorda, die zur Verkürzung des Penis führt. Die erektile Potenz ist oft unge-

stört. Verkrümmungen während der Erektion sind jedoch typisch.

Mädchen haben einen kurzen, weiten Urethralstreifen und eine Clitoris bifida. Epispadien als Einzelmißbildungen sind selten (1 : 10000; Knaben : Mädchen = 4 : 1). Beim Mädchen findet sich der komplette Typ (subsymphysär) mit Sphinkterbeteiligung und dadurch bedingter Streß- bzw. Totalinkontinenz in 90%.

Therapie

Die operative Therapie sollte vor der Pubertät stattgefunden haben, wenn möglich im frühen Kindesalter. Verschiedene operative Techniken versuchen in erster Linie den Verschluß der Harnröhre durch lateral gewonnene Hautlappen des Penisschaftes zu erreichen. Die Zirkumzision des reichlich vorhandenen Präputiums sollte erst nach er-

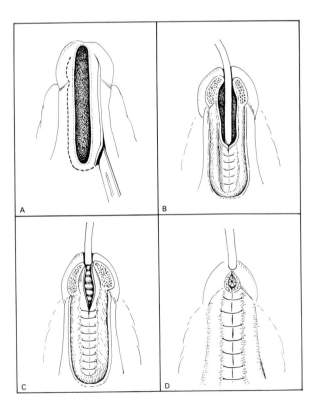

Abb. 12-16 Prinzip des Verschlusses einer offenen Harnröhre hier als Epispadiekorrektur. A: Umschneidung des Urethraldefektes zur Bildung von freien Haurändern. B: Einlegen eines Urethralkatheters. C: Vereinigung der freien Hauränder über dem Katheter. D: Verschluß der Hautschichten.

folgreicher Korrektur durchgeführt werden, da Präputialhaut zur plastischen Deckung bei evtl. nötiger zweiter Sitzung gebraucht werden kann. Sollte eine chordabedingte Penisverkrümmung vorhanden sein, so muß zunächst die Chorda exzidiert werden, bevor die Urethralrekonstruktion angegangen werden darf (Abb. 12-16).

12.7.3 Urachusanomalien

Der Urachus ist ein dreischichtig aufgebauter tubulärer Gang, der zwischen Peritoneum und Fascia transversalis den Blasendom mit dem Nabel verbindet. Bleibt die Verödung des Lumens postnatal aus, so können neben der einfachen Persistenz des uruchealen Ganges Urachuszysten, uracheale Sinus oder vesiko-uracheale Divertikel auftreten. Die sekundäre Infektion dieser abnormen Hohlräume führt meist erst zur Diagnose (Abb. 5-31, S. 139).
Ein schleimbildendes Adenokarzinom am Blasendom oder im Ligamentum vesiko-umbilikale leitet sich fast immer von persistierenden Urachusresten ab.

12.7.4 Hypospadie

Knaben: Die Inzidenz der Hypospadie liegt bei 0,5%. Glücklicherweise sind die leichteren Formen dieser Mißbildung (z. B. Hypospadia glandularis) die häufigsten.

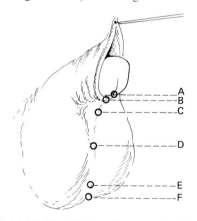

Abb. 12-17 Verschiedene Formen der Hypospadie, klassifiziert nach der anatomischen Mündung des Orificium urethrae.

Die Einteilung der Hypospadie wird von der Position des Meatus bestimmt (Abb. 12-17):
A glandulär
B koronar
C distal
D Penisschaftmitte
E penoskrotal
F perineal

Embryologie

Beim männlichen Fetus elongiert das Genitaltuberkel, um den Phallus zu bilden, umgeben von den Labio-Skrotalfalten; gleichzeitig schließt sich die Urethra in der Urethralrinne, während ein epitheliales Einwachsen an der Penisspitze die Urethra glandularis bildet. Die Nahtstelle der beiden „Röhren" ist die Fossa navicularis (10.-12. Woche [Abb. 12-18]). Gelingt diese Fusion nicht, so arretiert der Meatus irgendwo auf der Strecke zwischen Perineum und Glans.
Ätiologisch werden genetische Disposition oder hormonelle Störungen, wie verfrühte oder zu kurze Testosteronausschüttung in der Embryonalentwicklung oder Nichtansprechen des Zielorgans (Phallus) auf hormonelle Wachstumsstimulation postuliert.
Entgegen früheren Vorstellungen besteht nach neuesten Untersuchungen keine sichere statistische Korrelation zwischen Hypospadie und zusätzlich assoziierten Mißbildungen im Urogenitalbereich.
Fast alle Hypospadievarianten weisen eine ventrale Chorda auf, die aber nur in etwa der Hälfte zu funktionellen Störungen führt. Die Chorda, rudimentäre Stränge des Corpus spongiosum, führt zu teilweise grotesken Knickbildungen des Penis im Erektionszustand, ein Phänomen, das im Adoleszentenalter schwersten Leidensdruck erzeugen kann.

Therapie

Die chirurgische Rekonstruktion sollte mit Schuleintritt abgeschlossen sein. Bestrebungen der Kinderurologen, die plastische Hypospadiekorrektur in das erste Lebensjahr vorzuverlegen sind noch nicht allgemein akzeptiert. Penislängenwachstum kann durch Testosteronapplikation (systemisch oder lo-

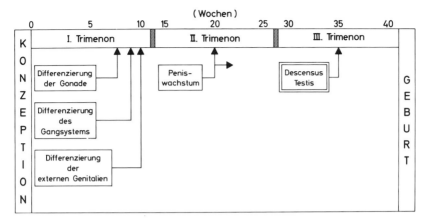

Abb. 12-18 Normaler zeitlicher Ablauf der Geschlechtsdifferenzierung.

kal) provoziert werden, um bessere chirurgische Bedingungen zu erreichen.

Die Operation der Hypospadie orientiert sich heute an folgenden Erfolgskriterien:

1. Qualität der Penisaufrichtung durch sorgfältige Exzision der Chorda und intraoperative Überprüfung der Begradigung (sog. Artefizielle Erektion).
2. Meatus- und Urethralfunktion; gegenwärtig wird der Neomeatus in Glansmitte angelegt.
3. Kosmetisch ansprechender Aspekt, um Nachteile für den heranwachsenden Knaben zu vermeiden.
4. Ausschlaggebend für die Wahl des Korrekturverfahrens sind geringe Komplikationsraten (Fisteln) und Vermeidung von Spätkurvaturen bei möglichst geringer Zahl von Operationsschritten (einaktige Korrekturen).

Bei mehr als 150 beschriebenen Operationsverfahren kann hier die Technik nur leitlinienartig wiedergegeben werden.

Prinzipien: Bei der koronaren Hypospadie wird gegenwärtig das MAGPI-Verfahren angewandt (Abb. 12-19 a).

Bei der distal-penilen Hypospadie wird mittels Schwenklappentechnik (Penisschafthaut) der Harnröhrendefekt überbrückt.

Bei höhergradiger Hypospadie kann in einer Sitzung aus dem inneren Vorhautblatt eine neue Röhre ausgeschnitten werden. Das Rohr wird auf die Volarseite des Penis ver-

lagert und durch Anastomose mit dem hypospaden Meatus entsteht die Neourethra (*Duckett* 1980).

Bei ausgeprägter Chorda oder erfolgloser Voroperation (Hypospadie-Krüppel; *Devine* und Mitarb. 1977) empfiehlt es sich, in einer 1. Sitzung zunächst den Penis aufzurichten und in einem 2. Operationsakt die Harnröhre neu zu bilden (Abb. 12-19 b).

Hypospadie beim Mädchen

Beim Mädchen sind Hypospadien selten und verursachen selten urologische Symptome. Die Position des Meatus kann im Bereich des Hymenalringes oder in stärker ausgebildeten Fällen intravaginal liegen. In Extremfällen tritt Urininkontinenz auf.

12.7.5 Urethralprolaps

Selten, wenn auch nicht ungewöhnlich, kann im Kindesalter beim Mädchen ein Urethralprolaps auftreten, der meist als vaginale Schmierblutung primär diagnostiziert wird. Die Ursachen sind unbekannt, differentialdiagnostisch muß an eine prolabierende Ureterozele oder an ein Sarcoma botryoides gedacht werden.

Die Therapie der Wahl ist die scharfe Exzision der überschießenden Mukosa und Einlegen eines Urethralkatheters für 24 Stunden.

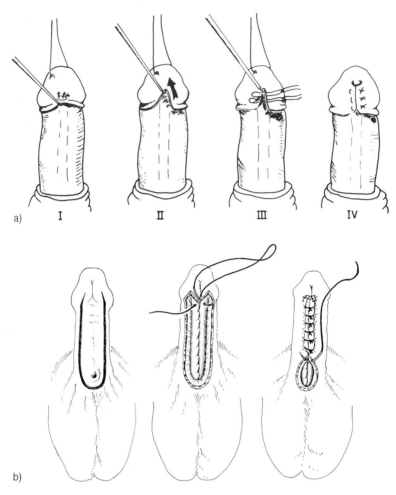

Abb. 12-19 a) MAGPI-Technik (= *m*eatal *a*dvancement and *g*lanulo*p*lasty international). – b) Verschlußprinzip der Urethra nach Denis Browne bei Hypospadia penoscrotalis. Prinzip wie Epispadieverschluß: Bildung eines versenkten Epithelhautstreifens über einem eingelegten Katheter, schichtweiser Verschluß der darüberliegenden Gewebsschichten.

12.7.6 Urethraldopplungen

Die doppelte Urethra verursacht außer einer möglichen Inkontinenz selten urologische Symptome.

Die meisten urethralen Duplikationen des Knaben sind nicht behandlungsbedürftig. Die komplette Duplikation mit totaler Inkontinenz bedarf der chirurgischen Exzision des Urethralkanals in kombinierter peniler und retropubischer Sitzung.

12.7.7 Urethrale Agenesie und Atresie

Diese seltenen Mißbildungen sind, wenn keine andere Abflußmöglichkeit, z.B. ein offener Urachus, besteht, mit dem Leben nicht vereinbar. Ebenfalls in seltenen Fällen kann die Urindrainage durch eine urethrorektale Fistel gewährleistet sein.

12.7.8 Urethraldivertikel

Kongenitale Urethraldivertikel sind seltene Mißbildungen (Abb. 12-20). Häufig werden sie erst als Zufallsbefund diagnostiziert, eine Abgrenzung zwischen einer vorderen urethralen Klappe ist manchmal schwierig. Rezidivierende Harnwegsinfekte geben in einigen Fällen Anlaß zu einer offenen Resektion bei großen Hohlräumen oder zu transurethraler breiter Eröffnung mit sicherer Kommunikation zur Urethra, um Urinstasen zu verhindern und Ausspülung während der Miktion zu gewährleisten.

12.8 Störung der Sexualdifferenzierung (Intersex)

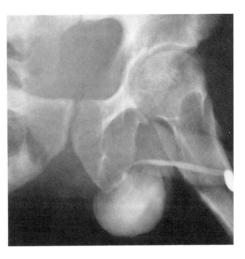

Abb. 12-20 Großes Harnröhrendivertikel im retrograden Urethrogramm. Am rechten Bildrand ist die Spitze der Penisklemme im Bereich der Kranzfurche sichtbar.

Die Ausbildung männlicher Geschlechtsmerkmale ist an das Vorhandensein fetalen Hodengewebes gebunden. Die Ausbildung des weiblichen Genitales ist Ovar-unabhängig. Daraus leitet sich der Schluß ab, daß fetale Hoden die Feminisation blockieren und die Maskulinisation induzieren.
Bei XY-Chromosomenkonstellation beginnt die testikuläre Entwicklung um die 7. Lebenswoche (s. Abb. 12-18, S. 329). Zwei differenzierbare Hormontypen, der ,,Müller-Gang-Regressionsfaktor" und die androgenen Steroide führen zur Entwicklungshemmung des Müllerschen Ganges und zur Weiterentwicklung des Wolffschen Ganges.

Durch verschiedene Defektmöglichkeiten in der Hormonsynthese oder ihrer Zielstrukturen ergeben sich eine weite Reihe unterschiedlicher Fehlbildungen (Tab. 12-2).
Jenseits des typischen Genitalaspekts im Sinne der Zwittrigkeit sollte auch bei der Konstellation *Hodenretention* und *Hypospadie* an das Vorliegen einer Intersexualität gedacht werden. Eine Orientierungshilfe zum Nachweis oder Ausschluß eines Intersex bietet das folgende Abklärungsprogramm (Abb. 12-21). An dessen Anfang steht der

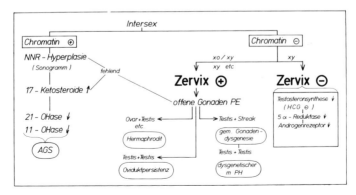

Abb. 12-21 Praktisches Vorgehen zur Abklärung bei Verdacht auf Intersexualität (NNR = Nebennierenrinde, OHase = Hydroxylase; Altwein et al., 1983).

Tabelle 12-2 Störungen der Sexualdifferenzierung

Kategorie	Diagnose	Karyotyp	Gonade	Pubertät
● Genetisch	echter Zwitter	XX oder Mosaik	Ovar und Testis	maskulin Gynäkomastie
	Klinefelter Syndrom	XXY	Testes	maskulin/ eunuchoid
	gemischte Gonadendysgenesie	XO/XY	Testis und dysplastische Gonade	maskulin
● Gonadal	Anorchie	XY	fehlt	eunuchoid
● Phäno-typisch	AGS (= weibl. PH)	XX	Ovar	weiblich (durch Therapie)
	männl. PH			
	– Oviduktpersistenz	XY	Testis	maskulin
	– Androgensynthese-störung	XY	Testis	eunuchoid
	– Androgenresistenz			
	1. Testikuläre Feminisierung	XY	Testis	weiblich
	2. familiärer inkompl. männl. PH Typ I/II	XY	Testis	eunuchoid

PH = Pseudohermaphroditismus
Das Reifenstein-Syndrom entspricht dem familiären inkompletten männlichen Pseudohermaphroditismus Typ I.

Nachweis des *Epstein-Barr*-Körperchens im Wangenschleimhaut-Abstrich.

Hermaphroditismus verus (echter Zwitter)

Der echte Hermaphrodit besitzt sowohl testikuläres als auch ovarielles Gewebe. In etwa einem Drittel befindet sich das Ovar auf der linken Körperhälfte und der Hoden ist rechts (lateraler Typus). Der bilaterale Typ ist seltener, und geht oft mit Gewebsverschmelzung – Ovotestes – einher. In über der Hälfte der Fälle ist Hoden- und Ovargewebe gemeinsam unilateral angelegt, mit fakultativer Ausbildung auf der Gegenseite. Die Differenzierung der äußeren Geschlechtsmerkmale vermag alle Stadien zwischen männlich und weiblich anzunehmen (Abb. 12-22).

Urologisch findet sich in 50-85% eine Nierenmißbildung, meistens harmlose Rotationsanomalien. Hufeisennieren, Doppelan-

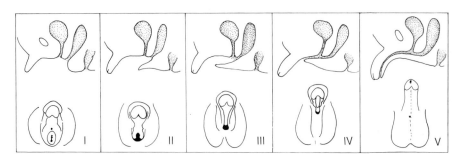

Abb. 12-22 Einteilung der intersexuellen Genitalentwicklung nach Prader.

lagen, subpelvine Stenosen, Nierenzysten oder Agenesie werden im Zusammenhang mit dem Turner-Syndrom berichtet. Umgekehrt muß bei jeder der oben genannten Nierenanomalien, die dem Urologen zur Abklärung geschickt werden, beim Mädchen an das Turner-Syndrom gedacht werden.

Klinefelter-Syndrom

Eine häufige Form der männlichen Infertilität, verbunden mit Hypogenitalismus, oft mit leichter mentaler Retardierung, ist das Klinefelter-Syndrom.

Symptome

Aspermie, kleine Hoden, Gynäkomastie, eunuchoider Hochwuchs und erhöhte Gonadotropine im Urin sind pathognomonisch. Die Hodenbiopsie zeigt die beweisende Hyalinisierung der Tubuli seminiferi. Die klassische Chromosomenanalyse ergibt XXY; aber auch XX/YY-Konstellationen weisen die gleiche Symptomatik auf. Wegen der Größe des Phallus wird die überwiegende Mehrzahl der Kinder als Knaben erzogen. Die XXXXY-Variante zeichnet sich neben der stärker ausgeprägten mentalen Retardierung durch mehr oder weniger große mißgebildete Ohren, Kurzhals, Hypertelorismus, Strabismus, Myopie und mandibuläre Prognathie aus. Urologischerseits imponiert die genitale Hypoplasie. Gewöhnlich zeigen diese Kinder eine Hypospadie mit unterschiedlicher labioskrotaler Fusionsstörung. Häufig trifft man auf Kryptorchismus oder Leistenhernie, in denen das Ovar, die gemischten Gonaden oder auch der Uterus liegen können. Die Differenzierung der inneren Gonaden korreliert gewöhnlich mit dem äußeren Erscheinungsbild. Die chromosomale Analyse ist undefiniert und erleichtert nicht die pathogenetische Erklärung, warum zum Beispiel trotz Fehlen eines Y-Chromosomen Testes gefunden werden.

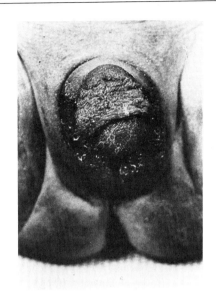

Abb. 12-23 Prader IV-AGS (Neugeborenes mit dem charakteristischen ambisexuellen Genitale).

Adrenogenitales Syndrom (AGS, weiblicher Pseudohermaphroditismus)

Äußeres Kennzeichen des weiblichen Individuums ist die Vermännlichung des äußeren Genitale (Abb. 12-23). Die Diagnose ist beim Neugeborenen mit einem ambisexuellen Genitale durch sonographischen Nachweis der vergrößerten Nebennieren zu vermuten (vgl. S. 287, Kapitel 11).

Männlicher Pseudohermaphroditismus

Unter dem männlichen Pseudohermaphroditismus versteht man eine mangelhafte Virilisierung des männlichen Individuums. Diese Gruppe von Patienten ist genetisch und gonadal männlich.

Testikuläre Feminisierung

Man versteht unter diesem Begriff eukaryote XY-Männer mit weiblichem Genital-Phänotyp. Die Vagina ist ein blinder Sack; der

Uterus und die Ovarien fehlen. Die Hoden sind intraabdominal. In der Pubertät setzt eine Gynäkomastie ein: alle sekundären Geschlechtsmerkmale und Habitus sind weiblich. Diese Kinder werden von ihren Eltern als Mädchen erzogen und von der Umwelt als solche akzeptiert. Die Unfähigkeit, Gewebsandrogenrezeptoren auszubilden, verursacht diesen Pseudohermaphroditismus. Therapeutisch soll nach der Pubertät die Kastration der Leistenhoden – wegen des erhöhten Risikos der malignen Entartung – vorgeschlagen werden mit anschließender Östrogensubstitution.

Die Anlage zur testikulären Feminisierung wird bei der Frau als Konduktor mit 50% phänotypischer Ausbildung beim Mann vererbt (X-chromosomal-rezessiv). Die leichtesten Formen des männlichen Pseudohermaphroditismus, bedingt durch inkomplette testikuläre Feminisierung, bieten außer der Sterilität nur eine Gynäkomastie (Differentialdiagnose: Leydigzelltumor, Choriokarzinom! vgl. Abb. 7-27, S. 209).

Alle anderen Ursachen eines männlichen Pseudohermaphroditismus sind sehr selten.

12.9 Phimose (GK 3-12.4)

Normalerweise läßt sich die Vorhaut nach der Geburt nicht über die Glans zurückstreifen. Erst gegen Ende des zweiten Lebensjahres sollte die Präputialverklebung bei Persistenz gelöst werden, da es sonst zu Smegmaretentionssteinchen und Balano-Posthitis kommen kann.

Wird die Präputialretraktion forciert, so kann es neben Rhagaden und Fissuren mit konsekutiver narbiger Phimose auch zum akuten Präputialverhalt proximal des Sulcus coronarius kommen – der Paraphimose. In fast allen Fällen läßt sich die sehr schmerzhafte Paraphimose durch geduldiges Manöver reponieren. In resistenten Fällen muß inzidiert werden (s. Abb. 15-13, S. 393).

Die Verengung der Vorhaut nach dem ersten Lebensjahr, die sich durch Ballonierung während der Miktion auszeichnet, bedarf der Zirkumzision (Beschneidung).

Die rituelle Beschneidung oder die gewünschte prophylaktische Beschneidung

wird während der ersten Lebenstage durchgeführt. Die Entfernung der Vorhaut verhindert die spätere Entstehung von Peniskrebs und bei dem späteren Geschlechtspartner wird angeblich die Inzidenz des Gebärmutterhalskarzinoms reduziert. Die Zirkumzision ist ein fast komplikationsloser Minimaleingriff im Kleinkindesalter. Im Adoleszenten- und Erwachsenenalter wurden Komplikationen wie Penisdenudation, Amputation und Verkochung durch den Kauter beschrieben. Gerade bei diesem Minimaleingriff sollten Indikation und Ausführung sorgfältig überprüft werden.

12.10 Lageanomalien des Hodens (GK 3-12.5)

Lageanomalien des Hodens werden als Kryptorchismus („versteckter" Hoden) bezeichnet. Nach Topographie und Genese wird unterschieden: Kryptorchismus im engeren Sinn (bei der operativen Exploration kann kein Hoden gefunden werden), die Hodenretention (Retentio testis inguinalis, canalicularis sive abdominalis, Abb. 12-24), bei der der Hoden auf seiner regulären

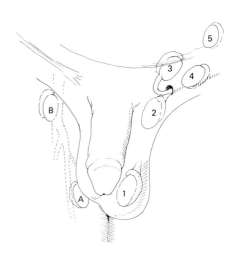

Abb. 12-24 Lageanomalien des Hodens: 1 orthotop, 2 präinguinal, 3 präinguinal nach kranial umgeschlagen, 4 im Inguinalkanal, 5 retroperitoneal evtl. abdominal. A und B ektop femoral.

Tabelle 12-3 Infertilität und Operationsalter beim unilateralen Maldescensus (*n* = 71; Ludwig et al., 1975)

Op.-Alter (Jahre)	Infertilität (%)
1. und 2.	12,5
3. und 4.	42,9
5.-8.	61,5
9.-12.	75
über 13.	85,7

Wanderung in das Skrotum meist im Bereiche des Leistenkanals stecken bleibt; die *Ektopie des Hodens* (Ectopia inguinalis, perinealis, cruralis sive pubica), bei der der Hoden auf seiner Wanderung nicht dem Gubernaculum testis in das Skrotum folgt, sondern an eine falsche Stelle deszendiert.

Die leichteste Form der Lageanomalie stellt der *Gleit-* oder *Pendelhoden* dar. Zeitweise wird eine orthotope Hodenlokalisation beobachtet. Der Hoden weist bei nicht obliteriertem Processus vaginalis peritonei eine gesteigerte Beweglichkeit auf oder wird durch den überaktiven Musculus cremaster alternierend in eine dystope Lage gezogen.

In zahlreichen Untersuchungen wurde deutlich, daß ganz offenkundig das *2. Lebensjahr*

als Scheidepunkt für eine normale bzw. eingeschränkte oder fehlende Funktion des dystopen Hodens angesehen werden muß.

Histologische Untersuchungen und Fertilitätsprüfungen machten schließlich deutlich, daß die sekundären Veränderungen des dystopen Hodens nach dem 2. Lebensjahr besonders ausgeprägt werden (Tab. 12-3).

Bestimmt man die Spermatogonienzahl in den Samenkanälchen und gibt dieses Ergebnis pro 50 Tubulusquerschnitte an, dann zeigt sich, daß erst um das 2. Lebensjahr die Schere zwischen dem normal funktionierenden orthotopen Hoden und seinem dystopen Partner klafft (Abb. 12-25).

Dabei ist die Spermatogonienzahl auch bei differenzierter Betrachtung eines unilatera-

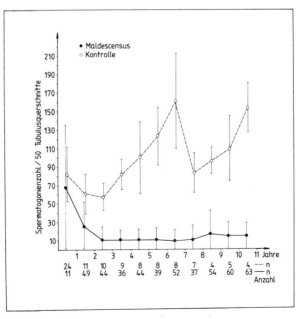

Abb. 12-25 Spermatogonienzahl/50 Tubulusquerschnitte (nach Hedinger, 1979).

len oder bilateralen dystopen Hodens weder vor noch nach dem 2. Lebensjahr unterschiedlich. Faßt man die Kinder in 3 Altersklassen zusammen, dann zeigt sich, daß während der ersten 6 Monate hinsichtlich der Spermatogonien- und Gonozytenzahl kein Unterschied zwischen dem orthotopen Hoden und seinem dystopen Partner besteht. Beginnend mit dem 2. Lebensjahr findet man bereits bei 22% der dystopen Hoden überhaupt keine Spermatogonien mehr.

Wird die Volumendichte für die Bewertung der Funktionstüchtigkeit der Tubuli seminiferi zugrunde gelegt, dann fällt die Volumendichte der Spermatogonien in dem 6. Lebensjahr auf 40% der orthotopen Kontrollhoden. Jenseits der quantitativen Veränderungen der Spermatogonien sind die verbleibenden häufig geschädigt; es werden Doppelkernigkeit oder eine verschobene Kern-Plasma-Relation beobachtet. Begleitend mit einem Sistieren des Samenkanälchen-Wachstums fibrosiert das peritubuläre Bindegewebe – wohl infolge des Gonadotropin-Mangels. Die Leydig-Zellen atrophieren nach dem 2. Lebensjahr zunehmend, so daß die HCG-Stimulierbarkeit nach dieser Zeit zurückgeht.

Der Krankheitswert der Hodendystopie geht aus den zahlreichen Komplikationsmöglichkeiten hervor. Die *Fertilitätserwar-*

tung wird durch eine häufige Mitschädigung des orthotopen Hodens bei unilateraler Retention gesenkt. Verantwortlich für diese negative Entwicklung ist wohl eine anlagebedingte Dysgenesie, deren Überwindung bei der Retention durch die hohe Umgebungstemperatur reduziert wird. Vereinbar mit dieser Auffassung ist die Beobachtung, daß in 91% der Bauchhoden Keimzellen fehlen, beim Leistenhoden sinkt die Zahl auf 41% und bei präskrotaler Dystopie auf 20%.

Jenseits des Therapiezeitpunktes sind eine pathologisch-anatomische Klassifikation der Maldeszensus-Arten (Abb. 12-26) und eine korrekte Therapiewahl sinnvoll; denn beispielsweise sollte der ektope Hoden stets chirurgisch korrigiert werden, da ein Ansprechen einer Hormontherapie aus mechanischen Gründen nicht möglich ist.

Die Diagnostik bereitet in der Regel wenig Probleme, da bei der Inspektion ein hypoplastisches Skrotum auf einen Maldeszensus hinweist. Lediglich der retraktile Hoden kann Schwierigkeiten bereiten. Es hat sich bewährt, den Testikel kaudal zu ziehen und den Abstand zur Symphysenoberkante zu messen. Der echte Pendelhoden kann 8 cm kaudalwärts verlagert werden. Behandlungsbedürftigkeit ist gegeben, wenn beim Neugeborenen der Hoden auf Zug nur 2,5 cm, beim Säugling 4 und beim Schulkind 6 cm tiefer tritt.

Besonderes Interesse verdient bei nicht tastbarem Hoden die Laparoskopie, die sich leicht in Zusammenarbeit mit den endoskopisch erfahrenen Gynäkologen bewerkstelligen läßt. Eine Biopsie ist ebenfalls möglich. Ist das laparoskopische Ergebnis nicht eindeutig, dann sollte sich eine testikuläre Phlebographie anschließen, die aber besonders auf der rechten Seite und infolge der Venenklappen undurchführbar sein kann. Der Wert der CT ist noch umstritten.

Bei Knaben mit kongenitaler Hodendystopie ist gehäuft mit weiteren Anomalien zu rechnen, von denen Harnwege und Genitale besonders betroffen sind. Im Vordergrund stehen ein *offener Processus vaginalis* bei etwa jedem 2. retinierten Hoden. Mißbildungen der Niere wurden in 3-17% festgestellt. Aus diesen Gründen ist eine Ultraschallabkärung des oberen Harntraktes zweckmäßig.

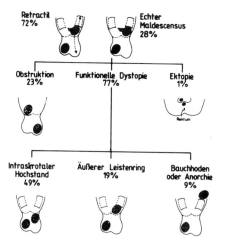

Abb. 12-26 Maldeszensus-Arten (nach Lipschultz, 1976).

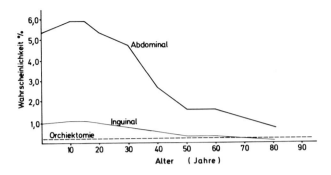

Abb. 12-27 Mortalitätsrisiko beim Tumor im retinierten Hoden (nach Martin et al., 1975).

Schließlich werden noch Mißbildungen der externen Genitalien in 8% der Patienten mit dystopen Testes beobachtet.

Bei 36% der dystopen Hoden muß mit Nebenhodenanomalien gerechnet werden. Am häufigsten ist die Elongation des Nebenhodens. Diese Mißbildung ist verantwortlich für die Fehldiagnose blind endigender Samenleiter, ohne Nachweis von testikulärem Gewebe. Eine Diagnose sollte durch adäquate Präparation – dem Ductus deferens folgend – angestrebt werden.

Ein praktisch wichtiger Diskussionspunkt ist die Beziehung zwischen Kryptorchismus und *Hodentumorentwicklung* (Abb. 12-27). Etwa 10% aller Hodentumoren entstehen in einem dystopen Hoden. Im Vergleich zum orthotopen Hoden ist das Risiko tumorös zu entarten 22mal größer. Besonders gefährdet sind Individuen mit einer abdominalen Hodenretention, wobei der Gefährdungsfaktor nochmals um das 4fache größer wird. Entscheidende Voraussetzung für die maligne Entartung des dystopen Hoden ist die Atrophie, besonders bei zu später Orchidopexie. Nach dem 12. Lebensjahr vermindert die Deszensusoperation nicht mehr das Tumorgenese-Risiko für seinen Träger.

Therapie

Das unmittelbare Ziel der Kryptorchismus-Behandlung ist die spannungsfreie Verlagerung des Hodens in das Skrotum mit einem günstigen funktionellen und kosmetischen Ergebnis. Nicht regulär deszendierte Hoden werden im Alter zwischen *3 Monaten und 2 Jahren* behandelt. Es kommen konservative und operative Behandlungsverfahren zur Anwendung, die sich gegenseitig ergänzen. In der Regel wird immer mit der Hormon-Behandlung begonnen. Diese ist lediglich bei allen Formen der Hodenektopie mit Begleithernie oder nach Herniotomie sowie Hodendystopie, die erstmals während der Pubertät behandelt wird, nicht indiziert. In der Regel folgt die Orchidopexie der Hormontherapie nach (Tab. 12-4); die chirurgische Behandlung bleibt unabdingbarer Bestandteil des Programms (Tab. 12-5). Die Sorgfalt mit der eine Funikolyse und Orchidopexie vorgenommen werden müssen, ergibt sich aus der Beobachtung, daß bei 28% der orchidopexierten Knaben eine Hodenatrophie beobachtet wurde (*Altwein* et al., 1984).

Tabelle 12-4 Kombinierte konservative Behandlung mit LH-RH (Kryptocur®) und HCG (Primogonyl®)

1. LH-RH 3 × 400 µg
   Aufteilung der Einzeldosis auf 2 × 200 µg

2. Bei nicht ausreichendem Therapieerfolg 3 × 1500 E HCG im Abstand von 10 Tagen

Tabelle 12-5 Orchidopexie – Indikation und Kontraindikation

1. **Indikation**	Bilateraler Maldeszensus vor der Pubertät (Versagen der Hormontherapie) Unilateraler, tastbarer dystoper Hoden vor der Pubertät (Versagen der Hormontherapie)
2. **Fragwürdige Indikation**	Nicht tastbare Kanalhoden vor der Pubertät Retraktile Hoden um die Pubertät (Hormontherapie vorausgegangen) Bilateraler Maldeszensus um die Pubertät
3. **Kontraindikation**	Geistige Retardierung Intersex Fehlende Ejakulation

Für die eigentliche intraskrotale Pexie werden verschiedene Techniken angegeben, die im Vergleich zu einer sorgfältigen Funikulolyse nur geringe Bedeutung haben. Jede Restspannung führt entweder zum Rezidiv oder mit hoher Wahrscheinlichkeit zur Hodenatrophie.

Beabsichtigt man beim Bauchhoden die mikrochirurgische Autotransplantation des Testis, dann sollte das Verfahren zuvor im Tierexperiment praktiziert werden.

Ein Blick auf die Spätergebnisse macht deutlich, daß selbst bei unilateraler Orchidopexie nur in 35% ein gutes spermiographisches Ergebnis erzielt wurde. Nach bilateraler Orchidopexie wurde nur noch bei 10% der Patienten ein gutes Spermiogramm beobachtet. Dem stehen im Schrifttum Fertilitätsraten von 0 bis 75% gegenüber.

Schlußfolgerung

1. Bei jedem neugeborenen Knaben sollte sorgfältig auf einen Kryptorchismus geachtet werden. Bei fraglicher Hodendystopie ist der Plasmatestosteronspiegel zwischen dem 2. und 6. Lebensmonat zu bestimmen. Nach einem Alter von 10 Monaten sollte sich eine GnRH-Behandlung in einer Dosis von 3 × 400 µg als Nasenspray über 4 Wochen anschließen (Kryptocur®). Bei einem Mißerfolg werden die Testes direkt mit einer Wochendosis von 1500 E HCG über 3 Wochen stimuliert.

2. Bei der Ektopie und einer begleitenden Hernie oder Hodendystopie in der Pubertät sollte primär eine Orchidopexie vorgenommen werden. Die sekundäre Orchidopexie schließt sich beim Versagen der Hormon-Therapie an, was etwa bei jedem 2. Kind eintritt – wobei die retraktilen Hoden nicht gezählt sind.

12.11 Enuresis

Enuresis (nocturna sive diurna [*Einnässen*]), stellt den Fortbestand oder das Wiederauftreten eines kindlichen Verhaltens der Blase ab dem 4. Lebensjahr dar. Wahrscheinlich handelt es sich um eine mangelhafte oder verspätete Reifung der neuromuskulären Blasenelemente, ohne daß irgendeine physische Abnormalität am Harntrakt oder ein pathologischer Harnbefund gefunden werden kann (Abb. 12-28). Diese Beschreibung grenzt die *Enuresis* eindeutig von der neurogenen *Blasenentleerungsstörung* sowie von der *symptomatischen Inkontinenz* bei infravesikalen Veränderungen ab.

Die Enuresis kommt in 30% bei Kindern bis zu 5 Jahren gelegentlich vor (Abb. 12-29). In der Hälfte der Fälle besteht diesbezüglich eine Familienanamnese. Das Einnässen tritt einerseits in Familien mit unterdurchschnittlicher sozialer Stellung und Fürsorge für die Kinder und in großen Kinderheimen auf, andererseits auch gehäuft in Familien mit überbeschützten Kindern. Häufig zeigen die Kinder selbst emotionelle Störungen mit Verängstigung, Nervosität, Ablehnung und Trotz. Seltener liegen Verhaltensstörungen oder psychopathische Persönlichkeiten vor.

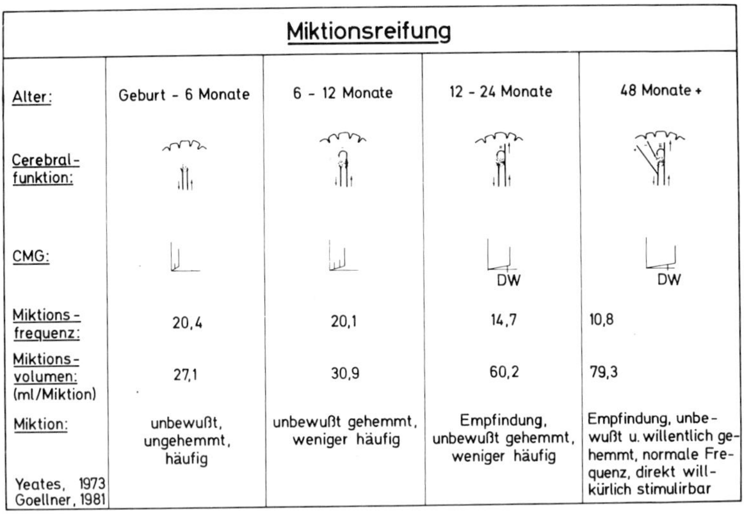

Miktionsreifung

Alter:	Geburt - 6 Monate	6 - 12 Monate	12 - 24 Monate	48 Monate +
Cerebral-funktion:				
CMG:			DW	DW
Miktions-frequenz:	20,4	20,1	14,7	10,8
Miktions-volumen: (ml/Miktion)	27,1	30,9	60,2	79,3
Miktion:	unbewußt, ungehemmt, häufig	unbewußt gehemmt, weniger häufig	Empfindung, unbewußt gehemmt, weniger häufig	Empfindung, unbewußt u. willentlich gehemmt, normale Frequenz, direkt willkürlich stimulirbar
Yeates, 1973 Goellner, 1981				

Abb. 12-28 Miktionsreifung während der ersten 5 Lebensjahre. ZMG = Zystometrogramm, DW = Detrusorwellen (nach Yeates, 1973 und Goellner et al., 1981).

Die unterschiedlichen *Behandlungsmöglichkeiten* sind in ihren Ergebnissen weitgehend von der Sorgfalt der Zuwendung und dem Zeitaufwand abhängig. Das *Zeittraining* beinhaltet das regelmäßige Miktionieren nach der Uhr während des Tages, bei dem mit den Jahren die Miktionsintervalle verlängert werden können. Nächtliches Wekken zur Miktion soll nicht häufiger als einmal pro Nacht durchgeführt werden. Die *medikamentöse Therapie* wird in vielen Fällen mit α-Sympathikomimetika (Dibenzyran®) bzw. Analeptika mit anticholinerger Wirkung (Tofranil®) erfolgreich angewandt. Bei Enuresis diurna können Parasympathikolytika (Vagantin®) zur Dämpfung des überaktiven Detrusors eingesetzt werden. Die Spontanheilungsquote ist groß, resistente Fälle bedürfen der Psychotherapie des Kindes sowie der Eltern.

Bei Versagen der angeführten Therapiemöglichkeiten muß mit allen zur Verfügung stehenden diagnostischen Hilfsmitteln eine infravesikale Obstruktion oder neurogene Blasenentleerungsstörung ausgeschlossen werden. Die konstante Enuresis diurna et nocturna weist differentialdiagnostisch auf eine Ureterektopie hin.

12.12 Tumoren (GK 3-12.7)

1% der Krankheiten des Kindesalters sind bösartige Erkrankungen. Nach den Unfällen sind Krebskrankheiten die häufigsten Ursachen der Kindersterblichkeit. Ungefähr 80% der bösartigen Tumoren bei Kindern

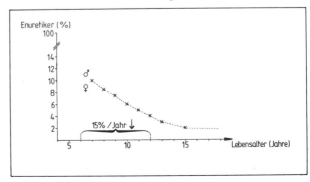

Abb. 12-29 „Spontanheilungsrate" der Enuresis nocturna (stark mod. nach Forsythe et al., 1974).

entstehen im Nerven-, blutbildenden und lymphatischen Gewebe (bei Erwachsenen entwickeln sich die Tumoren zu etwa 80% im Alimentär-, Genital- und respiratorischen System). Nach einer Tumor-Sterbestatistik der USA für die Altersgruppe von 0-15 Jahren (1969) ergeben sich nach dem Zelltyp folgende Zahlen: Bezogen auf eine Million Gleichaltrige starben pro Jahr an Leukämie 34,6, an einer Neubildung des ZNS 11,4, am Lymphom 5,4, am Neuroblastom 5,1, am Wilms Tumor 4,0, am Knochentumor 2,9, am Rhabdomyosarkom 1,6, am Leberkarzinom 0,9, am Retinoblastom 0,6 und am Teratom 0,6 Prozent der Kinder.

Von der Gesamtzahl wegen maligner Grunderkrankung behandelter Kinder beträgt der Prozentsatz der wegen Tumoren des Urogenitaltrakts operierten Kinder ca. 17%. Nahezu ausschließlich handelt es sich um embryonale Tumoren: *Wilms Tumor, Neuroblastom* und *Rhabdomyosarkom.* Hypernephrome und embryonale Karzinome des Hodens sind sehr selten.

12.12.1 Wilms Tumor (Nephroblastom)

Wilms Tumoren treten meist ab dem 3. Lebensjahr auf. Sie verteilen sich gleichmäßig auf beide Geschlechter. In größeren Serien fand sich eine auffällige Kombination mit angeborenen Mißbildungen (Tab. 12-6).

Der Tumor entsteht aus embryonalem Nierengewebe. Histologisch findet man neben undifferenzierten Zellen differenziertes Gewebe mit verschiedener Ausreifung der Nierenstruktur, kombiniert mit rhabdomyoblastischem oder anderem heteroblastischem Gewebe. Die Chromosomenzahl der Tumorzellen zeigt nur geringe Abweichungen vom normalen menschlichen Karyotyp von 46 Chromosomen.

Stadieneinteilung* der National Wilms Tumor Study (USA; die Einteilung berücksichtigt Operationsbefund und -ergebnis).

Gruppe I:	Tumor auf eine Niere begrenzt und vollständig entfernt.
Gruppe II:	Tumor überschreitet die Nierengrenzen, Tumor völlig entfernt.
Gruppe III:	Nicht hämatogene abdominelle Tumoraussaat (Tumor wurde biopsiert oder rupturierte prä- oder intraoperativ, Tumorbefall der paraaortalen Lymphknoten, unvollständige operative Tumorresektion wegen Einbruch in benachbarte Organe, Befall des Peritoneums).
Gruppe IV:	Hämatogene Metastasen (nach Häufigkeit: Lunge, Leber, Knochen und Gehirn).
Gruppe V:	Bilateraler Befall der Nieren simultan oder sukzessiv.

Neben dem Wilms Tumor werden bei Kindern das sehr viel gutartigere kongenitale mesoblastische Nephrom und der hellzellige Typ des Nierenkarzinoms gefunden, letzterer wesentlich bösartiger als der klassische Wilms Tumor.

Symptome des Wilms Tumor (Tab. 12-7)

Bauchtumor, Schmerzen, Hämaturie und Fieber sind Initial-Symptome. Das Nephro-

---

* Die NWTS verwendet statt Stadium den Begriff „Gruppe"; TNM-Einteilung s. *Gutjahr* et al., 1986.

Tabelle 12-6 Assoziierte Mißbildungen beim Wilms Tumor

Aniridie   ca. 30%!
Hemihypertrophie
EMG-Syndrom (Exomphalos, Makroglossie, Gigantismus)
Große vaskularisierte, pigmentierte Nävi
Gelegentlich vermehrt bei:
– Hypospadien
– Kryptorchismus
– Hufeisenniere

Tabelle 12-7   Häufigkeit der Symptome beim Wilms Tumor

palpable Schwellung im Abdomen	50%
Obstipation	20%
Makrohämaturie	20%
Harnwegsinfekt	10%
Hypertonie	10%
Gewichtsabnahme	5%

Anm.: Mehrere Symptome kommen vor.

blastom kann über längere Zeit asymptomatisch bleiben und zufällig bei der körperlichen Untersuchung entdeckt werden.
Etwa 10% aller Erkrankungen in der Bundesrepublik wurden anläßlich von Vorsorge-Untersuchungen bei asymptomatischen Kindern der verschiedenen Altersgruppen entdeckt.

Klinischer Befund des Wilms Tumor

Hauptbefund ist ein glatter, halbseitig lokalisierter, die Mittellinie meist nicht überschreitender Tumor von derb weicher Konsistenz. Die Palpation darf wegen Metastasierungsgefahr bei deutlich erkennbarer Bauchdeckenvorwölbung nur einmal und äußerst vorsichtig durchgeführt werden. Sonogramm, Ausscheidungsurogramm und abdominale Computertomographie sind die wesentlichen Untersuchungsverfahren zur Sicherung der Diagnose. Sonographisch ist der Tumor meist eindeutig der Niere zuzuordnen. Unterscheidungen betreffend die Konsistenz (solide oder zystisch) sind möglich. Wichtig ist die Abgrenzung des Tumors gegenüber den Nachbarorganen. Die kontralaterale Niere wird sorgfältig mitunter-

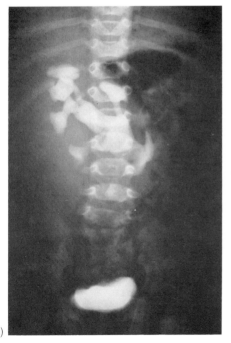
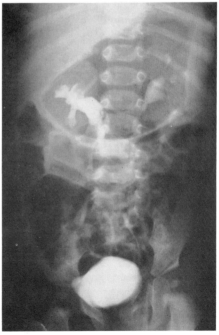

a)   b)

Abb. 12-30   a) Urogramm mit rechtsseitigem Wilms Tumor; deutliche Verlagerung des Tumors über die Medianlinie hinaus nach links. – b) Urogramm des gleichen Kindes nach präoperativer Vorbestrahlung: Deutliche Regression der tumortragenden Niere.

sucht, da in 10% mit einem bilateralen Befall zu rechnen ist (synchron oder metachron). Das Tumorvolumen wird nach der Formel V = Länge (cm) × Breite (cm) × Tiefe (cm) × 0.52 (Konstante) berechnet; es dient dem Vergleich nach Radio- bzw. Chemotherapie. Im Ausscheidungsurogramm findet sich typischerweise ein deformiertes und verlagertes Nierenhohlsystem (Abb. 12-30), gelegentlich ist die Niere stumm. Die abdominelle computertomographische Untersuchung kann die erhobenen Befunde bestätigen oder erweitern.

Nach eventuell bestehenden unabhängigen Zweiterkrankungen sollte gefahndet werden (vgl. Tab. 12-6).

Differentialdiagnose des Wilms Tumors

In etwa 70% ist das Neuroblastom im Abdominalraum lokalisiert. Weitere maligne und benigne Raumforderungen des Abdominalraumes sind in der Tabelle 12-8 angegeben.

Therapie des Wilms Tumors

Die Tumorbehandlung erfolgt kombiniert operativ, strahlen- und chemotherapeutisch und ist gruppenorientiert.

Gruppe I: Tumornephrektomie, 6 Monate Chemotherapie mit Actinomycin und Vincristin. Eine Radiotherapie ist bei der Gruppe I und Kindern unter 2 Jahren nicht erforderlich.

Gruppe II: Tumornephrektomie, Radiotherapie (Gesamtdosis 3000 Rad [SI = 30 Gy] während 4 Wochen). Eine Drei-Mittel-Kombinationsbehandlung bestehend aus Actinomycin-D, Vincristin und Adriamycin® über 9 Monate schließen sich an. Strahlendosis und Dauer der Chemotherapie werden entsprechend dem Alter des Kindes modifiziert. Bei anaplastisch-sarkomatösen Wilms Tumoren wird zusätzlich mit Endoxan® behandelt.

Gruppe III, IV, und V: Zur Tumorreduktion prä- und postoperative Radio- und Chemotherapie sowie Tumornephrektomie. Die Chemotherapie erfolgt kombiniert mit Vincristin, Adriamycin® und Actinomycin D. Die Dauer der Chemotherapie beträgt in der Gruppe III, IV und V ein Jahr.

Mit der Intensität der Behandlung nimmt die Komplikationsrate zu. Zu den therapiebedingten Folgeerscheinungen zählen Enteritis, Übelkeit, Erbrechen, Knochenmarksdepression, erhöhte Infektionsgefahr, Schleimhaut-Ulzera und Haarausfall. Spätfolgen der radiotherapeutischen Behandlung sind: Skoliosen der Wirbelsäule, Beckendeformitäten, Myokard-Schäden und Lungenfibrose bei Bestrahlung des Thorax.

Prognose des Wilms Tumors

Die globale Ziffer für Heilung in allen Gruppen beträgt 75%; 100% für die Gruppe I, 80% für die Gruppe II und 60-70% für die Gruppen III und IV. Auch bei bilateralem Wilms Tumor ist Heilung möglich.

12.12.2 Neuroblastom (vgl. S. 295)

Das abdominelle Neuroblastom geht von den embryonalen sympathischen Neuroblasten des Nebennierenrindenmarkes oder den Sympathikusganglien aus. Der Tumor neigt sehr zur Metastasierung (am häufigsten in Lymphknoten, Knochen und Leber). In etwa 80% der Fälle findet man eine sekretorische Aktivität der Tumorzellen (Abbauweg der Katecholamine, Abb. 10-1, S. 287); die gesteigerte Ausscheidung von Vanillinmandelsäure im Urin ist differentialdiagnostisch und prognostisch wichtig.

Tabelle 12-8 Abdominelle Raumforderungen in der Differentialdiagnose des Wilms Tumors

Maligne Raumforderung	Benigne Raumforderung
● Neuroblastom	● polyzystische Nieren
● Rhabdomyosarkom	● Hydronephrose
● Hepatoblastom	● Nebennierenblutung
● primär extragonadaler Testistumor	● Nierenvenenthrombose

Stadieneinteilung

Stadium I:	Tumor auf das Organ oder die Herkunftsstruktur begrenzt.
Stadium II:	Tumor breitet sich über das Organ oder den Herkunftsort aus, überkreuzt nicht die Mittellinie, regionale homolaterale Lymphknoten können befallen sein.
Stadium III:	Tumor überschreitet die Mittellinie, regionale Lymphknoten können bds. befallen sein.
Stadium IV:	Organ-, Skelett- und Weichteilbefall oder Befall iuxtaregionärer Lymphknoten.
Stadium IV-S:	Tumorgröße wie in Stadium I oder II mit Tumorausbreitung in die Leber und/oder Haut und/oder Knochenmark.
Stadium O:	Neuroblastoma in situ.

Symptome und Diagnose des Neuroblastoms

Initial: Inappetenz, Gewichtsverlust, Schwäche, Erbrechen, Bauchschmerzen, Knochenschmerzen und Fieber. Bei hormonproduzierenden Tumoren treten Blutdruckkrisen mit Kopfschmerzen auf. Hauptbefund ist ein höckrig derber Bauchtumor, der häufiger links lokalisiert ist und meist die Mittellinie überschreitet. Auf der Abdomenübersichtsaufnahme erkennt man häufig (bis zu 60%, bei Wilms Tumor bis zu 15%) Verkalkungen unterhalb des Abgangs der 10. Rippe (Abb. 12-31). Das intravenöse Pyelogramm (Abb. 10-11, S. 296) zeigt ein verdrängtes, aber nicht wie beim Wilms Tumor deformiertes Nierenbeckenkelchsystem. In einem hohen Prozentsatz finden sich bereits bei der Erstuntersuchung Metastasen.

Therapie des Neuroblastoms

Wie bei Wilms Tumoren kombinierte operative, strahlen- und chemotherapeutische Behandlung: im Stadium I nur Operation, Stadium II Operation und evtl. Strahlentherapie, im Stadium III und Stadium IV Operation und Radiotherapie. Die Chemotherapie erfolgt mit Cyclophosphamid und Vincristin, ggf. zusätzlich Adriamycin® und Actinomycin D.

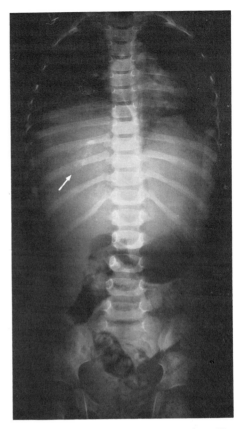

Abb. 12-31 Neuroblastom von der rechten Nebenniere ausgehend. Spreizung des Abstandes zw. 10. und 11. Rippe (Pfeil) rechts infolge der Raumforderung. Typische Verkalkung.

12.12.3 Rhabdomyosarkom der Blase

Neben Kopf und Hals ist der Urogenitaltrakt der bevorzugte Entstehungsort des embryonalen Rhabdomysarkoms. Histologisch findet man nur selten die typische Querstreifung der Rhabdomyoblasten, meist handelt es sich um undifferenzierte Zellen, Fehldiagnosen wie Fibrosarkom, anaplastisches Karzinom, osteogenes Sarkom, Neuroblastom und Lymphom sind deshalb möglich. Die Prognose ist abhängig von der Ausdehnung der Erkrankung und ihrer primären Lokalisation. Das Rhabdomyosarkom (Sarcoma botryoides) ist der häufigste kindliche Blasentumor; urotheliale Blasenkarzinome,

Neurofibrome, Phäochromozytome, Hamartome und Hämangiome in der Blase sind Raritäten.

Symptome und Diagnose des Rhabdomyosarkoms

Der Tumor verlegt den Blasenausgang. Schmerzen bei der Blasenentleerung, Hämaturien und typischerweise intermittierender Harnverhalt sind Erstsymptome. Bei Mädchen prolabiert der traubenartige (daher Sarcoma botryoides; griech. botrys = Traube) Tumor gelegentlich vor den Meatus urethrae. Differentialdiagnose: Ureterozele, Urethralprolaps. In der zystographischen Phase sind multiple, polyzyklisch begrenzte Füllungsdefekte des Blasenbodens kennzeichnend (Abb. 12-32 a). Die Zystoskopie und transurethrale Biopsie in Narkose zeigt die Ausdehnung des Tumors. Bimanuelle Untersuchung und ggf. transrektale Prostatabiopsie vervollständigen die Diagnostik (Abb. 12-32 b).

Therapie des Rhabdomyosarkoms

Die radikale Zystoprostatektomie führt selbst bei lokal begrenztem Rhabdomyosarkom nicht zum Erfolg. Erst die zusätzliche Chemo-Radiotherapie hat die Prognose entschieden verbessert. Nach transurethraler oder transrektaler Biopsie zur Diagnosesicherung wird eine intensive primäre Chemo-Radiotherapie vorgenommen. Die Tumorregression wird endoskopisch bestimmt. Bei fehlendem Ansprechen wird im Sinne einer *verzögerten Erstoperation* die Zystektomie ausgeführt.

Rhabdomyosarkoms

Die kombinierte chirurgisch radiotherapeutische Behandlung führte lediglich in 35% zur Heilung, durch die Chemotherapie wurde Heilung bis in 80% der behandelten Kinder erreicht.

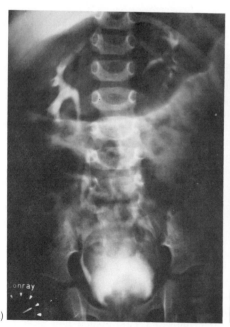
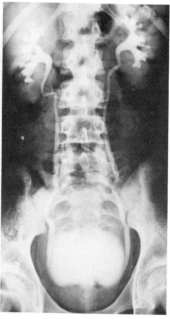

Abb. 12-32 a) Urogramm beim Rhabdomyosarkom der Blase. Man erkennt die Kontrastmittelaussparung in der Blase, bedingt durch den raumfordernden Tumor. – b) Urogramm bei einem Prostatarhabdomyosarkom. Typisch ist der angehobene Blasenboden bei fehlendem KM-Defekt.

12.12.4 Kindliche Hoden-
tumoren (s. S. 207)

Unter den soliden malignen Tumoren des Kindes beträgt die Häufigkeit der Hodentumoren 1%. Gutartige Tumoren, Tumoren nicht germinalen Ursprungs und sekundäre Tumoren (Metastasen) sind häufiger. Zu den germinalen in der Kindheit vorkommenden Tumoren zählen:

1. der *Dottersacktumor* (Orchioblastom), mit 50% häufigster maligner kindlicher Tumor, meist vor dem 4. Lebensjahr, in bis zu 35% metastasierend;
2. das *Seminom*, nur bei älteren Knaben, ca. 5% der Hodentumoren, bis zu 10% Metastasen bei der Erstdiagnose;
3. das *Teratokarzinom*, ca. 10% der Hodentumoren. Die Mehrheit der Kinder ist unter 4 Jahren; kongenitales Vorkommen ist möglich, der Tumor metastasiert und
4. das *reife Teratom*, ca. 20% der Hodentumoren. Die Mehrheit der Kinder ist unter 4 Jahren; der Tumor metastasiert sehr selten.

Bei den übrigen Hodentumoren handelt es sich überwiegend um Leydig-Zell-Tumoren (ca. 15%); Sertoli-Zell-Tumoren sind seltener.
Für die Therapie der malignen kindlichen Hodentumoren gelten nicht die gleichen Grundsätze wie für Hodentumoren im Erwachsenenalter, da Chemotherapie und Radiotherapie wegen ihrer myelosuppressiven Nebenwirkung dem Reifegrad des heranwachsenden Organismus angepaßt werden müssen.

12.13 Harnsteinleiden*
(GK 3-12.8)

Die Häufigkeit von Harnsteinen im Kindesalter ist regionalen Unterschieden unterworfen. In Mitteleuropa erkrankt etwa 1 Kind von 2000 an Harnsteinen.
Die Steinarten sind dieselben wie im Erwachsenenalter, jedoch finden sich bis zum

---

* J. Joost

5. Lebensjahr überwiegend Infektsteine, ab dem 10. Lebensjahr ist eine deutliche Zunahme der kalziumhaltigen Konkremente zu verzeichnen.
Ätiologisch lassen sich 4 Gruppen abgrenzen:
1. Harntraktanomalien, insbesondere die Harnleiterabgangsstenose sowie der vesikorenale Reflux.
2. Metabolische Störungen: (in abnehmender Häufigkeit) Zystinurie, renale tubuläre Azidose und primäre Hyperoxalurie und Purinstoffwechselstörungen. Nur im Kindesalter findet man die idiopathische Hyperkalzämie, die im 2. bis 8. Lebensmonat auftritt. Das Kind zeigt einen deutlichen Entwicklungsrückstand, Obstipation und Hypotonie. In 20% kommt es zum Auftreten einer Nephrokalzinose.
3. Immobilisation mit Demineralisation des Knochens, die zur erhöhten Kalziumausscheidung führt.
4. Die sog. idiopathische Gruppe, bei der sich keine Ursache für die Steinbildung nachweisen läßt.
Die klinische Symptomatik ist grundsätzlich dieselbe wie im Erwachsenenalter, bei Kleinkindern sind jedoch reine Flankenschmerzen seltener, oft werden diffuse Bauchschmerzen angegeben. Nicht selten stellt eine Hämaturie oder eine Pyurie die einzige Symptomatik dar.
Bei der Abklärung darf neben dem Urogramm nie ein Miktions- bzw. Refluxzystogramm vergessen werden, mit dem sich eine infravesikale Obstruktion oder ein vesikorenaler Reflux nachweisen lassen. Die metabolische Abklärung erfordert die Bestimmung folgender Parameter im Serum: Kreatinin, Natrium, Kalium, Chlorid, CO_2, Kalzium, Phosphor, Protein, Harnsäure; im 24-Stunden-Harn: Kalzium, Phosphat, Zystin, Oxalsäure und Kreatinin.
Außer bei den Zystinsteinen und Harnsäuresteinen steht die chirurgische Therapie im Vordergrund. Da die Kombination von Obstruktion und Infektion (besonders der Proteusinfekt) eine günstige Konstellation für die Steinbildung darstellt, ist die alleinige Lithotomie bei nachgewiesenem Abflußhindernis unzureichend. Wenn möglich sollte die Korrektur der Anomalie gleichzeitig vorgenommen werden. Bei Vorliegen eines ve-

sikorenalen Refluxes hat zuerst die Lithotomie oder -tripsie zu erfolgen. Besteht dieser auch nach Steinentfernung und bei sterilem Harn weiter, ist eine Antirefluxplastik zu empfehlen.

Die Rezidivprophylaxe besteht im Kindesalter vorwiegend in einer erhöhten Flüssigkeitszufuhr sowie einer antibiotischen Langzeittherapie bei Infektsteinen. Einschneidende diätetische Maßnahmen sind nicht empfehlenswert. Medikamente (Kationenaustauscher, Thiazide usw.), wie sie im Erwachsenenalter häufig zur Metaphylaxe verabreicht werden, sind beim Kind nur in den seltensten Fällen indiziert, da sie zu sehr in den Stoffwechsel des wachsenden Organismus eingreifen.

Weiterführende Literatur

Altwein, J. E., D. Bach: Lageanomalien des Hodens. Urologe B 24 (1984) 1

Altwein, J. E., P. H. Walz: Urologische Aspekte der Intersexualität. In: Hohenfellner, R., E. J. Zingg (Hrsg.) Urologie in Klinik und Praxis. Band 2. Thieme, Stuttgart 1983 p. 1114

Cohen, S. J.: Ureterozystoneostomie: Eine neue Antirefluxtechnik. Akt. Urol. 6 (1975) 1

Devine, C. J. C., C. E. Horton: Hypospadias repair. J. Urol. 188 (118) 1977

Duckett, J. W.: Transverse preputial island flap technique for repair of severe hypospadias. Urol. Clin. N. Anm. 423 (7) 1980

Duckett, J. W.: MAGPI (meatoplasty and glanuloplasty): A procedure for subcoronal hypospadias. Urol. Clin. N. Am. 513 (8) 1981

Eckstein, H. B., R. Hohenfellner, D. I. Williams: Surgical Pediatric Urology. Thieme, Stuttgart 1977

Forsythe, W. I., A. Redmond: Enuresis and spontaneous cure rate. Study of 1129 enuretics. Arch. Dis. Child. 49 (1974) 259

Goellner, M. H., E. E. Ziegler, S. J. Fomon: Urination during first three years of life. Nephron 28 (1981) 174

Grégoir, W.: Lich-Grégoir Operation. In: Eckstein, H. B., R. Hohenfellner, D. I. Williams (Hrsg.) Surgical Pediatric Urology. Thieme, Stuttgart 1977 p. 265

Gutjahr, P., H. J. Schmitt, J. E. Altwein et al.: Pädiatrische Onkologie. In: Hohenfellner, R., J. W. Thüroff, H. Schulte-Wissermann (Hrsg.) Kinderurologie in Klinik und Praxis. Thieme, Stuttgart 1986 p. 592

Hedinger, Chr.: Histological data in cryptorchidism: Cryptorchidism, diagnosis and treatment. Paediatr. Adolesc. Endocrinol 6 (1979) 3

Heikel, P. E., K. V. Parkkulainen: Vesicoureteric reflux in children: A classification and results of conservative treatment. Ann. Radiol. 9 (1966) 37

Hohenfellner, R., J. W. Thüroff, H. Schulte-Wissermann: Kinderurologie in Klinik und Praxis. Thieme, Stuttgart 1986

Hutch, J. A., A. D. Amar: Vesicoureteral Reflux and Pyelonephritis. Appleton-Century-Crofts, New York 1972

Joost, J., H. Marberger: Urolithiasis im Kindesalter. Urologe A 21 (1982) 133

Kelalis, P. P., L. R. King: Clinical Pediatric Urology. 2. Aufl. Saunders, Philadelphia 1985

Lipschultz, L. I., R. R. Caminos-Torres, C. S. Greenspan et al.: Testicular function after orchidopexy for unilaterally descended testis. N. Engl. J. Med. 15 (195) 1976

Ludwig, G., J. Potempa: Der optimale Zeitpunkt der Behandlung des Kryptorchismus. Dtsch. Med. Wschr. 100 (1975) 680

Mackie, G. G., F. D. Stephens: Duplex Kidneys: A correlation of renal dysplasia with position of the ureteral orifice. J. Urol. 274 (114) 1975

Martin, D. C., H. R. Menck: The undescended testis: Management after puberty. J. Urol. 77 (114) 1975

Politano, V. A., W. E. Leadbetter: An operative technique for the correction of ureteric reflux. J. Urol. 79 (1958) 932

Prader, A.: Die Klinik der häufigsten chromosomalen Störungen. Helv. med. Acta. 29 (1962) 403

Thon, W., J. E. Altwein: Voiding dysfunctions. Urology 23 (1984) 323

Yeates, W. K.: Bladder function in normal micturition. In: Kolvin, I., R. C. MacKeith, S. R. Meadow (Hrsg.) Bladder Control and Enuresis. London, W. Heinemann, 1973

13 Urologische Erkrankungen der Frau (GK 3-13)

E. Petri

Aus der engen anatomischen und funktionellen Beziehung zwischen äußerem und innerem Genitale der Frau und dem unteren Harntrakt resultieren pathologisch-anatomische und pathophysiologische Wechselbeziehungen. Entzündliche oder neoplastische, vom Genitale ausgehende Prozesse können auf das harnableitende System übergreifen und umgekehrt.

13.1 Erkrankungen der Niere und der ableitenden Harnwege (GK 3-13.1)

13.1.1 Entzündungen (GK 3-13.1.1)

Genitalinfektionen gehören zu den häufigsten gynäkologischen Erkrankungen schon in der Kindheit, Pubertät und Adoleszenz. Häufigste Erkrankung ist dabei eine Vulvovaginitis (etwa 50%), die bei gleichzeitig häufig fehlerhafter Genitalhygiene schnell zu aufsteigenden Infektionen zunächst von Harnröhre und Blase, bei chronischen Verläufen dann auch der Ureteren und Nieren führen kann. Während noch in der Neonatalperiode Knaben viermal häufiger als Mädchen Harnwegsinfekte aufweisen, hatten bei Schulabschluß etwa 5% aller Mädchen eine asymptomatische Bakteriurie, während bei Knaben in diesem Alter praktisch keine Harnwegsinfekte mehr auftreten. Ursache sind neben den oben genannten Infektionen des Genitalsystems die Kürze der Harnröhre, die im Kindesalter fehlende Östrogenisierung der Scheide mit der Erleichterung eines Sekundärinfektes, im ge-

bärfähigen Alter Veränderungen des pH-Wertes und der Vaginalflora unter Ovulationshemmern bzw. Intrauterinspiralen, in der Zeit des Klimakteriums und der Menopause die dann neuerlich eintretenden hormonellen Schwankungen mit fehlender Östrogenisierung der Scheide.

Bei jedem chronisch rezidivierenden Harnwegsinfekt sollte deshalb neben der üblichen urologischen Routinediagnostik eine gynäkologische Untersuchung zum Ausschluß von Infektionsquellen oder Infektunterhaltenden Fehlbildungen des Genitaltraktes durchgeführt werden.

Die Therapie muß zunächst auf eine Beseitigung der Infektionsursache abzielen, d. h. im Kindesalter z. B. die Entfernung eines vaginalen Fremdkörpers, Hinweise zur Toilettenhygiene, im gebärfähigen Alter dann z. B. bei chronischer Zervizitis unter Intrauterinpessaren die Entfernung des IUP, Absetzen von Ovulationshemmern, Wechsel von Tampons auf Vorlagen. Als begleitende Maßnahme kann die Applikation von Antibiotika- und Antiphlogistika-haltigen Salben/Cremes oder Vaginal-Ovula, sowie Sitzbäder zu einer Linderung des Beschwerdebildes führen. Bei Hormon-defizitären Vulvo-Vaginitiden sollte eine systemische und/oder lokale Applikation natürlicher Östrogene erfolgen, wobei im Kindesalter an die Möglichkeit einer Pseudopubertas praecox bzw. einer frühzeitigen Mammaentwicklung gedacht werden muß.

Bei ähnlichem Beschwerdebild muß eine Endometriose scharf von den Entzündungen getrennt werden. Bei Befall des distalen Ureters kommt es gelegentlich zu zyklischen Blutungen; häufiger führt der chronische Prozeß über die ausgedehnte Narbenbildung zu einer Obstruktion des distalen Ureters mit Verlust der Nierenfunktion. Bei Befall der Harnblase kommt es gegen Ende des Zyklus zu heftigen Blasentenesmen mit Pollakisurie und Dysurie, gelegentlich auch Hämaturie, die bis gegen Ende der Menstruation anhalten kann. Während der Menses stark blutende, scharf umschriebene, prominente blaurötliche Schleimhautbezirke, aber auch zyklisch wechselndes bullöses Ödem sollten bei der Zystoskopie an dieses Krankheitsbild denken lassen. Die Therapie der Wahl ist nach Abstimmung mit dem Gynäkologen die langfristige Therapie mit einem Gestagenpräparat oder einem Gestagen-betonten Ovulationshemmer (z. B. die „Minipille"), neuerdings auch die langfristige Einnahme eines Antigonadotropines (Danazol®).

13.1.2 Erkrankungen der Harnwege in der Schwangerschaft

Während der Schwangerschaft entstehen funktionelle und morphologische Veränderungen der Niere und des harnableitenden Systems. Diese überwiegend geringfügigen physiologischen Veränderungen haben während der normalen Gravidität keine Bedeutung, können jedoch die Entwicklung einiger Schwangerschaftskomplikationen, z. B. der „Pyelonephritis gravidarum" begünsti-

gen. Eine Dilatation der ableitenden Harnwege (60-80%, rechts mehr als links) wird zum einen durch den sich vergrößernden Uterus verursacht, seine Dextrorotation und der Schutz des linken Ureters durch das Sigma erklären die vorwiegend rechts auftretende Dilatation (Abb. 13-1). Durch Einfluß des Progesteron kommt es zu einer Ureteratonie bzw. einer verminderten Ureterperistaltik, die die Keiminvasion begünstigt. Der vorwiegend rechts ausgebildete Plexus der Vena ovarica, der in der Schwangerschaft bis zum 60fachen seines Volumens dilatiert sein kann, soll durch eine Kompression des Ureters ebenfalls eine Stauung provozieren können (Abb. 13-2).

Eine akute Pyelonephritis wird in der Schwangerschaft in 1-3% beobachtet, wobei sie sich, begünstigt durch die oben genannten Faktoren, zumeist auf dem Boden einer asymptomatischen Bakteriurie (5-8% aller Graviden) entwickelt.

Bei der Schwangerschaftspyelonephritis bestehen subjektiv typische kolikartige Flankenschmerzen; es kann zu Fieber, Schüttelfrösten und Pyurie kommen. Etwa zwei Drittel der Erkrankungen verlaufen jedoch relativ symptomarm, wobei lediglich ein Flan-

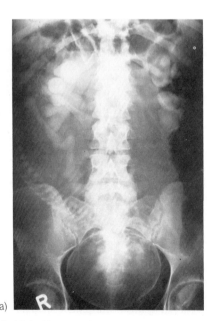
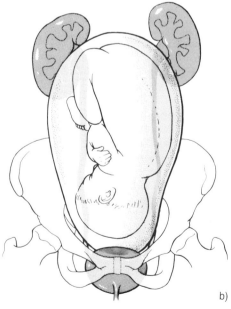

a)   b)

Abb. 13-1 Kompression der terminalen Harnleiterabschnitte beiderseits während des letzten Schwangerschaftsmonats. a) Urogramm mit Harnstauungsnieren beiderseits. – b) Situationsskizze.

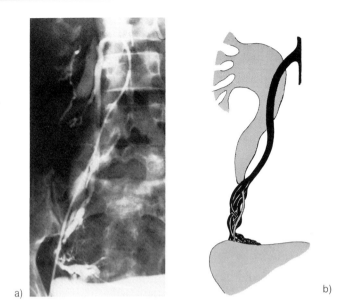

Abb. 13-2 V. ovarica dextra-Syndrom. a) Phlebographie der V. ovarica dextra. – b) Skizze.

kenschmerz und eine Klopfschmerzhaftigkeit des Nierenlagers bestehen. Das Beschwerdebild klingt bei Bettruhe und Lagerung auf die kontralaterale Seite im allgemeinen spontan ab. Spasmolytika und Antibiotika können im zweiten und dritten Trimenon verordnet werden. Unter Berücksichtigung möglicher teratologischer Schäden werden in erster Linie Ampicilline, Penicilline, Cephalosporine und Carbenicilline eingesetzt. Klingen die Beschwerden unter dieser Behandlung nicht ab, so muß differentialdiagnostisch an das Vorliegen einer Steinerkrankung gedacht werden.

Die Sonographie erlaubt eine Seitenlokalisation, Beurteilung des Grades der Stauung und evtl. den Konkrementnachweis. In Zweifelsfällen ist auch eine Röntgenuntersuchung mit Übersichtsaufnahme und Bild 20 Min. nach Kontrastmittelgabe zu verantworten. Die Strahlenempfindlichkeit des Feten erfordert jedoch, daß bei erkannter Schwangerschaft medizinisch-radiologische Maßnahmen mit strengster Indikationsstellung anzuwenden sind. Mit den oben genannten Röntgenaufnahmen wird jedoch der kritische Wert von 1-5 rem nicht erreicht.

13.1.3 Verletzungen unter der Entbindung (GK 3-13.2)

Bei normaler Lage und intakter Funktion beider Nieren sind Verletzungen durch Geburt und operative Entbindung kaum möglich. Spontane Rupturen können jedoch bei Hydronephrose, Pyonephrose und Nierensteinen auftreten. Dabei besteht die größte Gefährdung in der Austreibungsperiode. Bei sakral dystopen Nieren (Beckennieren) kann es bei spontaner Geburt zu parenchymatösen Blutungen und Funktionsstörungen kommen. Wird die Geburt operativ (Zange, Vakuum) beendet, kann das dystope Organ ein- oder gar abreißen.

Verletzungen des Ureters und der Harnröhre sind heute selten und werden praktisch nur in Entwicklungsländern beobachtet. Die Zunahme der Klinikentbindungen und der Verzicht auf riskante geburtshilfliche Operationen haben wesentlich dazu beigetragen.

Nach Voroperationen (Re-Sectio, Lagekorrektur des Uterus, Adnextumoren) kann die Harnblase mit dem Uterus fest verwachsen sein. Bei einer abdominalen Schnittentbindung muß sie dann sorgfältig abpräpariert werden, um eine Eröffnung mit möglicher Ausbildung einer Blasen-Zervixfistel zu verhindern.

13.2 Urologische Folgeerscheinungen gynäkologischer und geburtshilflicher Eingriffe (GK 3-13.2)

Urologische Komplikationen während und nach gynäkologisch-geburtshilflichen Operationen und einer Strahlentherapie wegen eines gynäkologischen Karzinoms sind aufgrund der engen topographischen Beziehung im kleinen Becken möglich. Die Frequenz iatrogener Harntraktverletzungen liegt heute in der Regel unter 1% und erreicht nur parallel zur Radikalität des Eingriffes bis zu 2%.

13.2.1 Verletzungen

Intraoperativ erkannte Harnleiterverletzungen (ausgedehnte Denudation, tangentiale Eröffnung des Harnleiterlumens, Durchtrennung des Ureters) werden am besten durch sorgfältige Wiedereinpflanzung des Harnleiters in die Blase, bei hochsitzenden Läsionen durch Einpflanzung des Ureters in einen, zu einem Rohr geformten Blasenlappen (Boari) oder durch Bildung einer Hörnerblase (Psoas Hitch; S. 91) versorgt. Die versehentlich eröffnete Harnblase wird durch zweischichtige Naht wieder verschlossen.

Intraoperativ nicht erkannte Verletzungen führen zu lokalen Urinomen, seltener zur Urinaszites und dann in den meisten Fällen zur Fistelbildung mit Harnabgang durch die Scheide. Tritt diese Komplikation erst zwischen dem 8. und 12. postoperativen Tag auf, so ist sie durch eine Ernährungsstörung im Bereich des distalen Harnleiters (Ureternekrose bzw. Harnleiterspätfistel) verursacht. Bis zu 70% der Fisteln treten postoperativ auf, 20% nach einer Strahlentherapie.

Bei subfebrilen bis febrilen Temperaturen klagen die Patientinnen zumeist über Flankenschmerzen auf der betroffenen Seite, das Beschwerdebild kann aber auch völlig uncharakteristisch sein. Muß aufgrund des Operationsverlaufes bzw. der postoperativen Beschwerden an eine Harntraktsverletzung gedacht werden, so muß neben der Urinkultur zum Ausschluß eines Harnwegsinfekts eine Sonographie bzw. Urographie erfolgen. Als Akutmaßnahme bietet bei Ureterläsionen die perkutane Nephrostomie eine Entlastung des oberen Harntrakts (s. S. 66).

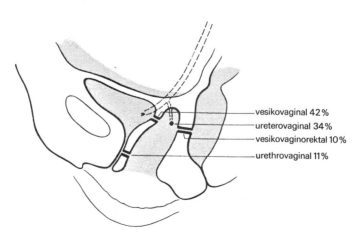

vesikovaginal 42%
ureterovaginal 34%
vesikovaginorektal 10%
urethrovaginal 11%

Abb. 13-3 Schema und Häufigkeit gynäkologischer Fistellokalisationen.

Die Wiederherstellung einer Ureter-Scheidenfistel erfolgt bei unauffälliger Klinik am günstigsten innerhalb der ersten 12-24 Stunden. Bei verzögerter Diagnose kann unter dem Schutz der perkutanen Nephrostomie nach 4-6 Wochen operiert werden. Zu diesem Zeitpunkt haben sich auch ältere Patientinnen von dem ersten Eingriff im allgemeinen gut erholt. Entzündungserscheinungen der Blase haben sich zurückgebildet, auch lokale periureterale Reaktionen haben zu einer Abgrenzung des Fistelgebietes gegenüber der Umgebung geführt. Blasenscheidenfisteln werden auf transvaginalem oder transperitonealem Wege versorgt. Bei der Behandlung einer Kloake (Rektum-Blasen-Scheidenfistel) entscheidet die Grundkrankheit über eine plastische Rekonstruktion oder die Durchführung eines Palliativeingriffs.

Bei den Fisteln zwischen Harn- und Genitaltrakt unterscheidet man je nach kommunizierendem Organ (Abb. 13-3):

1. Ureter-Scheidenfisteln („Posthysterektomie-Fistel");
2. Blasen-Zervixfisteln (häufig nach Sectio);
3. Blasenscheidenfisteln (bis zu 40% der Strahlenkomplikationen);
4. Harnröhren-Scheiden-Fisteln;
5. Blasen-Scheiden-Rektum-Fisteln („Kloake", vorwiegend Bestrahlungsfolge).

13.2.2 Harnabflußstörungen

Bei jeder postoperativ auftretenden Kolik oder einer Oligo-, Anurie besteht der Verdacht auf eine Harnleiterligatur. Die Sonographie ermöglicht eine Seitenlokalisation und Beurteilung des Grades der Dilatation. Eine perkutane Nephrostomie ermöglicht neben der Akutentlastung des oberen Harntrakts die diagnostische Klärung durch antegrade Uretersplintung. Bei nicht sondierbarem Ureter (Stop meist in Höhe zwischen 4 und 8 cm prävesikal; Abb. 13-4) ist die sofortige Relaparotomie mit Deligatur oder Neueinpflanzung in die Blase Methode der Wahl. Erfolgt die Diagnose verzögert oder sind diese Maßnahmen nicht möglich, geht man unter Nephrostomieschutz wie bei Ureterfisteln vor.

Insbesondere nach radikalen gynäkologischen Operationen (z. B. Wertheim-Meigs beim Kollumkarzinom) besteht postoperativ durch partielle Resektion des Ganglion pelvicum der Zustand der atonen, reflexlosen Blase. Eine ausgedehnte Exstirpation der Lymphknoten verzögert zusätzlich den Lymphabfluß im periureteralen und perivesikalen Bereich. Ödeme in Ureter und Harnblase sind die Folge. Unter suffizienter Blasendrainage (am besten suprapubisch) sind diese Veränderungen jedoch weitgehend reversibel.

Nach Strahlentherapie von Genitalkarzinomen kommt es in 12% zu Ureterstenosen.

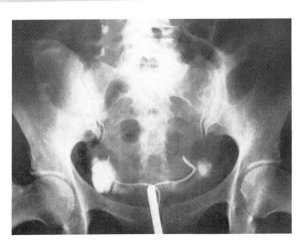

Abb. 13-4 Harnleiterligatur beiderseits nach gynäkologischer Operation. Simultane retrograde Ureterographie beiderseits; Stop 5 cm kranial der Ostien.

Sie treten frühestens nach 3-4 Monaten, 70% aber innerhalb der ersten beiden Jahre auf. Bei radiogener Stenose ist die Neueinpflanzung des Ureters bei gesicherter Rezidiv-Freiheit indiziert. Ist bei einseitiger Stenose die Nierenfunktion durch eine chronisch rezidivierende Pyelonephritis erheblich eingeschränkt, wird die Nephrektomie zu erwägen sein.

13.2.3 Harnwegsinfektionen

Traumatisierung von Harnblase und Ureter, unterbrochener Lymphabfluß, temporäre Ischämie, längere Harnableitung über einen transurethralen Katheter oder hohe Restharnmengen begünstigen Infektionen. Zystitis und Pyelonephritis sind die häufigsten Komplikationen nach gynäkologischen Eingriffen (in Abhängigkeit von der Größe des Eingriffs teilweise über 50%).
Durch die operative Traumatisierung und herabgesetzte Blasen-Sensibilität verlaufen postoperative Harnwegsinfekte häufig symptomarm oder atypisch. Dysurie und Pollakisurie treten hinter Symptomen wie Pyurie, erschwerter Miktion, Inkontinenz und Restharnbildung zurück. Die Urinkultur mit An-

tibiogramm erbringt die Diagnose und gibt Hinweise für die gezielte antibiotische Behandlung.

13.3 Erkrankungen der weiblichen Blase und Harnröhre (GK 3-13.1.2)

13.3.1 Mißbildungen

Genetische Entwicklungsstörungen des weiblichen Genitale sind häufig mit Mißbildungen im Bereich des Urogenitaltrakts kombiniert oder führen zu Komplikationen im ableitenden Harnsystem. Bei Doppelbildungen des Uterus und der Vagina sowie bei Aplasien (z.B. Rokitansky-Küster-Syndrom) kommen einseitige Nierenaplasien gehäuft vor. Ein Hydro- oder Hämatokolpos (Abb. 13-5) kann zu Miktionsstörungen bis hin zum Harnverhalt führen. Entwicklungsstörungen des Urogenitaltraktes können andererseits zu Verwechslungen mit pathologi-

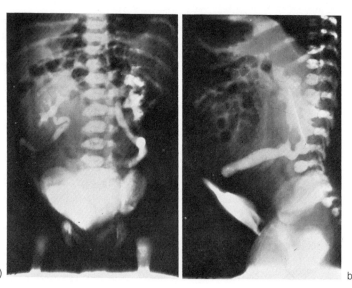

a)   b)

Abb. 13-5 Hydrokolpos. (a) Anterior-posterior-Urogramm und (b) Seitaufnahme. Aufgrund des Hydrokolpos ist die Blase nach ventral verlagert. Mittelgradige Harnabflußstörung beiderseits.

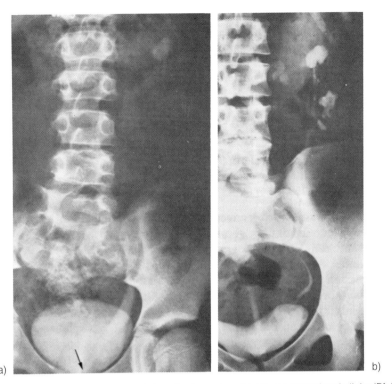

Abb. 13-6 a) Ausscheidungsurogramm bei urethraler, extrasphinktärer Ureterektopie links (Pfeil); Einzelniere. – b) Zustand nach Harnleiterneueinpflanzung in die Blase.

schen gynäkologischen Befunden Anlaß geben. Eine Beckenniere wurde schon mehrfach als Ovarialtumor fehlgedeutet. Ureterdopplungen oder ektope Verläufe führen, sind sie nicht präoperativ durch das Urogramm erkannt, bei gynäkologischen Operationen zu verhängnisvollen Fehlschlüssen.

In der Differentialdiagnose der Harninkontinenz müssen neben Hypospadie und Epispadie ektope Harnleitermündungen (Abb. 13-6) ausgeschlossen werden.

13.3.2 Zystitis

Die Kürze der weiblichen Harnröhre und die unmittelbare Nachbarschaft zur genitalen und analen Region bieten eine Erklärung für die Häufigkeit von Invasion und Aszension unspezifischer Keime, Pilze und Trichomonaden. Über 90% der Patientinnen mit chronischer Zystitis haben eine pathologische Besiedlung des Introitus und der Scheide. Durch die Mitbeteiligung des unteren Harntrakts beim normalen Zyklus der Frau kommt es prämenstruell und während der Menstruation zu einer Hyperämie und Schleimhautschwellung im unteren Ureter und in der Harnblase. Dies kann in Einzelfällen zu heftigen Schmerzen im Nierenlager durch Harnabflußbehinderung führen. Im Sediment sind dabei keine pathologischen Formbestandteile nachweisbar. Therapeutisch lassen sich die Beschwerden in den meisten Fällen durch Spasmolytika lindern.

Akute Zystitiden bei jungen Frauen stehen nicht selten in Zusammenhang mit dem ersten Geschlechtsverkehr. Zystoskopisch findet sich bei dieser ,,Honeymoon-Cystitis" typischerweise eine gefäßinjizierte Blasenschleimhaut, vor allem im Bereich des Trigonums. Unter der Behandlung mit Spas-

molytika, am besten kombiniert mit Sulfon-
amiden, klingen die Beschwerden rasch wieder ab.
Diagnostik und Therapie der bakteriellen
Zystitis (s. S. 157).

13.3.3 Interstitielle Zystitis

Ätiologisch unklar ist das gehäuft bei Frau-
en auftretende Krankheitsbild der interstitiellen Zystitis. Subjektiv wird fast immer
eine Pollakisurie-Strangurie, häufig terminale Hämaturie bis hin zur Makrohämaturie
angegeben, die sich während einer Schwangerschaft oder nach künstlicher Amenorrhoe deutlich bessern.
Bei der Zystoskopie sieht man Ulzera der
Blasenschleimhaut, häufig mit fibrinösen
Membranen bedeckt, oftmals aber auch nur
Zeichen einer diffusen Zystitis mit feinen Fi-
brinschleiern. Bei einem Gipfel der Erkrankung um das 50. Lebensjahr findet sich terminal bei zunehmender Fibrose der Blasenwand das Bild einer Schrumpfblase mit Reflux und Nierenparenchymreduktion (Abb.
6-12, s. S.158). Eindeutige und sichere
Heilerfolge konnten bisher nicht ermittelt
werden. Blasendilatationen in Narkose, Antiphlogistika, Sexualhormone, Kortikoide,
Antihistaminika, lokale Injektionen in die
Blasenschleimhaut und Neuroleptika führen
lediglich zu einer Besserung der subjektiven
Beschwerden. Letzte Möglichkeiten, die Patienten von ihren ständigen, unerträglichen
Schmerzen zu befreien und den tödlichen
Ausgang in der Urämie zu verhindern, stellt
die totale Zystektomie und Harnableitung
(Colon Conduit, Ileum Conduit oder Ureterosigmoideostomie, s. S. 100) dar.

13.3.4 Radiozystitis

Die Strahlenzystitis ist bei Frauen eine typische Komplikation der Strahlentherapie
(Radium, Telekobalt, Betatron) von Genitalkarzinomen. Subjektiv werden alle Symptome einer Zystitis angegeben. Im Anfangsstadium stehen Ödem, petechiale Blutungen und Teleangiektasien im Vordergrund. Strahlenbedingte fibrosklerotische
Veränderungen der Blasenmuskulatur mit

resultierender Schrumpfblase (Abb. 6-10,
S. 156) treten als Spätschäden erst Monate
bis Jahre nach Beendigung der Strahlentherapie in Erscheinung. Eine gezielte antibiotische Behandlung der häufigen Begleitinfektion und systemische Kortikoidgabe dienen der Vermeidung der Schrumpfblasenbil-
dung. Bei ausgeprägter Schrumpfblase mit
heftigen Beschwerden bleibt oft nur die
Zystektomie mit Harnableitung.

13.3.5 Zytostatika-Zystitis

Hämorrhagische Zystitiden als Folge einer
zytostatischen Therapie treten in bis zu 20%
nach Cyclophosphamid, Ifosfamid und
Thiotepa auf. Dabei kann es zu profusen,
teilweise lebensbedrohlichen Blutungen aus
der Blasenschleimhaut kommen. Es besteht
kein Zusammenhang zwischen Einzeldosis
und Applikationsart. Zur Vermeidung eines
Ausscheidungspeak der für die Blutungen
verantwortlich gemachten Metaboliten in
der Nacht sollte die Einnahme oder Injektion am Vormittag erfolgen und für eine erhöhte Diurese gesorgt werden. Die Frage,
ob durch Metaboliten des Cyclophosphamid, die vor allem über die Niere ausgeschieden werden, Tumoren am Urothel induziert werden können, muß wegen der kleinen Fallzahl und der fehlenden statistischen
Sicherung noch offenbleiben.

13.3.6 Blasenendometriose

Scharf von den Entzündungen zu trennen
sind gegen Ende des Zyklus eintretende,
heftige Blasentenesmen mit Pollakisurie
und Dysurie, gelegentlich auch Hämaturie,
die bis gegen Ende der Menstruation anhalten. In diesen Fällen besteht der begründete
Verdacht auf das Vorliegen einer Endometriose der Harnblase.
Pathologisch-anatomisch handelt es sich
um versprengte, funktionsfähige Korpus-
schleimhaut. Während der Menses stark
blutende, scharf umschriebene, prominente
blau-rötliche Schleimhautbezirke, aber auch
ein zyklisch wechselndes bullöses Ödem sollten bei der Zystoskopie an dieses Krankheitsbild denken lassen. Therapie der Wahl

ist nach Abstimmung mit dem Gynäkologen die langfristige Therapie mit einem Gestagen-Präparat, einem Antigonadotropin (Danazol®) oder einem gestagenbetonten Ovulationshemmer (z. B. die „Minipille"), wenn eine Koagulation der Bezirke nicht zum Erfolg geführt hat.

Differentialdiagnostisch muß die Reizblase gegenüber der „symptomatischen Reizblase" abgegrenzt werden, die bei Erkrankungen der Blase selbst, bei Erkrankungen des weiblichen Genitale, bei Prozessen im kleinen Becken und bei Erkrankungen des oberen Harntrakts auftreten kann.

13.3.7 Reizblase

Die Reizblase wird häufig als Sammelbegriff für Blasendysfunktionen nicht-entzündlicher Genese benutzt. Sie kommt praktisch nur bei Frauen im Alter zwischen 30 und 50 Jahren vor. Die Patientinnen klagen vorwiegend über suprasymphysäre Schmerzen, Pollakisurie und imperativen Harndrang. Diese Erkrankung wird als Ausdruck einer *neurohormonalen Störung* angesehen. Bei der Mehrzahl der Patientinnen findet man Anzeichen der psycho-physischen Erschöpfung, die infolge zentraler Regulationsstörungen zu einer Senkung der Reizschwelle führen soll. Der Gynäkologe behandelt diese Frauen oft gleichzeitig wegen Pelviopathien, Zyklusstörungen und Kohabitationsbeschwerden. Urinstatus und Kultur sowie die Zystoskopie sind meist völlig unauffällig. Auch die Zystometrie bietet keine typischen Befunde; die in der Literatur sehr differierenden Angaben sind durch die unterschiedliche Definition und Abgrenzung dieses Krankheitsbildes bei einzelnen Autoren bedingt.

Als Zeichen der engen Beziehung zwischen Psyche, vegetativem Nervensystem und endokrinem System ist in der Mehrzahl der Fälle mit einer Reizblase ein Östrogendefizit *(endokrine Zystopathie)* nachweisbar. Die Therapie darf nicht auf das Organ „Blase" ausgerichtet sein, sondern es müssen Maßnahmen zur Normalisierung der Psyche, der Blasenfunktion und des Endokriniums geschaffen werden.

Mit allgemein roborierenden Maßnahmen, Psychopharmaka mit zentraldämpfender und relaxierender Wirkung, Antiphlogistika und Östrogenen entsprechend dem zytologischen Hormonstatus *(karyopyknotischer Index)* sowie einer Psychotherapie lassen sich bis zu 75% gute Behandlungsergebnisse erzielen.

13.3.8 Differentialdiagnose bei Erkrankungen der Urethra

Bei der gynäkologischen Spiegeleinstellung bzw. der bimanuellen Tastuntersuchung können Befunde vor allem im Bereich der vorderen Vaginalwand zu Schwierigkeiten in der Zuordnung zum Genitale oder dem unteren Harntrakt führen. Prallelastische suburethrale Knoten können Vaginalzysten (Erweiterungen des Gartner-Ganges), Myome oder Fibrome der glatten Muskulatur der Vaginalwand, aber auch Urethraldivertikel sein. Das seltene Urethralkarzinom (s. S. 203 u. Abb. 15-1, S. 376) muß von Vaginal- oder Vulvakarzinomen unterschieden werden.

13.3.9 Ausdehnung gynäkologischer Tumoren auf den Harntrakt

Neben dem Vaginal- und Vulvakarzinom führen vor allem Geschwülste des Uterus und der Adnexe häufig zu einer Mitbeteiligung des Harntrakts. Bei benignen Tumoren (Ovarialzysten, Uterus myomatosus) kommt es mit fortschreitendem Wachstum zu Verdrängungserscheinungen bis hin zur Kompression der Harnblase, des Ureters und des Rektums. Besonders bei intraligamentären Ovarialtumoren treten die Beschwerden sehr frühzeitig auf. Pollakisurie, Flankenschmerz, Kreuzschmerz und Obstipation sind typische Symptome. Auch bei Differentialdiagnose des Flankenschmerzes muß bei Verdacht auf einen Ureterstein, an stielgedrehte Ovarialtumoren, die Ruptur

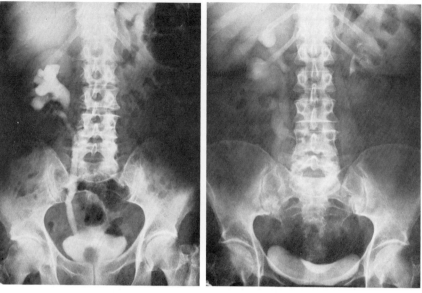

a)   b)

Abb. 13-7 a) Kollumkarzinom, Stadium II, stumme Niere links mit Harnstauungsniere (Emmett II).
rechts. – b) Kollumkarzinom, Stadium III, mit Harnstauungsniere (Emmett IV) rechts.

einer Eierstockzyste und an eine Eileiter-schwangerschaft gedacht werden, die ebenfalls mit Pollakisurie und Dysurie vergesellschaftet sein können.

Unter den malignen Tumoren finden sich vor allem beim Kollumkarzinom in Abhängigkeit vom Tumorstadium Harnwegskomplikationen. Am häufigsten sind ureterale Abflußstörungen durch Infiltration der Parametrien, welche mit steigendem Tumorstadium bis auf 30% unilateral und bis zu 10% bilateral auftreten (Abb. 13-7). Hochsitzende periureterale Lymphknotenmeta-stasen führen sehr schnell zu bedrohlichen Nierenabflußstörungen. Die Urämie nach aszendierender Pyelonephritis steht beim Kollumkarzinom als Todesursache an erster Stelle. Urogramm und Zystoskopie sind wesentlicher Teil einer prätherapeutischen Diagnostik und entscheiden mit über die Operabilität des Tumors. Nach Operation und/oder Strahlentherapie sollten sie in der Anfangsphase mindestens jährlich wiederholt werden, um neben iatrogenen Veränderungen vor allem die Ausbildung eines Rezidivs frühzeitig zu erkennen.

Tabelle 13-1 Einteilung der Harninkontinenz

1. **Streßinkontinenz**	Blasendruck bei Belastung über Harnröhrendruck, aber keine Detrusorkontraktionen
2. **Urge(=Drang)-Inkontinenz**	Urinabgang bei imperativem Harndrang
a) motorisch	nicht beeinflußbare Detrusorkontraktionen
b) sensorisch	ohne unkontrollierte Detrusorkontraktionen
3. **Reflexinkontinenz**	Folge anomaler spinaler Reflexe
4. **Überlaufinkontinenz**	Blasendruck über Harnröhrendruck, erhöhter Blasendruck durch Blasenwandüberdehnung, keine Detrusorkontraktionen
5. **Extraurethrale Inkontinenz**	Urinabgang durch andere Kanäle als die Urethra (z.B. Fisteln, Ureterektopie)

13.4 Inkontinenz (GK 3-13.3)

Eine Harninkontinenz ist nicht als Krankheitsbild *per se*, sondern als ein Symptom verschiedener Störungen anzusehen. Auch unter jüngeren Frauen geben etwa 50% einen gelegentlichen, nicht störenden unwillkürlichen Urinabgang an, diese Zahl steigt bei Mehrgebärenden auf 80%. Eine Einteilung der verschiedenen Formen einer Harninkontinenz ist in Tab. 13-1 gegeben. Die dort genannten Formen der Inkontinenz sind von einer kongenitalen Harninkontinenz zu trennen, die neurogen (Spina bifida) oder anatomisch bedingt sein kann (Hypospadie, Epispadie, Exstrophie, Ureterektopie). Bei den erworbenen Formen kommt die Streßinkontinenz bei der Frau weitaus am häufigsten vor. Wegen dieses Symptoms suchen 10-20% aller gynäkologischer Patientinnen die Sprechstunde auf.

13.4.1 Ätiologie

Die Ätiologie der weiblichen Harninkontinenz ist, bedingt durch das komplexe Wechselspiel von Blase und Harnröhre vielgestaltig.

1. In den meisten Fällen liegt eine Insuffizienz des Beckenbodens vor. Dieser kann primär schlaff und untrainiert sein, andererseits können traumatische Schäden (Entbindungen) oder Innervationsstörungen der Beckenbodenmuskulatur vorliegen. Bei den zumeist zusätzlich auftretenden Lageveränderungen von Blase und Blasenhals fehlt unter Belastungsbedingungen die Druckübertragung auf die proximale Harnröhre ebenso, wie die passive und aktive Drucktransmission auf die Urethra durch den Beckenboden (Abb. 13-8).
2. Urethralwand und Blasenhals unterliegen hormonalen und medikamentösen Einflüssen. Östrogene führen zu einer verstärkten Füllung der submukösen Venenplexus, gesteigerter Proliferation des Epithels und haben eine alpha-adrenerge Wirkung am Blasenhals. Das Auftreten einer Streßinkontinenz in der Menopause bzw.

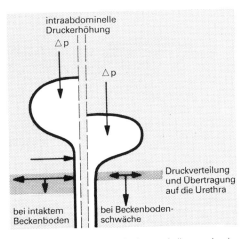

Abb. 13-8 Drucktransmission auf die proximale Urethra und den Beckenboden.

die prämenstruelle Verschlechterung sind über ein Hormondefizit erklärbar. β-Adrenergika, Alpha-Rezeptorenblocker und eine Reihe von Psychopharmaka führen ebenfalls zu einer Senkung des Harnröhrenverschlußdrucks.

13.4.2 Diagnostik

Erstes Ziel einer Diagnostik muß die Trennung der Streßinkontinenz, bei der eine insuffiziente Drucktransmission unter Belastungsbedingungen auf die Urethra vorliegt, von einer der Formen der Drang-Inkontinenz sein. – Dabei kommt es mit oder ohne Provokation zu ungehemmten Detrusorkontraktionen, welche nicht unterdrückt werden können (motorische Drang-Inkontinenz) oder wegen eines vorzeitigen Harndrangs (gestörte Sensibilität, Insuffizienz des Blasenhalses) zu einer Relaxation des Beckenbodens und vorzeitigen Einleitung der Miktion (sensorische Drang-Inkontinenz, instabile Urethra). Diese Differenzierung ist mit letzter Sicherheit nur durch eine urodynamische Untersuchung möglich (Abb. 13-9). Eine exakte Anamnese mit Frage nach Miktionsverhalten (Pollakisurie, Nykturie, Dysurie, imperativer Harndrang, unkontrollierter Urinabgang, Nachträufeln, Enuresis nocturna oder diurna) sowie eine genaue klinische Untersichung (neurologi-

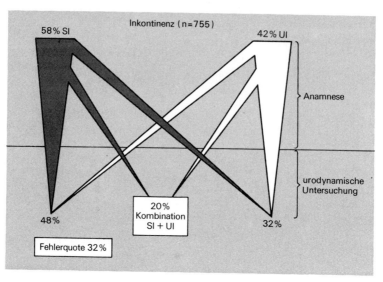

Abb. 13-9 Differentialdiagnose Streßinkontinenz (SI) und Urge-Inkontinenz (UI = Dranginkontinenz): Beachtenswert ist die Verschiebung der prozentualen Verteilung nach Anamnese und Klinik im Vergleich zur Diagnostik nach urodynamischer Untersuchung: Entscheidend war die Aufdeckung der Kombinationsinkontinenz (SI + UI) in 20%. Die Diagnose mußte nach urodynamischer Untersuchung in 32% korrigiert werden (Jonas, 1979).

scher Status, Urinsediment und -kultur, Blutlabor) sollten Grundlage der invasiven Diagnostik sein. Ein laterales Urethro-Zystogramm gibt zusammen mit der urodynamischen Untersuchung Hinweise zu Morphologie und Funktion des unteren Harntrakts und erlaubt ein gezieltes therapeutisches Vorgehen.

13.4.3 Therapie

Bei der vielfältigen Ätiologie der Streßinkontinenz stehen weit über 200 Operationsverfahren und eine Vielzahl von konservativen Behandlungsmöglichkeiten zur Verfügung, die dem Einzelfall, insbesondere dem gynäkologischen Befund angepaßt sein müssen.

a) Konservativ
Bei geringgradiger Inkontinenz durch eine Schwäche des Beckenbodens kann zur Verbesserung des Tonus von Beckenboden und Bauchmuskulatur eine Beckenbodengymnastik versucht werden. Eine solche Übungsbehandlung ist auch als zusätzliche Maßnah-

me vor und nach operativen Eingriffen zu empfehlen. Gleiches Ziel haben vaginale Elektrostimulatoren oder Pessare, die einer Trainingsbehandlung der Beckenbodenmuskulatur dienen.
Pharmakologisch werden Cholinesterase-Hemmer und Alpha-Sympathomimetika (z. B. Ubretid®, Gutron®) eingesetzt, die zu Tonussteigerungen an der glatten und quergestreiften Muskulatur führen. Eine Therapie mit Sexualhormonen, insbesondere natürlichem Östrogen, führt über eine bessere Füllung der submukösen Venenplexus, Proliferation des Oberflächenepithels und eine alpha-adrenerge Wirkung am Blasenhals in vielen Fällen zu einer Besserung des Beschwerdebildes. Bei älteren Frauen, operationsunwilligen oder inoperablen Patientinnen hat auch heute in Ausnahmefällen die Einlage eines Pessars ihre Berechtigung. Dabei müssen jedoch schwere Entzündungen der Scheide (Kolpitis) bis hin zu Druckulzera in Kauf genommen werden.

b) Operativ
Für den Erfolg einer operativen Behandlung sind zwei Faktoren entscheidend:

1. Richtige Auswahl der patienten entsprechend dem urodynamischen Meßergebnis und der Röntgenmorphologie (Ausschluß einer neurogen gestörten Harnblase).
2. Wahl des adäquaten Operationsverfahrens.

Bei Primärfällen mit ausgeprägtem rotatorischen Deszensus und Zystozele sollte sicher zunächst der vaginale Zugang durchgeführt werden. Dabei erfolgt eine Raffung der sub- und paraurethralen Beckenbindegewebe, die unter der Bezeichnung vordere Plastik, Kolpoperineoplastik, Diaphragma-Plastik in verschiedenen Modifikationen durchgeführt werden.

Ziel dieser Eingriffe ist, neben der Repositionierung der Blasenhalsregion nach kranial (möglichst in den Intraabdominalbereich hinein) die Schaffung eines kräftigen narbigen Widerlagers, gegen das Blasenhals und Harnröhre unter Belastungsbedingungen angepreßt werden.

Ein ähnliches Ziel wird bei abdominalen Inkontinenz-Operationen angestrebt, die bei unauffälliger vaginaler Anatomie, ungünstigen vaginalen Gewebsverhältnissen nach Voroperationen oder bei extrem niedrigem Harnröhrenverschlußdruck indiziert sind. Dabei werden auf indirektem (Marshall-Marchetti-Krantz: Fixation des paravaginalen Gewebes an der Hinterwand der Symphyse oder der seitlichen Beckenwand) oder direktem Wege (Schlingenoperationen) die Blasenhalsregion nach kranial gezogen und teilweise eine gezielte Kompression der proximalen Urethra versucht (Abb. 13-10).

Die hohe retrosymphysäre Fixation des Blasenhalses gelingt auch dann, wenn unter zystoskopischer Kontrolle der Beckenboden zu beiden Seiten des Blasenhalses mit einer Naht gefaßt wird. Die Fäden werden durch eine suprasymphysäre Stichinzision herausgeleitet und über der Rektusfaszie geknüpft (Operation nach *Stamey-Pereyra*).

In ausgewählten Fällen, in denen alle anderen therapeutischen Versuche gescheitert sind, kann die Bildung einer Neo-Urethra versucht werden, oder aber eine alloplastische Sphinkter-Prothese implantiert werden.

Bedingt durch die vielfältigen Ursachen, die nur zum Teil behoben werden können, andererseits durch natürliche Alterungsvorgänge der Beckenbindegewebe (Menopause) sind bei unselektiertem Patientengut Therapieerfolge bis maximal 80-85% zu erreichen, wobei eine starke Tendenz zur Rezidivbildung besteht.

Die Therapie der Urge-Inkontinenz stellt ein noch ungelöstes Problem dar. Bei einer Vielzahl der Patientinnen ohne faßbare Ur-

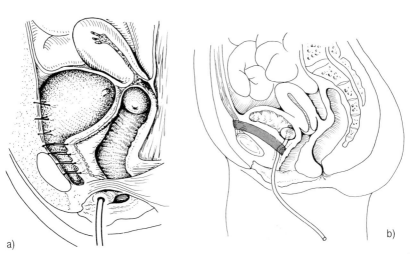

Abb. 13-10 Hohe retrosymphysäre Fixation des Blasenhalses bei Streßinkontinenz. – a) Vesikourethrale Suspension nach Marshall-Marchetti-Krantz – b) Schema einer Schlingen-Suspension.

sache des Beschwerdebildes dürften vor allem psychosomatische Probleme eine entscheidende Rolle spielen. Die Erfolge der pharmakologischen Harnblasensedierung mit Parasympatholytika, Spasmoanalgetika, Neuroleptika bis hin zu sakralen Nervenblockaden dürften bei Erfolgsziffern um 50% zum Teil auch auf einen Placebo-Effekt zurückzuführen sein. Über die Erfolge einer Psychotherapie und des neuerdings propagierten Bio-feedback liegen noch keine endgültigen Ergebnisse vor.

Weiterführende Literatur

Hohenfellner, R., E. Petri: Sling procedures. In: Stanton, S. L., E. A. Tanagho (Hrsg.) Surgery of Female Incontinence. Springer, Berlin 1980

Jonas, U.: Urodynamik der normalen und gestörten Miktion. Z. Urol. Nephrol. 72 (1979) 745

Käser, O., F. A. Iklé, H. A. Hirsch: Atlas der gynäkologischen Operationen. Thieme, Stuttgart 1983

Marshall, V. F., A. A. Marchetti, K. E. Krantz: The correction of stress incontinence by simple vesicourethral suspension. Surg. Gynec. Obstet. 88 (1949) 509

Ostergard, D. R.: Gynecologic Urology and Urodynamics. 2. Aufl. Williams & Wilkins, Baltimore 1985

Pereyra, A. J., T. B. Lebherz: Combined urethrovesical suspension and vaginourethroplasty for correction of urinary stress incontinence. Obstet Gynec. 30 (1967) 537

Petri, E.: Gynäkologische Urologie. Thieme, Stuttgart 1984

Raz, S.: Female Urology. Urol. Clin. N. Amer. 12 (1985) 205

Stamey, T. A.: Endoscopic suspension of the vesical neck for urinary incontinence. Surg. Gynecol. Obstet. 136 (1973) 547

Zoedler, D.: Die operative Behandlung der weiblichen Harninkontinenz mit dem Kunststoff-Netz-Band. Akt. Urol. 1 (1970) 28

14 Neurogene Blasenentleerungsstörungen (GK 3-14)

H. Heidler

14.1 Definition, Symptomatik (GK 3-14.1.1)

Die Harnblase hat die Aufgabe, den Harn zu sammeln *(Reservoir-Funktion)* und dann unter willkürlicher Kontrolle auszustoßen *(Entleerungsfunktion)*. Diese zwei gegensätzlichen Funktionen werden von den gleichen *neuromuskulären Strukturen* ausgeführt. Mit dem wachsenden Interesse für *dynamische Vorgänge* in der Medizin hat sich der Schwerpunkt der Diagnostik und Therapie von Blasenstörungen auf die neurogen gestörte *Blasenentleerung* verschoben. Blase und Harnröhre bilden eine funktionelle *Einheit*. So ist die Miktion ein Akt des Organismus unter Einbeziehung der Blase, Harnröhre, aller örtlichen Strukturen und des Nervensystems. Demnach ist die Miktion ein Akt des Individuums, beeinflußt durch seine physischen und geistigen Mängel.

14.1.1 Die normale Blasenentleerung

Hydrodynamisch betrachtet beginnt die Miktion damit, daß die Harnaustreibungskräfte den Harnröhrenwiderstand übersteigen. Bei Beginn des Miktionsaktes erschlaffen der Beckenboden und der Sphinkter externus, die Blasenbasis senkt sich, der proximale Anteil der Harnröhre wird kürzer, weiter und der Blasenhals öffnet sich. Der Detrusor kontrahiert sich und der Blaseninnendruck steigt. Der Harn füllt die proximale Urethra und der Harnfluß beginnt. Bei Beendigung der Miktion schließt sich der Sphinkter externus, und der Öffnungsprozeß läuft in umgekehrter Reihenfolge ab.

Neurologisch betrachtet koordiniert das sogenannte Miktionszentrum im sakralen Rückenmark die Blasenhals- und Harnröhrenerschlaffung mit dem Einsetzen der Detrusor-Kontraktion. Der Miktionsvorgang ist ein unwillkürlicher Reflex bei Kleinkindern und

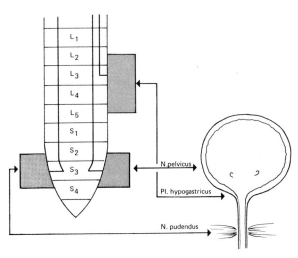

L$_1$
L$_2$
L$_3$
L$_4$
L$_5$
S$_1$
S$_2$
S$_3$
S$_4$

N. pelvicus
Pl. hypogastricus
N. pudendus

Abb. 14-1 Schematische Darstellung der normalen Blaseninnervation.

später ein durch das Bewußtsein kontrollierter Reflex. Vom Cortex cerebri gelangen die auslösenden und hemmenden Impulse über die Formatio reticularis des Hirnstammes in das sakrale Miktionszentrum, die afferenten, sensorischen Impulse strömen aus der Blase über die Hinterwurzeln ebenfalls in das Sakralmark ein.

Die *Blasenentleerung* wird durch das *autonome* Nervensystem gesteuert, die parasympathische cholinerge Innervation spielt die dominierende Rolle für die motorische Aktivität. Die Erregung der cholinergen Fasern erfolgt vom Sakralmark über den Nervus pelvicus (Abb. 14-1).

Die seit langem bekannte Rolle des *Sympathikus* besteht darin, die Blasenhalsobstruktion während der Ejakulation zu bewirken. Seit neuem wird aber die Wichtigkeit des sympathischen Nervensystems für die *Regulation* des Harnröhrenwiderstandes erkannt. Verbindungen zwischen dem cholinergen und dem adrenergen System für diese Regulation bestehen im Hirnstamm, im Rückenmark und in den peripheren Ganglien. Die Speisung der adrenergen Fasern mit Impulsen erfolgt aus dem Thorako-Lumbalbereich des Grenzstranges über den Plexus hypogastricus (Abb. 14-1).

14.1.2 Die neurogen gestörte Blasenentleerung

Die adäquate *Nervenversorgung* stellt somit den wesentlichen Garant für eine ungestörte Blasenfunktion dar. Dabei spielen die afferenten Impulse eine dominierende Rolle.

Bei Läsion der sensiblen Fasern sind die entsprechenden Verbindungen und Informationen von der Blase unterbrochen, in der Folge führt diese Läsion zum fehlenden Bewußtwerden der Blasenfüllung, zum Ausbleiben der bei einer gewissen Reizschwelle zustande kommenden Detrusorkontraktionen oder zu unbewußten ungehemmten Detrusorkontraktionen mit Blasenentleerung bei geringer, adäquater oder vermehrter Blasenfüllung. Das abnorme Verhalten der Blase führt zu gesteigertem Harndrang, Inkontinenz, gesteigerter Miktionsfrequenz, ungehemmter Hyperreflexie oder Restharnbildung.

Somit leiden besonders neurologische Patienten oft an einem Mitbetroffensein der Blase. Auch neurochirurgische Patienten mit Folgezuständen von Hirn- und Rückenmarksläsionen und besonders Myelodysplasien können Blasenentleerungsstörungen aufweisen, ebenso chirurgische und gynäkologische Patienten nach den heute möglichst radikal durchgeführten Operationen im kleinen Becken.

14.1.3 Die neurogen gestörte Reservoirfunktion

Nach den heute allgemein gültigen Gesichtspunkten unterscheidet man folgende 4 Störungen der Reservoirfunktion (= *Harninkontinenz*, s. Tab. 14-1). Bei der *Streßinkontinenz* spielt neben mechanischen Ursachen (Beckenbodenschwäche, s. S. 357) ein verminderter *Harnröhrentonus* bei Läsion des sympathischen Nervengeflechts eine ursächliche Rolle. Bei mangelhaftem oder fehlendem Verschlußdruck der proximalen Urethra übersteigt der Blaseninnendruck bei Belastung den Harnröhrenwiderstand; es resultiert Inkontinenz bei sonst unauffälliger Blasenmotorik (Abb. 14-2). Die Beckenbodenschwäche und die verminderte Reflextätigkeit des Beckenbodens sind weitere Ursachen dafür, daß bei intraabdomineller Druckerhöhung nicht die entsprechende Druckübertragung auf die Urethra stattfindet und wiederum Streßinkontinenz resultiert.

Bei der *Urge-Inkontinenz* besteht eine Überaktivität der Blasenmotorik bei *intaktem Harnröhrenverschlußmechanismus*, die Ursache liegt meist in einer mangelhaften zentralnervösen Hemmung des spinalen Blasenzentrums oder in stark vermehrten afferenten Impulsen von der Blase her, es kommt zu nicht verhinderbaren Miktionen bei starkem Harndrang. Die *Reflexinkontinenz* bedeutet selbständige unwillkürlich aktive Blasenentleerung *ohne* Harndrang bei spinalen Läsionen oberhalb des Miktionszentrums (= supranukleäre Läsion s. S. 365).

Die *Überlaufinkontinenz* stellt eine passive Form bei mangelhafter oder fehlender Bla-

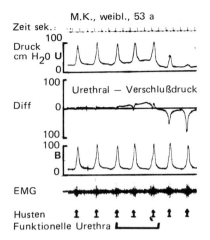

M.K., weibl., 53 a

Zeit sek.:
Druck cm H$_2$0 U
Diff
Urethral — Verschlußdruck
B
EMG
Husten
Funktionelle Urethra

Abb. 14-2 Bei Belastung, z.B. durch Husten, überschreitet der Blaseninnendruck **(B)** den maximalen Harnröhrenverschlußdruck **(U)** und es resultiert ein negativer Differentialdruck (Diff) und Inkontinenz.

senmotorik mit großen Restharnmengen dar. Bei übervoller Blase übersteigt der intravesikale Druck den regulären Harnröhrenverschlußdruck, es kommt zum kontinuierlichen *Harnträufeln* (s. Abb. 15-1, S. 376).

14.1.4 Ursachen der neurogenen Störungen

Wir kennen angeborene und erworbene Ursachen einer neurogenen Blasenentlee-

rungsstörung, die ein *Symptom* einer neurologischen Erkrankung darstellt (Tab. 14-1).

Die *erworbenen Krankheiten* des zentralen Nervensystems zeigen wegen ihres multifokalen Auftretens morphologisch und funktionell keine einheitliche Symptomatik. Die Rückenmarkstraumen und Tumoren des Rückenmarks geben eine exakte Möglichkeit einer Begrenzung der funktionellen Ausfälle; an ihnen ist die Fehlfunktion der Blasenentleerung zu typisieren. Entscheidend für die Klassifikation ist das geschädigte Neuron. Meßtechnisch läßt sich für den Urologen die *viszero-motorische Komponente* (= Blasenmotorik) mit der Blasendruckmessung (s. S. 368) präzise bestimmen und ist für die Nomenklatur entscheidend.

Die Beurteilung der *somato-motorischen Komponente* durch das Beckenbodenelektromyogramm sowie der sensorischen Komponente durch den Harndrang sind von weiterer Bedeutung.

Demnach unterscheiden wir je nach Höhe der Schädigung eine **supranukleäre, infranukleäre** und **gemischte** Läsion.

Die *supranukleäre Läsion* bedeutet eine Rückenmarkschädigung oberhalb des Miktionszentrums in den Segmenten S 2-4. Die sensiblen Meldungen der Harnblase an das zentrale Nervensystem kommen nicht mehr an. Damit fällt die willkürliche Steuerung und Hemmung der Miktion aus. Die Blase entleert sich reflektorisch über das sakrale

Tabelle 14-1 Ursachen der neurogenen Blase

Angeboren
   Myelodysplasie (Myelomeningozele, kongenitale Agenesie des Os sacrum, Spina bifida occulta, Analatresie).

Erworben
   1. Traumata der Wirbelsäule (Querschnittslähmung, Tetraplegie).
   2. Läsionen des Plexus pelvicus bei Operationen im kleinen Becken.
   3. Akute Einklemmung der Cauda equina in einer Bandscheibe der LWS.
   4. Toxische Neuropathie (Diabetes mellitus, Perniziosa, Porphyrie, Botulismus).
   5. Degenerative Neuropathie (Tabes dorsalis, Syringomyelie, multiple Sklerose).
   6. Entzündungen (Myelitis, Arachnoiditis, Polyradikulitis, Neuritis, Herpes zoster).
   7. Vaskuläre Neuropathie (Erkrankung oder Verletzung ernährender Gefäße des Rückenmarks).
   8. Tumoröse Erkrankungen des Rückenmarks.
   9. Pharmakologische Neuropathie.
   10. Zerebrale Erkrankungen (Hirntumoren, zerebrale Angiopathie, bulbäre Erkrankungen, M. Parkinson).

Miktionszentrum. Durch mangelnde Koordination bewirkt die Detrusorkontraktion eine gleichzeitige Spastik des Sphincter externus und Beckenbodens; wir sprechen von der *Detrusor-Sphinkter-Dyssynergie.* Der Blasenentleerung wirkt nur der stark erhöhte Harnröhrenwiderstand entgegen; es liegt eine Obstruktion mit allen möglichen Folgen vor (Abb. 14-3).

Die *infranukleäre Läsion* bedeutet die Zerstörung des sakralen Miktionszentrums, das im Bereiche der Lendenwirbelsäule liegt, oder der peripheren Fasern des Nervus pel-

vicus. Diese Läsion setzt deutlich andere Folgen. Die Blase besitzt keine spinale oder zerebrale Steuerung mehr, sie ist reflexlos, *schlaff*, ohne Aktivität oder Kontraktionen. Jedoch ist auch hier meist das obstruktive Element in Höhe der proximalen Urethra und des Blasenausgangs vertreten. Die gegenseitige Regulation von Parasympathikus und Sympathikus in dem Bereich der peripheren Ganglien ist durch den Ausfall des Parasympathikus gestört, es kommt zum relativen Überwiegen des Sympathikotonus, zu einer relativen Hypertonie der proxima-

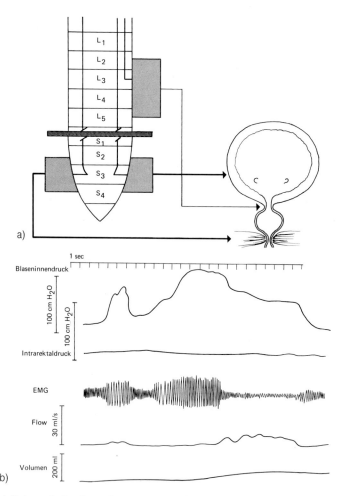

Abb. 14-3 a) Schematische Darstellung der Detrusor-Sphinkter-Dyssynergie. – b) Bei der Blasendruckmessung wird deutlich, daß synchron mit ansteigendem Blaseninnendruck die Beckenbodenaktivität, erkennbar im EMG, zunimmt. Die Miktion ist nur mit schlechtem Flow möglich (vgl. Abb. 12-7, S. 317).

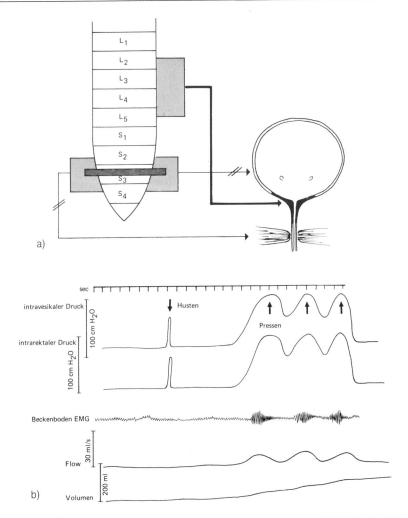

Abb. 14-4   a) Schematische Darstellung einer infranukleären Läsion. – b) Ergebnis der Blasendruckmessung bei infranukleärer Läsion. Die Miktion gelang bei diesem Patienten nur durch Betätigung der
Bauchpresse. Der intrarektale Druck steigt synchron. Der Flow erfolgt wellenartig.

len Urethra. Die Miktion kann nur durch Aufbringen eines entsprechenden intraabdominellen Druckes (durch Pressen oder Credé-Handgriff = Druck mit der Faust auf die Blase) herbeigeführt werden (Abb. 14-4). Bei zusätzlicher Läsion des sympathischen Nervengeflechtes läuft die Blase ständig aus, und Restharn kommt gar nicht oder nur gering zustande.

Ergänzend folgt in der Klassifizierung die Feststellung, ob diese Läsionen komplett oder inkomplett sind, ob die Neuronen voll-

ständig oder nur partiell ausgefallen sind (Tab. 14-1).
Entsprechend der angeborenen und erworbenen Ursachen, die in Tab. 14-1 aufgezählt sind, folgt nun die kurze Beschreibung der dabei zu erwartenden neurogenen Blasenstörungen.
Bei der *Myelodysplasie* (Myelomeningozele, Sakralagenesie, Spina bifida occulta, Abb. 14-5) finden sich eher mosaikartige als querschnittartige neurologische Ausfälle. Demzufolge kann jede Form von supranukleärer, infranukleärer und gemischter Lä-

Tabelle 14-2 Synonyme Begriffe zum Klassifikationsschema

Neurogene Störung		Synonymer Begriff
Supranukleäre Läsion	komplett	Reflexblase, automatische Blase, Upper motor neuron lesion, Rückenmarksblase, spastische Blase.
	inkomplett	Obere senso-motorische Läsion, ungehemmte Blase
Infranukleäre Läsion	komplett	Autonome Blase, schlaffe Blase, inaktive Blase, Lower motor neuron lesion, atonische Blase.
	inkomplett	Pelvic bladder, motorische Läsion

sion komplett und inkomplett vorliegen. Aufgrund der angeborenen Schädigung und des generell häufigen Auftretens von *subvesikalen funktionellen Hindernissen* finden sich sehr frühzeitig konsekutive Veränderungen des oberen Harntraktes mit Hydronephrose und vesiko-renalem Reflux.

Querschnittlähmungen (traumatisch, Tumor-bedingt) im Thorakalbereich der Wirbelsäule führen zum klassischen Bild der supranukleären Läsion mit ausgeprägter Detrusor-Sphinkter-Dyssynergie. Es gelingt hier vielfach, durch Hautreize an bestimmten Punkten (Triggerzonen) eine sozusagen gewollte Miktion auszulösen und durch Blasentraining längere trockene, miktionsfreie Intervalle zu erreichen.

Rektumamputation und *Wertheimsche Radikaloperation* erreichen in ihrer Radikalität nicht selten Anteile des Plexus pelvicus oder sogar des Plexus hypogastricus. Dementsprechend finden wir eine komplette oder inkomplette infranukleäre Läsion mit oder ohne erhöhten Harnröhrenwiderstand. Dar-

aus resultiert entweder Restharnentwicklung oder Streßinkontinenz.

Die *Kauda-Läsion* durch Bandscheibenvorfall oder benigne Tumoren ist bei sofortiger Druckentlastung reversibel, bei lang dauernder Schädigung resultiert eine infranukleäre Läsion. Einen analogen Blasenbefund findet man bei der *toxischen Neuropathie*; bei Diabetes mellitus überwiegt dabei die sensorische Läsion.

Die *multiple Sklerose* als disseminierte Erkrankung führt zu motorischen und sensorischen supra- und infranukleären meist inkompletten Läsionen. Bei der *Tabes dorsalis* überwiegt die sensorische Läsion unterschiedlicher Höhe. Die *Poliomyelitis* als Erkrankung der motorischen Vorderhornganglienzellen führt demnach zur rein motorischen Läsion.

Durch die Zunahme der Verwendung von Psychopharmaka stieg die *pharmakologische Neuropathie* der Harnblase sprunghaft an. Jahrelanger Konsum von Schlaf- und Beruhigungstabletten kann die Blase chronisch schwächen und letztlich bis zur Harn-

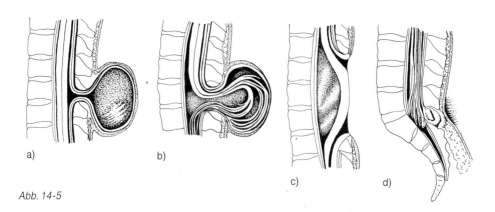

a) b) c) d)

Abb. 14-5

Abb. 14-5 a) Meningozele nur mit Dura ausgekleidet, jedoch ohne Rückenmarksubstanz, b) Meningomyelozele mit Cauda, c) Myelozele ohne Ausbuchtung und d) Spina bifida occulta. e) Weibliches Neugeborenes mit Myelomeningozele und Paraparese beider Beine mit Klumpfüßen. f) Ausscheidungsurogramm eines 10jährigen Knaben mit Myelomeningozele (offener Wirbelkanal, s. Pfeile) und supranukleärer Läsion. g) Zunehmende Restharnbildung und Entwicklung von Harnstauungsnieren beiderseits im Verlauf von 3 Jahren.

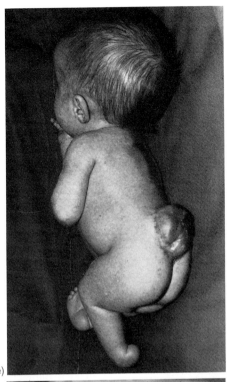

e)

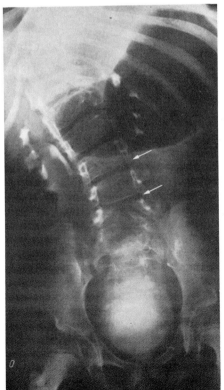

f)

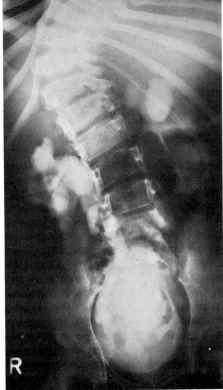

g)

verhaltung führen. Auch Antihistaminika, Antihypertensiva, Akinetika und Narkotika zeigen differente pharmakologische Angriffspunkte präganglionär, ganglionär oder postganglionär.

Psychogene Blasenentleerungsstörungen können sowohl durch exogene als auch endogene Faktoren hervorgerufen werden. Zwei Typen lassen sich dabei unterscheiden. Einmal wird die Miktion verzögert eingeleitet und mehrfach unterbrochen, zum anderen die Miktion überhaupt nicht durchgeführt. Typischerweise sind dabei keine pathologischen urodynamischen Befunde zu erheben. Aufgrund des pathologischen Miktionsvorganges können sich jedoch Restharn, Harnwegsinfektion und vesikoureteraler Reflux entwickeln.

Die *isolierte neuromuskuläre Blasenentleerungsstörung* fällt streng genommen nicht unter die *neurogenen* Blasenentleerungsstörungen – es fehlt nämlich ein faßbares neurologisches Substrat – es liegt jedoch auch hier ein typisch dyssynerges Verhalten von Detrusor und Beckenboden bzw. Sphincter externus vor, die entsprechenden Befunde wie Restharn, chronische Harnwegsinfektion, vesikorenaler Reflux, Hydronephrose u. a. sind die Folge.

14.2 Diagnostik (GK 3-14.1.2)

14.2.1 Anamnese

Direkte Anhaltspunkte für das Vorliegen einer neurogenen Blasenentleerungsstörung liefern Harnverlust, Pollakisurie, Nykturie, Harnverhaltung und die nur selten spontan vom Patienten angegebene Miktion ausschließlich mit der Bauchpresse. Mechanische subvesikale Hindernisse, wie Prostatavergrößerung, Harnröhrenstrikturen und Meatusstenosen müssen ausgeschlossen werden. Indirekte Anhaltspunkte für das Vorliegen einer neurogenen Blasenentleerungsstörung sind Restharngefühl, lange Miktionszeiten und chronisch-rezidivierende Harnwegsinfektionen.

Beim Vorliegen einer *Inkontinenz* kann häufig anamnestisch eine Drang-Inkontinenz von einer Streßsituation unterschieden werden. Im ersten Fall wird Harndrang kurz vor dem Harnverlust angegeben, außerdem besteht Pollakisurie und Nykturie. Im zweiten Fall ist der zeitliche Zusammenhang des Harnverlustes mit Pressen, Husten usw. ohne das geringste Blasengefühl bezeichnend. Pollakisurie ohne Nykturie oder Enuresis nocturna allein deuten eher auf eine vegetative als auf eine neuro-urologische Störung hin.

Bauchpresse bei der Miktion wird entweder nur am Beginn der Miktion betätigt, um gleichsam vermehrte Impulse und damit die spontane Detrusorkontraktion mit Blasenentleerung zu erreichen, oder sie wirkt permanent – ohne Pressen besteht kein Fortgang der Miktion. Dies ist ein wichtiger Hinweis für eine komplette infranukleäre Läsion. Eine Stakkatomiktion spricht für ein subvesikales Hindernis bei erhaltener Detrusoraktivität.

14.2.2 Allgemeine urologische Untersuchung

Am Anfang der Untersuchung steht nach Erhebung des Status die Untersuchung des Harns auf Eiweiß, Leukozyten und Bakterien. Eine Harnkultur mit Resistenzbestimmung ist erforderlich. Das Ausscheidungsurogramm gibt wichtige Aufschlüsse über den Zustand des oberen Harntraktes. Ein abschließendes Röntgenbild der Blase nach Miktion weist das Fehlen oder Vorhandensein von Restharn nach, dessen Volumen in Beziehung zur Blasenkapazität gesetzt, den sogenannten Restharnquotienten ergibt.

14.2.3 Urodynamische Funktionsdiagnostik (Abb. 14-6)

Die *Zystomanometrie* (= Blasendruckmessung) stellt die wesentliche diagnostische Maßnahme zur Objektivierung der Detrusorreaktion auf eine Füllungszunahme mit oder ohne Provokation dar. Die zystometri-

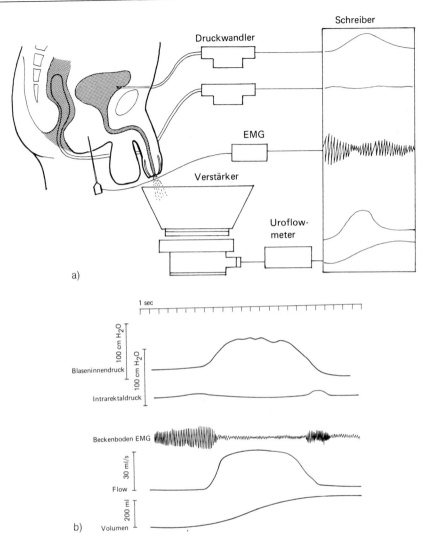

Abb. 14-6 a) Schematische Darstellung der urodynamischen Funktionsdiagnostik. Der Blasendruck, Rektaldruck, das Beckenbodenelektromyogramm, der Uroflow und das miktionierte Volumen werden aufgezeichnet. – b) Ergebnis der urodynamischen Funktionsdiagnostik bei einem normalen Miktionsvorgang.

sche Untersuchung ermöglicht bereits eine Klassifikation neurogener Blasenstörungen oder der Inkontinenz.

Die *Urethrometrie* (= Harnröhrendruckprofil) bestimmt die intraurethrale Druckverteilung im Harnröhrenverlauf bei konstant hohem Druck in der Blase. Ob die hier angestrebte statische Meßmethode der Urethrometrie überhaupt eine Funktionsaussage über den unteren Harntrakt zuläßt, ist noch in der Diskussion und kann abschließend

heute noch nicht beantwortet werden. Da ein verminderter Harnröhrentonus nach Läsion des sympathischen Plexus hypogastricus Ursache einer Streßinkontinenz sein kann, ist in diesem Fall eine Aussage durch die Urethrometrie mit Bestimmung des Harnröhrenverschlußdruckes und der funktionellen Harnröhrenlänge möglich.

Die *Uroflowmetrie* (= Harnflußmessung) bestimmt das durch die Harnröhre entleerte Volumen (Milliliter) pro Zeiteinheit (Sekunden). Dieses Sekundenvolumen ist abhängig vom in der Blase aufgebrachten Miktionsdruck und dem Harnröhrenwiderstand. Da die Uroflowmetrie eine Beurteilung der Entleerungsphase zuläßt, sind prinzipiell alle Störungen der Blasenentleerung als Indikation für eine Harnflußmessung anzusehen. Diese nicht invasive Untersuchung stellt aufgrund der für den Patienten risikolosen und nicht belastenden Durchführbarkeit eine wertvolle Screening-Methode dar und sollte daher am Beginn der Untersuchung stehen (Abb. 14-7).

Die *Miktionszystourethrographie* zielt auf eine funktionelle und morphologisch-anatomische Aussage ab und ist, isoliert betrachtet,

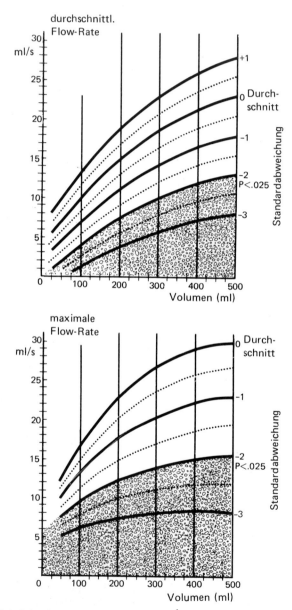

Abb. 14-7 Abhängigkeit der durchschnittlichen und maximalen Flow-Rate vom Miktionsvolumen (nach Siroky et al. 1979).

von untergeordneter Bedeutung. Erst im Kombinationsverfahren mit Miktionsdruckmessung während der Zystomanometrie und Uroflowmetrie gewinnt sie große Bedeutung zur Lokalisierung eines subvesikalen Hindernisses.

Die heute klinisch angewandten urodynamischen *Kombinationsverfahren* bestehen aus der simultanen Erfassung von Röntgeninformationen und Zystomanometrie, Flowmetrie und Elektromyogramm. Entsprechend der klinischen Fragestellung sind zur Klärung der Diagnose meist Videographie der Miktion und die Druck-Flußmessung (= Zystomanometrie und Uroflowmetrie) ausreichend, bei Problempatienten ist jedoch oft die Mehrfachkombination nicht zu umgehen. Die simultane Registrierung des Miktionszystourethrogrammes ist deshalb wichtig, da zwischen dem heute erhobenen Befund der Druck-Flußmessung und dem zu einem anderen Zeitpunkt erhobenen radiologischen Miktionsablauf keine Korrelation besteht.

14.3 Therapie (GK 3-14.1.3)

Als behandelnder Arzt dieser Patienten wird man fast ausschließlich mit Harninkontinenz oder Harnverhaltung konfrontiert. Die gestörte Miktion mit konsekutiven morphologischen und funktionellen Veränderungen am oberen Harntrakt ist auch heute noch häufig Ursache eines terminalen Nierenversagens bzw. chronischer Urämie. Demnach besteht das *Nahziel* der Behandlung in der Erhaltung eines funktionstüchtigen *oberen Harntraktes* und erst das *Fernziel* in der Kontrolle der *Inkontinenz*. Die *Therapie* richtet sich nach Stadium und Genese der neurogenen Blase. Sie kann kausal sein bei der Korrektur einer toxischen Genese oder einem akuten Bandscheibenvorfall. Sie kann passager entlastend sein bei Patienten im spinalen Schock oder rein symptomatisch durch Beseitigung einer subvesikalen Abflußbehinderung (Tab. 14-3).

14.3.1 Konservative Therapie

Die konservativen Maßnahmen an der Harnblase haben überragende Bedeutung in der Behandlung der *akut-traumatisch entstandenen neurogenen Blase*. Intermittierender, aseptischer Katheterismus alle 8 Stunden hat sich dem Dauerkatheter als überlegen erwiesen. Bei Fieberschüben ist ein Wechsel vom intermittierenden auf den Verweilkatheterismus begründet. Ein Kondomkatheter erleichtert bei Männern die

Tabelle 14-3 Therapeutische Möglichkeiten der neurogenen Blasenentleerungsstörungen

	Parasympathikus		Sympathikus	
Störung	Detrusorhypo-aktivität	Detrusorhyper-aktivität	Blasenhals-hypotonie	Blasenhals-hypertonie
Medikamentös	Cholinergika Myocholine® Ubretid®	Anticholinergika Vagantin® Spasuret® Dysurgal® Uroripirin®	α-Stimulation Sympatol® Gutron®	α-Blockade Dibenzyran® Hydergin®
Operativ				TUR*
	somatische Innervation			
Störung	Sphinkterparese	Sphinkterspastik		
Medikamentös	Elektrostimulation extern	Lioresal®, Dantamacrin®, Valium®, Buscopan®		
Operativ	intern	Urethrotomia interna des Sphincter externus		

* *Transurethrale Resektion des Blasenhalses (s. S. 93)*

Behandlung der Inkontinenz. Die *spinale Schockphase* dauert 1-3 Monate. Danach beginnt das Blasentraining mit Unterstützung durch Parasympathikomimetika.

Bei *supranukleärer Läsion* gilt es, Triggerzonen zur Auslösung von geplanten Detrusorkontraktionen zu finden. Bei erhöhten Restharnmengen ist der Selbstkatheterismus individuell weiterzuführen. Gleichzeitig beginnt der Versuch, die meist als Ursache von Restharn vorhandene Detrusor-Sphinkter-Dyssynergie medikamentös mit Lioresal® (γ-Aminobuttersäure) zu behandeln. Zur Verhinderung von Massen-Reflexen hat Lioresal® in der Neurologie bereits weite Verbreitung gefunden.

Patienten mit *infranukleären Läsionen* können die Blase nur mit Bauchpresse bzw. dem Credé-Handgriff entleeren. Bei stark erhöhtem Miktionsdruck und radiologisch nachgewiesener mangelhafter Öffnung der proximalen Urethra kann durch α-Sympathikolytika (Dibenzyran®) eine beträchtliche Erleichterung der Miktion erreicht werden. Sind diese Maßnahmen unzureichend, dann sollte auf den intermittierenden Selbstkatheterismus ausgewichen werden (*Lapides*, 1976).

Bei *Streßinkontinenz* aufgrund einer Hypotonie der proximalen Urethra bei Läsion des Plexus hypogastricus dient Sympatol® oder besser Gutron® zur Substitutionstherapie und Wiederherstellung der Kontinenz.

Eine neurogen enthemmte Blase mit überschießenden Detrusor-Kontraktionen und Drang-Inkontinenz bei inkompletter supranukleärer Läsion wird mit Parasympathikolytika (Vagantin®, Spasuret®, Dysurgal®) und Ganglienblockern (Uroripirin®) behandelt.

Bei inkompletten infranukleären Läsionen mit Detrusorschwäche finden Parasympathikomimetika (Myocholine®, Ubretid®) Verwendung. Bei Versagen der Therapie mit den Neuropharmaka kommen der intermittierende Selbstkatheterismus oder operativ-plastische Maßnahmen in Frage. Die *Schlitzung im Sphinkterbereich = Sphinkterotomie* hat in den letzten Jahren eine große Bedeutung als zusätzliche Maßnahme der Behandlung der neurogenen Blase zur Verminderung eines subvesikalen Hindernisses gewonnen. Es gilt jedoch durch exakte kombi-

nierte urodynamische Untersuchung die genaue Lokalisation – innerer oder äußerer Sphinkter – zu bestimmen und somit mehrmalige Eingriffe und evtl. Inkontinenz zu vermeiden. So zeigt die Schlitzung des *inneren* Sphinkters bei infranukleären Läsionen (Multiple Sklerose, diabetische Neuropathie) sehr gute Ergebnisse. Bei supranukleärer Läsion und vorhandener Beckenbodenspastik hingegen ist lediglich die Schlitzung des Sphincter *externus* indiziert. Auch die *Pudendusanästhesie* kommt zur Beseitigung des spastischen Sphincter externus als subvesikales Hindernis in Betracht.

Bei medikamentös nicht beeinflußbarer Drang-Inkontinenz ist die *Sakralwurzelblockade* mit evtl. nachfolgender selektiver operativer Durchtrennung der die Hyperaktivität verursachenden Nervenwurzeln angezeigt.

Wenn der Rückstauschaden trotz Minderung des Auslaßwiderstandes zunimmt, wird die supravesikale endgültige Harnableitung aus vitaler Ursache dringlich. Insbesondere bei Mädchen und Frauen ist dieser schwerwiegende Entschluß häufiger erforderlich, da Knaben und Männern die Inkontinenz mit Kondomkatheter längere Zeit zumutbar ist.

Als Verfahren scheidet die Harnleiterdarmimplantation (Ureterosigmoideostomie) aus, da das Rektum der gleichen neurogenen Erkrankung unterliegt wie die Blase und damit keine Kontinenz erreicht werden kann. So bieten sich nur Harnableitungen wie Ileum Conduit, Colon Conduit und Ureterokutaneostomie mit Hautstoma an.

14.4 Pflege der neurogenen Blase

An der Langzeitbetreuung der neuro-urologischen Patienten sind die neuro-urologischen Zentren und die praktizierenden Ärzte in gleicher Weise beteiligt. Die vierteljährlichen Kontrolluntersuchungen umfassen Überprüfung der Miktionstechnik, die den Patienten, bzw. bei Kindern deren Eltern, genau angegeben wird. Die Effektivität dieser Miktionstechnik ist durch eine Restharnmessung zu überprüfen und eine Harnuntersuchung auf Harnwegsinfektion durchzuführen. Besonderes Augenmerk ist auf die Verschlechterung der Harnwegssituation bei interkurrenten Erkrankungen wie Grippe zu richten. Die 1-2mal pro Jahr durchzuführenden Kontrollen in einem neuro-urologischen Zentrum beinhalten ein Ausscheidungsurogramm mit Refluxprüfung und Miktionszystourethrogramm, eine Druck-Flußmessung zur Kontrolle des Harnröhrenwiderstandes und bei geändertem Miktionsverhalten eine Wiederholung der urodynamischen Funktionsdiagnostik.

Besondere Bedeutung hat die engmaschige Betreuung derjenigen Patienten, welche den intermittierenden Selbstkatheterismus praktizieren. Die Infektion ist jenseits des hygienischen Arbeitens nur durch eine ausreichende Frequenz der Blasenentleerung zu vermeiden. Unterstützend wirkt die Harnansäuerung mit L-Methionin®. Harnröhrenläsionen, v. a. beim männlichen Patienten, treten bei mangelhafter Unterweisung, starker manueller Behinderung und ungenügender urologischer Nachsorge auf (Abb. 14-8).

Zusammenfassung neurogener Blasenentleerungsstörungen

Die *häufigste Symptomatik* stellt die Harninkontinenz und die Harnverhaltung dar, bei der Harninkontinenz besteht eine Störung der *Reservoirfunktion*, hier werden die Streßinkontinenz, Drang-Inkontinenz, Reflex- und die Überlaufinkontinenz unterschieden. Bei der Harnverhaltung handelt es sich um eine *Störung der Entleerungsfunktion*, die entweder durch Detrusorschwäche oder subvesikale Hindernisse verursacht ist.

Ätiologisch unterscheiden wir angeborene und erworbene Ursachen mit den verschiedensten Störungserscheinungen.

Die Diagnostik erfolgt durch die Blasendruckmessung, die durch Bestimmung des Detrusorverhaltens zur Differenzierung der Harninkontinenzformen und zur Differenzierung von supra- und infranukleären Läsionen beiträgt, weiter durch das *Beckenbodenelektromyogramm* zur Beurteilung der Beckenboden- und Sphincter externus-Aktivitäten, durch die *Druck-Flußmessung* zur Beurteilung des Harnröhrenwiderstandes, durch das *Harnröhrendruckprofil* zur Beurteilung des Harnröhrentonus und der Druckübertragung auf die Urethra bei der Streßinkontinenz, durch das *Miktionszystourethrogramm* zur Lokalisation eines subvesikalen Hindernisses und der Folgekrankheiten wie Reflux in die Prostata und Ureteren, und durch *Kombinationsverfahren* zur Beurteilung zum Beispiel einer Detrusor-Sphinkter-Dyssynergie.

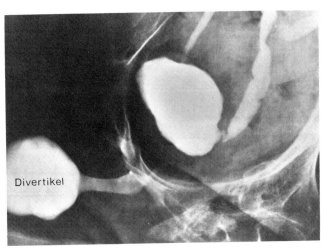

Abb. 14-8 Retrogrades Urethrozystogramm bei einem 19jährigen Mann mit Myelomeningozele. Harnröhrendivertikel nach 10jährigem Einmalkatheterismus; Reflux bds.

Bei der Behandlung nimmt die *medikamentöse Therapie* die erste Stelle ein und richtet sich mit unterschiedlichen Angriffspunkten nach neurologischem Ausfall bzw. organischem Defekt.

Weiterführende Literatur

Bors, E. H., A. E. Comarr: Neurological Urology. University Park Press, Baltimore 1971

Hinman, F.: Hydrodynamics of Micturition. Charles C. Thomas, Springfield 1971

Jonas, U., H. Heidler, J. Thüroff: Urodynamik. Enke, Stuttgart 1980.

Kiesswetter, H.: Harninkontinenz, Reizblase, Miktionsstörungen. Edition Medizin, Weinheim 1981

Krane, R. J., M. B. Siroky: Clinical Neuro-Urology. Little, Brown & Co., Boston 1979

Lapides, J., A. C. Diokno, F. R. Gould et al.: Further observations on self-catheterization. J. Urol. 116 (1976) 169

Melchior, H. J.: Urologische Funktionsdiagnostik. Thieme, Stuttgart 1981

Palmtag, H.: Praktische Urodynamik. G. Fischer, Stuttgart 1977

Seiferth, J.: Das Spina bifida-Kind. Schattauer, Stuttgart 1976

Siroky, M. B., C. A. Olsson, R. J. Krane: Flow rate nomogram. I. Development. J. Urol. 122 (1979) 665

Turner-Warwick, R., C. G. Whiteside: Clinical Urodynamics. W. B. Saunders, Philadelphia–London–Toronto 1979

M. Hartmann

Notfallsituationen erfordern vom Arzt ein gezieltes und schnelles Vorgehen. Dramatische Verlaufsformen sind auch bei hier nicht besprochenen Erkrankungen möglich (z. B. spontane Nieren-Ruptur bei Panarteriitis nodosa, akutes Querschnittssyndrom bei Wirbelkörpermetastase eines Prostatakarzinoms), aber als krankheitseigentümliche Verlaufsform von den nachstehend abgehandelten Notfallsituationen abzugrenzen. Beispiel: urämische Konvulsionen beim fortgeschrittenen Prostatakarzinom im Gegensatz zum akuten Harnverhalt bei der gleichen Erkrankung. Die häufigsten urologischen Notfälle sind die Harnverhaltung oder Harnsperre bei der dekompensierten benignen Prostatahyperplasie und Nierenkoliken des Steinkranken.

Notfallsituationen rufen bestimmte Hauptsymptome hervor: blutiger Urin, fehlende Urinausscheidung, Schmerzen, Schwellung, Schüttelfrost. Diese Symptome treten auch kombiniert auf. Dadurch wird die differentialdiagnostische Überlegung und die Beurteilung der Schwere eines Krankheitsstadiums kompliziert. Es sollte als Grundsatz beachtet werden: Beherrschung der akuten Symptomatik und dadurch Zeitgewinn für die weiterführende Diagnostik.

15.1   Harnverhaltung – Anurie (GK 3-15.1)

15.1.1   Harnverhaltung

Das plötzliche Unvermögen, die volle Harnblase zu entleeren, kennzeichnet die akute Harnverhaltung.

Ursachen

Die **infravesikale Obstruktion** bei benigner Prostatahyperplasie ist die häufigste Ursache einer Harnverhaltung. Bei 30% der Männer mit Prostataadenom ist die plötzliche Unfähigkeit zu urinieren das Schlüsselerlebnis, das sie zum Arzt führt. Ursächlich wird eine akute Steigerung des Sympathikotonus infolge übervoller Blase, Nässe, Kälte oder adrenerger Medikamente angenommen. Die prostatische Urethra wird funktionell verlegt, und es resultiert eine Überdehnung und Dekompensation des hypertrophierten Detrusors. Die akute Prostatitis oder der Prostataabszeß können über den gleichen Mechanismus zur Ischurie führen. Parasympathikolytika (Atropin; Hopfen hat eine schwache Wirkung im gleichen Sinne) aber auch Neuroleptika senken den Detrusortonus und begünstigen bei einer marginal kompensierten Blasenentleerung die Harnsperre mit schmerzhafter und fühlbarer Überdehnung des Detrusors. Der Patient ist unruhig, blaß und schweißig. Er klagt über quälenden Harndrang.

Harnröhrenstrikturen, -tumoren (Abb. 15-1) und -traumen spielen ebenfalls ursächlich eine Rolle und sollten differenziert werden. Für eingeklemmte Fremdkörper oder Konkremente ist die akute Harnstrahlunterbrechung charakteristisch. Blasensteine und gestielte vesikale Tumoren bedingen den intermittierenden Harnverhalt, der sich mit einer Änderung der Körperhaltung wieder löst. Gleichsinnig wie die obstruktive Prostatahyperplasie wirken die isolierte Blasenhalshypertrophie oder -fibrose, die hohe mediane Barre (isoliert vergrößerter, ventilartig wirkender Prostatamittellappen) oder die atrophe konstriktive Prostata des alten Mannes (*Franks* 1954).

Harnverhalt bei **neurogener Blase** (Störung des sakralen Reflexbogens, Lähmung oder Zerstörung der motorischen Neurone bei Poliomyelitis, Polyradikulitis, Tumor, Trauma oder kongenitaler Schädigung des Rückenmarks): Die praktisch wichtigste Ursache der akuten neurogenen Blasenlähmung ist der Diskusprolaps LI-V (Abb. 15-2), der

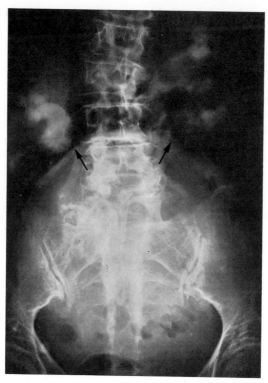

Abb. 15-1 Chronische Überlaufblase bei einer 56j. Frau mit Urethralkarzinom. Die schwach KM-haltige Blase reicht bis zum Nabel. Harnstauungsnieren beiderseits (Pfeile am Blasenrand).

zu einer Einklemmung des Conus medullaris oder der Cauda equina führt und eine inkomplette oder komplette nukleäre oder infranukleäre Neuroläsion bedingt. Je höher der Bandscheibenvorfall eintritt, um so dringlicher ist die sofortige Therapie.

Symptomatologisch unterscheidet sich die akute Harnsperre des Prostatikers von der akuten neurogenen Blasenlähmung. Die Miktion bleibt fast unbemerkt aus. Ein geringer Dehnungsschmerz fällt auf. Vielfach resultiert eine *überdehnte Retentionsblase,* weil der parasympathikolytische Ausfall länger anhält, der intakt gebliebene Sympathikus den Blasenhals tonisiert und der sich schneller (binnen Tagen) erholende somatische Anteil zusätzlich den Widerstand der quergestreiften periurethralen Muskulatur steigert. Die Operation des Bandscheibenvorfalls muß innerhalb 12 Stunden erfolgen, um irreversible Lähmungen zu vermeiden. Die frische Querschnittsläsion nach *unfallbedingtem Rückenmarkstrauma* ist gegenwär-

tig eine häufige Form der neurogenen Blasenentleerungsstörung. Neurologisch ist das Rückenmarkstrauma mit Transsektion durch eine Areflexie unterhalb der Verletzungsstelle charakterisiert. Diese *spinale Schockphase* dauert 2-8 Wochen. In dieser Zeit ist eine willkürliche Blasenentleerung nicht möglich, da der Detrusorreflex fehlt. Die wichtigste urologische Maßnahme während der spinalen Schockphase besteht darin, die Harnentleerung aus der gelähmten Blase sicherzustellen. Die niedrigste Infektrate hat der intermittierende Katheterismus 3-5 mal/Tag; er ist daher zu bevorzugen.

Therapieprinzip

Welche Erkrankung auch immer zugrunde liegt, die einzig richtige Maßnahme ist die sofortige Entlastung der Blase. Eine Blutung *e vacuo* braucht man bei der akuten Harnverhaltung nicht zu befürchten. Sie

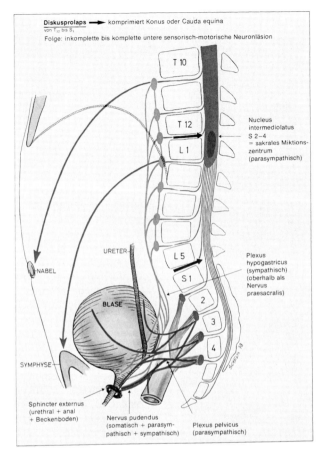

Diskusprolaps ➤ komprimiert Konus oder Cauda equina
von T₁₂ bis S₁
Folge: inkomplette bis komplette untere sensorisch-motorische Neuronläsion

T 10

T 12

L 1

Nucleus
intermediolatus
S 2–4
= sakrales Miktions-
zentrum
(parasympathisch)

URETER

NABEL

L 5

S 1

Plexus
hypogastricus
(sympathisch)
(oberhalb als
Nervus
praesacralis)

BLASE

2

3

4

SYMPHYSE

Sphincter externus
(urethral + anal
+ Beckenboden)

Nervus pudendus
(somatisch + parasym-
pathisch + sympathisch)

Plexus pelvicus
(parasympathisch)

Abb. 15-2   Schema der motorischen und sensorischen Nervenversorgung der Blase (Sigel et al., 1978).

kann aber bei der schnellen Entlastung einer chronischen Harnretention vorkommen.

Zwei Möglichkeiten stehen zur Verfügung: die Katheterisierung und die Blasenpunktion. Meist läßt sich die Blase über einen Charr. 14-18 Einmalkatheter entlasten. Grundsatz beim Einführen: steril und ohne Gewalt!

Ein unüberwindbares, mechanisches Hindernis oder der Verdacht auf einen stark entzündlichen Prozeß im Harnröhrenbereich zwingt zur suprapubischen Blasenpunktion (Abb. 15-3). Nach Rasur, Desinfektion der Haut und Lokalanästhesie durchsticht man 2 Querfinger über der Symphyse senkrecht zur Haut mit einer 10 cm langen, kräftigen Nadel die Bauchdecke. Nach 5 cm erreicht

man die Blase und schiebt die Nadel noch etwa 2 cm vor. Über einen Schlauch läßt man den Urin abtropfen. Nach Blasenentleerung wird die Kanüle entnommen; der Punktionskanal schließt sich sofort.

15.1.2   Anurie

Unterschreitet die Harnproduktion 10 ml/ 24 h, besteht eine *Anurie*. Die *Oligurie* beschreibt eine Urinausscheidung von weniger als 500 ml/24 h. Die Entwicklung einer Oligurie – Anurie ist bei Rückgang der stündlichen Urinmenge bei ausreichender Flüssigkeitszufuhr auf weniger als 20 ml zu befürchten (Bilanz!).

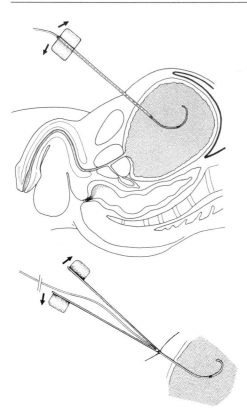

Abb. 15-3 Schematische Darstellung der supra-pubischen Blasenpunktion unter Verwendung eines Einmalpunktionsbesteckes. Durch die Punktionskanüle kann ein Schlauch in die Blase eingeführt und als Zystostomie belassen werden. Nach Zurückziehen der Metallkanüle aus dem Punktionskanal wird diese durch Auseinanderbrechen entfernt (Cystofix®-Prinzip).

Die Anurie ist ein Symptom des akuten Nierenversagens (ANV), das wiederum definiert werden kann als „plötzlicher Verlust der Nierenfunktion mit Bildung von insuffizientem Blasenharn, ohne ein Ansteigen des Blutharnstoffs zu verhindern". Durch die Verwendung des Begriffes „Blasenharn" wird ein Trennstrich zum akuten Harnverhalt gezogen. *Beim Harnverhalt (Ischurie) ist die Blase voll, bei der Anurie infolge ANV leer.* Der Hinweis auf „insuffizienten" Blasenharn macht deutlich, daß sowohl die eingeschränkte Harnmenge (oligurisches Nierenversagen) als auch die eingeschränkte Harnqualität (nicht-oligurisches Nierenversagen) zum ANV oder der akuten „Urämie" führen kann.

Das ANV wird hervorgerufen durch eine Nierenparenchymerkrankung (*renales Nierenversagen* oder, falls eine Anurie besteht, renale „Anurie") oder *extrarenale Erkrankungen*, die die Nierenfunktion beeinträchtigen. Diese bewirken ein *prärenales zirkulatorisches* oder *postrenales* („urologisches") Nierenversagen (bei einer 24-Std.-Harnmenge von weniger als 10 ml auch Anurie). Das postrenale „Nierenversagen" ist jedoch kein Nierenversagen im eigentlichen Sinne, sondern eine akute Verlegung der ableitenden Harnwege bei prinzipiell funktionstüchtigen Nieren.

Vereinfacht formuliert beruht das prärenale Nierenversagen auf einer renalen **Zirkulationsstörung** (Stichwort: Schock), das renale Nierenversagen auf einer **Tubulusnekrose** oder entzündlichen Nierenfunktionsschädigung und das postrenale Nierenversagen auf einer **Obstruktion** (Abb. 15-4).

Das klinische Erscheinungsbild ist abhängig von der Grunderkrankung, der Schwere der Intoxikation, des Traumas oder der Infektion. Das akute Nierenversagen an und für sich macht in den ersten Tagen keine wesentlichen klinischen Veränderungen. Frühzeichen sind rasche Ermüdbarkeit, Übelkeit, Gewichtsverlust; viel später erst wird der Patient somnolent.

Alle Formen des chronischen Nierenversagens können zur Anurie führen. Diese werden hier nicht erörtert.

Die postrenale („urologische") Anurie mit ANV ist dann zu vermuten, wenn anamnestisch Hinweise auf eine Steinerkrankung, gynäkologische Operationen (s. Abb. 13-4, S. 351) oder ausgedehnte chirurgische Eingriffe an den Beckenorganen gegeben sind. Die Möglichkeit einer pelvinen Karzinomatose ist zu berücksichtigen (rektale und rektovaginale Untersuchung!) ebenso eine retroperitoneale Fibrose (M. Ormond; Abb. 15-5).

Bei normaler Nierenfunktion entsteht eine postrenale Anurie nur bei bilateraler Ureterblockade, z.B. bei doppelseitiger Uratverstopfung oder Ureterligaturen. Eine Ausnahme bilden lediglich Einzelnieren. Ei-

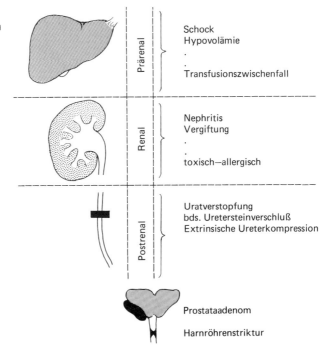

Abb. 15-4 Ursachenbezogene
Einteilung der Anurie mit akutem
Nierenversagen.

Prärenal

Schock
Hypovolämie
.
.
Transfusionszwischenfall

Renal

Nephritis
Vergiftung
.
.
toxisch–allergisch

Postrenal

Uratverstopfung
bds. Uretersteinverschluß
Extrinsische Ureterkompression

Prostataadenom

Harnröhrenstriktur

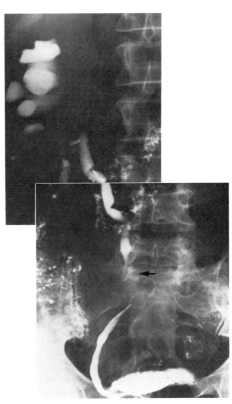

Abb. 15-5 Retrogrades Pyelogramm (Montage)
bei urographisch stummer Niere bei M. Ormond.
Die retrograde Pyelographie macht die mediale
Verlagerung des mittleren Harnleiterdrittels (←)
rechts infolge der retroperitonealen Fibrose deutlich. Ausgeprägte Pyelo-Kaliektasie. Kontrastmit-
telreste im Dünn- und Dickdarm nach MDP.

ne „Reflexanurie" der Gegenniere bei unilateraler Obstruktion ist eine Seltenheit.

Bei der postrenalen („urologischen") Anurie enthält die Blase keinen Harn (vorsichtiger, diagnostischer Katheterismus). Diese Anurie ist „komplett" im Gegensatz zu der prärenalen und renalen Anurie. Anamnestisch bietet der Kranke charakteristischerweise frühere Episoden einer Anurie, die von einer postobstruktiven Polyurie gefolgt wurden. Tastbar vergrößerte oder druckschmerzhafte Nieren sind ein nützliches diagnostisches Zeichen, aber ihr Fehlen schließt das obstruktive Nierenversagen nicht aus.

Die Diagnose „urologische" Anurie ist aufgrund der Infusionsurographie mit Spätaufnahmen, der Sonographie und ggf. der Computer-Tomographie, wobei sich erweiterte flüssigkeitsgefüllte Nierenbeckenhohlsysteme finden, zu vermuten.

Der die Diagnose sichernde und als Behandlungsmaßnahme mögliche doppelseitige Ureterenkatheterismus (Abb. 15-6) birgt die Gefahr der Infektion und sollte nur unter strenger Indikationsstellung durchgeführt

werden. Er ist mittlerweile durch die sonographisch geführte und entlastende Nierenbeckenpunktion abgelöst worden. Die Abklärung der Okklusionsursache erfolgt im Sinne einer antegraden Ureterographie, die ursächliche Therapie der doppelseitigen Harnleiterverlegung wird nach der Entlastung durchgeführt.

Das anurische ANV kann auch nach der Lokalisation der Schädigung eingeteilt werden:

1. Vaskulär (Verschluß großer Nierengefäße, Arteriolenverschluß, renale Vasokonstriktion und ATN)

Die Läsion der Nierenarterien erfolgt traumatisch (z. B. Intima-Abriß der Arteria renalis mit Einrollung [Abb. 9-8, S. 270]), thrombotisch oder embolisch beispielsweise bei der Aortensklerose). Vernichtende Flankenschmerzen mit geringer Hämaturie und absolute Arrhythmie sind charakteristisch für den embolischen Nierenarterienverschluß.

Die Nierenvenenthrombose wird vorzugsweise bei Kindern im Rahmen einer hypertonen Dehydratation (z. B. Gastroenteritis) oder aber im Verlauf eines nephrotischen Syndroms (Amyloidose oder membranöse Nephropathie) beobachtet.

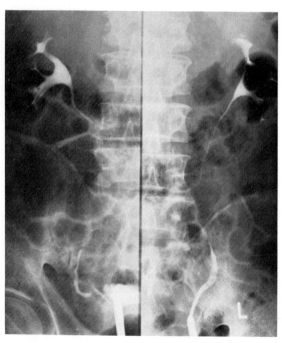

Abb. 15-6 Ausschluß einer postrenalen Anurie durch doppelseitigen Ureteren-Katheterismus.

Tabelle 15-1   Schädigungen, die eine ATN* verursachen können:

A Renale Ischämie:	Schock
	Herzversagen
	Septikämie (+ Endotoxämie)
	Disseminierte intravasale Koagulopathie**
	Blutgruppenfehler bei Transfusion
	Ausgedehnte Muskelzerstörung
B Nephrotoxische Schädigung:	Schwermetallverbindungen
	organische Lösungsmittel
	Glykole, Methylenblau
	Schädlingsbekämpfungsmittel (Pestizide)
C Schwere Operationen:	Herz, Aorta, Leber-Galle, Kolon, nach Unfall

* *Akute tubuläre Nekrose*   ** auch DIC abgekürzt

2. Glomerulär (schnell fortschreitende Nephritis, Systemerkrankung)

Eigenständig nach einer Infektion oder im Rahmen einer systemischen Erkrankung wie Lupus erythematodes disseminatus oder Purpura Schoenlein-Henoch.

3. Parenchymal (Infektion, interstitielle Nephritis)

Die interstitielle Nephritis wird durch Infektion verursacht oder entwickelt sich als Reaktion auf bestimmte Medikamente (Phenazetin). Nephrotoxische Antibiotika wirken bei kombinierter Gabe in diesem Sinne (Aminoglycoside und β-Lactam-Antibiotika).

4. Obstruktiv

Unabhängig von der Ursache des anurischen ANV steigen Kreatinin und Harnstoff schnell an. Primäre Folgen des Versagens sind die Retention stickstoffhaltiger Produkte des Proteinstoffwechsels, Hyperhydratation, Hyperkaliämie und Azidose, die sekundär durch eine verminderte Resistenz zur Infektion, verzögerter Wundheilung und Störungen der Blutgerinnung führen.

15.1.3 Akute tubuläre Nekrose (ATN)

Die unterschiedliche Behandlung der ATN im Vergleich zum anurischen ANV anderer Genese zwingen zu einer Unterscheidung. Meist gehen anamnestisch eine renale Ischämie, nephrotoxische Schädigung oder blutreiche Operation (Tab. 15-1) voraus. Da sich ein ANV auf Grund einer zirkulatorischen Insuffizienz durch Rehydratation bessern läßt, bleibt zu prüfen, ob bereits eine manifeste ATN vorliegt oder nicht. Im letzteren Fall ist eine Hämodialyse notwendig. Eine drohende ATN läßt sich gelegentlich durch Rehydratation und forcierte Diurese abwenden. Zur Differenzierung des akuten Nierenversagen in prärenales ANV oder ATN werden zahlreiche Labor-Untersuchungen empfohlen (Tab. 15-2). Diese Laboruntersuchungen werden gestützt durch die Beobachtung, daß die normale

Tabelle 15-2   Renale Funktionsteste bei beginnender Anurie (< 20 ml/Std.)

	Prärenales ANV* (max. konz. Urin)	Manifeste renale Schädigung (ATN) (unkonz. Urin)
Urin-Natrium	< 20 mmol/l	> 40 mmol/l
Urin-Harnstoff	> 2 g/dl [SI = 333 mmol/l]	< 1 g/dl [SI = 166 mmol/l]
U/P Harnstoff	> 20 : 1	< 4 : 1
U/P Osmolalität	> 2 : 1	< 1,4 : 1
Spez. Gewicht	1020	um 1010

* *Akutes Nierenversagen*

Niere auf eine reduzierte Blutzufuhr durch Salz- und Wasserkonservierung reagiert. Ergebnis ist eine Oligurie mit konzentriertem, Natrium-armen Harn. Das spezifische Gewicht liegt über 1020. Bei der ATN nähert sich dieses dem spezifischen Gewicht der extrazellulären Flüssigkeit, das jedoch verfälscht sein kann, z. B. durch Proteinverlust, bei Hyperglykämie und nach der Injektion eines hypertonen Röntgenkontrastmittels. So sind Vergleiche der Urin-Plasma-Relation (U/P) sinnvoller. U/P-Harnstoff um 10 deutet auf eine noch erhaltene Nierenfunktion.

Die Osmolalität ist das Maß der totalen Anzahl der in einer Flüssigkeit gelösten Moleküle und demnach ein Index der Urinkonzentration. U/P-Relation unter 1,4 deutet auf einen schweren Nierenschaden. Eine geringe Funktion bleibt aber auch bei der ATN erhalten: die Natrium-Konzentration erreicht nicht die des Plasmas, die Glykosurie fehlt, es besteht eine H-Ionen- und Ammoniaksekretion, die das Urin-pH bei 6 fixiert.

Notfallbehandlung bei manifester ATN (hoher Blutharnstoff, niedrig konzentrierter Urin, hochdosierte Furosemid-Infusion ohne Wirkung).
Folgende Fragen sind zu klären:

1. Ist der Patient hyper- oder dehydriert?
2. Ist der Elektrolythaushalt gestört, z. B. gefährlich erhöhter Kaliumspiegel (über 7 mval/l; SI > mmol/l)?
3. Höhe des Blutharnstoffspiegels?
4. Säure-Basen-Haushalt: liegt das Plasmabikarbonat unter 10 mval/l (SI: 10 mmol/l) oder ist das pH unter 7,2?

Vorgehen:

1. Hyperhydratation: Unblutiger Aderlaß durch Lagerung, Alphablockade, blutiger Aderlaß.
2. Hyperkaliämie: 50 ml 8,4%ige NaHCO^3 (durch Alkalisierung wandert Kalium aus dem Intravasalraum in den intrazellulären Bereich)! 1 g Kalziumglukonat langsam i. v. (cave: digitalisierte Patienten). 50 g Glukose + 20 E. Altinsulin i. v.
3. Azidose: 50 ml 8,4%ige NaHCO$_3$-lösung/Stunde bzw. Dosis entsprechend dem Ergebnis der Blutgasanalyse.

Die weitere Behandlung richtet sich nach der zugrunde liegenden Erkrankung. Daneben konzentriert sie sich auf eine ausgleichende Flüssigkeitsbilanz, eine hohe Kalorienzufuhr, den Aminosäuren- und Vitaminersatz. Eine längere Dialysebehandlung zum Ausgleich der o. a. Störungen ist unerläßlich.

Die Dauer der Anurie bei manifester ATN beträgt ziemlich konstant zwei Wochen, die Phase der Erhohlung zeigt sich durch einen zunehmenden Anstieg der Urin-Ausscheidung bis zu 2-3 l pro Tag.
Die Mortalität der ATN liegt bei 50%.

15.2 Steinkolik (GK 3-15.2)

Eine Uretersteinkolik ist ein plötzlich einsetzender ,,vernichtender" Schmerz, der Minuten (Spasmus und Hyperperistaltik der glatten Muskeln) bis Stunden (Nierenkapselspannung) anhalten kann, und ebenso plötzlich wieder abklingt. Der Schmerz ,,zeichnet" den Ureterverlauf nach: kostovertebraler Winkel-Unterbauch-Leiste.

Der Ureterstein verschließt das Ureterlumen nicht vollständig, so daß weiterhin Urin produziert wird und das Transportsystem funktioniert. Es kommt zu einer Erhöhung des intrauretralen Basaldrucks und der Frequenz der peristaltischen Wellen bei absinkender Amplitude. Die Schmerzauslösung erfolgt durch die akute Überdehnung von Ureter- und Nierenbeckenwand bei inzwischen eingestellter Peristaltik.
70% der Steine enthalten Kalzium in Verbindung mit Oxalat oder Phosphat und sind röntgenpositiv. Uratsteine (ca. 20%) und Xanthinsteine (< 1%) sind röntgennegativ. Schwach positiv sind Zystin-, Magnesium-Ammoniumphosphat-(Struvit-) und Hydroxylapatitsteine.
Die spontane Abgangsfähigkeit eines Steines hängt wesentlich von seiner Größe (Abb. 15-7) und seiner Form ab. Die Kalziumoxalatsteine haben spitze Ausläufer und scharfe Kanten, die Kalziumphosphatsteine abgerundete Formen.

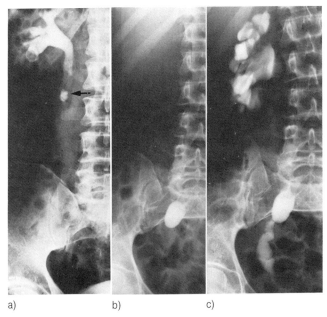

a)　　　　　　b)　　　　　　c)

Abb. 15-7　a) Ausscheidungsurogramm (20 Min.-Aufnahme) im kolikfreien Intervall bei einem blockierenden abgangsfähigen röntgenpositiven Ureterstein rechts (→ Stein) – b) Leeraufnahme mit pflau-
mengroßer kalkdichter Verschattung in Höhe des Os sacrum – c) nach Kontrastmittelinjektion Darstellung eines pflaumengroßen nicht abgangsfähigen partiell obturierenden Steines, Stauung des rechten
Nierenhohlsystems.

Diagnose

Sie läßt sich bei röntgenpositiven Steinen
durch ein Urogramm (Abb. 15-7) und Sediment sichern (Mikrohämaturie, Kristallurie,
Keime). Ist der Steinverschluß hochgradig,
zeigt sich anfangs nur die Kontrastmittelan-
schoppung im Parenchym. Erst auf Spätaufnahmen wird dann der erweiterte Ureter bis
zum Hindernis sichtbar. Bei störenden Phlebolithen im kleinen Becken beweisen
Schrägaufnahmen die Lokalisationen eines
kalkdichten Gebildes innerhalb des Ureters.
Röntgennegative Steine imponieren durch
Kontrastmittel-Aussparung, aufgestaute
Ureteren und Nierenbecken. Nur gelegentlich wird ein retrogrades Pyelogramm erforderlich. Wegen der hohen Infektionsgefährdung sollte dieses möglichst nur unmittelbar
präoperativ angefertigt werden.

15.2.1 Differentialdiagnose

Urologische Erkrankungen, die mit Koliken
ablaufen können:

a) **Mit Hämaturie** und **typischem Uro-
gramm:**
– Koagelabgang bei Nieren- und Nieren-
beckentumoren, nach Nierenverletzun-
gen, bei Zystennieren;
– Abgang von nekrotischem Gewebe bei
Tumoren, interstitieller Nephritis und
Diabetes mellitus (Papillennekrose) und
Nierentuberkulose (sterile Leukozyturie!).

b) **Ohne Hämaturie,** aber **typischem Urogramm:**
– Ureterstenosen, angeboren oder erworben (entzündlich, traumatisch, nach Ra-
diatio);
– Ureterkompression, meist durch gynäkologische oder retroperitoneale Tumoren
(Verdrängungen!);
– Anomalien: Ureterknickung, akzessori-
sche Gefäße, die durch ihre Lage den
Ureter beeinflussen, Nephroptose.

c) **Mit/ohne Hämaturie, uncharakteristisches Urogramm:**
– spastische und entzündliche Dyskinesien
der Ureteren.
– unbemerkter Steinabgang (z. B. Urat)

Abdominelle Schmerzzustände (s. Abb. 2-4, S. 35).

Differentialdiagnostisch müssen akute Erkrankungen abgegrenzt werden, bei denen heftige Schmerzen im rechten und linken Hypogastrium und in der rechten und linken Fossa iliaca auftreten. Urogramm und Sediment sind unauffällig. Durch den peritonealen Reiz tastet man eine Abwehrspannung der Bauchdecken. Bei entzündlichen Erkrankungen liegt der Patient ruhig, die Beine sind angezogen und ein typischer Entlastungsschmerz ist auslösbar. Stuhl- und Windverhaltungen kommen hinzu.

1. Rechtes Hypogastrium

a) Cholelithiasis mit Steineinklemmung: Ikterus, Schmerzpunkt unter der Spitze der 12. Rippe, Schmerzausstrahlung zur rechten Schulter; Leberenzyme, Bilirubin im Urin, Cholezystogramm typisch.

b) Cholezystitis: Entlastungsschmerz, BSG erhöht, Leukozytose, negatives Cholezystogramm.

c) Gedeckt perforiertes Ulcus duodeni: rechtsbetonte zirkuläre Schmerzausstrahlung, scharf umschriebener Spontan- und Entlastungsschmerz, okkultes Blut im Stuhl, typischer Gastroduodenoskopie-Befund.
Bei freier Perforation: diffuse Peritonitis, Ileus, röntgenologisch Gassichel unter dem Zwerchfell.

2. Linkes Hypogastrium

a) gedeckt perforiertes Magenvorderwandgeschwür: Schmerzausstrahlung, umschriebener Spontan- und Entlastungsschmerz, Hämatemesis. Typischer Gastroskopiebefund.

b) Akute Pankreatitis: Alkoholanamnese, gürtelförmige Schmerzen, Entlastungsschmerz, Leukozytose, α-Amylase erhöht.

c) Sehr selten: Milzinfarkt, spontane Milzruptur, Pankreasapoplexie.

3. Rechte Fossa iliaca

a) Appendizitis: Schmerzmaximum über dem McBurney-Punkt, Leukozytose, nur leicht erhöhte BSG, Temperaturdifferenz axillar-rektal > 1° C.

b) Ileitis terminalis Crohn: langdauernde Diarrhöen, starke BSG-Erhöhung, mäßige Temperaturen, typischer Dünndarmröntgenbefund.

c) Gynäkologische Erkrankungen: eine stielgedrehte Ovarialzyste führt durch die enge Verbindung mit dem Peritoneum zu einer lokalen Peritonitis mit harter Abwehrspannung. Eine Extrauteringravidität zeigt gleiche Symptome (Menstruationsanamnese, positiver Schwangerschaftstest).

4. Linke Fossa iliaca

a) Akute Divertikulitis: ,,linksseitige Appendizitis", Schleim- und Blutabgang sind typisch.

b) Gynäkologische Erkrankungen (s. 3 c).

5. Mechanischer Ileus
mit Darmkoliken, Darmsteifungen, evtl. kotigem Erbrechen bei Briden (frühere Operationen, keine Leukozytose), bei inkarzerierten Hernien (Lokalbefund), bei Darmtumoren (Anamnese, okkultes Blut im Stuhl), bei Invaginationen (typische Darmspiegelbildungen im Röntgenbild).

Klinik der Steinkolik

Prodromi wie Druckgefühl in der Nierenregion oder eine Hämaturie können der Kolik vorausgehen. Während der Schmerzattacken ist der Patient blaß und unruhig, das Gesicht verzerrt, die Haut kaltschweißig. Der Puls geht schnell. Brechreiz, Erbrechen, reflektorischer partieller Ileus und Meteorismus vervollständigen das Erscheinungsbild.
Bei hochsitzenden Steinen lokalisiert sich das Schmerz-Maximum in die Flankenregion und den kostovertebralen Winkel. Je tiefer die Position des Steines im Ureter ist, desto mehr ziehen die Schmerzen zum äußersten Leistenring, in das Genitale und zur Innenseite des Oberschenkels (Abb. 2-4, s. S. 35). Bei prävesikalen Steinen kommt eine Pollakisurie hinzu.
Wichtige zusätzliche Hinweise liefern die Familienanamnese, das Alter des Patienten (z. B. bei Kindern Zystinsteine, meist beidseitig), die Frage nach früheren Harnwegskonkrementen und Harnwegsinfekten.

15.2.2 Therapie der Steinkolik im Anfall

1. Spasmoanalgetikum i.v., z. B. Buscopan comp.® 5 ml, Baralgin® 5 ml;
2. Intravenöse Infusion mit Spasmolytikumzusatz im Bypass (2 Amp. Buscopan comp.® auf 500 ml 0,9%ige Kochsalzlösung);
3. Bettruhe, also Ruhigstellung bis zum Abklingen der Kolik;
4. Durchbrechen Spasmolytika die Kolik nicht: 50 bis 100 mg Dolantin® i. m. oder sehr langsam i. v.;
5. Feuchte Wärme auf die betroffene Flanke, warmes Bad.
6. Intrakutane Quaddeln der Headschen Zone mit Lokalanästhetikum (Abb. 15-8) helfen für einige Stunden.

Die therapeutische Grundeinstellung ist abwartend. 80% der Steine gehen spontan ab, 50% in den ersten 48 Std., weitere 20% innerhalb einer Woche. Selbst eine hochgradige Obstruktion über Tage und Wochen führt bei vorher gesunder Niere zu keiner bleibenden Nierenschädigung.

Zum sofortigen operativen Vorgehen wird man bei einer hochfieberhaften Infektion mit der Gefahr der Urosepsis, bei Anurie, bei beidseitigem Steinverschluß oder Solitärniere gezwungen. Unter dem Schutz eines bakteriziden Breitspektrum-Antibiotikums (z. B. Mezlocillin, Azlocillin) muß der Stein entfernt werden. Erlaubt der Zustand des Patienten nur einen kleinen Eingriff, behilft man sich mit einer passageren Harnableitung über einen Ureterenkatheter oder über eine perkutane Nephrostomie (s. S. 96). Blutdruckabfall, Pulsanstieg und Thrombozytensturz sind Zeichen einer drohenden Sepsis.

Bei abgangsfähigen Steinen im unteren Ureterdrittel, die trotz konservativer Therapie nicht tiefer treten, legt man eine Steinschlinge. Diese fängt den Stein ein. Unter zunehmender Belastung mit kleinen Gewichten gehen Stein und Schlinge nach einigen Tagen ab (s. Abb. 8-25, S. 261).

Große, nicht abgangsfähige Steine, eine langbestehende Stauung und heftigste, nicht zu durchbrechende, rezidivierende Koliken erfordern eine baldige Ureterolithotomie,

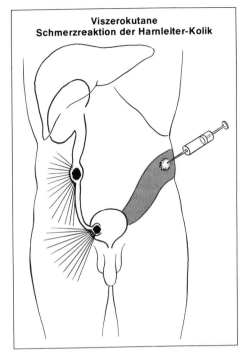

Viszerokutane Schmerzreaktion der Harnleiter-Kolik

Abb. 15-8 Intrakutane Quaddelung im Bereich der Headschen Zone (Hyperästhesie) bei Harnleiterkolik (Sigel et al., 1978).

Stoßwellenlithotripsie oder ureterorenoskopische Steinentfernung (s. S. 73). Die seltene reflektorische Anurie bei Steinverschluß eines Uretersteins behebt sich nach Abklingen der Koliken unter konservativer Therapie von selbst.

15.3 Akutes Skrotum (Hodenschwellung; GK 3-12.6 und 15.3)

Die akuten Veränderungen des Skrotalinhaltes und der Skrotalhaut werden durch verschiedene Erkrankungen ausgelöst. Die Zusammenfassung unter dem Begriff ,,akutes Skrotum" ist aus verschiedenen Gründen berechtigt (*Weißbach* 1980):

Die akut einsetzenden Veränderungen eines einzelnen Organs führen durch die enge Nachbarschaft innerhalb kurzer Zeit zu einer Sekundärpathologie des gesamten Skrotums.

Das primär betroffene Organ läßt sich dann nicht mehr abgrenzen, so daß aufgrund des Tastbefundes keine Differentialdiagnose mehr gestellt werden kann.

Erste Krankheitszeichen: Plötzlich auftretender Spontanschmerz in einer Skrotumhälfte und starker lokaler Druckschmerz, der bis in den Leistenkanal ausstrahlt.

Der Schmerz kann urplötzlich einsetzen, so daß treffend von einer „Hodenkolik" gesprochen wird. Der Schmerz wird in den Unterbauch projiziert, ohne daß der Patient den Ausgangspunkt immer genau in das Skrotum zu verlegen mag. Im Schmerzcharakter liegen häufig die Fehldiagnosen begründet (Appendizitis, Harnleiterstein). Die Hodenkolik besteht nur zu Anfang der Erkrankung und wird von den Patienten wegen ihres einmaligen Charakters rasch vergessen, so daß sie bei der Anamnese keine Erwähnung mehr findet. Bei *Säuglingen* und *Kleinkindern* muß man sich auf den Lokalbefund verlassen: Innerhalb weniger Stunden rötet sich das Skrotum, das Ödem hebt die Fältelung der Skrotalhaut auf, charakteristisch wird der Hodenhochstand. Die starke Schwellung und die mäßige Rötung der betroffenen Skrotalhälfte sind im frühen Kindesalter richtungweisend für Diagnostik und Therapie.

Im weiteren Krankheitsverlauf treten allgemeine Symptome hinzu: Durch eine Peritonealreizung kommt es zu Übelkeit, Erbrechen, Schweißausbruch und Kreislaufreaktionen (Schocksymptomatik).

Nicht immer berichten die Patienten über einen stürmischen und qualvollen Beginn der Erkrankung. Bei einem protrahierten Krankheitsbeginn sind Patient bzw. Eltern weniger besorgt, so daß erst bei vollständiger Symptomatik der Arzt konsultiert wird.

Trotz des Einsatzes moderner diagnostischer Verfahren bleiben Anamnese, Inspektion und Palpation die Untersuchungsverfahren, auf die man unter jeder Bedingung zurückgreifen muß.

Nach ihrer Ursache ergibt sich folgende Einteilung des akuten Skrotums:

a) **entzündliche Genese:** Epididymitis, Epididymoorchitis, Orchitis, Hodenabszeß, Malakoplakie;

b) **Mechanische Genese:** Hodentorsion, Torsion einer Hydatide bzw. Appendix testis, akute Hydrozele, inkarzerierte Leistenhernie.

c) **Traumatische Genese:** Hodentrauma, Hämatozele, Schokoladenzyste des Hodens/Nebenhodens;

d) **Tumorgenese:** Hoden- oder Nebenhodentumor mit überwiegend entzündlichen Erscheinungen.

15.3.1 Akute Epididymitis

Pathogenese

Fast immer liegt eine Infektion der Harnwege vor. Der übliche Infektionsweg ist die retrograde Passage des Urins über die Samenleiter zum Nebenhoden. Husten, Pressen bei der Defäkation und schwere körperliche Arbeit wirken unterstützend. Seltenere Infektionswege sind eine hämatogene oder lymphogene Aussaat. Mikroskopisch sind die Tubuli seminiferi mit neutrophilen Leukozyten, die die Samenzellen verdrängen, ausgefüllt. Man findet ein interstitielles Ödem und Rundzellinfiltrationen.

Eine Erkrankung vor der Pubertät ist selten, die Altersgipfel liegen zwischen dem 20. und 30. sowie dem 40. und 60. Lebensjahr. Der Befall beider Nebenhoden zur gleichen Zeit ist selten.

Wenn Kinder erkranken, liegen immer Abnormitäten der Harnwege wie Urethralklappen oder die ektopische Mündung eines Harnleiters in einen Samenleiter vor.

Ätiologie (vgl. Tab. 6-14; S. 167)

Klinik und Diagnose

Allgemeines Krankheitsgefühl, häufig Fieber und Leukozytose; in wenigen Stunden einsetzender Schmerz, der in die Leistenregion ausstrahlt. Häufig Dysurie und pathologischer Urinbefund; Schwellung von Nebenhoden und auch Hoden, starker Berührungsschmerz, Rötung und Ödem der Skrotalhaut. Palpatorisch findet sich ein derbes bis hartes Konglomerat aus Nebenhoden und Hoden, mit relativ glatter Oberfläche; nur im Frühstadium läßt sich der Nebenho-

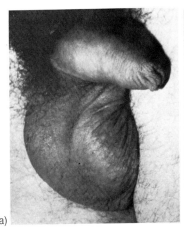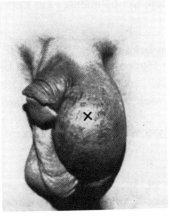

a)   b)

Abb. 15-9   a) akute Epididymitis rechts, Frühstadium – b) akute Epididymitis links, drohende Abszedierung (×).

den als derber, verdickter Strang abgrenzen (Abb. 15-9 a + b).
Das Prehn-Zeichen (Anheben des Skrotums zur Symphyse hin verursacht Abnahme des Schmerzes), das zur Abgrenzung gegen eine Hodentorsion herangezogen werden soll, ist unzuverlässig.

Labor

Blutbild, BSG, Urinstatus; gegebenenfalls Urethraabstrich, Prostata-Exprimat; nach Abklingen der ersten akuten Phase Ejakulat zur bakteriologischen Untersuchung und Urogramm.

Differentialdiagnose

Das eigentliche Problem ist die Abgrenzung der *Hodentorsion*. In nahezu 50% werden Fehldiagnosen gestellt (Tab. 15-3). Klingt eine „akute Epididymitis" unter der Therapie nicht innerhalb einer Woche ab, muß man den Verdacht auf einen malignen Tumor haben und weitere diagnostische Schritte einleiten.

Therapie

1. Xylocain®-Infiltration des Samenstranges nach Austritt aus dem äußeren Leistenring mit 10 ml einer 1%igen Lösung.

2. Breitspektrumantibiotikum, hochdosiert zur Infektionsbehandlung, Abschirmung des Keimgewebes und Verhinderung von Narbenstenosen des Samenleiters.
3. Analgetika (z. B. Fortral®).
4. Antiphlogistika (z. B. Voltaren®).
5. Hoden hochlagern (Hodenkissen) und kühlen; strenge Bettruhe.
6. Suche nach der ursächlichen Erkrankung, ggf. gezielte Therapie (z. B. Tuberkulostatika).

Komplikationen

1. Eitrige Einschmelzung erfordert die Ablatio testis.
2. Ausbildung einer entzündlichen Hydrozele, die später operativ abgetragen wird.
3. Übergang in chronisch rezidivierende Epididymitiden. Hier kann die prophylaktische Vasektomie oder die Epididymektomie helfen.
4. Vernarbungen des Samenleiters, die den Samentransport verhindern.

15.3.2   Orchitis

Formen

Epididymoorchitis durch Übergreifen einer Infektion vom Nebenhoden aus; primäre

Tabelle 15-3 Akute Epididymitis: Differentialdiagnostische Überlegungen

	Patientenalter	Vorgeschichte	AZ	Leuko-zytose	Fieber	Urin	Inspektion	Palpation	Schmerz
1. Akute bakterielle Epididymitis*	20-30/40-60 selten vor der Pubertät	einige Stunden	reduziert	+	+	Leukos. Erys. Bakt.	Rötung Schwellung Wärme	großer, glatter Neben-hoden-Hoden-tumor	+
2. Hodentorsion	ab Kleinkind	akut, häufig nachts	bis Schock-symptomatik	(+)	(+)	–	w. o., Hodenhoch-stand	Nebenhoden an untypischer Stelle	++
3. Orchitis	ab Kleinkind	einige Stunden bis Tage, Virusinfekte	reduziert	(+)	+	–	Skrotalhaut nur gering beteiligt, sonst w. o.	Größenverhältnis umgekehrt zu 1.	+
4. Hoden- oder Nebenhodentumor	20-40	Knoten seit längerer Zeit	unbeeinflußt	–	–	–	z. T. großer Tumor ohne Entzündungs-zeichen	harte, knotige Oberfläche	–
5. Chronische rezidivierende Epididymitis	nach Pubertät	mehrfach akut	unbeeinflußt	–	–	(+)	evtl. entzündliche Hydrozele	derbe, lokale Induration	(+)

* Häufigkeit der akuten Epididymitis im Vergleich zu den aufgeführten Erkrankungen: 95%

eitrige Orchitis nach hämatogener Streuung (selten);
Virusorchitiden als Komplikation bei Parotitis epidemica, infektiöser Mononukleose, Coxsackie-Virus-Infektionen, Varizellen.

Anamnese

Epidemie, Auftreten einige Tage nach Beginn der Grundinfektion, selten vor der Pubertät.

Klinik

Häufig geprägt durch die Grundinfektion; Fieber; nur in 15% beidseitig. Zu Beginn der Schwellung läßt sich der noch unbeteiligte Nebenhoden abgrenzen, später bestehen jedoch ausgeprägte Schwellung von Hoden und Nebenhoden, Ödem und Rötung der Skrotalhaut, Wärme, glatte Oberfläche sowie heftige Schmerzempfindlichkeit. Eine sichere palpatorische Abgrenzung zur Epidymoorchitis oder Torsion ist nicht mehr möglich. Eine Freilegung kann erforderlich werden.

Spezielle Diagnostik (bei Virusorchitis)

Keine Harnwegsinfektion nachweisbar, erhöhte spezifische Antikörpertiter im Serum.

Therapie

Bei gesicherter Virusorchitis: Bettruhe, Hoden hochlagern und kühlen, Antipyretikum, Antiphlogistikum, evtl. γ-Globulin, Kortikoide. Inzision der Tunica albuginea zur Minderung des Druckgefühls bietet sich bei Operation einer Hydrozele und nach diagnostischer Freilegung an.

Prognose

Ca. 50% der erkrankten Hoden werden atrophisch.

15.3.3 Hodenabszeß

Alle bakteriellen Entzündungen, die vom Nebenhoden fortschreiten oder durch hämatogene Streuung entstehen, können zum Abszeß führen. Oft ist die klinisch-akute Phase bereits Tage bis Wochen zurückliegend.

Lokaler Befund

Großes Hoden-Nebenhoden-Konglomerat, rote, glatte Skrotalhaut, Schmerz. Häufig ist die Skrotalhaut in einen umschriebenen Bezirk mit einbezogen. Dann läßt sich der Tumor nicht mehr verschieben, die Haut macht einen papierdünnen Eindruck mit glänzender Oberfläche, palpatorisch besteht Fluktuation über die Einschmelzung. Unbehandelt bricht der Abszeß nach außen durch.

Therapie

Inzision und Drainage nur im Anfangsstadium möglich, später Orchiektomie. Bei Befall der Skrotalhaut transskrotales Vorgehen unter Exzision des infiltrierten Hautbezirks.

Malakoplakie

Sehr selten, wie akute Epididymoorchitis, bei 40-50jährigen Patienten, gewöhnlich sind beide Hoden befallen. Elektronenoptisch konnten intrazelluläre Bakterienhaufen (E. coli) in einigen Zellen gesichert werden, auch ließen sich intrazellulär Michaelis-Gutmann-Körperchen mikroskopisch nachweisen.

15.3.4 Hodentorsion

Unter den akuten Erkrankungen des Skrotums kommt der Samenstrangtorsion - Hodentorsion die größte Bedeutung zu. Wird die richtungsweisende Diagnose durch den Erstuntersucher nicht innerhalb von 2-6 Stunden gestellt, so bedeutet das bei der kompletten Torsion den Organverlust. Formen (Abb. 15-10 a-c). Größte Inzidenz zwischen dem 15. und 20. und vor dem 2. Lebensjahr. 50% treten während des Schlafes auf, 60% sind linksseitig.

Pathophysiologie

Vorbedingung ist eine angeborene Anomalie mit weiter Tunica vaginalis oder Agenesie bzw. Insuffizienz des Ligamentum scrotale testis und/oder des Mesorchiums. Trauma, plötzliche Drehbewegungen des Kör-

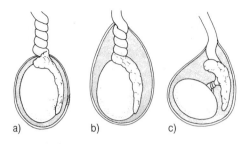

Abb. 15-10 Formen der Hodentorsion. a) extravaginal bei Kindern – b) intravaginal – die gewöhnliche Form – c) Torsion des Mesorchiums.

pers und der Zug des Kremastermuskels, der spiralig in den Samenstrang einstrahlt, werden als ätiologische Faktoren angenommen. Bei Verlegung der Venen mit nachfolgendem Ödem kommt es zum hämorrhagischen Infarkt, bei vollständiger Gefäßverlegung zur anämischen Infarzierung. Auch Teildrehungen mit nur partieller Gefäßverlegung und entsprechend geringerem Ausmaß der Durchblutungsstörung werden beobachtet.

Auch fehlgelagerte Hoden können torquieren und das Bild des akuten Abdomens zeigen.

Anamnese

Die Hälfte der Patienten hat schon früher plötzliche Episoden von heftigem Schmerz durchgemacht, die ebenso plötzlich wieder vergingen (spontane Detorquierung).

Klinik

Plötzlicher Schmerz, der den Patienten bei Auftreten während der Nacht aus dem Schlaf reißt. Aber: etwa 10% der Patienten klagen über nur geringe Schmerzen. Schmerzpunkte sind das untere Abdomen und die Leistenbeugen. Bei kleinen Kindern herrscht der Bauchschmerz vor (Nabelkoliken). Häufig Übelkeit, selten Erbrechen. Die Bauchdecken sind weich, lokale peritoneale Reizerscheinungen sind möglich.

Nur in sehr frühem Stadium: tastbarer, elastisch fixierter Hoden-Hochstand, Nebenhoden abgrenzbar und nicht an typischer Stelle, Verdrehung palpabel. Unsicheres Prehn-Zeichen: Zunahme der Schmerzen bei Anheben des Hoden. Zur Zeit der Klinikaufnahme ist der Skrotalinhalt meist zu schmerzhaft für eine sichere diagnostische Abgrenzung. Ein Harnwegsinfekt ist nicht nachweisbar.

Differentialdiagnose

Die Fehldiagnose ,,akute Epididymoorchitis'' wird in 50% gestellt (Tab. 15-4). Nur bei 25% der Patienten war die Diagnose vom einweisenden Arzt vermutet worden. Dieser Umstand erklärt die etwa 50%ige Hodenverlustrate; denn in Unkenntnis der Ursache wurde das Zeitintervall zur erfolgreichen Detorquierung überschritten.

Therapie

Besonders bei partiellen Torsionen kann eine manuelle externe Detorquierung versucht werden. Dazu erfolgt die Infiltration des Samenstranges mit einem Lokalanäs-

Tabelle 15-4 Fehldiagnosen bei Einweisung der operativ gesicherten Hodentorsion (Literaturübersicht)

1. Epididymoorchitis	33%
2. Inkarzerierte Hernie	12%
3. Unklare Bauchschmerzen	11%
4. Hodentrauma	7%
5. Appendizitis	5%
6. Hodentumor	4%
7. Uretersteinkolik	1%
8. Inguinale Lymphhadenitis	1%
9. Paraphimose	1%

thetikum, die spätere Orchidopexie ist erforderlich. Gelingt dies nicht, muß innerhalb von **4-6 Stunden** operiert werden, um den betroffenen Hoden retten zu können. Schlägt nach Detorquierung die livide Verfärbung in 10-15 Minuten wieder in die hellrosa Farbe um, wird der Hoden erhalten bleiben und weitgehend seine ehemalige Größe behalten. Eine Orchidopexie ist erforderlich.

Nach 10 Stunden können nur noch 20% der Hoden unbeschadet detorquiert werden, nach 24 Stunden keiner mehr. Kurzfristig sollte auch der 2. Hoden fixiert werden. Folge einer zu späten Operation oder einer Fehldiagnose ist die Hodenatrophie.

Torsion der Hydatiden des Hodens

Formen (Abb. 15-11). 90% der Torsionen erfolgen an der Appendix testis (Morgagni-Hydatide). Während des Lebens ein häufiges Ereignis, das wegen der kurzen Schmerzattacke meist nicht in klinische Behandlung kommt. Bei 90% aller Autopsien konnte ein solches Ereignis nachgewiesen werden.

Klinik

Oft sind Knaben zwischen dem 10. und 13. Lebensjahr betroffen. Die Schmerzen sind manchmal am oberen Hodenpol lokalisier-

bar. Häufig ist die gedrehte Hydatide wie eine schwarze Erbse durch die Skrotalhaut sichtbar. Der Prozeß kann aber auch wie eine Hodentorsion imponieren. In allen Zweifelsfällen ist eine *Freilegung* erforderlich!

15.3.5 Akute Hydrozele

Es handelt sich um die akut einsetzende Kommunikation zwischen Cavum serosum testis und Peritonealhöhle durch Eröffnung eines vorher obliterierten Processus vaginalis. Meist hat in der Vorgeschichte bereits eine Hydrozele testis bestanden (im Säuglings- bzw. Kleinkindesalter). Bei Steigerung der Bauchpresse (z.B. Schreien) kommt es zu einer Eröffnung der Verklebungen und damit zu einem akuten Flüssigkeitsaustritt in die Hodenhüllen. Das Cavum serosum testis nimmt rasch an Volumen zu, und die Skrotalschwellung zeigt sich einseitig mit fehlender skrotaler Rötung. Die Anamnese ermöglicht die Diagnose. Akut einsetzende therapeutische Maßnahmen sind nicht erforderlich.

Gelegentlich kann sich eine Hydrozele in wenigen Tagen ausbilden und infolge der Überdehnung der Tunica vaginalis schmerzhaft sein. Diese sekundären Hydrozelen können Entzündungen, Trauma, Torsion oder Tumor maskieren (Abb. 15-12). Die Inguinale Hodenfreilegung ist angezeigt.

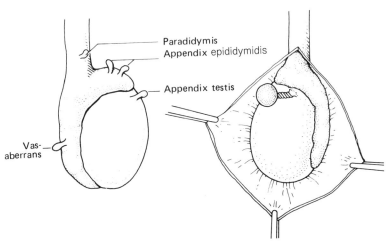

Abb. 15-11 Formen der testikulären Hydatiden (links), Torsion einer Morgagni-Hydatide (rechts).

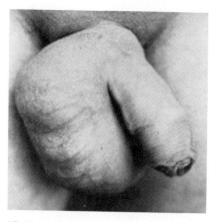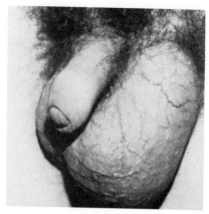

Abb. 15-12 a) Hodentumor rechts – b) Hydrozele links.

15.3.6 Inkarzerierte Leistenhernie

Zwei Formen können ein akutes Skrotum bedingen:

1. Die elastische Hernie: bei weitem, elastischem Leistenring können bei einer starken intraabdominellen Druckerhöhung plötzlich Peritoneum, Darm und Netz durch den Leistenkanal treten und bei Druckabfall eingeklemmt werden.
2. Bei lange bestehenden Skrotalhernien kann es zu einer Koteinklemmung kommen.

In beiden Fällen folgen nach Drosselung des venösen Abstroms Ödem, Entzündung, Nekrose und Perforation. Nach einer Phase der Hyperkinese tritt der Ileus ein. Die Schmerzen ziehen durch Zug am Mesenterium oder Netz bis in den Oberbauch. Es besteht zunächst eine *Défense musculaire* der Bauchdecken, die bei Übergreifen der Entzündung auf das Peritoneum bretthart werden. Die sofortige Operation ist erforderlich!

15.3.7 Hämatozele

Nach schweren, meist direkten Traumen können die Blutgefäße oder der Hoden selbst zerreißen. Die Folge ist ein schmerzhaftes Hämatom in den Hodenhüllen. Eine reparative Operation in den ersten 3 Tagen

kann in 80% den Hoden retten, bei einer Freilegung nach 9 Tagen oder später waren nur noch 30% der Hoden zu erhalten. Bei Zunahme des Hämatoms sind Blutaspiration und abwartende Haltung keine adäquaten Behandlungsmethoden!

15.3.8 Tumor

Die entzündliche Form eines Hodentumors imponiert wie eine akute Epididymoorchitis, wobei die entzündliche Komponente die Grunderkrankung maskiert. Daher muß man den Prozeß bei Weiterbestehen einer Induration nach Abklingen der Entzündung durch eine Hodensonographie abklären; in Zweifelsfällen operativ freilegen.

15.4 Paraphimose (GK 3-15.5)

Ätiologie und Pathogenese

Bei der Paraphimose, früher „spanischer Kragen" genannt, besteht immer ein Mißverhältnis zwischen der Größe der Glans und dem Kaliber der Präputialöffnung. Diese Vorhautenge kann latent vorhanden gewesen sein oder in Form einer Phimose bestanden haben. Kommt es bei zurückgestreifter

Vorhaut zu einer Erektion, bildet sich hinter der Glans im Sulcus coronarius ein Schnürring. Bei weiterbestehendem arteriellem Zufluß ist der oberflächliche venöse Rückfluß unterbrochen. So entsteht ein schmerzhaftes Ödem der Glans und des inneren Vorhautblattes. Gefahr: wird dieser Zustand nicht behoben, kommt es auch zum arteriellen Verschluß und damit zur Gangrän der Glans.

Diagnose

Eindeutige Anamnese; Vorhautschnürring im Sulcus coronarius, geschwollene, blaurot verfärbte Glans penis, proximaler Penisschaft in Größe und Hautfarbe unverändert (Abb. 15-13 a). Lokaler Schmerz.

Therapie

1. Konservativer Therapieversuch (Abb. 15-13 b): Digitale Kompression der Glans über ca. 5 Minuten, dann Zurückschieben mit dem Daumen. Gegebenenfalls mehrmals versuchen! Führt meist zum Erfolg!

Eine Lokalanästhesie (ohne Adrenalinzusatz!) zirkulär um die Peniswurzel ist häufig erforderlich. Unterstützend wirkt die lokale Injektion in den Schnürring von ca. 5-10 ml einer 0,9%igen Kochsalzlösung, die 150 I. E. Hyaluronidase (Kinetin®) enthält.
2. Gelingt die manuelle Reposition nicht, muß der äußere Schnürring dorsal longitudinal inzidiert und ggf. transversal vernäht werden (Abb. 15-13 c).
Um ein Rezidiv zu vermeiden, muß nach Abklingen der akuten Phase bzw. der Wundheilung eine *Zirkumzision* durchgeführt werden. Bis dahin verordnet man Sitzbäder mit Kamillosanlösung und Salbenverbände.

15.5 Hämaturie (GK 3-15.6)

Mit dem bloßen Auge sichtbare Blutbeimengungen im Urin (bereits 1 ml auf 1000 ml Urin), also Makrohämaturien, sind häufige urologische Notfälle. Man unterscheidet die initiale, terminale und totale Makro-

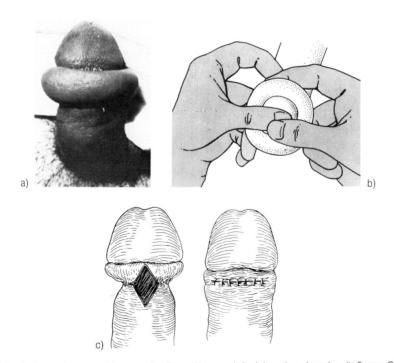

a)

b)

c)

Abb. 15-13 a) Paraphimose – b) manuelle Reposition – c) Inzision des dorsalen äußeren Schnürringes.

hämaturie. Hämaturien sind schmerzlos oder schmerzhaft, frischblutig (hellrot) oder altblutig. Auch der Abgang von koaguliertem Blut ist ein häufig beobachtetes Ereignis (Blasenpalpation: Blasentamponade).

Differentialdiagnostische Überlegungen

1. *Urologische Erkrankungen*
a) **schmerzhafte Makrohämaturien** kommen vor:
– mit Harnleiterkoliken: Stein, Abgang eines Koagels oder nekrotischen Gewebepartikels bei Neubildungen oder desquamierter Papille;
– mit Algurie, Pollakisurie und/oder Dysurie: unspezifische Zystitis, Prostatavarizen, zerfallener Blasentumor, Prostatakarzinom, akute Prostatitis, Pyelonephritis, Blasenstein, Fremdkörper in der Blase, Strahlenblase, Überlaufblase (Blutung *e vacuo*), tuberkulöse Zystitis, nach diagnostischen und therapeutischen Eingriffen, Zystozele, Megaureter.
– während der Menstruation: Endometriose der Blase/Urethra;
– bei Traumen von Blase, Harnleiter, Nieren.
b) **schmerzlose Makrohämaturien:**
Tumor der Niere, des Nierenbeckens oder der Blase; Ausgußstein, Zystennieren, Hydronephrose, Nierenzysten, Bilharziose, Medikamente wie Endoxan®, Marcumar® oder Reducdyn®, renale Venenthrombose.

2. *Internistische Erkrankungen*
Nephritisformen, Blutgerinnungsstörungen, toxisch-allergische Nierenschädigung (Vergiftungen und bestimmte Medikamente), Sichelzellanämie.

3. *Rot gefärbter Urin*
Hämoglobinurie (intravasale Hämolyse), Medikamente wie Nitrofurantoin, Nahrungsmittel wie rote Rüben, Farbstoffe in Süßigkeiten.

15.5.1 Diagnostische Maßnahmen

Zuerst sollte man an die häufig mit Makrohämaturien einhergehenden Erkrankungen denken. Seltene Ursachen bedürfen einer ausgedehnteren Diagnostik. Neben einer genauen Anamnese, die Vorerkrankungen, erbliche Belastungen, Operationen, Aufenthalt in den Tropen, Medikamenten-Einnahme, Alter usw. aufdecken soll, sind gezielte Fragen nach der Dauer der Blutung, Rezidivblutungen, Art und Lokalisation von Schmerzen oder nach Dysurien zu stellen. Inspektion und Palpation sollen besonders beachten:

Allgemein: Hautkolorit, Lymphknotenschwellungen, Ödeme;
Urologisch: Verletzungen, Schmerzpunkte, Stand des Blasenfundus, Vorwölbung der Bauchdecken, Prostatagröße.
Einfache Routinemessungen: Blutdruck, Puls; Temperatur nicht vergessen!

Spezielle Untersuchungen

1. *Schmerzhafte Makrohämaturien mit Koliken* lassen sich häufig durch ein Urogramm abklären. Meist sind sie durch Steine bedingt, die zum Aufstau mit Erweiterung von Ureter und Nierenbecken bis zur funktionslosen („stummen") Niere führen.
Gesellt sich zur Makrohämaturie Algurie, Pollakisurie oder Dysurie, ist an eine infektiöse Komponente zu denken. Urinsedimente sind wegen der Blutüberlagerungen kaum zu beurteilen; die Urinkultur-Ergebnisse dauern Tage. Daher ist eine sofortige Klärung nur durch eine Urethrozystoskopie möglich, da stets ein Tumor der Blase ausgeschlossen werden muß. So läßt sich auch der Ort der Blutung festlegen: aus einem zerfallenden Blasentumor, vom Blasenhals bei Varizen eines Prostataadenoms, diffus aus einer geröteten, ödematösen Schleimhaut bei einer Zystitis.
2. *Schmerzlose Makrohämaturien* sind immer verdächtig auf ein Malignom. Durch eine sofortige Zystoskopie läßt sich die Blutungsquelle bzw. bei einer renalen Blutung die betroffene Seite feststellen. Sind Urethra und Blase unauffällig, wird ein Urogramm angeordnet. Bei einer unklaren, bogigen Verdrängung des Nierenhohlsystems bzw. einem auffälligen Nierenbuckel folgen eine Sonographie, Computer-Tomographie und falls dann noch erforderlich eine Renovasographie, so daß die entscheidende Dif-

ferentialdiagnose zwischen Zyste und Parenchymtumor getroffen werden kann. Schwierigkeiten bereiten intrapelvine, papilläre Tumoren, die erst ab einer bestimmten Größe als Kontrastmittelaussparung im Urogramm zu sehen sind. Man kann bei Verdacht eine Ureterorenoskopie vornehmen und gleichzeitig Nierenbeckenurin zur zytologischen Untersuchung auf Tumorzellen entnehmen (Tab. 7-7; S. 188).

15.5.2 Ursachen, Folgen und Therapie

Neben dem hohen Blutverlust kann eine *Blasentamponade* die Folge einer massiven Makrohämaturie sein, wenn die vorhandene Urinmenge zur Blutverdünnung und Fibrinolyse (über Urokinase) nicht mehr ausreicht und sich zunehmend Koagel bilden.

Die häufigsten Ursachen sind Blasentumoren, Blutungen aus gestauten Venen bei Prostataadenom, schnelle Evakuierung einer chronischen Überlaufblase, Strahlenblase sowie postoperative Blutungen nach Prostata- und Blasenoperationen. Tenesmen der überdehnten Blase fördern die Blutung.

Das klinische Bild gleicht dem der akuten Harnverhaltung. Die Blasenregion ist äußerst schmerzhaft, im Unterbauch sieht und fühlt man die kugelige Vorwölbung der Blase. Der Allgemeinzustand ist stark reduziert. Kreislaufzusammenbrüche sind möglich (Schmerz, Schockzustand). Anamnestisch lassen sich oft zunehmende Dysurien, bei Infektionen auch Pollakisurien und Algurien erfragen. Abgang von koaguliertem Blut und blutige Unterwäsche sind zu beobachten.

Therapie

In Regional- oder Allgemeinnarkose sofortige Freispülung der Blase mit einem Evakuator über einen großlumigen Spülkatheter oder über den Schaft eines Resektoskopes. Danach läßt sich die Blutungsquelle auffinden und koagulieren. Diffuse lebensbedrohliche Blutungen, z. B. bei Strahlenblase, können mit Installationen von 200-300 ml einer 1% Formalinlösung in Narkose kupiert werden, die 15 Minuten in der Blase belassen wird; Nachspülen mit 1 l Aqua destillata (Palliativmaßnahme). Eine Sectio alta ist nur ausnahmsweise erforderlich.

Unterstützende Maßnahmen sind die Stabilisierung der Kreislaufverhältnisse, die Infusion von Flüssigkeit und Furosemid (forcierte Diurese) sowie ε-Aminokapronsäure (6-8 g täglich) zur Inhibierung der Hyperfibrinolyse.

Bei postoperativen Blutungen aus der Prostataloge und erfolglosem Versuch einer Tamponierung mit einem Ballon-Katheter ist die operative Blutstillung unvermeidbar. Die Ligatur der Aa. iliacae internae hat wegen der vielen Anastomosen nur selten Erfolg. Während der akuten Blutung muß ein Dauerkatheter eingelegt und die Ein- und Ausfuhr genau bilanziert werden. Makrohämaturien nach Prostataoperationen ohne Neigung zur Koagulation und Blasentamponade sind *hyperfibrinolytische Blutungen*.

15.6 Urosepsis (GK 3-15.7)

Das Urogenitalsystem besteht aus parenchymatösen und Hohlorganen, über die Flüssigkeiten abfließen. Infektionen, insbesondere des Urins, können auf die angrenzenden Gewebe übergreifen. Folgende Begriffe müssen abgegrenzt werden:

1. *Bakteriämie:* Anwesenheit eines bakteriellen Mikroorganismus im Blut, klinisch meist inapparent, manchmal kurzfristig Fieber.
2. *Septikämie/Sepsis:* Die Mikroorganismen und ihre Toxine überschwemmen das Blut, Absiedlung in Organen ohne Abszeßbildung als Zeichen einer verminderten Resistenz des Körpers. Auftreten eines intermittierenden Fiebers.
3. *Septischer Schock:* Durch eine Sepsis verursachter Schock oder ein Schock, bei dem als Komplikation eine Sepsis eintritt. Störung der Mikrozirkulation und des Gerinnungssystems. Sehr variables, klinisches Bild, da jede Kombina-

tion zwischen Störung der Mikrozirkulation, Teilnahme des Gerinnungssystems und Befall eines Schockorgans (Lunge, Niere Splanchnikus-Bereich, Herz) möglich ist. Der septische Schock ist die schwerste Form der Sepsis.

4. *Urosepsis:* Von den Organen des Urogenitalsystems ausgehende Septikämie bzw. septischer Schock.

5. *Pyämie:* Sepsis mit Absiedlung der Erreger in den Organen und deutlicher Abwehrreaktion in Form von Abszessen.

Ätiologie

50% der septischen Krankheitsverläufe sind Folge urologischer Erkrankungen:

1. Obstruktive Harnwegserkrankungen, die über eine Urininfektion die angrenzenden Gewebe infizieren: subpelvine Ureterstenose → Hydronephrose → Pyelonephritis; Ureterstein → Stauung → Pyelonephritis.

2. Primär entzündliche Erkrankungen wie Prostatitis, Epididymitis, Zystitis und Pyelonephritis.

3. Abszedierungen in parenchymatösen Organen wie Prostataabszeß, einschmelzende Epididymitis, Nierenabszeß und Karbunkel, paranephritischer Abszeß. Diese Erkrankungen können auch hämatogen-metastatisch entstehen.

4. Iatrogene Infektionen nach diagnostischen und therapeutischen Eingriffen an den Urogenitalorganen. Besonders gefährdet sind Patienten, die sich einer transurethralen Prostata- oder Blasenoperation unterzogen haben

5. Infektionen mit polyresistenten, selektierten Hospitalkeimen ohne vorausgegangene Manipulationen (S. 169). Eine Autoinfektion ist auch mit eigenen, durch Antibiotika selektierten Darmkeimen möglich.

Insgesamt infizieren sich 50% aller stationär behandelten Patienten mit Hospitalkeimen (nosokomiale Infektionen). 8% aller Krankenhaustodesfälle sind auf diese zurückzuführen.

Das Infektionsrisiko steigt um das 2-3fache, wenn resistenzmindernde Faktoren wie Diabetes mellitus, Gicht, Tbc, Malignom, Operationstrauma, hohes Lebensalter, Medikamente wie Zytostatika, Kortikoide oder Im-

munsuppressiva hinzukommen. Eine Narkose mit halogenierten Kohlenwasserstoffen behindert ebenfalls die Immunantwort.

Pathophysiologie

Der Grundmechanismus des Schocks ist die Abnahme des O_2-Angebotes durch Verminderung der Gewebsperfusion. Die hämodynamische Störung mit veränderter Blutverteilung und Durchblutung von Organen bewirkt eine unzureichende Ver- und Entsorgung des Gewebes mit nachfolgenden pathologischen Prozessen: Abnahme der Mikrozirkulation des venösen Rückstroms und des HMV. Über Dehnungsrezeptoren in der Gefäßwand wird gegenregulatorisch das sympatho-adrenerge System mit postganglionärer Katecholaminfreisetzung aktiviert. *Folge:* Anstieg von Herzfrequenz und HMV, Erregung besonders der α-Rezeptoren, dadurch Gefäßengstellung im Splanchnikusgebiet, in Lungen und Nieren.

Ergebnis: Verteilungsstörung des Blutes, mangelndes O_2-Angebot, fehlender Abtransport von Stoffwechsel-Endprodukten, Gewebsazidose. Erhöhtes HMV und weite Peripherie (,,hyperdynamer Schock'') sind typisch für das Anfangsstadium des septischen Schocks.

Die mangelhafte Gewebsperfusion führt weiterhin zur Blutstase mit Viskositätsanstieg, Bildung von Erythrozytenaggregaten und Blutentmischung.

Die Septikämie durch gramnegative Keime kann fließend in den septischen Schock übergehen: Diese Keime verfügen über ein Kapselantigen (Endotoxin), das zu einer primären Störung der Hämostase führt. Es resultiert eine Mikrozirkulationsstörung, die in Verbindung mit der Freisetzung von thromboplastischen Substanzen das Gerinnungssystem aktiviert (Nachweis der Hyperkoagulabilität). Die einsetzende Blutgerinnung überbeansprucht das Inhibitorsystem, verbraucht Gerinnungsfaktoren und Thrombozyten mit Bildung von intravasalen Mikrothromben. Die Blutungsneigung steigt und wird durch die reaktive Fibrinolyse der Mikrothromben noch verstärkt. Die Erkennung dieser *Verbrauchskoagulopathie* (syn. DIC = disseminated intravascular coagulation) gelingt hämostaseologisch (Tab. 15-5) und klinisch.

Tabelle 15-5 Gerinnungsstatus bei Verbrauchskoagulopathie

Test	Normal	Verbrauchskoagulopathie
Thrombozyten/mm^3	250 000 ± 50 000	< 150 000
Prothrombin Zeit (Sek.)	12,0 ± 1,0	> 15,0
Thrombin Zeit (Sek.)	10 ± 1,6	> 25
Fibrinogen (mg/dl)	230 ± 35	< 160

Hinzu kann schließlich noch eine sekundäre Hämostasestörung über einen toxischen oder schockbedingten Leberparenchymschaden mit Abnahme der Synthese der Gerinnungsfaktoren I/II/V/VII/IX/X und Antithrombin III kommen.

Schockorgan Niere

Die afferenten Arteriolen sind besonders reich an α-Rezeptoren: Engstellung. Zudem verfügt die Niere über einen eigenen zusätzlichen Drosselungsmechanismus, das Renin-Angiotensin-System. Als Folge ist die Gewebsperfusion vermindert: Tubuluszellschädigung, hohe Natriumkonzentration im Primärharn und weitere Reninausschüttung. Klinisch ist eine Oligurie (< 40 ml Harnausscheidung pro Stunde) zu beobachten. Ausdruck der inadäquaten Perfusion ist ein erniedrigter Quotient:

$$\frac{Urin_{Osmolatität}}{Plasma_{Osmolatität}} \quad \text{zwischen 1,2–1,4 (normal > 1,5)}$$

Eine zusätzliche Thrombozytenschädigung durch ansteigende Urämietoxine (z. B. Harnstoff) tritt auf.

Mikrobiologie

Alle pathogenen und fakultativ pathogenen Bakterien, Viren, Pilze können eine Sepsis auslösen. Lebensbedrohlich ist die Septikämie mit gramnegativen Endotoxin-haltigen Keimen (Tab. 15-6).

Diagnose

Achtung bei Fieber, Schüttelfrost, Hypotension, Hyperventilation, Tachykardie und Ruhelosigkeit bei einer urologischen Erkrankung oder nach einem Eingriff! Blutverlust und kardiale Affektion ausschließen! Nach einer Frühphase von höchstens 48 Stunden beginnt die Spätphase mit sehr zweifelhafter Prognose (Tab. 15-7).

Da keines der Zeichen obligatorisch ist, müssen möglichst viele Hinweise zusammengetragen werden. Die respiratorische Alkalose ist eine Folge

Tabelle 15-6 Spektrum der häufigsten Erreger, die bei Septikämien nachgewiesen werden

Prozentualer Anteil	Keimart	Therapie 1. Wahl
35-50%	E. Coli	Ampicillin + Gentamycin
20-25%	Enterobacter/ Klebsiella	Kanamycin + Cephalotin/ Cefamandol
15%	Bacteroidesgruppe	Clindamycin
15%	Pseudomonas/ Acinetobactergruppe	Azlocillin + Tobramycin/ Cefsulodin + Gentamycin
10-15%	Proteusgruppe	Kanamycin + Ampicillin
5%	Serratia marcescens	Gentamycin + Carbenicillin
5%	Hämophilusgruppe	Ampicillin
5%	Pneumokokken Staphylokokken Streptokokken Enterokokken Clostridium perfringens	

Tabelle 15-7 Früh- und Spätzeichen des uroseptischen Schocks

Früh	**Spät**
Schüttelfrost	Bewußtseinseintrübung
septische Temperaturen	Hyperventilation
Ruhelosigkeit	Abfall des Blutdrucks und Anstieg der Pulsfrequenz
Tachykardie	Warme, trockene Extremitäten (hyperd.-Sch.)
Thrombopenie	Kalte, schweißige Extremitäten (hypod.-Sch.)
Leukopenie	Oligo-Anurie
spindelige Auftreibung der Gefäßschatten und milchglasähnliche Trübung in der Lungenaufnahme	streifig, netzige Zeichnung in der Lungenaufnahme
	Leukozytose
	Verbrauchskoagulopathie
	Zirkulatorische Zeichen
Zunahme des pulmonalen Widerstandes	Zunahme des totalen, systemischen (peripheren) Widerstandes
	Niedriger Herzindex

der Störung der Lungenfunktion. Jedes Abweichen der arteriovenösen Sauerstoffdifferenz (AVDO$_2$) von der Norm bei suspektem klinischen Bild muß als Schockzeichen gewertet werden. Eine hohe AVDO$_2$ bedeutet entweder ein erniedrigtes HMV oder eine vermehrte O$_2$-Ausschöpfung in der Peripherie, eine erniedrigte AVDO$_2$ ein erhöhtes HMV.

Der Herzindex ist definiert als HMV pro Körperoberfläche und muß über 2,5 l/min/m^2 liegen, wenn die Peripherie mit vasoaktiven Substanzen aussichtsreich beeinflußt werden soll.

Therapie

Ziel ist die Erhöhung des HMV im Spätstadium, des Blutvolumens, des ZVD auf 10-12 cm H$_2$O, die Verringerung der Blutviskosität, die Durchbrechung der Mikrozirkulationstörung und der Vasokonstriktion.

Im Mittelpunkt der Überwachung steht der ZVD als Maß für die Fähigkeit des Herzens, den venösen Rückstrom aufzunehmen und Blut in die Lungenstrombahn auszuwerfen. Das Blut-Laktat gilt als Maß der metabolischen Azidose und des Sauerstoffdefizits in der Peripherie.

Bei Septikämie bzw. septischem Schock sollte wie folgt vorgegangen werden:

1. Bei **Fieber, Schüttelfrost, Tachykardie** ohne Oligurie, Hypotension, Azidose:

a) Labordiagnostik: mehrere, auch anaerobe Blutkulturen, Elektrolyte, Blutgasanalyse, Blutbild und Thrombozyten, harnpflich-

tige Substanzen, Laktat, Prothrombin, Fibrinogen, Äthanol-Test (Fibrinmonomere im Blut bei Hyperfibrinolyse).

b) Operation: *Herdsanierung*, z.B. Drainage von Abszessen, Sicherung des Urinabflusses bei Obstruktionen, Nephrektomie bei Pyonephrose.

c) Monitoring (intensive Diagnostik und Überwachung): Überführung auf Intensivstation; Messung des ZVD; EKG- und laufende Blutdrucküberwachung; Ein- und Ausfuhr, Dauerkatheter; Sensorium beobachten.

d) Therapie: Sauerstoffzufuhr über Nasensonde; 1-2 g Solu-Decortin-H® i.v.; Volumenersatzmittel als Infusion; Natriumbikarbonat und THAM zur Azidosebekämpfung; Furosemid, Digitalis und Antibiotikum i.v. in hohen Dosen. Therapie der möglicherweise vorhandenen disseminierten intravasalen Gerinnung.

2. Wenn **Oligurie, Hypotension** und deutliche **Azidose** hinzukommen:

a)-d) wie oben;

e) zusätzliche Therapie: assistierte Beatmung über endotracheale Intubation, bei PaO$_2$ unter 60 mmHg (SI: 9,33 kPa) unumgänglich.

Furosemid bis 1 g, bei Wirkungslosigkeit Dialyse; Glucagon 5 mg in 15 Min., dann 2-4 mg/Stunde. BZ-Kontrolle! Kortikosteroide wie oben; Dobutamin 5 – max. 15 µg/kg/min; Dopamin 1-5 µg/kg/min im Dauertropf; Phenoxybenzamin 1 mg/kg/min im

Dauertropf; kolloidale Lösungen i. v.: Vollblut, Plasma, Dextran usw.; Heparin (Antithrombin III im Normbereich) oder Antihämophiliefaktor B plus ε-Aminokapronsäure plus Prothrombin. Aber: bei renalem Versagen mit toxischer Hämorrhagie und Fibrinolysehemmung keine Antifibrinolytika, sondern Frischblut und Dialyse.

Erläuterungen zu den angegebenen Medikamenten

- 10% Dextran 40 Lösung (typischer Plasmaexpander): Hämodilution, Abfall der Blutviskosität und des Gewebsdruckes, Kapillardilatation und Kapillardruckerhöhung. Jedoch nicht mehr als 1500 ml täglich, da sonst Thrombozytenstörung. Vorgabe von Dextranantikörperhapten (wegen tödlicher Zwischenfälle) erforderlich!
- Kortikosteroide: Steigerung der Myokardkontraktilität, der peripheren Durchblutung, der Sauerstoffabgabe an die Gewebe, der Glukoneogenese. Antiphlogistischer Effekt.
- Glucagon: positiv chrono- und inotrop.
- Noradrenalin: α-Rezeptorerregung in der Peripherie, Anstieg des art. Druckes. β-Rezeptorerregung am Herzen, Anstieg des HMV.
- Dopamin niedrig dosiert: Vasodilatation in Nieren-, Koronar- und Zerebralarterien. Erhöhung des HMV.
- Dobutamin: steigert die Auswurfleistung und Kontraktilität des Herzens sowie der Organperfusion und damit die Harnausscheidung. Der pulmonale Kapillardruck und der Füllungsdruck werden gesenkt.
- Phenoxybenzamin: α-Rezeptoren-Blocker.
- Heparin: Unterbrechung der Hyperkoagulabilität.
- Antihämophiliefaktor B, ε-Aminokapronsäure, Prothrombin: Unterbrechung der Verbrauchskoagulopathie mit Blutungstendenz.
- Antibiotika: Im Zweifelsfall eine gramnegative Sepsis annehmen; bakterizide Antibiotika wie Aminoglykoside einsetzen!
a) Gramnegative Keime: Aminoglykoside, evtl. Kombination mit Penicillinen. Dosierung nach Nierenfunktion und Körpergewicht bzw. Körperoberfläche bei Kindern;

b) grampositive Keime: β-Lactam-Antibiotika (Cephalosporine);
c) gramnegative anaerobe sporenlose Keime: Tetrazykline, Lincomycin, Chloramphenicol, Erythromycin;
d) grampositive anaerobe sporenlose Keime: Penicilline, Cephalosporine, Tetrazykline, Lincomycin;
e) Hefen: Flucytosin® (Ancotil®, systemisches Fungistatikum).

Prognose

Die Mortalität aller Formen der Septikämien liegt bei 20%, bei septischem Schock zwischen 60 und 80%. Sie steigt bei zusätzlichem Nierenversagen auf ca. 95%, auch beim Lungenschock werden trotz maschineller Beatmung 90% überschritten. Die frühzeitige Diagnose und Therapie ist für den Ausgang entscheidend.

15.7 Priapismus (GK 3-15.4)

Als Priapismus muß jede schmerzhafte Erektion des Penis ohne sexuelle Erregung angesehen werden, die länger als 2 Stunden besteht. Folgende Kriterien sind typisch:

1. Vorausgegangene flüchtige Episoden einer verlängerten Erektion.
2. Nur Erektion der Corpora cavernosa. Das Corpus spongiosum ist flaccid.
3. Die Corpora cavernosa sind mit dunklem, eingedicktem Blut gefüllt, Koagel fehlen.
4. Nach frühzeitiger Aspiration durch Punktion füllen sich die Corpora mit hellrotem Blut.
5. Nach Aspiration klingt die Erektion nur kurzzeitig ab.
6. Partielle oder komplette Impotentia coeundi sind mögliche Folgezustände.

Pathophysiologie

Im schlaffen Zustand fließt das Blut über arteriovenöse Anastomosen unter weitgehender Umgehung der erektilen Gewebe.

Im erigierten Zustand sind diese Anastomosen durch Intima-Polster in den Gefäßwänden verschlossen. Es besteht ein neurovegetativ gesteuerter Zu- und Abfluß über die Schwellkörper, die dadurch ihre Festigkeit erlangen. Es wird angenommen, daß eine verlängerte Erektion eine venöse Stase hervorruft und die Viskosität des Blutes durch die ansteigende CO_2-Spannung zunimmt. Diese führt, verstärkt durch ein Ödem der Trabekel, zu einem relativen Verschluß der abführenden venösen Gefäße, der die Zirkulation erschwert. Nur selten wird auch der arterielle Zustrom durch „Polster"-Bildung unterbrochen, so daß das Absaugen allein den Prozeß zum Stillstand bringt. Meist jedoch folgt eine Fibrose der Trabekel und ein Zerreißen des arteriovenösen Versorgungsmechanismus. Dadurch werden spätere Erektionen unmöglich.

Ätiologie

1. Der idiopathische Priapismus (ca. $^2/_3$ der Fälle): meist bleibt die Ursache ungeklärt. Spontanes Auftreten während der Nacht wurde beobachtet. Als auslösende Faktoren werden angeschuldigt: Alkoholabusus, sexuelle Abnormitäten, Infektionskrankheiten, morgendliche prolongierte Erektion.
2. Der neurogene Priapismus: Ursache ist eine psychisch-vegetative Dysfunktion, die zu einer verlängerten Erektion führt. Erkrankungen des Rückenmarkes wie Multiple Sklerose, Tabes dorsalis, Tumoren, Myelitis, Verletzungen können einen Priapismus auslösen, wobei die Häufigkeit mit der Höhe der Läsion zunimmt.
3. Blutkrankheiten: hier stehen myeloische und lymphatische Leukämie sowie die Sichelzellanämie im Vordergrund. Der Priapismus kann der erste Hinweis auf eine derartige Erkrankung sein und wurde schon bei Säuglingen beobachtet. Das Auftreten bei Dialyse-Patienten, die unter einer vollständigen Antikoagulantientherapie standen, spricht gegen die Theorie einer Thrombose des erektilen Gewebes.
4. Penisneoplasma: mehrfach wurde der Priapismus bei primären Penisneoplasmen und bei Penismetastasen anderer Tumoren beobachtet. Über den Mechanismus ist nichts bekannt.

5. Medikamente: SKAT (S. 299); Chlorpromazin führt gelegentlich zum Priapismus.
6. Abflußbehinderungen unterschiedlicher Genese aus den Beckenvenenplexus.

Diagnose und Differentialdiagnose (Abb. 15-14)

Typisch ist, daß nur die Corpora cavernosa erigiert sind, dagegen Corpus spongiosum urethrae und Glans unbeteiligt bleiben. Daher ist der Penis oft nach oben gebogen. Die Miktion ist normalerweise nicht beeinträchtigt. Zunächst ist die Erektion nicht schmerzhaft, häufig erst nach Tagen setzt ein heftiger Schmerz ein. Verwechslungen mit einem Penisödem, Penishämatom oder einer entzündlichen Erkrankung wie einer Kavernitis sind bei genauer Anamnese, lokaler und allgemeiner Untersuchung sowie der Hilfe laborchemischer Parameter (vor allen Dingen Differential-Blutbild und Gerinnungsstatus) kaum möglich.

Prognose

Unbehandelt nimmt die Erektion nach 2 bis 3 Wochen spontan ab. Zurück bleiben unelastische, insgesamt verdickte Corpora cavernosa ohne narbige Bezirke, die sich hierdurch von der Induratio penis plastica unterscheiden. Erektionen sind nicht mehr möglich.

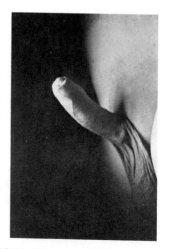

Abb. 15-14 Priapismus (39jähriger Mann).

Abb. 15-15 Erstbehandlung des Priapismus durch Punktion der Glans bis in die Corpora cavernosa mit der Travenol®-Nadel. Nach Entfernung des Gewebszylinders besteht eine Kommunikation zwischen den Corpora cavernosa und dem Corpus spongiosum. Das eingedickte Blut der Corpora cavernosa wird abpunktiert, frisches Blut kann über das Corpus spongiosum abfließen.

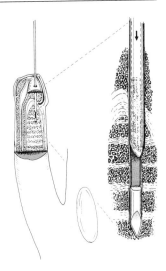

Tabelle 15-8 Orientierende Tabelle urologischer Notfälle (mod. nach Sigel et al., 1978).

	Urologische Notfälle	Therapie
Genital	Paraphimose	Manuelle Reposition
	Priapismus	Metaraminol-Injektion in die Corpora cavernosa oder Inter-Anastomose mittels einer Stanze
	Hodentorsion	Operative Detorsion von einem Leistenschnitt aus
Vesikal	Sperre des Blasenhalses bei Prostata-Hyperplasie	Warmes Bad, Katheterismus, eventuell suprapubische Punktion
	Koagulierende Hämaturie bis blutige Tamponade	Bei Tumor: Schnitt- oder endoskopisch-operativ. Bei Pyelonephritis: antibiotisch
	Blasenlähmung bei Bandscheibenprolaps	Unverzögerte Operation des Bandscheibenprolapses verhindert bleibende Blasenlähmung
	Maskierte traumatische Rupturen	Bei jeder posttraumatisch entstandenen Dysurie frühzeitig urologische Abklärung!
Renal	Nierenkolik	Intravenös alkaloidfreie Analgetika, kutane Quaddelung, Ureterkatheterismus oder Verweilschlinge
	Harnfieber	Breitband-Antibiose, Herdsanierung (perkutane Nephrostomie)
	Anurie	Mechanische Anurie: perkutane Nephrostomie oder Ureterenkatheterismus. Sekretorische Anurie: Behandlung der Grundkrankheit, Dialyse
	Akute Nierenvenen-Thrombose	Heparinisierung und Antibiose, operative Indikationen
	Akute arterielle Nierenembolie	Operative Embolektomie oder Bypassverfahren

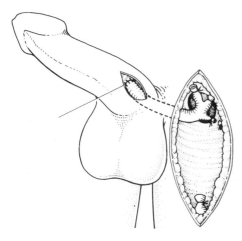

Abb. 15-16 Anastomose zwischen Vena saphena und Corpus cavernosum.

Therapie

Alle länger als 24 Stunden andauernden Erektionen führen fast sicher zur Impotenz, die nur durch rechtzeitiges Handeln in manchen Fällen vermieden werden kann. Folgende Verfahren bieten sich an:
1. Als Erstmaßnahme Metaraminol-Injektion in den Schwellkörper.
2. Punktion der Glans bis in die Corpora cavernosa (Abb. 15-15) in Lokalanästhesie.
3. *Falls* noch erforderlich, andere Shunt-Operation: zwischen Vena saphena magna und korrespondierendem Corpus cavernosum (Abb. 15-16). Auch der Shunt zwischen Corpus cavernosum und spongiosum ist möglich, jedoch mit einer höheren Komplikationsrate behaftet. Bei gut ausgebildeter Vena dorsalis penis läßt sich diese ebenfalls zur Anastomose benutzen. Alle Methoden sind blutreich und mit unsicherem Ausgang.

15.8 Zusammenfassung

Die Mehrzahl der Notfallsituationen sind ihrem Wesen nach als Eilfälle einzustufen. *Sigel* und Mitarb. (1978) gliedern die Eilfälle nach genitalem, vesikalem oder renalem Auftreten und ergänzen diese Liste um die jeweilige Therapie (Tab. 15-8), so daß eine rasche Orientierung möglich ist.

Weiterführende Literatur

Carlton, C. E., P. T. Scardino: Initial evaluation, including history, physical examination, and urinalysis. In: Campbell's Urology, Band 1, 5. Aufl., W. B. Saunders, Philadelphia 1986 p. 276

Franks, L. M.: Benign nodular hyperplasia of the prostate: a review. Ann. R. Coll. Surg. 14 (1954) 92

Marberger, M.: Die Nierenkolik-Notfalldiagnostik und Therapie. Notfallmed. 2 (1976) 428

Nöske, H. D., K. Jarrar: Rechtzeitiges Erkennen von Hodentorsionen. Diagnostik 9 (1976) 713

Rajfer, J.: Congenital anomalies of the testis. In: Campbell's Urology, Band 2, 5. Auflage., W. B. Saunders, Philadelphia 1986 p. 1974

Schuster, H. P.: Gegenstand: Notfallmedizin. Enke, Stuttgart 1977

Scott, R.: Current Controversies in Urologic Management. W. B. Saunders, Philadelphia–London–Toronto 1972 S. 107-168

Thomas, W. E. G., M. J. Cooper, G. A. Crane et al.: Testicular exocrine malfunction after torsion. Lancet 2 (1984) 1357

Thompson, I. M., C. E. Carlton: Genitourinary Trauma. The Urologic Clinics of North America, Band 2/1. W. B. Saunders, Philadelphia–London–Toronto 1977

Sigel, A., S. Chlepas, K. M. Schrott: Urologische Eilfälle. DIA 11 (1978) 8

Weißbach, L., M. Figge: Das akute Skrotum. Notfallmed. 6 (1980) 374

Sachregister

Abdomen, akutes
– Differentialdiagnose 384
Abszeß
– Drainage 76, 154, 168
– Epididymitis 167, 172, 213
– paranephritisch 36, 51, 153, 281
– Prostata 161, 172, 225
– Senkungs 36
ACTH 286, 288, 290 f.
Actinomycin® 342 f.
Addis-Count 44
Adenomatoidtumor 217
Adenoviren 157
Adhärenz, bakteriell 155
Adiuretin 4, 16
Adnexitis 164
– Urogenitaltuberkulose 172
Adrenalektomie 296
Adreno-genitales Syndrom 287, 332 f.
– plastische Korrektur 288
Adriblastin 156, 200, 342 f.
Akute tubuläre Nekrose 5, 381
– Ätiologie 381
– Funktionsteste 381
– Therapie 382
Aldosteron 4, 21, 293
Algurie 28, 146 f.
Alkalizitrat 252, 263
Alkalose
– metabolisch 289, 292
– respiratorisch 397
Allergie
– Blase 155 f.
– Kontrastmittel 53
– Testung 166
– Urethra 166
Allopurinol 252, 262
Alpha-Fetoprotein 47, 209 ff.
Alpha-Rezeptoren-Blocker 357, 372
Alpha-Sympatholytika 372
Amenorrhoe 288 f.
Aminazidurie 244
Aminoglykoside 10, 381
Ammoniak 248
– Ausscheidungsschwäche 3, 16, 246
Ammoniumchlorid 252
Ampho-Moronal® 164, 167
Amyloidose 20, 25, 148, 154, 157, 380
Analgetika-Nephropathie 9, 25, 145, 149
Anaphylaktischer Schock 7, 53
Anastomose
– bulbo-prostatisch 95
– Conduit – Blase 108
– Harnleiter – Darm 101

– interpyelisch 89, 129
– urethro – urethral 95
– Androcur® 237, 239
Androgen
– Kontroll-Therapie 237
– Resistenz 332
– Synthesestörung 332
Aneurysma
– Urogramm 187
Angiographie
– Nebenniere 291
– Niere 59, 80, 117, 124, 126, 180, 260, 295
Angiomyolipom 22, 69
Angiotensin 21, 24, 290
Anorchie 332
Antiandrogen 237
Antibiogramm 46, 352
Antikörper
– „coating" 322
– Orchitis 389
– Spermatozoen 308
Antiphlogistika 168, 347, 387
Antirefluxplastik 65, 96, 103, 130, 135, 139, 140,
  316, 319, 322, 350 f.
– Cohen 323
– Lich-Grégoir 323
– Politano-Leadbetter 232
Anurie 4, 8, 13, 19, 63, 351, 377, 385, 401
– Einteilung 377
Aortographie 59
Apatitsteine 112, 242, 251, 382
Arbeitsunfähigkeit
– Nephrektomie 86
Aristasept® 111
Arteriolonekrose 24
Arteriosklerose
– erektile Dysfunktion 299
– Niere 24
Ask-Upmark-Niere 84, 119
Apsermie 49, 301, 333
Asthenospermie 49, 301
Atrophie 133
– Hoden 389
– hydronephrotisch 11
– ischämisch 12
Aufbauplastik, Blasenekstrophie 39, 195, 326
Ausfluß
– Urethritis 49, 166
Ausgußstein 83, 100, 135, 253, 257
Autotransplantation
– Hoden 338
Azidose 3, 149, 312, 381, 398
– hyperchlorämisch 3, 101
– hyperkaliämisch 3

– hypochlorämisch 246
– metabolisch 3, 7, 8
– renal, tubulär 244 ff., 345
Azoospermie 61, 167, 304 f.
Azotämie 2, 8, 119, 223, 314

Bactrim® 161
Bakteriämie s. Urosepsis
Bakteriurie 103, 142, 146, 150, 347 f.
– Combur⁹-Test® 44
– Erregeridentifizierung 44
– Keimzahl 44, 46
– Prostatitis 165
Balanitis 203
Balanoposthitis 318, 334
Balkenblase 137, 220
Ballonkatheter 70
Baralgin® 159, 161, 260, 285
Barorezeptor 21
Becken
– Computer-Tomographie 68, 193, 196
– Exenteration 203
– Fraktur, Blasenruptur 267, 271
– – Harninkontinenz 30
– – Urethraruptur 271, 278, 282
Beckenniere 38, 78, 120, 349, 353
Begutachtung 86
– Arbeitsfähigkeit 86
– Erwerbsfähigkeit 86
– Invaliditätsbemessung 86
Beta-HCG 47, 209
Bence-Jones-Protein 25, 28
Bilharziose 192
Biopsie
– Blase 111, 157, 159, 198, 344
– Feinnadel 187
– Hoden 304, 333, 336
– Lymphknoten 67
– Niere 31, 67, 74
– Prostata 67, 164, 225, 232, 344
– Ureter 73
Blase
– aton 231, 351, 366
– Auswaschtest 147
– defunktionalisiert 100
– Entzündung s. Zystitis
– Instillation 159
– – antibakteriell 111
– neurogen s. a. neurogene Blase 88, 138, 224, 311, 315, 361
– Phäochromozytom 294
– Schmerzen 33, 37
– Sonographie 67, 196
– spastisch 366
Blasendivertikel 30, 31, 108, 137, 157, 186, 225, 271
– Karzinom 138
– Therapie 108, 138, 228
Blasenekstrophie 135, 195, 325

– Diagnostik 51, 136, 138
– Embryologie 135
– Therapie 96, 101, 105, 139, 326
Blasenendometriose 157, 347, 354
Blasenentleerung, Physiologie 361
Blasenentleerungsstörung 156, 317, 338, 362
– Ätiologie 91, 110, 161
– Diagnostik 51
oberer Harntrakt 319
– Therapie 105
Blasenersatz 103
Blasenhals
– Enge 317, 375
– – therapie 91, 320
Blasenkarzinom s. Blasentumor
Blasenpunktion 74, 377
Blasenruptur 401
– extraperitoneal 267, 271, 277
– intraperitoneal 267, 277
Blasenstein 73, 138, 261
– Diagnostik 203, 262
– Klinik 30, 155 f., 375
– Prostatahyperplasie 225, 261
– Therapie 72, 262
– Zertrümmerung 111, 228, 262
Blasentamponade 30, 37, 225, 395, 401
Blasentrauma 266
– Diagnose 277
– iatrogen 350
– Klinik 271
– Therapie 96, 101, 281
Blasentumor 157, 191 ff.
– Adenokarzinom 156, 195, 199, 328
– Ätiologie 192
– Chemoprophylaxe 111
– Chemotherapie, intrakavitär 200
– Diagnostik 67, 111, 192 ff., 234
– Embolisation 200
– Grading 193
– Histologie 111, 191
– Immuntherapie 201
– Komplikationen 156 f.
– Laser 111
– mesonephrogen 195
– Plattenepithelkarzinom 158, 194, 199
– Rhabdomyosarkom 344
– sekundär 344
– Symptome 37, 156, 195, 375
– Therapie 96, 101, 111, 199
– TNM-System 192
– TUR 110, 198
– Übergangsepithelkarzinom 193
– Urographie 196 f.
– Zystoskopie 73, 196
– Zytologie 196
Blasenverletzung, iatrogen 249
Bleomycin® 199, 206, 216
Blutdruck 21
– kindlich 114, 312

– Obstruktion 13
Bougie 71, 94
Bougierung
– Urethralruptur 283
– Urethralstriktur 224
Boutonnière 111
„Bricker-Blase" 103
Brushitstein 242
Bulky Tumor 209
Buscopan® 371, 385
Buserelin 237, 239

Campanyl® 253
Candida 187
– Nephrostomie 112
– Prostatitis 164
– Schnelltest 44
– Urethritis 49, 166
– Zystitis 157
Carcinoma in situ
– Blase 111, 157, 176, 193, 199
– Penis 203
Casper Katheter 71
Charrière 72
Chemotherapie s. d. jeweiligen Tumor
Chemozystitis 156
Chlamydien 162, 166, 303
Chorda penis
– Epispadie 327
– Hypospadie 328
Chorionkarzinom, Hoden 208
Clearance 47
– Isotopen 76, 127
Clinovir® 184
Clont® 164
Colliculus seminalis 57, 131, 134, 320
– Polyp 140
Colon Conduit 106
Combur⁹-Test 44, 147
Computer-Tomographie 67
– Anurie 380
– Becken 68, 196, 233
– Hodenretention 336
– Hodentumor, Lymphome 210
– Nebenniere 291
– Nephrektomie 80
– Niere 68, 180, 254, 259, 277
– paranephritischer Abszeß 36, 154
– Wilms Tumor 341
– Zystennieren 123
Conduit 100
Condylomata
– acuminata 30, 201, 203
– Buschke-Löwenstein 203
– lata 204
Conn Syndrom 292
– Diagnostik 293
– Therapie 293, 296
Conray® 53, 62

Continaid® 229
Converting enzyme 21
Corticotropin Releasing Faktor 289
Cortison
– Plasma 290, 297
– Urin 290
Cowpersche Drüse 160
Credé Handgriff 365, 372
Crush-Niere 7
Cushing Syndrom 288
– Differentialdiagnose 290
– – Kernspintomographie 291
– – Laborteste 290
– – Röntgendiagnostik 290
– – Sonographie 291
– Therapie 296
Cystofix® 378 s. a. Zystostomie

Danazol® 348, 355
Dantamacrin® 320, 371
Dauerkatheter 70, 72, 112, 146, 150, 169, 166 f.,
    225 f., 235, 316, 352
Denis Browne-Operation 330
Depostat® 184
Detrusor-Sphinkter-Dyssynergie 30, 89, 155, 317,
    364
Desoxycorticosteron 20
Dexamethason 289
– Suppressionstest 290 f.
Diabetes mellitus
– erektile Dysfunktion 299
– Neuropathie 372
– Papillennekrose 153, 383
– Prostatitis 161
– Pyelonephritis 145, 148 f.
– Steroid 289
Diät, Urolithiasis 51
Diäthylstilböstrol 237
Diagnostik, allgemein
– Harn 40
– Serum 46
Diaphanoskopie 213
Dialyse 10, 85, 109, 154
Dibenzran® 91, 295, 320, 339, 371 f.
Digitale Subtraktionsangiographie 56, 60, 180
Dihydrotestosteron 218
Dittel-Bougie 71
Diurese
– postobstruktiv 16
– Urogramm 314
Divertikel
– Blase 108, 137, 220 f., 228
– Kelchhals 84
– Urachus 328
DMSA-Scan 78
DMSO 159
Doppelniere 84, 115, 126, 129, 150, 325, 331
Doppler-Sonographie
– Niere 255

– Penis 298
Dottersacktumor 345 s. a. Hodentumor 208
Drainage 76, 274
– Blasentrauma 282
Drang-Inkontinenz 28 s. a. Urge-Inkontinenz
Drei-Gläser-Probe 40, 164
Druck-Flußmessung 13, 17, 76, 134, 371
Ductus deferens 131
– Verschluß 302
– Nebenhodenanomalie 337
Dyneric® 304
Dysfunktion, erektil 61, 162, 236, 298
– Angiographie 298
– Bulbocavernosus Reflex 298
– Diagnostik 298
– Epispadie 327
– nächtliche Tumeszenzmessung 298
– Papaverin 298
– Psychometrie 298
– Therapie 298 f.
– Urethraltrauma 282
– Ursachen 298 f.
Dyspareunie 37, 162, 225, 255
Dystope Niere 115, 118, 120, 127, 349
Dysurgal® 371 f.
Dysurie 28, 145 f., 157, 176, 195, 202, 224, 347
– Prostatahyperplasie 176, 221, 228

Echinokokkuszyste 51
Einmalkatheterismus 40, 70, 103, 150, 371 f., 376
– Restharn 224
Einzelniere 83, 100, 115, 152, 378
– Begutachtung 86
– Diagnostik 116
– Subpelvine Stenose 314
– Teilresektion 84
– Trauma 279
– Tuberkulose 9
– Tumor 9, 78, 84, 85
Ejakulat-Diagnostik 41, 49, 163, 299, 303, 387
Ejaculatio praecox 162
Ejakulation
– Schmerzen s. Dyspareunie
– Verlust 215
Eklampsie-Niere 25
Ekstrophie-Epispadie-Komplex 135, 357
Ektoper Ureter 116, 131, 353, 357, 386
Elektrostimulation, Sphinkter 371
Emaskulinisation 206
Embolisation, Nierentumor 183 f.
Embryologie s. d. jeweilige Mißbildung
– Geschlechtsdifferenzierung 329
Embryonalkarzinom s. a. Hodentumor 208
Emmett-Klassifikation 12, 14
Empyem
– Ureterstumpf 135
Endometriose
– Blase 157, 347, 354
– Ureter 38, 347

Endoskopie 73 s. a. Zytoskopie etc.
Endotoxin 2, 381, 391
– Schock 19, 83, 386
– Verbrauchskoagulopathie 152, 396
Endourologie 85, 98
Endoxan® 156, 342 f., 354, 394
Enterokokken 143, 157, 160
Entzündung
– Blase 155, 347
– Diagnostik 46, 146
– Erreger 143, 153, 157
– Histologie 45
– nosokomial 146, 168
– Prädisponierende Faktoren 142, 347
– Serumdiagnostik 46
– Therapie, allgemein 148, 150, 154
– Zytologie 45
Enuresis 28, 138, 145, 160, 311, 319, 338
– Therapie 339
– Ureter duplex 132
– Ureter fissus 129
Epididymitis 142
– akut 167, 386
– Anomalien 337
– chronische 168, 387
– Differentialdiagnose 67, 167 f., 210, 213, 387, 390
– Erreger 143, 167
– Infertilität 302
– Prostatahyperplasie 108, 110, 167, 225 f.
– Symptome 37
– Therapie 168, 387
Epididymo-vasostomie 305
Epispadie 115, 135, 299, 326 f., 353, 357
– Therapie 96, 101, 138, 327
Epstein-Barr-Körperchen 331
Erektion 298
– artefiziell 329
– Schwäche 298
Erwerbsunfähigkeit
– Nephrektomie 86
Erycinum® 164, 166
Erythroplasie 203
Erythropoetin 180
Erythrozyten
– dysmorph
– eumorph 31
Erythrozyturie 6, 27, 31, 59 s. a. Mikrohämaturie
ESWL s. Stoßwellenlithotripsie
Ethambutol® 83
Eunuch 332 f.
Eusaprim® 159, 166
Exfoliativzytologie 45
Exophyt 196
Extravasat 39
– Drainage 76, 274, 281
– peripelvin 18, 19, 97
– pseudozystisch 22
– posttraumatisch 265, 267, 270, 273

Fäkalurie 28, 30
Fibromuskuläre Dysplasie 82
Fibroepitheliom, Ureter 196, 189
Fistel 76, 330
– arterio-venös 187
– reno-intestinal 39
– uretero-vaginal 250 f.
– urethral 172, 329
– urethro-vaginal 57, 351
– vesiko-intestinal 30, 150, 187, 281
– vesiko-vagino 351
– vesiko-vaginal-rektal 351
– vesiko-zervikal 351
Flutamide 237, 239
Foley-Katheter 71
Fornixruptur 18, 19, 34, 253, 314
Fraktur, pathologisch 198
Fremdkörper
– Blase 111, 155 f., 225, 261
– Füllungsdefekt 187
– Pyelonephritis 149
– Urethra 61, 228, 375
FSH 219, 287, 301, 304, 333
Füllungsdefekt
– Urogramm
– – Differentialdiagnose 187, 254
– – Nierentrauma 275
– – Ureterstein 383
– – Uretertumor 189
– Zystogramm
– – Rhabdomyosarkom 344
Fugerel® s. Flutamide
Furadantin® 111, 159
Furosemid s. Lasix®

Gamma-Kamera 78, 126, 129
Gantrisin® 111
Geschlechtdifferenzierung 329
– Störung 331
Gestagene 184, 237, 248
Geschlechtskrankheiten 166, 201, 203
Geschlechtsorgane, Anatomie 301
Gicht 4, 145
– Nephropathie 4, 25, 149, 247
– Urolithiasis 246, 345
Gleithoden 335
Glomeruläre Filtration 6
Glomerulonephritis 27, 31, 119
– Diagnostik
– – Urin 44
– – Sonographie 65
Glomerulopathie 4, 20, 25, 63, 380
Glomerulosklerose 7, 20, 24
Glukosaminglykan 248
Golfloch-Ostium 130, 321 ff.
Gonadendysgenesie 332
Gonokokken 49, 157, 166 f.
– Kondylome 201, 203
– Schnelltest 44

Grading
– Blasentumor 193
– Nierenzellkarzinom 178
– Protatakarzinom 230
Gutron® 358, 371 f.
Gynäkomastie
– Hodentumor 209
– Klinefelter-Syndrom 332
– testikuläre Feminisierung 334

Hämatokolpos 352
Hämatom 211
– Becken 271, 278
– perineal 271, 278
– perirenal 22, 39, 76, 265, 270, 277
Hämatozele 392
Hämaturie 19, 27 f., 30, 38, 76, 383 ff.
– Ätiologie 30, 148, 153, 176, 186, 195, 253, 341
– Diagnostik 31, 73
– Differentialdiagnose 30 f., 65, 117, 158, 345, 347
– Katheter 70, 72
– Nierentrauma 270
– Nierenzellkarzinom 30
– Phasenkontrastmikroskopie 27, 31
– Prostatahyperplasie 224 f.
– Rhabdomyosarkom 344
– Ureterstein 383
– Zystennieren 123
– Zystitis 30, 225
Hämodialyse 10
Haemoccult® 44, 240
Harn s. a. Urin
Harnabflußstörung 9 f., 10, 147, 197
– Ätiologie 18, 118, 186 f., 224, 230, 257, 348, 351, 353, 356
– Klassifikation 10
– – Emmett 12
– Pathophysiologie 10, 12
– Pyelonephritis 144
– Symptomatik 19, 114, 149
– Ureter 14, 19 f., 48
Harnableitung 96, 100
– Ballonkatheter 70
– Blasenekstrophie 96, 139
– Blasentumor 96, 199
– Conduit 100
– – Colon 96, 103, 139, 150, 350
– – Ileum 103, 150, 354
– Epispadie 96
– Ersatzblase 103
– Ileo-Zäkalblase 103
– Ileumblase 103
– Inkontinenz 96
– interstitielle Zystitis 96, 159
– Komplikationen 103 f.
– Megaureter 96
– neurogene Blase 96, 372
– Rektumblase 103

– supravesikal 96
– – Ring-Ureterokutaneostomie 100
– – Durchzugsnephrostomie 100
– Trauma 96
– Ureterosigmoideostomie 96, 100, 139, 150, 187
– – Azidose 101
– – Operationsprinzip 103
– Voraussetzung 101
– Vorbereitung 96
Harndrang, imperativ 28, 34, 95, 146, 157, 271
Harnentleerungsstörung 11
Harninkontinenz 28, 30, 96, 110, 139, 228, 236, 311, 329, 352
– Blasenekstrophie 326
– Epispadie 327
– Klassifikation 356
– Reflex 356, 362, 372
– Streß 228, 327, 356, 362
– – Therapie 70, 358, 372
– Überlauf 30, 226, 356, 362
– Ureterektopie 30, 132, 353, 356
– Ureterozele 325
– Urge 28, 356, 362
– – Therapie 372
Harnleiter-Darm-Implantation 100
Harnröhre s. Urethra
Harnsäure 4
– Steine 225, 246
– – Löslichkeit 247
– – Röntgen 250
– – Therapie 251, 257, 263, 345
Harnstauung 11, 13, 19, 56, 98, 103, 114, 318 f.
– Blasenekstrophie 326
– retrokavaler Ureter 132
– Schmerzen 37
– Schwangerschaft 348
– Sonographie 64
– Szintigraphie 77
– Ureterstein 258
– Uretertumor 186
– V. ovarica dextra-Syndrom 348
Harnstrahl, Qualität 30
Harnverhalt 30, 37, 176, 221, 226, 311, 344, 352, 375 f.
Harnwegsinfekt 11, 46, 96, 118, 143, 155, 319, 347, 368, 401
– Erreger 143
– Hufeisenniere 117
– Mißbildungen, urogenital 114, 122, 137, 322
– Nierensteine 19, 90, 248, 252, 345
– postoperativ 76, 98, 110, 350, 352
– Prostatahyperplasie 108, 225 f.
– Ureter duplex 132
– Ureter fissus 129
– Urethralklappen 319
– Urolithiasis 248, 252 f.
– Wilms Tumor 341
HCG-Test 304, 336
Heminephrektomie 127

Heminephroureterektomie 84, 134 f.
– Ureter fissus 129
– Ureter, ektop 135
Hemitrigonum 116
Hermaphroditismus 331
Herniorrhaphie
– inguinal 139, 228, 302
Herpes 166
Hexabrix® 53, 62
Hochdruck 19, 163
– adreno-genitales Syndrom 288
– Conn Syndrom 20, 292
– Cushing Syndrom 20, 289
– Diagnostik 47, 82
– Eklampsie 25
– einseitige Nierenerkrankung 22
– Klassifikation 20
– Nephrektomie 80, 127
– Neuroblastom 343
– Niere
– – Dysplasie 122, 127, 312
– – Hypoplasie 84
– – Teilresektion 84
– – Trauma 281
– – Versagen 9
– – Zellkarzinom 179
– Phäochromozytom 20, 293
– Pyelonephritis 148
– renal 10, 19, 25, 47, 119
– – Harnabflußtärkung 13, 20
– – Nierentumor, hormonaktiv 20
– – Page-Niere 22, 284
– – Pathophysiologie 13, 19
– renovaskulär 20, 23 ff., 59 f., 81 f.
– TUR Syndrom 109
– „Urologische" Ursachen 20, 24, 82, 87, 132, 145, 312
– Wilms Tumor 341
– Zystennieren 80
Hoden
– Abszeß 386 ff.
– Atrophie 337, 391
– Biopsie 333, 336
– Ektopie 335
– Hydatide 391
– Hypoplasie 116
– Retention 140 s. Kryptorchismus
– Schmerzen 33, 37, 167, 386
– Schwellung 167, 176, 209
– Torsion 37, 167, 213, 386 f., 389 f., 401
– Trauma 386, 390
– Tumor 207, 345
– – Ätiologie 206, 334
– – Altersverteilung 207
– – Diagnostik 67, 167, 209
– – Differentialdiagnose 213, 334, 342, 386 f., 390
– – Einteilung 207 ff.
– – kindlich 207, 240, 345

– – Kryptorchismus 207, 337
– – Metastasierung 176, 207, 210
– – Prognose 212, 216
– – Symptome 37, 208
– – Therapie 212 ff.
– – TNM-System 209
– – Tumormarker 47, 209, 211
Hodges Klassifikation 279
Hörnerblase 92
„Honeymoon"-Zystitis 353
Hormontherapie
– Infertilität 304
– Kryptorchismus 337
– Nierentumor 184
– Prostatakarzinom 236 ff.
Hormone
– Konzentrationen 219
– Störung, Diagnostik 47
Hospitalismus 146, 168
– Hounsfield Einheiten 67
Hufeisenniere 51, 84, 114 f., 127, 150, 312, 331, 340
– Brückendurchtrennung 84, 90, 118, 126
– Schmerzen 38, 117
– Trauma 275
Humanchoriongonadotropin 47, 209 ff.
Humegon® 304
Hunnersche Ulzera 157, 353
Hutch-Divertikel 138, 140
Huttersches Psoasrand-Phänomen 90, 315
Hydergin® 371
Hydrokalix 314
Hydrokolpos 352
Hydronephrose 10 ff., 19 f., 24, 58, 65, 69, 121, 152, 176, 187, 319, 342, 349
– neurogene Blase 366
– Niere
– – Trauma 279
– – Vergrößerung 114
– Ureterstein 19, 56
Hydroureter 319
Hydroxylasemangel 287
Hydroxysteroide 290
Hydrozele 167, 213, 386 f., 391
Hymen, narbig 139
Hyperaldosteronismus
– primär 292
– sekundär 293
Hyperglukokortizismus 289
Hyperhydratation 7, 381
Hyperkaliämie 8, 381
Hyperkalzämie 180, 244, 246
Hyperkalziurie 4, 244, 252
Hypernatriämie 289, 292
Hypernephrom s. Nierenzellkarzinom
Hyperoxalurie 244, 252, 345
Hyperparathyreoidismus 2, 51, 244 f.
Hyperphosphaturie 252
Hyperspermie 301

Hypertonie s. Hochdruck
Hypertrophie, kompensatorisch
– Niere 80, 96, 115
Hyperurikämie 8, 244, 247
Hyperurikosurie 4, 244, 246, 252
Hypervolämie 62, 109, 292
Hypogonadismus 287, 301, 333
– hypergonadotrop 304
– hypogonadotrop 287, 304
Hypokaliämie 102, 289, 292
Hyponatriämie 7 f., 109
Hypoosmolarität 109
Hypophyse
– Adenom 288, 291
– Gegenregulation 302
Hypospadie 114, 299, 328, 331, 333, 340, 353
– Embryologie 328
– Krüppel 329
– Therapie 96, 139, 328
– Utrikuluszysten 140
– weiblich 137, 329, 357
Hyposermie 301
Hyposthenurie 4, 246
Hypothese s. u. Eigennamen
Hypotonie 22
– TUR Syndrom 109
Hypovolämie 7, 22
Hypozitraturie 246

Ileum Conduit 105
Imidazol 12
Immobilisation
– Steinbildung 244, 345
Immundepression 149, 153 f., 290
Immuntherapie
– Blase 201
– Niere 184
Impotenz s. erektile Dysfunktion
Impotentia generandi s. Infertilität
Inzidentalkarzinom, Prostata 230
Induratio penis plastica 61, 310
Infertilität 299
– Ätiologie 167, 171, 217, 301, 335
– Diagnostik 41, 49, 303
– Therapie 304 f.
Infranukleäre Läsion 366
Infusionsnephrotomogramm 56
Inkontinenz s. Harninkontinenz
Ionenaustauscher 252
Instillagel® 195
Interferon 184
Intersex 331 f., 338
Ischurie 30, 221, 226, 375, 378
Isosthenurie 4, 8

Jod[131]-Hippuran-Clearance 76
juxtaglomerulärer Apparat 21 f.

Kaliumverlustniere 2
Kalziumoxalatstein 242, 258
– Röntgen 51, 253
– Therapie 252
Kalziumphosphatstein 242, 248
– Röntgen 51, 253
– Therapie 252
Kalzium, Nierenstoffwechsel 3 f.
Kapsel, chirurgisch 108
Karypyknotischer Index 155, 166, 355
Katecholamine 286, 289, 293, 295, 342
Katheter 58, 70, 108
Katheterismus 71, 142
– Gefahr 72
Kavathrombus 60
Kavernosographie 61, 298
Kavographie s. a. Röntgendiagnostik 61
– Hodentumor 61, 210
– Nierentumor 180
– Ureter, retrokaval 134
Kelchhalsstenose
– operative Behandlung 89
– Tuberkulose 173
Kephalosporine
– Niereninsuffizienz 10
– Schwangerschaft 349
Kernspintomographie 69
– Nebenniere 291, 295
Ketoconazol 237
Ketosteroide 290
Kinderurologie 311
Kittniere 80, 170
Klimakterium
– männlich 218
– weiblich 347
Klinefelter Syndrom 114, 332
– Symptome 333
Klitoris bifida 138, 327
Klitorishypertrophie 288
„Kloake" 351
Kloakenekstrophie 136 f.
Knochenszintigraphie 180
Kock Pouch 103
Kolibakterien 143, 149, 157, 160, 169, 397
Kolik 18, 30 f., 33, 384
– Differentialdiagnose 34, 39, 52, 153, 176, 180,
    186, 271, 348
Kontrastmittel 53, 61, 69
– Unverträglichkeit 53, 126
Kontusion, Niere 265, 275
Korallenstein 251, 253
Kristalle
– Urat 31
– Oxalat 31
Kristallisationstheorie 249
„Kreuzschmerzen" 38, 355
– Prostatakarzinom 30
– urologische Ursachen 38, 152, 162
Kryotherapie, Prostatahyperplasie 228

Kryptocur® 337
Kryptorchismus 115, 116, 331, 333 ff., 340
– Hormontherapie 308, 337
– Infertilität 303, 335
– Orchidopexie 306, 337 f.
– Spermatogonien 335

Laparoskopie, Bauchhoden 336
Laser
– Nierenbeckentumor 75, 190
– Blasentumor 111, 200
– Condylomata acuminata 201
Lasix®
– Isotopennephrogramm 77, 134
– Sonogramm 78, 90, 134
LDH 209 ff.
Leeraufnahme 50
Lefax® 53
Leistenhernie 38, 108, 138, 213, 338, 386, 390 f.
Leistenhoden s. Kryptorchismus
Leukoplakie 158, 195, 203
Leukozyturie 6, 27, 44, 143, 146, 150, 172, 253,
    312, 383
LH-RH 302
– Analoga 237
– Test 304
Lich-Grégoir Operation 323
Lioresal® 320, 371 f.
Litholapaxie 75
Litholyse 112, 262
Lithotripsie 75, 111, 228
L-Methionin® 373
Lues 51, 205
– Hoden 213
Lymphadenektomie s. Lymphknotendissektion
Lymphangiom 217
Lymphknoten
– Metastasen s. u. Metastasen
– Palpation 232
– Sonographie 67
– Verkalkung 259
Lymphknotendissektion
– Hodentumor 213
– Nierentumor 183
– Peniskarzinom 205
– Prostatakarzinom 234
Lymphographie 61, 181
– Hodentumor 210
– Prostatakarzinom 234
Lymphozele 75

Mackie-Stephens-Hypothese 320
Macula densa 21
Magnesiummangel 252
MAGPI-Technik 329
Makrohämaturie s. Hämaturie
Malakoplakie 158, 187, 386, 389
Malrotation 115, 117, 120
Markschwammniere 53, 115, 123, 125, 254

Marshall-Marchetti-Operation 359
Massenscreening 196
M.d.E. (Minderung der Erwerbsfähigkeit) 86
Meatusstenose 30, 72, 88, 95, 229, 311, 317 f.,
    320, 368
Megacillin® 164
Megakaliose 90, 314
Megaureter 88, 132, 147, 313, 315
– Dynamik 18
– dyplastisch 315
– obstruktiv 315 f.
– prävesikale Stenose 88, 325
– sekundär 315 f.
– Sonographie 65
– Therapie 88, 96, 100, 135
Mercier-Katheter 71
Merfen® 111
Mesotheliom 217
Metaphylaxe, Urolithiasis 251 ff.
Metastasen
– Hirn 182, 292
– Hoden 208
– Knochen 176, 184, 187, 191, 225, 230, 234, 239,
    290, 293, 342
– Leber 177, 191, 197, 210, 290, 293, 342
– Lunge 177, 191, 215, 290, 293
– Lymphknoten 187, 197, 203 f., 209 f., 232, 293,
    342, 356
Metopiron-Test 20, 289 f.
Meyer-Weigertsches Gesetz 131
Microcult® GC 44
Microstix® 44
Mikrohämaturie 19, 27, 31, 123, 172
Miktion
– Ablauf 29
– Beschwerden 28, 110, 145, 158, 161 f.
– Doppel 30
– Stakkato 30
– zweizeitig 30
Miktionszystourethrographie 57, 369
– Blasendivertikel 139
– Hochdruck 10
– Urethralstriktur 95, 176, 221, 311, 368
– Utrikuluszysten 140
Miliare Aussaat 83, 171
Milton® 111
Mißbildung 115, 347, 352
– Genese 114
– Diagnostik 116 f.
– Konstitutionsanomalien 115
– Niere 115 f., 337
– – Klassifikation 115
– – Therapie 127
– Symptome, allgemein 114
– Vererbung 114, 122 f., 127
Mitomycin C® 156, 191, 200
Morbus
– Bowen 205
– Kimmelstiel-Wilson 20, 24

– Ormond 37, 61, 87, 378
– Paget 234 f.
– Peyronie s. Induratio penis
– Reiter 166
Moronal® 167
Multizystische Nierendysplasie 80, 114, 119 f.,
    126 f.
Müllersche Gänge 140
– Regressionsfaktor 331
Mycaslide 44
Myelomeningozele 52, 78, 96, 105, 316, 318, 363
Mykobakterien 46
Mykoplasmen
– Epididymitis 167
– Prostatitis 160 f., 303
– Urethritis 49, 166
Myocholine® 371 f.

Nativurin 41
Natrium 4
– Bikarbonat 103
Nebacetin® 111
Nebenhoden
– Schmerzen 37, 217
– Tumor 217, 386
Nebenniere
– Mark 20, 286
– – Diagnostik 47
– – Katecholamine 286
– – Tumoren 293
– Rinde 286, 302
– – Androgene 219, 238 f., 286, 289
– – Gestagene 286
– – Kortikoide 286
– – Metastasen 178
– – Östrogene 286
– – Tumoren 288 f., 292
– Tumor, Szintigraphie 290, 292
Nekrozoospermie 49
Nélaton-Katheter 71
Nephrektomie 7, 39, 80, 127, 151 f., 190, 319, 352
– Ask-Upmark-Niere 120
– Begutachtung 87
– bilateral 10, 82
– Indikation, vital 80, 82, 151, 154, 284
– Kontraindikation 80, 83
– Nephritis, interstitiell s. a. Pyelonephritis 4, 20,
    22, 25, 144, 381, 383
Nephroblastom s. Wilms Tumor
Nephrogramm 78
Nephrographische Phase 5, 62
Nephrokalzinose 148, 254, 345
Nephrolithiasis 20 s. a. Urolithiasis
Nephrolitholapaxie 75, 255
Nephropathie
– Balkan 186
– obstruktiv 12, 15, 78
– refluxiv 78
– vaskulär 78

Nekroptose 23, 38, 383
Nephrose 148
Nephrosklerose 24
Nephrostomie 9, 98, 150
– Chemolitholyse 263
– Durchzug 98
– Hemiacridin-Spülung 113
– Nystatin®-Suspension 112
– perkutan 67, 75, 87, 96, 148, 152, 316, 385
– – Indikation 75, 98
– – Komplikation 75, 98, 112
– – Nierenversagen 98
– Ureterläsion 350
Nephrotomie 54
Nephrotoxine 6
Nephrotubulopathie 2, 12, 148
Nephroureterektomie 135, 190
Neuroblastom 51, 114, 121, 295, 311, 340, 342
– Stadieneinteilung 343
– Therapie 343
Neurogene Blase s. a. Blasenentleerungsstörung
    316, 361 ff., 375
– Anamnese 368
– Harnableitung 96, 372
– postoperativ 351
– Therapie 371, 373
– Ursache 363
Neurotransmitter, Noradrenalin 287
Niere
– Agenesie 51, 115, 126, 129, 259, 313, 333, 352
– Anomalien 114
– Arteriosklerose 24
– – Hochdruck 82
– Atrophie 11
– Berstung 266, 279
– Computer-Tomographie 68
– Durchblutung 12
– Dysplasie 120, 150
    Ektopie 259
– Embolie 23, 380
– Entfernung 80, 120, 127 s. a. Nephrektomie
– Funktion
– – Diagnostik 46, 76, 322
– – Nephrektomie 80
– – Ureterokklusion 8, 15
– Hypoplasie 24, 114, 119
– intrathorakal 120
– Karbunkel 153
– Kernspintomographie 70
– Klumpen 118
– Kollagenose 2, 20
– Kuchen 118
– lymphatische Systemerkrankung 25
– Plasmazytom 20, 25, 28
– salzverlierend 2, 4 f., 16, 19
– Scheiben 118
– Schmerz 33
– Segmente 88
– Sonographie 63

– Spontanruptur 83
– Steinerkrankung 27, 30, 90, 105, 253
– – Diagnostik 52, 55
– – M.d.E. 87
– – operative Maßnahmen 75, 80, 84
– Stielverletzung 270, 276, 380
– „stumm" 57, 64
– Szintigraphie 77, 116, 126
– Transplantation 10
– Trauma 7, 22
– Tumor 59
– – Digitale Subtraktionsangiographie 60
– – Computer-Tomographie 69
– – Sonographie 65
– Verkalkung 172
– Verschmelzung 111, 120
– Zyste 9, 65, 75, 114 f., 123, 176, 270, 333, 341
Nierenarterienaneurysma 23
Nierenarterienstenose 20, 23, 90
Nierenbecken
– Biopsie 75
– Druck 13, 16, 24, 34
– Ektasie 12, 90
– geteilt 89
– Plastik 90, 96, 118, 126, 315
– Ruptur 270
– Schmerz 33
– Tumor 186, 383
– – Ätiologie 186
– – Diagnostik 187 ff.
– – Einbruch 179, 181
– – Histologie 186
– – Symptomatik 33, 152, 186
– – Therapie 75, 190
– Übergangsepithelien 45
Nierenembolie 7, 23, 401
Nierenfistel s. Nephrostomie
Nierengefäßerkrankung 24
Niereninfarkt 276
Niereninsuffizienz 2, 4 f., 9, 119
– Antibiotika 10
– Gicht 25
– Glomerulosklerose 24
– Harnsäure 8
– Kalium 5
– Kalzium 3
– Klinik 9
– Kochsalz 4
– Nephrektomie, bilateral 82
– Prostatahyperplasie 221
– terminal 10
– Urogramm 56, 62
– Zystennieren 10, 82, 123
Nierenischämie 7, 19, 22
Nierenkarbunkel 80, 84, 153 f.
– Schmerz 36, 154
Nierenkolik 33 ff., 401
Nierenpunktion 74
Nierenszintigraphie 77

Nierenteilresektion 78, 83
Nierentransplantation 10, 60, 80, 246
Nierentrauma 265
– Begutachtung 86
– Diagnostik 272
– – Abdomenübersichtsaufnahme 51, 272 f.
– – Angiographie 272, 276
– – nuklearmedizinisch 78, 276
– – Sonographie 270, 273
– – Urographie 274, 281
– Klassifikation 279
– Klinik 272, 383
– Prognose 82, 284
– Schmerz 36, 269 ff.
– Symptome 269
– Therapie 279 f.
– – operativ 80, 82, 84, 279, 281
Nierentumor s. a. Nierenzellkarzinom
– Differentialdiagnose 180 f.
– kindlich 340
Nierenvenenthrombose 23, 60, 311, 342, 380, 401
Nierenversagen 5, 146, 378 s. a. Niereninsuffizienz
– akut 6 f.
– chronisch 8, 253
– Klinik 8
– Pathomechanismus 5, 198, 226, 230
postrenal 6 f., 76, 319, 378, 380
– prärenal 6 f., 378
– renal 7, 378
– terminal 9, 98, 148, 226
– – Hämodialyse 10
– – Nierentransplantation 10, 82, 150
Nierenzellkarzinom 177
– Diagnostik 73, 80, 116, 153
– – Röntgen 51, 180
– Differentialdiagnose 123
– Einteilung 177
– Embolisation 183 f.
– Grading 178
– Hufeisenniere 117
– Metastasierung 178
– Nephrektomie, M.d.E. 87
– Palpationsbefund 176, 180
– paraneoplastische Syndrome 179
– Prognose 185
– Schmerztyp 30, 33, 37
– Serumdiagnostik 235
– Symptome 22, 30, 82, 176, 179
– Therapie 80, 123, 182
– TNM-System, 178
Nierenzyste
– Punktion 75, 124
– Sonographie 65, 75, 124
– Trauma 270
NMR s. Kernspintomographie
Nolvadex® 304
Noradrenalin 293
Normospermie 49, 300
Notfälle, urologische 375, 401

Novalgin® 168
NPT s. erektile Dysfunktion
Nuklearmedizinische Diagnostik 76, 290, 292
– Jod¹³¹-Hippuran-Clearance 76, 127
– Knochenszintigraphie 180, 235
– Nierenszintigraphie 76, 129, 259
Nykturie 28, 292, 319
Nystatin® 112, 159, 164

Obstruktion
– infra-(sub-)vesikal 29 f., 73, 87, 96, 115, 139 f., 148, 155 f., 167, 192, 222, 261, 316, 318 f., 339, 345, 366, 378
– supravesikal 144, 148, 187, 259, 319, 347
Obstruktive Uropathie 2, 4, 10, 12, 76, 87, 118, 126, 133, 145
– Azidose 2
– Entlastungspolyurie 5, 19
– Hyponatriämie 2
– Salzverlustniere 2
Ödem
– untere Extremität
– – Blasentumor 177, 198
– – Leistenhernie 392
– – Prostatakarzinom 177
– Uretermündung 320
Östlingsche Briden 132
Östrogene 219
– Harninkontinenz 357
– Urethritis 166
– Zystitis 166
Oligomeganephronie 119
Oligurie 4, 8, 153, 351, 398
Oligozoospermie 49, 301, 304
Omnipagne® 53
Onkozytom 181
Operation s. a. die jeweilige Erkrankung
– Bernardi 305
– Palomo 305
– Marshall-Marchetti 359
– Stamey-Pereyra 359
Orchidopexie 139, 307 f., 337 f., 391
Orchiektomie 235 ff., 389
Orchitis 37, 167, 213, 286 f.
– Infertilität 302
Orchioblastom 345
Orthophosphat 252
Osmodiurese 62, 253
Osteoporose 289
Ostiumkonfiguration 130, 134, 171, 321
– Ödem 258
– Stenose 325
Otis
– Bougie 71
– Urethrotomie 92 f.
Oviduktpersistenz 332
Oxalatsteine 123

Padutin® 305
Page-Niere 22, 82, 284
PAH-Clearance 77, 127
Palliation, Blasentumor 200
Palmurie 30
Panarteriitis nodosa 83
Panzystitis 155
Papanicolaou-Klassifikation 46
Papaverin 298
Papillennekrose 25, 33, 149, 153, 174, 187, 383
Papillom
– Blase 186
– Buschke-Löwenstein 203
Paraneoplastisches Syndrom 180, 289
Paranephritischer Abszeß 153
Paraphimose 334, 390, 392, 401
Paraproteine 25
Parathormon 180, 244
Parenchymschmerz 33, 179
Parkkulainen-Klassifikation 322
Pendelhoden 335
Penis
– Aufrichtung 329
– Kurvatur 299, 328
– Trauma 61, 269
– Tumor 203
– – Ätiologie 204
– – Einteilung 203
– – Differentialdiagnose 203
– – Priapismus 400
– – Symptome 204
– – Therapie 206
– – TNM-System 205
Penizillin 385
– Niereninsuffizienz 10
– Schwangerschaft 249
Periarteriitis nodosa 20, 22, 25
Perinephritis 22
Peroxinorm® 159
Pezzer-Katheter 71
Phäochromozytom 20, 293, 344
– Diagnostik 295
– Symptome 20, 29
– Therapie 296
Phalloarteriographie 298
Phenazetinniere 25
Phentolamin-Test 294
Phimose 88, 311, 334
– Penistumoren 204
Phlebographie
– Nebenniere 290f., 295
– Niere 60, 180, 183
– Varikozele 306
Phlebolith 51, 259, 262
Phosphaturie 27
Pilzinfektion 100, 112, 353
Plastische Operationen 87
– Blasenekstrophie, Aufbauplastik 139
– Blasenerweiterung 159

– Blasenhalsstenose 91
– – Schlitzung 40, 91, 320
– – Y-V-Plastik 40, 91, 320
– dichotomes Pyelon 89, 129
– Harnableitung 96
– Harnröhrenstriktur 94
– Hörner Blase 91
– infravesikale Stenose s. Obstruktion, infravesikal
– Meatusstenose 95, 320
– Refluxkorrektur 130, 135, 139
– Subpelvine Stenose 65, 90
– Supravesikale Stenose 87, 316
– Urethra 94
cis-Platin 190, 200, 216
Plattenepithel 45
– Karzinom 194, 201, 203
– Metaplasie 138, 186
Pneumaturie 28, 30
Pollakisurie 28, 34, 146f., 157, 347, 353
Polresektion 84
Polyp
– Blase 157
– Ureter 177, 189, 314
– Urethra 201
Polytrauma 265ff., 279
– Nierenbeteiligung
– – Blasenbeteiligung
– – Therapie 281f.
Polyurie 4f., 10, 16, 28
– Conn Syndrom 292
– postobstruktiv 5, 87, 228, 380
Polyzoospermie 301
Polyzystische Nierendegeneration 10, 83, 122, 311f., 342 s. a. Zystennieren
Potenzstörung s. erektile Dysfunktion
Potter-Ohr 115
Präkanzerosen, Penis 203
Prader-Klassifikation 332
Pravidel® 305
Pregnyl® 304
Prehn-Zeichen 37, 167, 387
Priapismus 61, 399ff., 401
Primogonyl® 337
Prolaktin 219, 238
– inhibierender Faktor 238
Prolaps
– Urethra 329, 344
– Ureterozele 325, 239
Prostaglandin 12
Prostata
– Abszeß 37, 108, 161, 165, 225, 275
– Androgene 219
– Aplasie 140
– Exprimat 40f., 163f., 387
– Infarkt 223
– Phosphatase 223
– Stenose 222, 232
Prostataadenom s. Prostatahyperplasie

Prostatahyperplasie 217, 268
– Ätiologie 217
– Anatomie 20
– Diagnostik 66, 73, 222
– Dihydrotestosteron 218
– Harnverhalt 221, 226, 375, 401
– Katheter 72
– Klinik 222
– Komplikationen 20, 59, 163, 165, 225
– Pathophysiologie 220
– Pyelonephritis 145, 222, 226
– Schmerztyp 37
– Stadien 221
– Symptome 221
– Therapie 70, 226
– – Adenomektomie 108, 227
– – Komplikationen 108, 228
– – TUR 108, 227
Prostatakarzinom 229
– Ätiologie 229
– Biopsie 67, 74, 225, 232, 236
– Diagnostik 51, 66, 73, 165, 222, 232
– Grading 230 f.
– Histologie 230
– inzidentell 230, 235
– Kernspintomographie 69
– Klinik 230
– Phosphatasen 225, 232 f.
– Röntgen-Diagnostik 233 f.
– Schmerzen 230
– – Therapie 239
– Serumdiagnostik 47, 232, 234
– Studien 237
– Symptome 163, 230
– Therapie 108, 235
– – Bestrahlung 156, 234
– – Östrogene 235 ff.
– – Orchiektomie 235 f.
– – palliativ 70, 236
– – Prostatektomie, radikal 234, 236
– TNM-System 230 f.
– Tumormarker 232
Prostatakavernen 52, 57, 172 ff., 223, 232
Prostataknoten 225, 232
– Biopsie 67, 74, 232
– Sonographie 67
Prostatamassage 49, 161
– Prostatasekret 49, 161
Prostatazyste 232
Prostatektomie
– radikal 234, 236
– retropubisch 228
– suprapubisch, transvesikal 91, 228
Prostatitis 27, 160
– chronisch 161 ff., 223
– – Diagnostik 41, 49, 51, 162
– – Erreger 144, 160, 162
– – Sexualfunktion 161 f.
– – rektale Palpation 161, 174

– – Therapie 108, 164
– – Zytologie 163 f.
– Drei-Gläser-Probe 41, 161
– granulomatös 165, 232
– Sekretuntersuchung 41, 49, 160, 163
– Schmerzen 37, 160
– Steine 51, 165, 172
– Symptome 160, 375
– Therapie 161, 305
Prostatopathie 161
– Schmerzen
Prostatorrhöe 162
Proteae 143, 153, 157, 248, 345
Proteinurie 27 f., 44, 123, 147
Proviron® 304
Prune-Belly-Syndrom 88
Pseudohermaphroditismus
– feminimus 287, 333
– Klassifikation 332 f.
– masculinus 140, 332 f.
Pseudomonas 143
Psoas-Hitch-Technik 91, 135, 350
Pubertas praecox 209, 287, 347
Punktion s. a. Biopsie
– Nierenzyste 188
– Feinnadel 188
Pyelitis 144, 154, 187
Pyelogramm
– antegrad 59, 75, 87, 134, 380
– retrograd 58, 82, 187, 254, 351, 383
– – obstruktive Uropathie 260
– – retrokavaler Ureter 134
Pyelolithotomie 254
Pyelonephritis 142 ff.
– abszedierend 83, 151, 319
– akut 19, 65, 144, 146, 312
– – Therapie 148
– Anamnese 144
– chronisch 2, 9, 12, 20, 119, 144, 147 f.
– – Diagnostik 40, 56, 76, 78, 322
– – Klinik 143, 150
– – Risikofaktoren 9, 100 f., 105, 135, 144 f., 247
– – Therapie 148, 150
– Gynäkologische Erkrankungen 146, 352
– Harnabflußstörungen 12, 127, 144, 147, 320, 356
– Kindesalter 145
– Nierensteine 19, 90, 149
– Pathophysiologie 2
– Prostatahyperplasie 146, 222, 225 f.
– Schmerztyp 36, 145, 150, 348
– Schrumpfniere 12, 22, 80, 150, 320
– Schwangerschaft 145, 148, 348
– segmental 84, 90
– Smellie-Klassifikation 12, 322
– subklinisch 147
– xanthogranulomatös 153, 181
Pyeloplastik, Sonographie 65
Pyeloskopie 188, 254

Pyokalix 84
Pyonephrose 20, 59, 76, 152, 171, 187, 253, 257, 249
Pyospermie 161, 299
Pyridium® 159
Pyrophosphat 248
Pyurie 27, 152, 172, 312, 345, 348, 352

Radioimmunoassay 47
– Hormone 48
– Prostataphosphatase 481
Radiotherapie
– Blasentumor 196, 198, 344
– Hodentumor 213
– Neuroblastom 295
– Nierentumor 183
– Peniskarzinom 206
– Prostatakarzinom 234, 240
– Ureterschädigung 250
– Wilms Tumor 341
Rayvist® 62
Reflex
– Blase 372
– Inkontinenz 356
– reno-intestinal 39
– viszero-viszeral 258
Reflux
– Harnableitung 103 f.
– Hochdruck 82
– Megaureter 315
– Nephropathie 78, 146
– Prostata 160
– pyelo-lymphatisch 18
– Pyelonephritis 144, 148 f.
– pyelo-tubulär 18
– pyelo-venös 18
– urethero-ejakulatorisch 167
– vesiko-ureteral 9, 30, 116, 118, 122, 132, 143, 160, 171, 174, 221, 319 f., 345, 354, 366
– – Anatomie 320
– – Diagnostik 78, 117, 323
– – Hutch Divertikel 138
– – Physiologie 320
– – Ureter duplex 131, 133, 323
– – – Therapie 134
– – Ureter fissus 128 f.
– – Ureterozele 133, 325
– – Therapie 118, 127, 139, 316, 322
Refluxzystogramm 117, 133, 321 ff., 345
Regions-of-interest 78
Regitin 299
Regression, kaudal 52
Reizblase 355
Releasing Hormon 237 f.
Renale Counterbalance 14, 19, 86
Renaler Hochdruck s. a. Hochdruck, renal 10, 150
Renin 13, 21, 22, 24, 150, 180, 284, 292
– seitengetrennte Entnahme 23, 24, 82, 84

Renin-Angiotensin-Reglersystem 4, 13, 19, 20
Reninom 20, 22
Renovasographie 59
Resektoskop 108
Restharnbestimmung 29, 53, 58, 103, 156, 319, 368, 373
– Prostatahyperplasie 226
– renal 30
– Zystitis 155
Retroperitoneale Fibrose 38, 61, 87, 282, 284, 352
Rhabdomyosarkom 340, 343
– Blase 344
– Nebenhoden 217
Rifampicin 83
Ring-Ureterokutaneostomie 88, 100, 316
Rivanol® 111
Röntgendiagnostik 49
– Abdomenübersicht 31, 50, 51, 1212, 154
– Ausscheidungsurogramm 31, 52
– – Frühurogramm 56
– – Indikation 54, 115, 117, 126, 147, 150, 154, 253
– – Nierenversagen 62
– – Physiologie 62
– – Schichtaufnahme 56
– – Seitenaufnahme 54
– – Stehaufnahme 56
– – Spätaufnahme 56, 133, 254
– – Veratmungsurogramm 57, 154
– – Vorbereitung
– Kavographie 61
– Kontrastmittel 53
– Lymphographie 61
– Miktionszystourethrographie 57, 147, 345
– Nierenangiographie 59
– Nierenphlebographie 60
– Pyelogramm, retograd 58
– – Indikation 59
– Urethrogramm 57
Rovsing-Zeichen 38
Ruptur
– Blase s. dort
– Niere 123, 153, 265, 270, 273, 276, 349
– Ureter 266
– Urethra 268

Sachse
– Urethrotomie 91
Sakralagenesie 51, 316
Sakralwurzelblockade 372
Salzverlustniere 2, 4, 5, 16, 19
Samenblase
– Sonographie 66
– Sangur®-Test 31, 44
Saralasin 24
Sarcoma botryoides 329, 344
Sarkom
– paratestikulär 217
Schleudertrauma 270

Schlinge s. Zeiss-Schlinge
Schmerz
– Abdomen 117, 123, 154, 384
– Blasenerkrankungen 37, 158, 353
– Differentialdiagnose 147, 176
– entzündliche Nierenerkrankungen 36, 145 f.,
  154
– Hodenerkrankungen 18, 167, 386 ff.
– Hohlorgan 33, 258
– Knochen 176, 312
– nervöse Versorgung 32
– Nierenkolik 33, 382
– – Begleitsymptome 34
– – Differentialdiagnose 34, 127, 176, 248
– Nierentumor 37
– parenchymatös 33, 179
– Prostataerkrankungen 37, 160, 162, 222
– Trauma 270 f.
– Uretererkrankung 18
– Urogenitaltrakt 31, 127, 311
– Zystennieren 123
Schock 7, 109, 381, 386
– anaphylaktisch 7
– Nierentrauma 7, 36, 270, 279
– Nierenversagen 378
– septisch 7, 395, 398
– spinal 372, 376
Schrumpfblase 100
– Milton®-Spülung 111
– radiogen 156
– Schmerzen 37
– tuberkulös 192, 171
– Zystitis 159
Schrumpfniere 25, 51, 80, 119, 135, 284, 319, 323
Schwangerschaft
– Harntrakt 348
– Pyelonephritis 145
– Toxikose 25
Scott-Sphinkter 229
Sectio alta 111
Seminom s. a. Hodentumor 208, 345
Sensibilitätstestung
– Antibiotika 44
Sensitivität 46
Sequenzszintigraphie 77
Sexualanamnese 162, 166
Sexualfunktion
– Störungen 162
Sexualhormon-Bindungsglobulin 232
Simplotan® 164
SKAT 299
Sklerotherapie 306
Skrotum
– Trauma 269
– akut 385
Smellie-Klassifikation 12
Sonographie 63
– Anurie 380
– Arteria renalis 64

– Biopsie 67
– Doppelniere 126, 134
– Einzelniere 116
– Feten 312
– Harnstauung 349
– intravesikal 196
– Lyphome, retroperitoneal 210
– Megaureter 134
– Nebenniere 333
– Nephrektomie 80
– Nierentumor 65, 180
– Nierenzyste 65, 122 f.
Prostata 66, 222
– Pyelonephritis 147
– Restharn 29
– Samenblase 66
– Skrotum 57, 211, 392
– Steine 65, 254, 349
– Steinsuche 67, 255
– „stumme" Niere 64, 126, 259
– Urachus 138
– Uratsteine 65, 254
– Ureterozele 134
– Urogenitaltuberkulose 173
– Wilms Tumor 341
Sonotrode® 74
SP 54® 159
Spasmo Cibalgin® 261
Spasuret® 371 f.
Spermatorrhöe 162
Spermatozele 213
Spermatozystitis 160
Spermaturie 27
Spermien 300
– Klassifikation 301
– Morphologie 300
Spermiogramm 41, 49, 163, 299
Spezifität 46
Sphinkterotomie, externe 318, 372
Sphinkterprothese 229, 359
Spinktersklerose 108, 224, 229
Spina bifida 316, 357, 363
Spinning top 95
Spironolacton 237, 293
Splint, Ureter 101, 281, 351
– versenkt 98, 281
Stakkato-Miktion 225, 261, 368
Stauffer-Syndrom 180
STD (sexually transmitted disease) 166
Stein
– Kelch 31
– nicht schattengebend 31
– Nierenbecken 33
Steinerkrankung s. Urolithiasis
Steinmatrix 291
Steinstraße 255
Stenose s. das jeweilige Organ
Stephens Theorie 325
Sterilisation 308

Sterilität 358
Sterinor® 159, 166
Steroidhormone, Nebennierenrinde 238, 286
Stoma 103 f., 139
Stoßwellenlithotripsie 255 f.
– Ureterstein 73, 260, 385
– Auxiliärverfahren 257
„Straddle"-Verletzung 269, 271
Strangurie 28, 271, 354
– Prostataadenom 21
Streßinkontinenz 356 s. a. Harninkontinenz
– Ätiologie 357
– Diagnostik 357
– Prostataadenom 228
– Therapie 358
Striae cutaneae 289
Striktur s. das jeweilige Organ
Struvitsteine 98, 225, 242, 248, 250, 382
– Therapie 112, 252
„Stumme" Niere 75, 97, 126, 133, 189
– Agenesie 116
– Nierentrauma 272, 276, 259
– Tuberkulose 174
Subpelvine Stenose 24, 91, 129, 308, 313 f., 333, 345
– Hufeisenniere 91
– Nephrektomie 80
– Nierenbeckenplastik 91, 150, 315
Supranukleäre Läsion 366
Suprefact® s. Buserelin
Sympatol® 229, 371 f.
Symphysensprengung 268, 283
Symphysiotomie 118
Symptomatik
– urologisch 28
Syndrom
– akutes Skrotum 168
– anogential 161
– adreno-genital 287, 332 f.
– Bauchdeckenaplasie 137
– Coffey 103
– Conn 20, 292
– Cushing 20, 288
– der oberen Kelchgruppe 89
– Dysäquilibrium 109
– Eagle-Barrett 137
– EMG 340
– EPH 25
– Fanconi 246
– Fraley 89
– Hippel-Lindau 114, 177
– Hyperurikämie-Urikosurie 25
– Kimmelstiel-Wilson 20, 24
– Klinefelter 114, 323 f.
– Lightwood-Butler-Albright 246
– Megazystis-Megaureter 313
– Nephrotisch 25
– paraneoplastisch 180, 289
– Postinfarkt 185

– „Prostatitis" 162
– Potter 313
– Prune Belly 88, 137, 313
– Reifenstein 313
– Rokitansky-Küster 352
– Sjögren 2
– TUR 109
– Tuner 114, 116, 33
– Urethritis 41
– adreno-genital 287, 332 f.
– Vena ovarica dextra 38, 91, 248
– vegetatives Urogenital 161
Szirrhus 157

Tanagho Hypothese 13
Targesin® 111
Tarivid® 164, 166
Telebrix® 62
Teraton s. a. Hodentumor 208, 345
Teratozoospermie 49, 301, 304
Test
– ACTH-Stimulation 292
– Desoxykortikosteron-Suppression 292
– Dexamethason-Suppression 290
– Glukosetoleranz 292
– HCG 304, 336
– LH-RH 304
– Metopiron 20, 290
– Phentalamin 294
Testikuläre Feminisation 32 f.
Testosteron 47, 167, 219, 238 f., 301, 328
Testoviron®-Depot 305
Tetanie 292
Thiazide 252
Thiola 26
Thio-Tepa® 201, 354
Tiemann-Katheter 71
TNM-System
– Blasentumor 193
– Hodentumor 209
– Nierentumor 178
– Peniskarzinom 205
– Prostatakarzinom 23
Tofranil® 339
Tomographie, Niere 56
Trauma s. a. das jeweilige Organ 265
– Entbindung 410
– Notmaßnahmen 333
– Ostium 320
– Schmerzen 44
Travenol-Nadel 75, 232
Trichomonaden
– Prostatis 163
– Urethritis 49, 166
– Zystitis 343
Trigonummetaplasie 158
Tromboxan 12
Tromethamin E 112
Tuberkulose s. Urogenitaltuberkulose

Tuberkulostatika 46, 83, 174
Tubulus
– Funktion 16
– Nekrose 378
– – akut 6, 7
– Transportmaximum 16
– Überlaufphänomen 16
Tubulopathie
– entzündlich 2
obstruktiv 2, 311
– Partialfunktionsstörung 2, 14
Tumoren s. a. das jeweilige Organ
– Serumdiagnostik 46
TUR (transurethrale Resektion) 7, 108, 371
– Blasenhals 320
– Komplikationen 145
– Prostata 7, 108, 161, 228
– – Indikationen 108
– – Komplikationen 108
– – Kontraindikationen 108
– Syndrom 7, 108
– Urethralklappen 16, 319
– Urosepsis 466
Turner-Syndrom 114, 333

Überlaufinkontinenz 30, 176, 221, 226, 356
Ubretid® 320, 358, 371 f.
Ulkus
– Blase 156, 171, 198
– simplex s. Hunner Ulkus
– ulzerokavernöses Stadium 170
Ultraschalldiagnostik s. Sonographie
Ultraschallithotripsie 303
Urachuskarzinom 139, 195
Urachuspersistens 137 f., 328
Urat
– Stein 190, 382 f.
Uralyt U® 103, 188, 190
Urämie 2, 8, 123, 148, s. a. Nierenversagen
– Kollumkarzinom 356
– Symptome 312
Uratverstopfung 8, 152, 378
Ureaplasma 49, 162, 166
Urease 248
– Hemmung 252
Ureter
– Aktivität 17
– Angelhakenform 221
– Aortenaneurysma 55
– Atresie 115, 120
– Blockade 18, 76, 78
– Druck 17, 76
– duplex 116, 126, 129, 353
– – Embryologie 130 f.
– – Reflux 131 f.
– – Therapie 134
– Dynamik 14, 17, 128
– Ektasie 12, 65, 135, 157
– Ektopie 116, 131 f., 135, 167, 312, 320, 339, 353

– fissus 126, 127 f.
– hoher Abgang 120
– Katheter 71, 74
– Klappen 132
– Kolik 16, 18, 33, 52, 176, 258, 271, 382, 390
– – Ureter fissus 129
– Lyse 118, 126
– Mißbildungen
– – Diagnostik 133
– Ostium 59, 73
– retrokaval 24, 91, 132
– – Therapie 135
– Röntgendiagnostik 55
– Schiene 98, 150, 281
– Schmerz 33
– Stein 17, 18, 24, 234, 258, 355, 382
– – Diagnostik 56, 62, 73, 259, 383
– – Extraktion 154
– – Klinik 30, 31, 34, 258, 384
– – Therapie 73, 260, 382, 385
– – Zusammensetzung 382
– Stenose 7, 17, 24, 39, 58, 76, 87, 91, 96, 117, 128, 132, 172, 189, 319, 383
– – operative Korrektur 78, 88, 91
– – radiogen 87, 101, 156, 351, 383
– – subpelvin s. a. subpelvine Stenose 24, 87, 91
Ureterkatheterismus 58, 71, 380, 385
Ureterligatur 14, 18, 351, 378
Ureteritis 154, 171
Ureterokutaneostomie 100
Ureterolithotomie 91, 260, 385
Ureterorenoskopie 73, 187, 189, 260, 385
Ureterosigmoideostomie 354, s. a. Harnableitung
Ureterozele 126, 132, 150, 313, 325, 344
– ektop 133, 325
– – Therapie 135, 325
– orthotop 325
– Refluxzystogramm 145
– TUR 325
– Urogramm 133, 325
Ureterozystoneostomie s. a. Antirefluxplastik 91, 129, 135, 150, 281
Uretertrauma 265
– Diagnostik 277,
– – retrograde Pyelographie 277
– iatrogen 270, 349 f.
– Klinik 270
– Prognose 284
– Symptome 270
– Therapie 281
Uretertumor 186
– Ätiologie 186
– Diagnose 73
– Histologie 186
– Symptomatik 31
– Therapie 190
Ureterverletzung, gynäkologisch 350 f.
Urethra
– Abnormität 116

- Agenesie 330
- Fremdkörper 61, 111
- Kalibrierung 319, s. a. Bougie à boule
- Prolaps 329
- Rekonstruktion 328 f.
- Ruptur 268, 348
- – extrapelvin 268
- – – Therapie 283
- – intrapelvin 268
- – – Therapie 282
- Tonus 318
- Trauma 167, 268
- – Diagnostik 51, 57, 271, 278
- – Klinik 271, 375
- – Prognose 284
- – Symptome 271
- Trauma 201, 355
- – Diagnostik 57, 202
- – Histologie 201,
- – Symptome 30, 202, 375
- – Therapie 201
Urethradivertikel 30, 57, 167, 331, 355, 373
Urethradopplung 330
Urethradruckprofil 369
Urethralkarunkel 203
Urethralklappen 88, 141, 147, 311 f., 316 ff., 330, 386
Urethralprolaps 329, 344
Urethralstenose 7, 83, 95 317 f., 320
Urethralstriktur 30, 57, 59, 70, 91, 161, 172, 224, 229, 236
- Blasensteine 261
- Epididymitis 142, 167
- Harnverhalt 375
- Katheter 72
- Miktionszystourethrogramm 95
- neurogene Blase 368
- posttraumatisch 108, 110, 282
- Therapie 94
Urethritis 27, 30, 164 ff., 227
- Diagnostik 41
- Sekret 44, 49
- Therapie 166
Urethrogramm 57, 160, 277
- Urethra-Ruptur 271, 282
Urethroskopie 73, 140, 202, 317, 319
Urethrotomie 91 f., 229, 320, 371
Urge-Inkontinenz 28, 37, 95, 157 f., 312, 356
- Therapie 159, 372
Uricult® 46
Urin
- Bilirubin 44
- Blut s. a. Hämaturie
- – Schnellteste 44
- Diagnostik 40, 368
- – Bakterienkultur 41, 43, 168, 352
- – Blasenpunktion 40, 74, 142
- – Drei-Gläser-Probe 40, 164
- – Eiweiß 6

- – Färbemethoden 41, 44
- – Gewinnung 40, 142, 312
- – Hydroxyprolin 277
- – Kammerzählung 44, 164
- – Mittelstrahl 40, 142
- – Schnellteste 44, 147
- – Zytologie 45, 187, 196
- Farbe 27
- – Flavin 27
- – Pyridium® 27, 159
- Keton 44
- Screening Test 44
- Sediment 41, 42, 43, 123, 142, 150, 223, 353
- spezifisches Gewicht 4
- Urobilinogen 44
Urinal 100, 103
Urin-Extravasat, pseudozystisch 284
Urinom 22, 76, 350
Urinphlegmone 271, 279
Uripret® 44
Urinzytologie s. Zytologie
Urodynamische Untersuchung 318 f., 355, 357, 368
Uroflowmetrie 29, 95, 164, 222, 318, 368
Urogenitaltrakt
- sensible Versorgung 32
Urogenitaltuberkulose 27, 31, 169 ff.
- Epididymitis 167, 213
- Harn 46
- – Hohn-Kultur 46, 169, 173
- – Kontagiosität 172
- – Ziehl-Neelsen-Färbung 45, 46, 173
- – Tierversuche 46, 170, 173
- Hochdruck 82
- Kittniere 80
- Nephrektomie 83
- – M.d.E.
- Niere 22, 120, 170
- – Diagnostik 44, 153, 187
- Pathogenese 142, 168
- Sekret, Urethra 49, 163
- Symptomie 157, 172, 383
- Therapie 46
- Ureterstenose 58, 87, 171
Urografin® 53
Urogram s. a, Röntgendiagnostik 50
- Füllungsdefekt 133, 187
- Harnstauung 12, 14, 133, 349
- Uretermißbildungen 133
- „welkende Blume" 133
- systographische Phase 52, 133, 138
Urolithiasis 9, 242 ff.
- Ätiologie 243, 248
- Diagnostik 254
- Differentialdiagnose 254
- Genese 114, 225, 248
- Hämaturie 30, 31, 253, 258
- Harnsäure 31, 65, 225, 242, 244, 247
- Harnwegsinfekt 145, 248

- Harnzusammensetzung 244
- Hufeisenniere 117
- Hyperparathyreoidismus 244
- idiopathisch 246, 345
- Inhibitoren 248
- Kalziumsteine 242, 244, 345, 382
- Karbunkel 153
- Kindesalter 312, 345, 384
- Kolik 33, 253, 258
- Laborbefunde 244, 345
- Metaphylaxe 150, 251, 345
- Niere 246, 253, 349
- - Teilresektion 84
- Phosphatsteine 225, 242, 261, 263
- Prophylaxe 251
- renale, tubuläre Azidose 244 ff., 345
- Röntgendiagnostik 51, 187, 250, 252, 345
- Schmerzen 33
- Sonogramm 65, 254
- Steinarten 242, 382
- Steinchemolyse 119, 313
- Ureter 297
- Zystin 244, 247, 345, 382, 384
Urologie
- perinatal 312
Urologische Erkrankung
- Begleiterscheinungen 44
- - peritoneal 48
- - reno-intestinaler Reflex 47
- Fet 312
- Frau 347
- Kindesalter, Symptome 11 f.
Uromitexan® 156
Uropathie, obstruktiv 2, 4, 10
Urorheomanometrie 17
Urosepsis 19, 147, 395
- Ätiologie 19, 57, 76, 83, 108, 137, 161, 168, 258, 385, 396
- Diagnose 397
- Erreger 397
- Pathophysiologie 396
- Therapie 87, 127, 151, 316, 398
Urothel 45
Urotheltumor 80, 193
- Histologie 45, 111, 186, 191
- Zytologie 45, 59
URS s. Ureterorenoskopie
Urovison® 62
Urozystitis 155, 158
Utrikuluszysten 140

Vagantin® 159, 320, 339, 371 f.
Vagina
- Aplasie 116, 352
- Verletzung 278
- Zysten 355
Vaginalstenose, Blasenekstrophie 385
Vanillinmandelsäure 287, 295, 342
Varicocid® 306

Varikozele 38, 213, 303
- Infertilität 303
- Operation 305
- Nierentumor 180
Vasektomie 308
- Epididymitis 168, 387
Vasovasostomie 305, 308
Vaso-Vesikulographie 61
Vegetatives Urogenitalsyndrom 161
Vena ovarica dextra-Syndrom 38, 348
Venenokklusion 306
Veratmungsurogramm 57
Verbrauchskoagulopathie 381, 396 f.
Vesikulitis 160, 302
Vesikulographie 302
Vibramycin® 164, 166
Vinblastin 216
Vincristin 342
Virilisierung 287, 289
Viruszystitis 157
Vitamin B$_6$ 252
Vorbestrahlung s. Radiotherapie
Vorsorgeuntersuchung 230, 240
VP 16 216

Waldeyer Scheide 137
Wasserdiurese 4, 251
Wasserintoxikation 7
Wasserstoß 4
Weddelit 242, 251, 262
Wegnersche Granulomatose 20
Whewellit 242, 251, 262
Whiteaker-Text 76, 134
Wilms Tumor 22, 116, 153, 187, 311, 340
- Diagnostik 80, 121, 341
- Differentialdiagnose 342
- Prognose 342
- Stadieneinteilung 340
- Symptome 22, 114, 340
- Therapie 80, 342
Wolffscher Gang 131, 217
- Mißbildungen 302, 331

X-prep® 53

Yo-Yo-Phänomen 126, 128
Y-V-Plastik 320
Yttrium 240

Zeichen
- Prehn 38, 387
- Rovsing 38
Zellen
- epitheloide 21
- Goormaghtigh 21
- Leydig 167, 301, 303, 336
- - tumor 209, 345
- Sertoli 209
- - Tumor 209, 345

Zeiss-Schlinge 260, 271, 385
Ziehl-Neelson-Färbung 45
Zirkumzision 204, 327, 334, 393
Zwangspolyurie 5
Zwergniere 24, 82, 119, 127, 150
Zylindrurie 28, 143, 147, 150
Zystektomie 101, 139, 159, 198 f., 344, 354
Zystennieren 9, 20, 22, 82, 114, 120, 122, 145, 176, 383
Zystinsteine 212, 247, 384
– Therapie 112, 263
Zystinurie 244, 247, 345
Zystitis 73, 112, 155 f., 225
– bakteriell 156
– Biopsie 159
– eosinophil 155, 159
– cystica 157
– Differentialdiagnose 157
– glandularis 157
– hämorrhagisch 30, 112, 156 ff.
– interstitiell 112, 154 f., 354
– – Therapie 96, 101, 157 f., 159
– Klinik 37, 158, 312
– radiogen 112, 156, 354
– Therapie 72, 111, 159
– – Milton®-Spülung 111
– tuberkulös 112, 158, 171
– Ursachen 147, 155 f., 176, 195, 352 f.

Zystographie 139
Zystometrie s. urodynamische Untersuchung
Zystoskopie 73, 145, 147, 156, 174, 262, 353
– Blasentumor 195, 198, 344
– bullöses Ödem 157, 348
– Divertikel 139
– Hämaturie 31, 73
– interstitielle Zystitis 156, 353
– Kontraindikation 158
– Prostataadenom 224
– Streßinkotinenz 359
– Uretermißbildung 134
– Urotheltumoren 189
Zystopathie, endokrin 155, 355
Zystoprostatektomie 201
Zystostomie 88, 96, 147, 150, 282, 318
– Harnverhalt 161, 377 f.
– Prostatitis 161
– Prostataadenom 225 f.
– Urethra-Ruptur 283
Zytologie 254
– Blasentumor 45, 196, 198
– Prostata 164
– Urotheltumoren 59, 188 ff.
– Zysteninhalt 124
Zytostatika s. der jeweilige Tumor
– Zystitis 30, 156, 158, 354

Forrest/Feigin

Röntgendiagnostik des Thorax

1985. X, 133 S., 235 Röntgenbilder, kart. DM 32,–

Diese didaktisch ausgezeichnete Einführung in die Beurteilung von Röntgenaufnahmen des Thorax ist insbesondere für Studenten im Praktischen Jahr und für junge Assistenzärzte gedacht. Nach kurzen Vorbemerkungen zur Röntgentechnik werden die radiologischen Zeichen einzelner Lungen- und Mediastinalerkrankungen systematisch vorgestellt und differentialdiagnostisch voneinander abgegrenzt. Klare, typische Befunde erleichtern das Erlernen einer sicheren Beurteilung von Röntgenaufnahmen des Thorax.

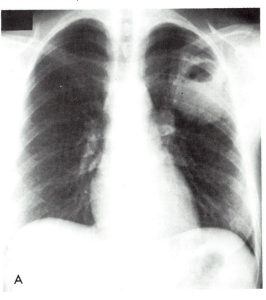

A

Abb. 5–4 Großer pyogener Abszeß im linken Oberlappen mit zentraler Kaverne. Bei glatter Kaverneninnenwand und dünner oberer Kavernenwand ist ein gutartiger oder entzündlicher Prozeß wahrscheinlicher als ein malignes Geschehen.

≋ Ferdinand Enke Verlag Stuttgart

86/145 Preisänderung vorbehalten